Eletrocardiograma

Thieme Revinter

Eletrocardiograma
Da Graduação à Prática Clínica

Ana Luisa Rocha Mallet
Mestrado e Doutorado em Cardiologia pela Faculdade de Medicina da Universidade Federal do Rio de Janeiro (UFRJ)
Cardiologista da UFRJ e do Hospital Federal de Bonsucesso – Rio de Janeiro, RJ
Professora do Curso de Medicina, Unidade Presidente Vargas, da Universidade Estácio de Sá – Rio de Janeiro, RJ
Graduação em Letras pela Universidade do Estado do Rio de Janeiro (UERJ)

Elizabeth Silaid Muxfeldt
Médica do Serviço de Clínica Médica do Hospital Universitário Clementino Fraga Filho da Universidade Federal do Rio de Janeiro (HUCFF/UFRJ)
Mestrado em Cardiologia pela Faculdade de Medicina da UFRJ
Doutorado em Clínica Médica pela Faculdade de Medicina da UFRJ
Docente Permanente do Programa de Pós-Graduação em Clínica Médica da Faculdade de Medicina da UFRJ
Coordenadora do Programa de Hipertensão Arterial – ProHArt do HUCFF/UFRJ
Professora do Curso de Medicina, Unidade Presidente Vargas, da Universidade Estácio de Sá – Rio de Janeiro, RJ
Coordenadora do Estudo LapARC – Curso de Medicina, Unidade Presidente Vargas, da Universidade Estácio de Sá – Rio de Janeiro, RJ

Thieme
Rio de Janeiro • Stuttgart • New York • Delhi

Dados Internacionais de Catalogação na Publicação (CIP)

M253e

Mallet, Ana Luisa Rocha
Eletrocardiograma: da graduação à prática clínica/Ana Luisa Rocha Mallet & Elizabeth Silaid Muxfeldt – 1. Ed. – Rio de Janeiro – RJ: Thieme Revinter Publicações, 2019.

456 p.: il; 16 x 23 cm.
Inclui Índice Remissivo e Referências.
ISBN 978-85-5465-178-7

1. Eletrocardiograma. 2. Fundamentos do ECG. 3. Sobrecargas. 4. Distúrbios. 5. Arritmias. 6. Prática Clínica. 7. Doenças Isquêmicas. I. Muxfeldt, Elizabeth Silaid. II. Título.

CDD: 616.1207574
CDU: 616.12073.7

Contato com as autoras:
beth.muxfeldt@gmail.com

Nota: O conhecimento médico está em constante evolução. À medida que a pesquisa e a experiência clínica ampliam o nosso saber, pode ser necessário alterar os métodos de tratamento e medicação. Os autores e editores deste material consultaram fontes tidas como confiáveis, a fim de fornecer informações completas e de acordo com os padrões aceitos no momento da publicação. No entanto, em vista da possibilidade de erro humano por parte dos autores, dos editores ou da casa editorial que traz à luz este trabalho, ou ainda de alterações no conhecimento médico, nem os autores, nem os editores, nem a casa editorial, nem qualquer outra parte que se tenha envolvido na elaboração deste material garantem que as informações aqui contidas sejam totalmente precisas ou completas; tampouco se responsabilizam por quaisquer erros ou omissões ou pelos resultados obtidos em consequência do uso de tais informações. É aconselhável que os leitores confirmem em outras fontes as informações aqui contidas. Sugere-se, por exemplo, que verifiquem a bula de cada medicamento que pretendam administrar, a fim de certificar-se de que as informações contidas nesta publicação são precisas e de que não houve mudanças na dose recomendada ou nas contraindicações. Esta recomendação é especialmente importante no caso de medicamentos novos ou pouco utilizados. Alguns dos nomes de produtos, patentes e design a que nos referimos neste livro são, na verdade, marcas registradas ou nomes protegidos pela legislação referente à propriedade intelectual, ainda que nem sempre o texto faça menção específica a esse fato. Portanto, a ocorrência de um nome sem a designação de sua propriedade não deve ser interpretada como uma indicação, por parte da editora, de que ele se encontra em domínio público.

© 2019 Thieme Revinter Publicações Ltda.
Rua do Matoso, 170, Tijuca
20270-135, Rio de Janeiro – RJ, Brasil
http://www.ThiemeRevinter.com.br

Thieme Medical Publishers
http://www.thieme.com
Capa: Thieme Revinter Publicações Ltda.

Impresso no Brasil por Zit Editora e Gráfica Ltda.
5 4 3 2 1
ISBN 978-85-5465-178-7

Todos os direitos reservados. Nenhuma parte desta publicação poderá ser reproduzida ou transmitida por nenhum meio, impresso, eletrônico ou mecânico, incluindo fotocópia, gravação ou qualquer outro tipo de sistema de armazenamento e transmissão de informação, sem prévia autorização por escrito.

DEDICATÓRIA

À Mariana, pela alegria.
Ana Luisa Rocha Mallet

Ao Pedro, pela sua energia.
Elizabeth Silaid Muxfeld

*Aos alunos, que nos animam sempre, e ao professor
José Hallake, exemplo de profissional e pessoa.*
Ana e Beth

AGRADECIMENTOS

Gostaríamos de agradecer, especialmente, a todos os alunos que participaram desse projeto. Alguns foram particularmente importantes no início, estimulando-nos a colocar para frente essa ideia de escrever um livro de eletrocardiograma, com a participação deles, há quase três anos; outros foram fundamentais para não desistirmos no meio do caminho, quando a animação inicial enfrenta os percalços dos compromissos do nosso dia a dia de médicas e professoras, e outros, ainda, foram essenciais na reta final, para dar o oxigênio que faltava para finalizarmos o livro. Muito obrigada a todos e esperamos que essa experiência tenha tido alguma importância na formação de vocês.

Agradecemos também a disponibilidade dos colegas professores que participaram na orientação dos alunos nos capítulos dos livros.

Um agradecimento especial a Eliane Mansur pelos inúmeros eletrocardiogramas cedidos para ilustração, assim como ao professor Marcos Benchimol da Universidade Federal do Rio de Janeiro. E, também, Eliane Lucas, pela sua generosidade em nos ajudar com toda sua experiência de acompanhar os pequenos corações no Hospital Federal de Bonsucesso. Não poderíamos deixar de agradecer a participação de Regina Helena Alves Fonseca, grande amiga, companheira de tantos anos, e excepcional professora.

Queremos deixar também um obrigada muito especial à Thieme Revinter que possibilitou, com muito profissionalismo, paciência e carinho, a concretização deste livro.

Por último, um agradecimento à coordenação da Faculdade de Medicina da Universidade Estácio de Sá, Unidade Presidente Vargas, representada pela professora Fátima Regina F. de Carvalho e aos coordenadores da Clínica Médica II, professores Daniel Kendler, Giselle Taboada e Charbel Pereira Damião, pelo apoio na organização do curso de eletrocardiograma.

As autoras

APRESENTAÇÃO

Existem tantos livros de eletrocardiograma a serem consultados que ficamos nos perguntando em que o livro que agora publicamos poderia ser diferente e em que poderia auxiliar estudantes e médicos na sua prática clínica.

Um diferencial importante desta obra é o fato dela ter sido organizada com o auxílio de alunos sob a orientação de professores, buscando sempre uma abordagem bastante prática da análise do traçado eletrocardiográfico.

O Curso de Medicina da Universidade Estácio de Sá, Unidade Presidente Vargas, oferece, há cinco anos, um curso de eletrocardiograma (ECG) para alunos do 6º período, inserido na disciplina de Clínica Médica II. São poucos os cursos de Medicina, no Rio de Janeiro e no Brasil, que oferecem um curso regular de ECG. Acreditamos acertada essa decisão, principalmente, porque sabemos que as doenças cardiovasculares são a principal causa de morte na população e por ser o ECG uma ferramenta diagnóstica extremamente disponível, de baixo custo e muito utilizada na prática clínica: nos atendimentos de emergência/urgência, o infarto e as arritmias são muito frequentes e necessitam de decisões rápidas e eficazes, sendo o ECG fundamental para a tomada de decisão. Nos atendimentos ambulatoriais, conhecer as repercussões das condições prevalentes na população, como a hipertensão arterial sistêmica, a fibrilação atrial, a doença isquêmica crônica, é fundamental para o acompanhamento adequado dos pacientes. Nossa parceria com os médicos que atuam na Estratégia de Saúde da Família da Unidade Presidente Vargas também foi muito importante para percebermos suas principais dúvidas e necessidades em relação à eletrocardiografia.

Uma novidade que nosso livro traz é a estruturação realizada na maioria dos capítulos: apresentamos o que é fundamental conhecer sobre o tema abordado, depois explicamos porque essas alterações ocorrem seguido de uma seção de aprofundamento para aqueles que querem conhecer um pouco mais sobre o assunto. Complementamos com a correlação clínica, seguida de um resumo e exercícios para fixação. Acreditamos que essa organização é o principal diferencial do livro, tentando ajudar aqueles que querem se aventurar no aprendizado da eletrocardiografia.

Um outro ponto importante foi o fato dos capítulos terem sido revistos por alunos após a sua redação. Isso provocou algumas reformulações no texto, buscando sempre facilitar o entendimento, sem abrir mão do conteúdo a ser apresentado.

A experiência de um curso de ECG para os alunos a cada semestre tem sido desafiadora. Buscar as melhores e mais eficazes formas de transmitir as noções básicas do método é um desafio permanente. Esperamos que o *Eletrocardiograma: da graduação à prática clínica* reflita um pouco dessa nossa experiência e permita um contato amigável e estimulante no aprendizado da eletrocardiografia.

PREFÁCIO

Ao analisar o percurso de planejamento e as escolhas metodológicas voltados à elaboração do conteúdo deste livro, identifico importantes aspectos que o diferenciam, positivamente, em relação a outros tantos já publicados com objetivos próximos.

Observando algumas características dessa construção pedagógica e teórica, a mais significativa parece ser o fato de que, desde o início, houve a inclusão dos estudantes nos diálogos necessários para a decisão sobre o material que constituiria as partes da obra. Este não é um detalhe pequeno, porque representa, objetivamente, um grande êxito no percurso de uma metodologia ativa de ensino e aprendizagem, tão valorizada no contexto da educação médica, em todo o mundo.

A participação efetiva dos estudantes, com apoio contínuo e coordenação docente, acabou por determinar uma apresentação prévia do conteúdo ao público leitor prioritário: os próprios alunos de cursos de medicina. Essa perspectiva nas trocas de questões e caminhos para a aprendizagem passou pela experiência da crítica antecipada no olhar de estudantes, permitindo adequações e maior aproximação potencial com os futuros leitores.

Outro ponto importante é o de ter surgido a partir de decisão estruturante, no projeto pedagógico de um curso de medicina, ao verificar-se que as expectativas atuais de perfil do egresso implicariam o maior direcionamento para uma formação geral, visando atuação nos diferentes níveis de atenção, mas com fortalecimento da presença na Atenção Básica e nos serviços de Urgência e Emergência do SUS, no país. Por conta disso, tornou-se necessário valorizar, nos cursos de medicina, o desenvolvimento de competências e habilidades, como as que promovem a qualificação da investigação diagnóstica nos diferentes contextos clínicos e de vida das pessoas sob cuidados, principalmente, nas portas de entrada do sistema de saúde.

Felicito as professoras que lideraram o projeto e a organização do *Eletrocardiograma: da graduação à prática clínica*, pelo grande entusiasmo e pelo alto nível técnico alcançado. Parabéns também aos estudantes que tiveram esta oportunidade única de mais diretamente colaborar em etapas tão importantes, as quais viabilizaram a disponibilidade de conteúdos como estão apresentados hoje nos capítulos do livro.

Acredito que este resultado deva ter longo alcance, apoiando a boa formação de médicos e as boas práticas médicas, ao ser utilizado também como material para a educação permanente de profissionais que já estão atuando no SUS.

Maria Tereza Fonseca da Costa
Médica e Professora do Curso de Medicina da Universidade Estácio de Sá
Coordenadora do Curso de Medicina da Universidade Estácio de Sá – 2008-2014
Doutora em Saúde Pública

COLABORADORES

ABRAÃO IURI MEDEIROS ANGELIM
10º Período da Faculdade de Medicina da Universidade Estácio de Sá (UNESA)
Iniciação Científica na Área de Cardiologia: LapARC – UNESA
Estagiário no Instituto Estadual do Cérebro – Rio de Janeiro, RJ
Monitoria de Histologia

ALINNE GIMENEZ FERREIRA
Professora da Faculdade de Medicina da Universidade Estácio de Sá (UNESA)
Especialista em Cardiologia pela Universidade Estadual do Rio de Janeiro (UERJ) e pela Sociedade Brasileira de Cardiologia (SBC)
Especialista em Ecocardiografia pela Universidade Federal do Rio de Janeiro (UFRJ)
Especialista em Clínica Médica pela Fundação Hospitalar do Estado de Minas Gerais (FHEMIG)

ANA PAULA CHAVES DE OLIVEIRA
7º Período da Faculdade de Medicina da Universidade Estácio de Sá (UNESA)
Monitoria de Clínica Médica II
Bacharelado em Biomedicina com Habilitação em Análises Clínicas na Universidade Federal Fluminense (UFF)

ANGÉLICA FURRIEL DE ALMEIDA DA SILVA
11º Período da Faculdade de Medicina da Universidade Estácio de Sá (UNESA)
Bolsista de Iniciação Científica CNPQ e Iniciação Científica na Área de Cardiologia: LapARC – UNESA
Bacharelado em Biomedicina na Universidade Federal Fluminense (UFF)
Mestrado em Ciências – Biologia Humana e Experimental na Universidade do Estado do Rio de Janeiro (UERJ)

ANNE MIRANDA CAPACCIA
7º Período da Faculdade de Medicina da Universidade Estácio de Sá (UNESA)
Monitora de Clínica Médica II
Bacharelado em Biomedicina na Universidade Federal do Estado do Rio de Janeiro (Unirio)

BRUNA DE PAULA SILVA
7º Período da Faculdade de Medicina da Universidade Estácio de Sá (UNESA)
Acadêmica Bolsista da Secretaria Municipal de Saúde do Rio de Janeiro
Monitoria em Imagenologia
Bacharelado e Licenciatura em Enfermagem na Universidade Federal Fluminense (UFF/EEAAC)

BRUNA PEDROSA
7º Período da Faculdade de Medicina da Universidade Estácio de Sá (UNESA)
Iniciação Científica na Área de Cardiologia: LapARC – UNESA
Monitoria de Propedêutica Médica
Monitoria de Clínica Médica II

BRUNA PESSANHA CERQUEIRA
12º Período da Faculdade de Medicina da Universidade Estácio de Sá (UNESA)

BRUNA ROSENBROCK FERREIRA TAVEIRA
11º Período da Faculdade de Medicina da Universidade Estácio de Sá (UNESA)
Acadêmica Bolsista da Secretaria Municipal de Saúde do Rio de Janeiro
Iniciação Científica na Área de Cardiologia: LapARC – UNESA

CAÍQUE PINTO DOS SANTOS
11º Período da Faculdade de Medicina da Universidade Estácio de Sá (UNESA)
Acadêmico Bolsista da Secretaria Municipal de Saúde do Rio de Janeiro
Iniciação Científica na Área de Cardiologia – UNESA
Monitoria de Histologia

COLABORADORES

CARLOS ROGER LIMA DE ALENCAR
7º Período da Faculdade de Medicina da Universidade Estácio de Sá (UNESA)
Acadêmico Bolsista da Secretaria Municipal de Saúde do Rio de Janeiro

CHRISTINA KLIPPEL
Professora da Faculdade de Medicina e Enfermagem da Universidade Estácio de Sá (UNESA)
Mestrado em Enfermagem na Universidade Federal do Estado do Rio de Janeiro (Unirio)
Doutoranda em Enfermagem na Unirio
Enfermeira da Escola Anna Nery da Universidade Federal do Rio de Janeiro (UFRJ)

CLAUDIA ROBERTA DE MIRANDA
Graduação em Medicina na Universidade Estácio de Sá (UNESA)
Especialista em Anestesiologia pelo Hospital Geral de Nova Iguaçu – Rio de Janeiro, RJ

DAIANY BATISTA DE OLIVEIRA
10º Período da Faculdade de Medicina da Universidade Estácio de Sá (UNESA)
Acadêmica Bolsista da Secretaria Municipal de Saúde do Rio de Janeiro
Estagiária do Hospital Samaritano – Unidade Coronariana – Rio de Janeiro, RJ
Monitoria de Propedêutica Médica

ELAINE DA SILVA AGUIAR
Graduação em Medicina na Universidade Estácio de Sá (UNESA)
Residência Médica em Cardiologia no Instituto Nacional de Cardiologia (INC) – Rio de Janeiro, RJ

ELIANE LUCAS
Chefe de Cardiologia Pediátrica do Hospital Federal de Bonsucesso – Rio de Janeiro, RJ
Mestrado em Saúde da Criança no Instituto Fernandes Figueira (IFF/FIOCRUZ)
Especialista em Cardiologia Pediátrica pelo Curso de Pós-Graduação Médica, RJ
Título de Especialista em Cardiopediatria pela Sociedade Brasileira de Cardiologia (SBC) e Sociedade Brasileira de Pediatria (SBP)

ELIANE MENDONÇA MANSUR
Professora da Faculdade de Medicina da Universidade Estácio de Sá (UNESA)
Mestrado em Ciência Cardiovascular na Universidade Federal Fluminense (UFF)
Médica Cardiologista do Hospital Federal dos Servidores do Estado – Rio de Janeiro, RJ

FELIPE KESSLER PEREIRA
Graduação em Medicina na Universidade Estácio de Sá (UNESA)
Médico do Hospital Santa Martha – Niterói, RJ
Residente de Clínica Médica do Hospital Municipal da Piedade – Rio de Janeiro, RJ

FLORICE LUIZA LIBERATORI VELASQUES DE SOUZA
12º Período da Faculdade de Medicina da Universidade Estácio de Sá (UNESA)
Acadêmica Bolsista da Secretaria Municipal de Saúde do Rio de Janeiro
Monitoria de Anatomia
Estagiária da Rede D'Or e do Hospital de Polícia Militar – Rio de Janeiro, RJ

FRANCINE AMARO DA SILVA
10º Período da Faculdade de Medicina da Universidade Estácio de Sá (UNESA)
Acadêmica Bolsista da Secretaria Municipal de Saúde do Rio de Janeiro
Estagiária do Hospital Samaritano – Unidade Coronariana – Rio de Janeiro, RJ
Monitoria de Propedêutica Médica, de Fisiologia e de Doenças Infecciosas

GUILHERME FERNANDES LAMBERT SILVA
Graduação em Medicina na Universidade Estácio de Sá (UNESA)
Pós-Graduação em Medicina do Trabalho na UNESA
Médico do Centro de Educação Física Almirante Adalberto Nunes (Marinha do Brasil)

GUILHERME FERNANDES SPINELLI
11º Período da Faculdade de Medicina da Universidade Estácio de Sá (UNESA)
Acadêmico Bolsista da Secretaria Municipal de Saúde do Rio de Janeiro

HOLFFAM TALON FERREIRA
11º Período da Faculdade de Medicina da Universidade Estácio de Sá (UNESA)
Acadêmico Bolsista da Secretaria Municipal de Saúde do Rio de Janeiro

ILANA BENCHIMOL
7º Período da Faculdade de Medicina da Universidade Estácio de Sá (UNESA)

ISABELLE MENDES RODRIGUES SALOMÃO
12º Período da Faculdade de Medicina da Universidade Estácio de Sá (UNESA)
Acadêmica Bolsista da Secretaria Municipal de Saúde do Rio de Janeiro
Iniciação Científica na Área de Cardiologia – UNESA
Monitoria de Doenças Infecciosas

JOÃO CARLOS BATISTA JÚNIOR
10º Período da Faculdade de Medicina da Universidade Estácio de Sá (UNESA)
Acadêmico Bolsista da Secretaria Municipal de Saúde do Rio de Janeiro
Estagiário do Instituto Nacional de Cardiologia (INC) – Rio de Janeiro, RJ
Estagiário do Copa D'Or e do Unimed – Rio de Janeiro, RJ

JULIA SABINO DE ARAÚJO
12º Período da Faculdade de Medicina da Universidade Estácio de Sá (UNESA)
Acadêmica Bolsista da Secretaria Municipal de Saúde do Rio de Janeiro

JULIANNA FONSECA MARCELINO QUERES
12º Período da Faculdade de Medicina da Universidade Estácio de Sá (UNESA)
Acadêmica Bolsista da Secretaria Municipal de Saúde do Rio de Janeiro
Iniciação Científica na Área de Endocrinologia
Monitoria de Clínica Médica II

JULIO CÉSAR ALBUQUERQUE RANGEL
Professor da Faculdade de Medicina da Universidade Estácio de Sá (UNESA)
Mestrado em Clínica Médica na Universidade Federal do Estado do Rio de Janeiro (Unirio)
Médico do Hospital Federal de Bonsucesso – Rio de Janeiro, RJ
Título de Especialista em Cardiologia pela Sociedade Brasileira de Cardiologia (SBC)

LAÍS OLIVEIRA SANTANA
11º Período da Faculdade de Medicina da Universidade Estácio de Sá (UNESA)
Acadêmica Bolsista da Secretaria Municipal de Saúde do Rio de Janeiro
Iniciação Científica na Área de Cardiologia: LapARC – UNESA

LUCIA PEZZI
Professora da Faculdade de Medicina da Universidade Estácio de Sá (UNESA)
Professora da Universidade Federal do Rio de Janeiro (UFRJ)
Mestrado na UFRJ
Médica da UFRJ

LUCIANA BRUNO MATOSO
Graduação em Medicina na Universidade Estácio de Sá (UNESA)
Residência Médica em Pediatria no Hospital Municipal Souza Aguiar – Rio de Janeiro, RJ

LUISA TOSCANO
Professora da Faculdade de Medicina da Universidade Estácio de Sá (UNESA)
Professora da Universidade Souza Marques
Médica Intensivista do Hospital Federal da Lagoa – Rio de Janeiro, RJ

LUIZA FONSECA BRANDÃO
11º Período da Faculdade de Medicina da Universidade Estácio de Sá (UNESA)
Acadêmica Bolsista da Secretaria Municipal de Saúde do Rio de Janeiro
Monitoria de Fisiologia Médica
Monitoria de Clínica Médica

MARCELA OLIVEIRA REZENDE BARBOSA
12º Período da Faculdade de Medicina da Universidade Estácio de Sá (UNESA)

MARIA FERNANDA DE MIRANDA REIS DO REGO
7º Período da Faculdade de Medicina da Universidade Estácio de Sá (UNESA)
Acadêmica Bolsista da Secretaria Municipal de Saúde do Rio de Janeiro
Iniciação Científica na Área de Cardiologia: LapARC – UNESA
Monitoria de Clínica Médica II

NATHALIA SANDES CARDOSO
12º Período da Faculdade de Medicina da Universidade Estácio de Sá (UNESA)
Monitoria de Anatomia

PAOLA FRANCA SERAFIM DO NASCIMENTO
11º Período da Faculdade de Medicina da Universidade Estácio de Sá (UNESA)
Acadêmica Bolsista da Polícia Militar do Rio de Janeiro

PAULO GIACOMAZZI
11º Período da Faculdade de Medicina da Universidade Estácio de Sá (UNESA)

PRISCILA DA SILVA MAIA
12º Período da Faculdade de Medicina da Universidade Estácio de Sá (UNESA)
Iniciação Científica na Área de Cardiologia – UNESA
Monitoria de Bioquímica Médica
Monitoria de Doenças Infecciosas

RAMON FREIRE BASTOS
11º Período da Faculdade de Medicina da Universidade Estácio de Sá (UNESA)
Acadêmico Bolsista da Secretaria Municipal de Saúde do Rio de Janeiro
Monitoria de Anatomia Patológica

RAQUEL MARTINS MAIA COSTA
7º Período da Faculdade de Medicina da Universidade Estácio de Sá (UNESA)
Acadêmica Bolsista da Secretaria Municipal de Saúde do Rio de Janeiro
Iniciação Científica na Área de Cardiologia: LapARC – UNESA
Bacharelado e Licenciatura em Enfermagem na Universidade Federal do Rio de Janeiro (UFRJ – EEAN)

REGINA HELENA ALVES FONSECA
Doutorado em Cardiologia na Universidade Federal do Rio de Janeiro (UFRJ)
Médica da UFRJ

ROGÉRIO PESSANHA FÁDEL
7º Período da Faculdade de Medicina da Universidade Estácio de Sá (UNESA)
Acadêmico Bolsista da Secretaria Municipal de Saúde do Rio de Janeiro
Bacharelado e Mestrado em Biologia na Universidade Federal do Rio de Janeiro (UFRJ)

ROSÂNGELA DE ALMEIDA CASTRO AMORIM
Professora da Faculdade de Medicina da Universidade Estácio de Sá (UNESA)
Mestrado em Enfermagem na Universidade Federal do Rio de Janeiro (UFRJ)
Especialista em Enfermagem Pediátrica pela UFRJ

STEPHANIE PASCOAL DE MIRANDA
11º Período da Faculdade de Medicina da Universidade Estácio de Sá (UNESA)
Acadêmica Bolsista da Secretaria Municipal de Saúde do Rio de Janeiro
Monitoria de Clínica Médica
Monitoria de Histologia

TAISSA LORENA DOS SANTOS
11º Período da Faculdade de Medicina da Universidade Estácio de Sá (UNESA)
Bolsista de Iniciação Científica CNPQ
Iniciação Científica na Área de Cardiologia: LapARC – UNESA
Monitoria de Clínica Médica II

THAÍS NUNES CHICRALLA
Graduação em Medicina na Universidade Estácio de Sá (UNESA)
Residência Clínica Médica no Hospital dos Servidores do Estado – Rio de Janeiro, RJ

THAÍS DOS SANTOS OLIVEIRA
11º Período da Faculdade de Medicina da Universidade Estácio de Sá (UNESA)
Iniciação Científica na Área de Cardiologia: LapARC – UNESA
Acadêmica Bolsista da Secretaria Municipal de Saúde do Rio de Janeiro

WILGNER DE SOUZA BOTELHO
12º Período da Faculdade de Medicina da Universidade Estácio de Sá (UNESA)
Acadêmico Bolsista da Secretaria Municipal de Saúde do Rio de Janeiro
Monitoria de Clínica Médica
Monitoria de Anatomia Topográfica

SUMÁRIO

Parte I
FUNDAMENTOS DO ECG

1 Revisando a Anatomia e Fisiologia Cardíaca 3
Priscila da Silva Maia ▪ Marcela Oliveira Rezende Barbosa
Isabelle Mendes Rodrigues Salomão ▪ Taissa Lorena dos Santos ▪ Ana Luisa Rocha Mallet

2 Eletrocardiograma – Entendendo a Nomenclatura 9
Priscila da Silva Maia ▪ Marcela Oliveira Rezende Barbosa
Isabelle Mendes Rodrigues Salomão ▪ Ana Luisa Rocha Mallet

3 Eletrocardiograma – O que Avaliar Primeiro? 15
Priscila da Silva Maia ▪ Marcela Oliveira Rezende Barbosa
Isabelle Mendes Rodrigues Salomão ▪ Taissa Lorena dos Santos ▪ Ana Luisa Rocha Mallet

4 Registrando o Eletrocardiograma 25
Rosângela de Almeida Castro Amorim ▪ Christina Klippel ▪ Lucia Pezzi

5 Descomplicando os Vetores 31
Priscila da Silva Maia ▪ Marcela Oliveira Rezende Barbosa
Isabelle Mendes Rodrigues Salomão ▪ Taissa Lorena dos Santos ▪ Ana Luisa Rocha Mallet

6 Derivações do ECG e Eixo Elétrico Médio 37
Priscila da Silva Maia ▪ Marcela Oliveira Rezende Barbosa
Isabelle Mendes Rodrigues Salomão ▪ Ana Luisa Rocha Mallet

7 Eletrocardiograma Normal no Adulto 57
Priscila da Silva Maia ▪ Marcela Oliveira Rezende Barbosa
Isabelle Mendes Rodrigues Salomão ▪ Ana Luisa Rocha Mallet

Parte II
SOBRECARGAS

8 Sobrecargas Atriais 67
Francine Amaro da Silva ▪ Daiany Batista de Oliveira ▪ Alinne Gimenez Ferreira

9 Sobrecarga Ventricular Esquerda 83
Abraão Iuri Medeiros Angelim ▪ Ana Paula Chaves de Oliveira ▪ Bruna de Paula Silva
Raquel Martins Maia Costa ▪ Elizabeth Silaid Muxfeldt

10 Sobrecarga Ventricular Direita 97
Maria Fernanda de Miranda Reis do Rego ▪ Anne Miranda Capaccia
Rogério Pessanha Fádel ▪ Bruna Pedrosa ▪ Ana Luisa Rocha Mallet

Parte III
DISTÚRBIOS DE CONDUÇÃO INTRAVENTRICULAR

11 Bloqueio de Ramo Esquerdo (BRE) 113
*Wilgner de Souza Botelho ▪ Julia Sabino de Araújo ▪ Nathalia Sandes Cardoso
Florice Luiza Liberatori Velasques de Souza ▪ Bruna Pessanha Cerqueira ▪ Ana Luisa Rocha Mallet*

12 Bloqueio de Ramo Direito (BRD) 127
*Wilgner de Souza Botelho ▪ Julia Sabino de Araújo ▪ Nathalia Sandes Cardoso
Florice Luiza Liberatori Velasques de Souza ▪ Bruna Pessanha Cerqueira ▪ Ana Luisa Rocha Mallet*

13 Bloqueios Fasciculares ou Divisionais do Ramo Esquerdo 139
*Bruna de Paula Silva ▪ Bruna Pedrosa ▪ Maria Fernanda de Miranda Reis do Rego
Raquel Martins Maia Costa ▪ Rogério Pessanha Fádel ▪ Ana Luisa Rocha Mallet*

Parte IV
ARRITMIAS

14 Arritmias – Uma Visão Geral 149
Carlos Roger Lima de Alencar ▪ Ana Luisa Rocha Mallet ▪ Elizabeth Silaid Muxfeldt

15 Extrassístoles 153
Carlos Roger Lima de Alencar ▪ Elizabeth Silaid Muxfeldt

16 *Flutter* Atrial e Fibrilação Atrial 161
*Angélica Furriel de Almeida da Silva ▪ Bruna Rosenbrock Ferreira Taveira ▪ Taissa Lorena dos
Santos ▪ Elizabeth Silaid Muxfeldt*

17 Taquicardias Supraventriculares 175
*Guilherme Fernandes Spinelli ▪ Holffam Talon Ferreira
Francine Amaro da Silva ▪ Elizabeth Silaid Muxfeldt*

18 Taquicardias Ventriculares 189
*Laís Oliveira Santana ▪ Paola Franca Serafim do Nascimento ▪ Thaís dos Santos Oliveira
Carlos Roger Lima de Alencar ▪ Elizabeth Silaid Muxfeldt*

19 Pré-Excitação e Wolff-Parkinson-White 197
Guilherme Fernandes Spinelli ▪ Holffam Talon Ferreira ▪ Elizabeth Silaid Muxfeldt

20 Diferenciação entre Taquicardia Supraventricular e Taquicardia Ventricular 203
Guilherme Fernandes Spinelli ▪ Holffam Talon Ferreira ▪ Elizabeth Silaid Muxfeldt

21 Bradiarritmia: Bradicardia Sinusal e Pausa/Parada Sinusal 209
Daiany Batista de Oliveira ▪ Francine Amaro da Silva ▪ Ana Luisa Rocha Mallet

22 Bloqueios Sinoatriais 215
Francine Amaro da Silva ▪ Daiany Batista de Oliveira ▪ Ana Luisa Rocha Mallet

23 Bloqueios Atrioventriculares 225
*Francine Amaro da Silva ▪ Daiany Batista de Oliveira ▪ Carlos Roger Lima de Alencar
Julianna Fonseca Marcelino Queres ▪ Ana Luisa Rocha Mallet*

24 Holter – Registro Ambulatorial do ECG 237
Elizabeth Silaid Muxfeldt ▪ Ana Luisa Rocha Mallet

25 Marca-passos – Noções Básicas 241
Felipe Kessler Pereira ▪ Julio César Albuquerque Rangel

Parte V
DOENÇA ISQUÊMICA

26 Isquemia, Lesão e Necrose 251
Thaís Nunes Chicralla ▪ Elaine da Silva Aguiar ▪ Eliane Mendonça Mansur

27 Infarto Agudo do Miocárdio 267
Thaís Nunes Chicralla ▪ Elaine da Silva Aguiar ▪ Eliane Mendonça Mansur

28 Teste de Esforço 275
Ana Luisa Rocha Mallet ▪ Elizabeth Silaid Muxfeldt

Parte VI
ECG NA CRIANÇA

29 O que o Clínico Deve Saber 287
Julianna Fonseca Marcelino Queres ▪ Luiza Fonseca Brandão ▪ Luciana Bruno Matoso ▪ Eliane Lucas

30 ECG nas Cardiopatias Congênitas mais Frequentes 295
Luiza Fonseca Brandão ▪ Julianna Fonseca Marcelino Queres ▪ Luciana Bruno Matoso ▪ Eliane Lucas

Parte VII
ECG EM OUTRAS CONDIÇÕES

31 Distúrbios Eletrolíticos 311
*Ramon Freire Bastos ▪ Ilana Benchimol ▪ Ana Paula Chaves de Oliveira
Claudia Roberta de Miranda ▪ Luisa Toscano*

32 Hipotermia, Digital, QT Longo 321
Ana Paula Chaves de Oliveira ▪ Rogério Pessanha Fádel ▪ Anne Miranda Capaccia ▪ Luisa Toscano

33 Pericardite Aguda e Derrame Pericárdico 327
Anne Miranda Capaccia ▪ Maria Fernanda de Miranda Reis do Rego ▪ Ana Luisa Rocha Mallet

34 Cor Pulmonale 333
Bruna de Paula Silva ▪ Raquel Martins Maia Costa ▪ Elizabeth Silaid Muxfeldt

35 Doenças do Sistema Nervoso Central 337
Bruna Pedrosa ▪ Elizabeth Silaid Muxfeldt

Parte VIII
TEMAS COMUNS NA PRÁTICA CLÍNICA

36 Eletrocardiograma no Pré-Operatório em Cirurgias de Baixo Risco 343
Isabelle Mendes Rodrigues Salomão ▪ Priscila da Silva Maia ▪ Ana Luisa Rocha Mallet

37 Eletrocardiograma no Atleta 349
Luiza Fonseca Brandão ▪ Caíque Pinto dos Santos ▪ Stephanie Pascoal de Miranda
Paulo Giacomazzi ▪ Guilherme Fernandes Lambert Silva ▪ Regina Helena Alves Fonseca

38 Diagnósticos Diferenciais de Supradesnivelamento do Segmento ST 359
João Carlos Batista Júnior ▪ Regina Helena Alves Fonseca

Parte IX
FINALIZANDO

39 Organizando o Aprendizado 375
Ana Luisa Rocha Mallet ▪ Elizabeth Silaid Muxfeldt

Exercícios 381
Elizabeth Silaid Muxfeldt ▪ Ana Luisa Rocha Mallet

Anexo – Técnica para Realização do Eletrocardiograma 415
Rosângela de Almeida Castro Amorim ▪ Christina Klippel ▪ Lucia Pezzi

Bibliografia 419

Índice Remissivo 421

Parte I Fundamentos do ECG

REVISANDO A ANATOMIA E FISIOLOGIA CARDÍACA

Priscila da Silva Maia
Marcela Oliveira Rezende Barbosa
Isabelle Mendes Rodrigues Salomão
Taissa Lorena dos Santos
Ana Luisa Rocha Mallet

ANATOMIA

O coração, órgão do sistema circulatório, é formado por quatro câmaras: átrio direito (AD), ventrículo direito (VD), átrio esquerdo (AE) e ventrículo esquerdo (VE). Essas câmaras são interligadas pelas valvas tricúspide e mitral, respectivamente. Já as valvas pulmonar e aórtica interligam o coração aos vasos da base (Fig. 1-1).

Vascularização

É importante relembrarmos, ainda, a vascularização cardíaca, que nos ajudará na correlação clínica na presença de doença arterial coronariana (DAC), tanto na fase aguda do infarto quanto na localização da necrose estabelecida no ECG (Capítulos 26 a 28).

As artérias coronárias (direita e esquerda) originam-se da aorta. A artéria coronária direita (ACD) tem origem no seio coronário direito, na parte ascendente da aorta, emitindo um ramo que irrigará o nódulo sinusal (artéria do nódulo sinusal) e outro ramo que irriga a margem direita do coração (ramo marginal direito). Ela também dá origem ao ramo do nódulo atrioventricular, que será importante quando discutirmos os bloqueios atrioventriculares (BAV) e as alterações relacionadas ao infarto que acomete a ACD. A artéria coronária direita bifurca-se nas artérias descendente posterior e ventricular posterior.

A artéria coronária esquerda (ACE) origina-se no seio coronário esquerdo, também, na parte ascendente da aorta. Ela se divide em artéria coronária descendente anterior (ACDA), que dará origem aos ramos septais e diagonais, e artéria coronária circunflexa (ACX), que dá origem aos ramos marginais. A ACE irriga o átrio esquerdo e a maior parte do ventrículo esquerdo. A ACDA vasculariza a maior parte da parede livre do VE e do septo interventricular, enquanto a ACX nutre a parede lateral do coração (Fig. 1-2).

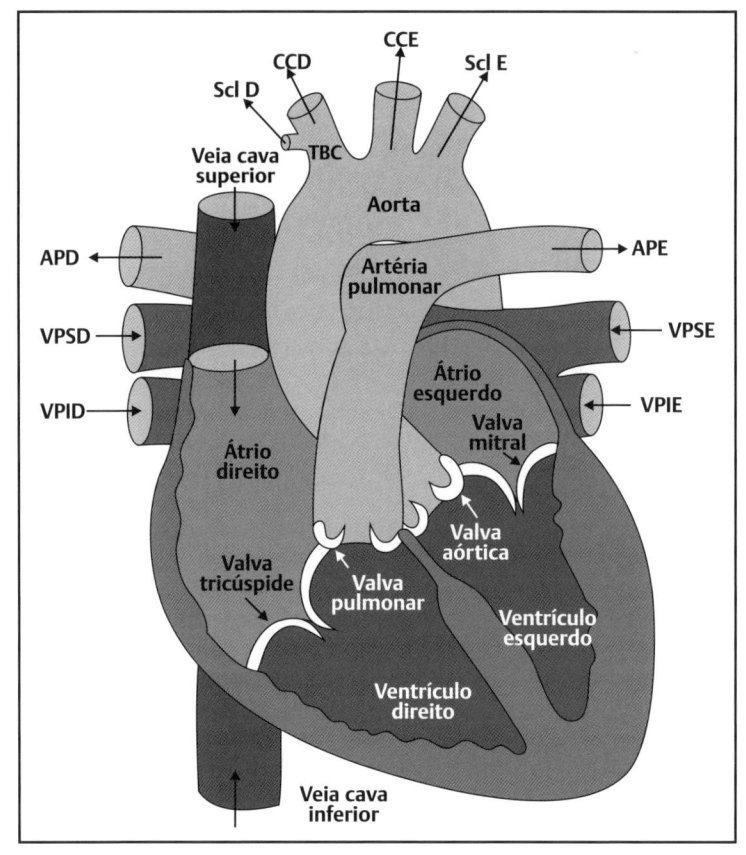

Fig. 1-1. Câmaras cardíacas, valvas e grandes vasos. Scl D = artéria subclávia direita; TBC = tronco braquiocefálico; CCE = artéria carótida comum esquerda; Scl E = artéria subclávia esquerda; APD = artéria pulmonar direita; APE = artéria pulmonar esquerda; VPSD = veia pulmonar superior direita; VPID = veia pulmonar inferior direita; VPSE = veia pulmonar superior esquerda; VPIE = veia pulmonar inferior esquerda.

Resumindo:

A artéria coronária direita irriga:
- Átrio direito
- Grande parte do VD
- Face diafragmática do VE
- Parte do septo interventricular
- Nódulos sinusal e atrioventricular

A artéria coronária esquerda irriga:
- Átrio esquerdo
- Maior parte da parede livre do VE (ACDA)
- Maior parte do septo interventricular (ACDA)
- Parede lateral do coração (ACX)

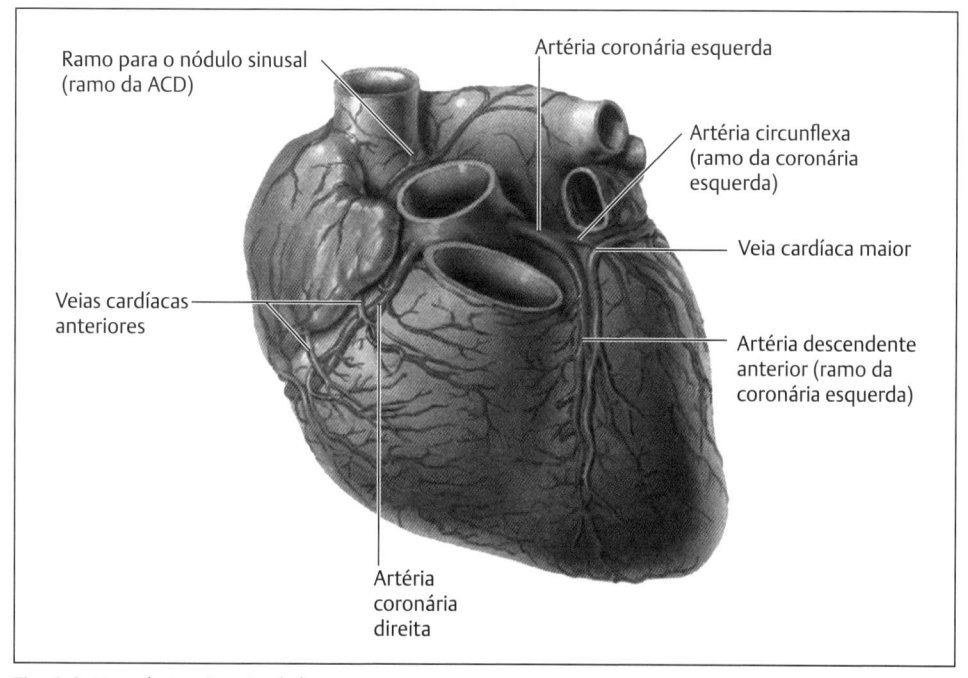

Fig. 1-2. Vascularização miocárdica.

HISTOLOGIA

O coração é formado por três camadas:

- *Endocárdio, a mais interna:* formado por endotélio e tecido conjuntivo subendotelial.
- *Miocárdio, camada intermediária:* caracterizado pelo músculo estriado cardíaco.
- *Epicárdio, a mais externa:* composto pela lâmina visceral do pericárdio seroso.

FISIOLOGIA

De uma maneira geral, o coração é constituído por:

1. **Um sistema de condução:** gera e conduz os impulsos elétricos cardíacos.
2. **Um grupo de células cardíacas:** gera a contração miocárdica.

O sistema de condução inicia-se pelo nódulo sinusal (também conhecido como nodo sinoatrial), onde são gerados os impulsos elétricos. O nódulo sinusal, assim como todas as células do sistema de condução, possui células que são autoexcitáveis e, por isso, capazes de gerar descargas rítmicas.

O nódulo atrioventricular (AV) recebe o estímulo do nódulo sinusal e retarda a condução por 130 milissegundos. Após, a condução continua pelo feixe atrioventricular (feixe AV ou feixe de His). Dessa forma, o tempo total de condução do nódulo sinusal até o feixe de His é de aproximadamente 160 milissegundos, antes que o impulso excitatório alcance os miócitos ventriculares (Fig. 1-3). Essa transmissão é unidirecional (Fig. 1-4).

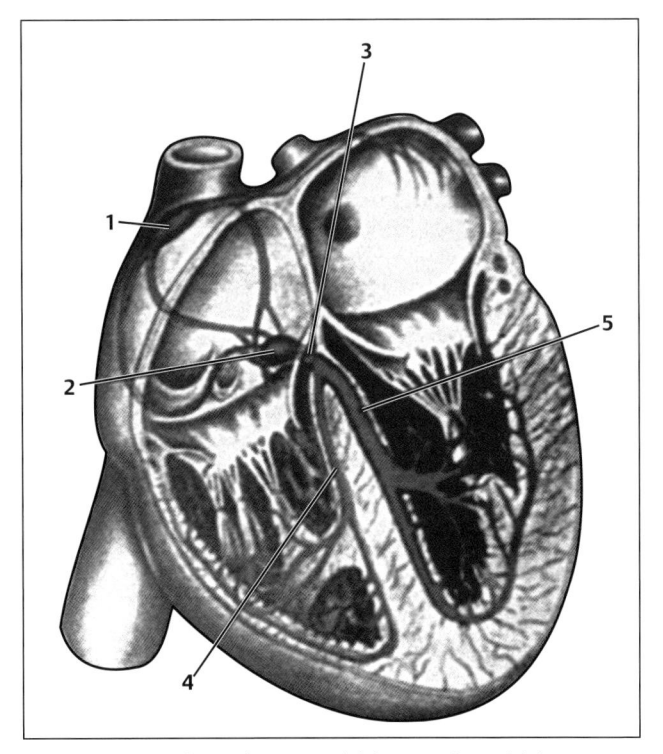

Fig. 1-3. Sistema de condução. 1. nódulo sinusal, 2. nódulo AV, 3. feixe de His, 4. ramo direito do feixe de His, 5. ramo esquerdo do feixe de His.

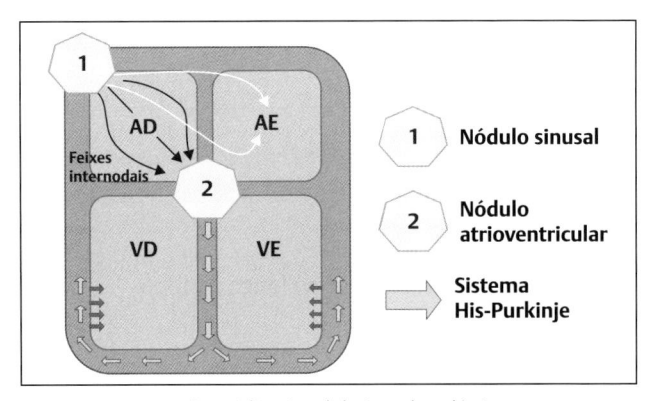

Fig. 1-4. Transmissão unidirecional do impulso elétrico.

Entendendo:

> - O retardo gerado pelo nódulo AV faz com que a contração ventricular ocorra depois da contração atrial. Este gradiente temporal é essencial para o bom funcionamento cardíaco, pois permite que os ventrículos apenas se contraiam depois de receber quantidade suficiente de sangue durante seu relaxamento (diástole ventricular), fazendo com que o débito cardíaco seja satisfatório.
> - Embora o nódulo sinusal não seja o único possível marca-passo cardíaco, ele é o principal e o único marca-passo em condições normais por possuir uma frequência de "disparo" maior que as demais células com potencial de automatismo.
>
> O feixe de His subdivide-se em ramo direito e ramo esquerdo, que originarão a rede ou fibras de Purkinje, responsáveis por propagar o impulso para o miocárdio ventricular. Ao final da condução, tanto os átrios quanto os ventrículos, em momentos diferentes, terão sido estimulados a contraírem-se.

Ciclo Cardíaco

O ciclo cardíaco consiste em dois períodos principais: o relaxamento/enchimento ventricular (diástole) e a contração/esvaziamento ventricular (sístole).

Após o fechamento das valvas semilunares (aórtica e pulmonar) segue-se o relaxamento isovolumétrico e a abertura das valvas atrioventriculares (tricúspide e mitral). Nesse momento, o sangue flui dos átrios direito e esquerdo para os ventrículos. Cerca de 80% do fluxo que passa dos átrios para os ventrículos ocorre de forma passiva, porém aproximadamente 20% acontece pela contração atrial no momento final da diástole.

A seguir, as valvas atrioventriculares fecham-se rapidamente em decorrência do início da sístole. Com o aumento da pressão intraventricular, as valvas aórtica e pulmonar abrem-se, fazendo com que o sangue flua do ventrículo direito para a artéria pulmonar e do ventrículo esquerdo para a aorta.

Durante a sístole, o sangue ejetado pelo VD segue para a circulação pulmonar retornando ao AE pelas veias pulmonares, e o sangue ejetado pelo VE chega à aorta direcionando-se à circulação sistêmica, voltando ao AD através das veias cavas (superior e inferior), iniciando novamente o ciclo cardíaco.

RESUMINDO

Relembrar a anatomia e a fisiologia do coração poderá ajudar na compreensão dos eventos eletrocardiográficos que serão apresentados ao longo do livro.

Essa revisão bastante sucinta da anatomia e da fisiologia cardíaca nos será útil em vários momentos da análise do traçado de eletrocardiograma, e esse capítulo deve ser visto como uma recordação desses aspectos.

VAMOS PRATICAR

1. A irrigação dos nódulos sinusal e atrioventricular é realizada através de ramos da _____.

2. O _____ é o marca-passo fisiológico do coração.

3. A maior parte do ventrículo esquerdo é irrigada por ramos da _____.
4. O _____ causa um retardo fisiológico na condução atrioventricular.
5. Identifique na figura abaixo as principais estruturas do sistema de condução:

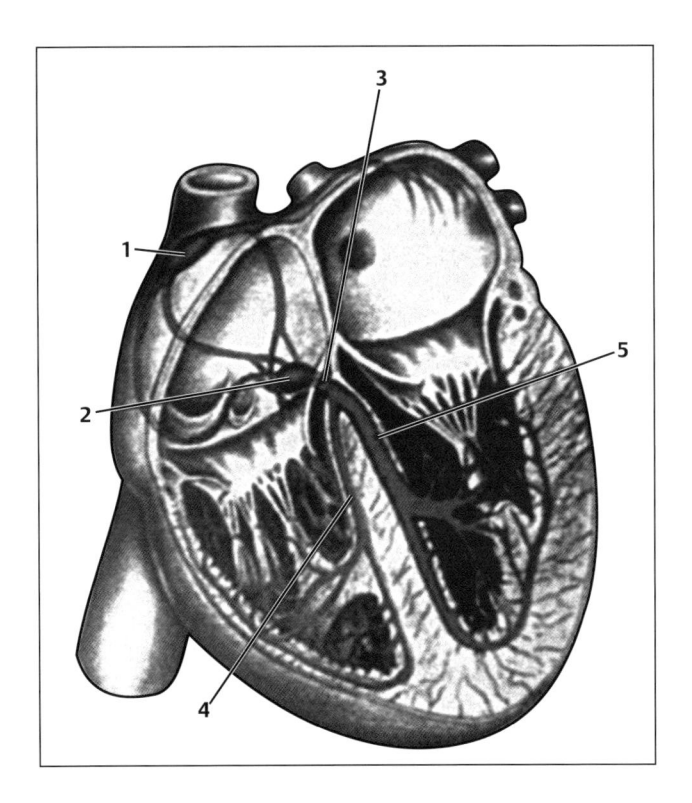

Respostas

1. Artéria coronária direita (ACD)
2. Nódulo sinusal
3. Artéria coronária descendente anterior (ACDA)
4. Nódulo atrioventricular
5. 1. nódulo sinusal, 2. nódulo atrioventricular, 3. feixe de His, 4. ramo direito do feixe de His, 5. ramo esquerdo do feixe de His

ELETROCARDIOGRAMA – ENTENDENDO A NOMENCLATURA

CAPÍTULO 2

Priscila da Silva Maia
Marcela Oliveira Rezende Barbosa
Isabelle Mendes Rodrigues Salomão
Ana Luisa Rocha Mallet

FUNDAMENTAL

O eletrocardiograma (ECG) registra a atividade elétrica do coração. Para conseguirmos entender o ECG, precisamos, antes de qualquer coisa, reconhecer os eventos que são registrados no traçado eletrocardiográfico.

O ECG registra a atividade de despolarização dos átrios (onda P), a despolarização dos ventrículos (complexo QRS) e a repolarização dos ventrículos (onda T), além dos intervalos e segmentos existentes entre esses eventos (Figs. 2-1 e 2-2).

Obs.: Em alguns ECGs encontramos ainda uma onda após a onda T, que é chamada de onda U e que talvez esteja relacionada à repolarização dos músculos papilares (Fig. 2-3).

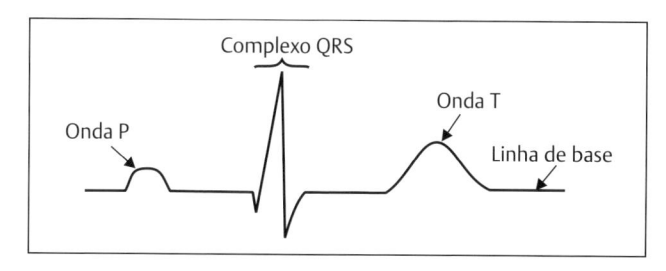

Fig. 2-1. Esquema do registro do ECG.

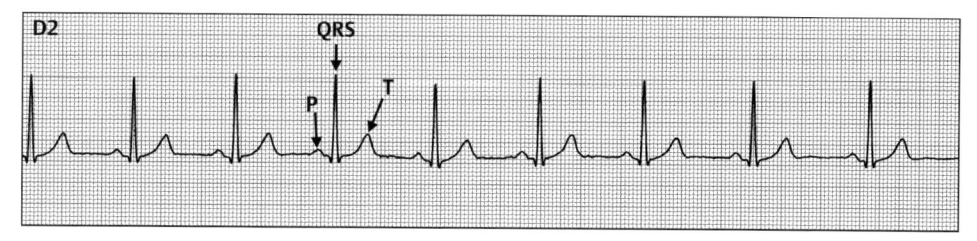

Fig. 2-2. Registro da atividade elétrica do coração: o ECG.

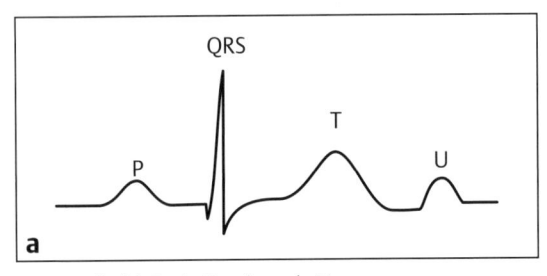

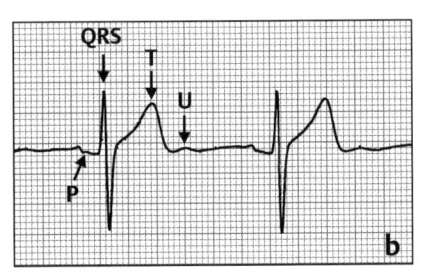

Fig. 2-3. (a, b) Onda U após onda T.

ENTENDENDO
Onda P
A onda P representa a despolarização atrial, sendo o componente fundamental para a análise do ritmo cardíaco. Sua presença nas diferentes derivações, seu formato, sua amplitude e duração permite-nos avaliar não somente o ritmo, mas também a presença de sobrecargas atriais.

Complexo QRS
Na descrição do complexo QRS, cada um de seus componentes tem uma nomeação diferenciada. A letra Q refere-se a todo registro negativo (para baixo da linha de base) que ocorra antes de um primeiro registro positivo, o qual recebe o nome de R. Uma atividade negativa após a deflexão R é chamada de S (Fig. 2-4). Caso haja um segundo registro positivo, chamaremos de R' (R linha).

Contudo, a despolarização ventricular, que é representada pelo complexo QRS, nem sempre apresenta os 3 componentes clássicos desse complexo. Isso vai depender basicamente do local, ou seja, da derivação em que estamos registrando esse evento (mais bem explicado nos Capítulos 5 e 6).

Podemos ainda considerar essas letras maiúsculas ou minúsculas dependendo de suas amplitudes respectivas. Embora não seja consensual, os componentes com menos de 5 mm seriam registrados com uma letra minúscula e os com mais de 5 mm com letra maiúscula. Vamos exemplificar abaixo (Fig. 2-5).

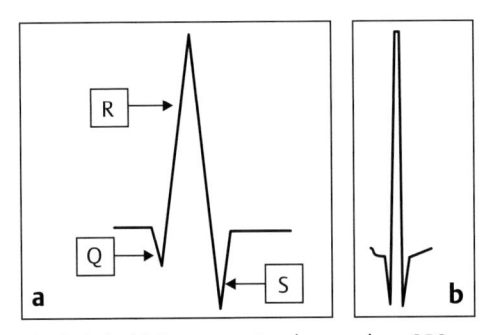

Fig. 2-4. (a, b) Componentes do complexo QRS.

CAPÍTULO 2 ▪ ELETROCARDIOGRAMA – ENTENDENDO A NOMENCLATURA

Fig. 2-5. Nomenclatura dos componentes do complexo QRS: (**a**) qRs; (**b**) qR; (**c**) Rs; (**d**) rS; (**e**) Qr; (**f**) rsR'; (**g**) R e (**h**) QS.
Obs.: O complexo em que seja registrada apenas atividade negativa (**h**) recebe o nome especial de complexo QS.

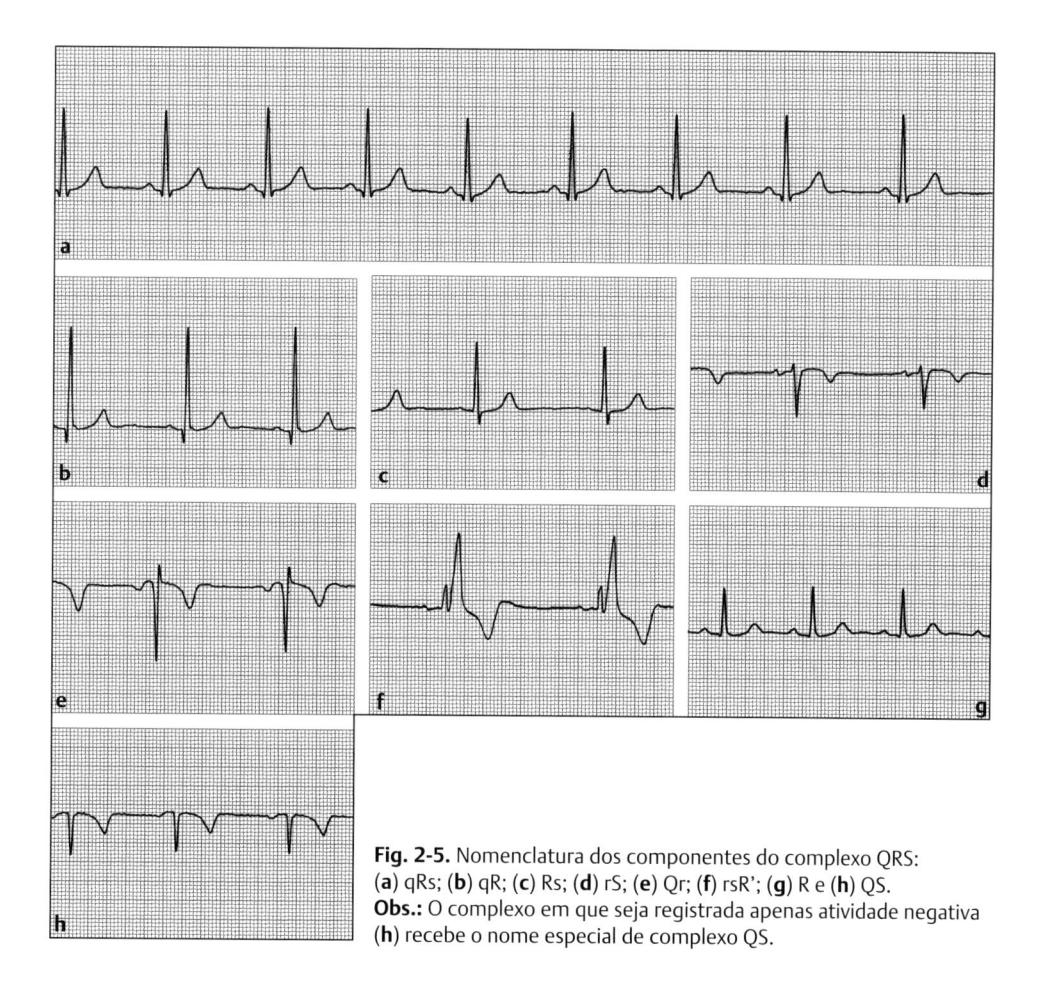

Além dos eventos de despolarização e repolarização, o traçado do ECG também nos mostra momentos em que a linha de base está retificada e que são os intervalos ou segmentos, que serão mais bem discutidos ao longo do livro (Fig. 2-6).

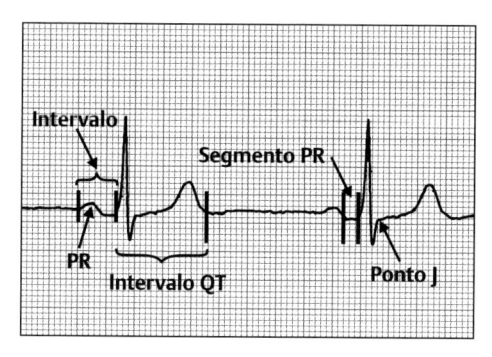

Fig. 2-6. Intervalos e segmentos a serem avaliados no ECG.

Intervalos a Serem Avaliados no ECG
A) Intervalo PR = do início da onda P ao início do QRS.
B) Intervalo QT = do início do QRS ao final da onda T.
C) Intervalo TP (pouco utilizado) = do final da onda T ao início da onda P.

Segmentos a Serem Avaliados no ECG
A) Segmento PR = do final da onda P ao início do QRS.
B) Segmento ST = do final do QRS ao início da onda T. A junção do QRS com o segmento ST é chamada ponto J.

RESUMINDO
O aprendizado da eletrocardiografia inicia-se com a correta identificação dos principais eventos registrados no traçado, que são:

P	Despolarização atrial
QRS	Despolarização ventricular
▪ Q	Registro negativo ocorrendo antes do primeiro registro positivo do QRS
▪ R	Primeiro registro positivo do QRS
▪ S	Registro negativo após registro positivo do QRS
T	Repolarização ventricular

VAMOS PRATICAR

No eletrocardiograma apresentado abaixo, como será a denominação do complexo QRS em cada uma das derivações?

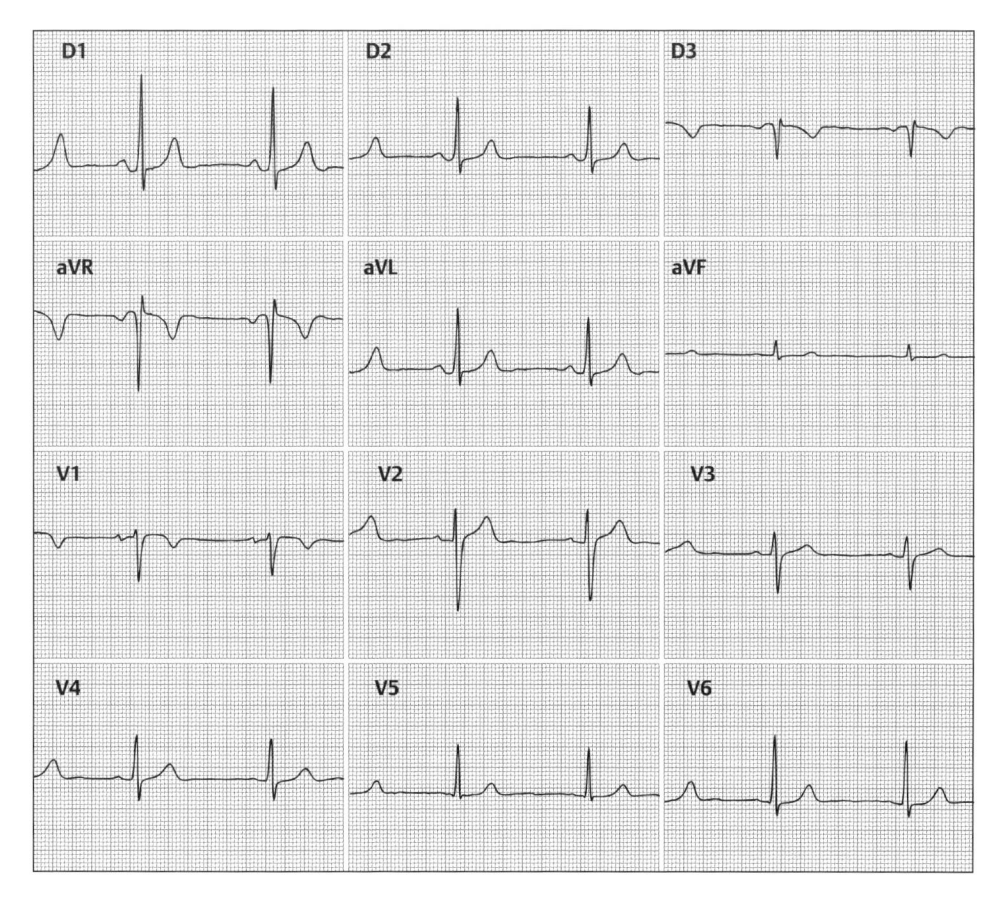

1. D1
2. D2
3. D3
4. aVR
5. aVL
6. aVF
7. V1
8. V2
9. V3

10. V4
11. V5
12. V6

Respostas
1. Rs; 2. Rs; 3. Qr; 4. Qr; 5. Rs; 6. Rs; 7. rS; 8. RS; 9. RS; 10. RS; 11. Rs; 12. Rs

ELETROCARDIOGRAMA – O QUE AVALIAR PRIMEIRO?

CAPÍTULO 3

Priscila da Silva Maia
Marcela Oliveira Rezende Barbosa
Isabelle Mendes Rodrigues Salomão
Taissa Lorena dos Santos
Ana Luisa Rocha Mallet

FUNDAMENTAL

Ao analisarmos um ECG, alguns passos preliminares são importantes para darmos início ao estudo do traçado. Esses passos são:

- 1º: avaliar em que velocidade o ECG foi realizado.
- 2º: avaliar em que padrão de amplitude o ECG foi realizado.
- 3º: avaliar se o ECG foi registrado nas 12 derivações básicas.

Algumas observações práticas podem ajudar a uma abordagem menos temerosa do eletrocardiograma, como vamos apresentar a seguir:

> O ECG é registrado em papel milimetrado, ou seja, cada "quadradinho" vale 1 mm. Esse 1 mm vai ter um valor no eixo vertical, que determina a amplitude dos complexos, e um valor no eixo horizontal, que determina a velocidade (Fig. 3-1). Esse valor vai depender da padronização em que o exame for realizado.

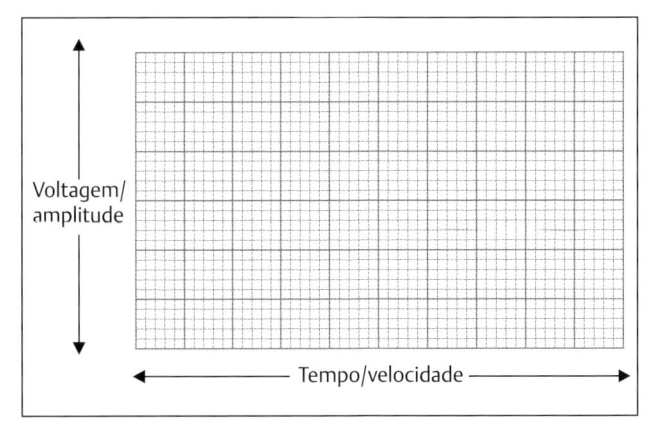

Fig. 3-1. Papel milimetrado em que é registrado o ECG: no eixo horizontal, a velocidade; no eixo vertical, a amplitude.

ENTENDENDO
Velocidade de Realização do Eletrocardiograma

O ECG é realizado habitualmente na padronização de 25 mm por segundo. O que isso significa? Significa que, a cada 1 segundo, o papel milimetrado em que ocorrerá o registro eletrocardiográfico por uma agulha termossensível "correrá" 25 mm (que é o mesmo que 25 "quadradinhos").

Apenas com essa informação poderemos calcular a frequência cardíaca por meio do ECG. Explicando:

> Se em 1 segundo o papel "corre" 25 mm (ou 25 "quadradinhos"),
> em 1 minuto (60 segundos), "correrá" 1.500 mm (ou 1.500 "quadradinhos":
> 60 × 25).

Então, se dividimos 1.500 pela distância entre 2 complexos iguais consecutivos, teremos o número de vezes que isso ocorre em um minuto (ou seja, a frequência cardíaca – FC).
Exercitando (Fig. 3-2):

Intervalo entre 2 QRS consecutivos = *21 "quadradinhos"*

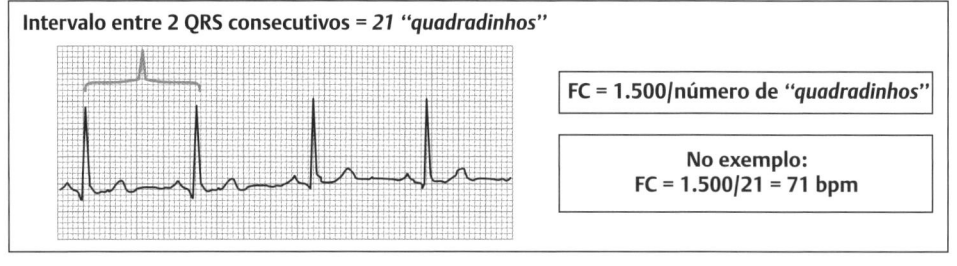

FC = 1.500/número de *"quadradinhos"*

No exemplo:
FC = 1.500/21 = 71 bpm

Fig. 3-2. Cálculo da frequência cardíaca com registro a 25 mm/s.

Obs.: Essa forma de cálculo da FC vale quando o intervalo entre os complexos é o mesmo, ou seja, quando o ritmo é regular. No Capítulo 16, aprenderemos a avaliar a FC em ritmos irregulares.

Ainda na velocidade de 25 mm/s, também é importante saber quanto vale em tempo cada "quadradinho". Novamente, por uma regra de três simples, chegamos ao valor:

$$1 \text{ segundo} \text{ ------------ } 25 \text{ mm (ou 25 "quadradinhos")}$$
$$? \text{ ------------ } 1 \text{ mm (ou 1 "quadradinho")}$$

$$25 \text{ mm} \times ? = 1 \text{ segundo} \times 1 \text{ mm}$$

$$? = \frac{1 \text{ segundo} \times 1 \text{ mm}}{25 \text{ mm}} = \frac{1 \text{ segundo} \times \text{mm}}{25 \text{ mm}} = 0{,}04 \text{ s (que é o mesmo que 40 ms*)}$$

Ou seja: na velocidade de 25 mm/s, cada "quadradinho" (= 1 mm) representa 0,04 s (Fig. 3-3).

Isso será muito importante quando formos analisar a duração dos eventos eletrocardiográficos, como veremos a seguir e nos demais capítulos.

---

* A duração dos eventos eletrocardiográficos pode ser dada em segundos ou em milissegundos.

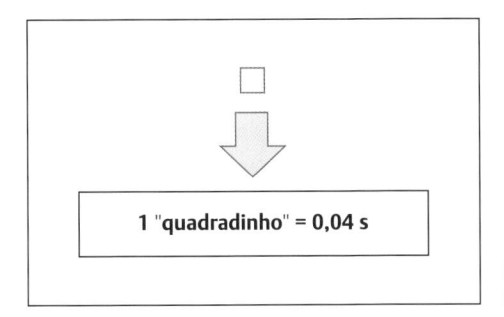

Fig. 3-3. Valor em tempo de cada "quadradinho" na velocidade de 25 mm/s.

Obs.: Podemos notar que a cada 5 "quadradinhos" há uma linha mais forte. Vamos chamar esses 5 "quadradinhos" de "quadradão". Ou seja, cada "quadradão" tem a duração de 0,2 segundo (0,04 s × 5) – (Fig. 3-4).

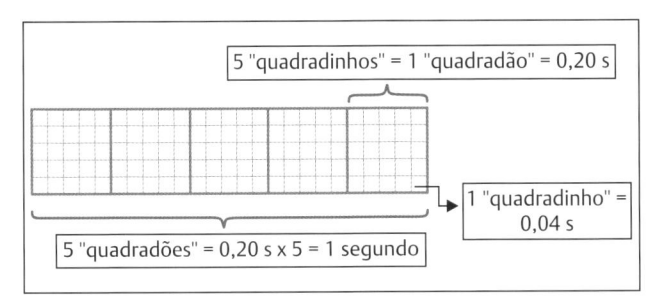

Fig. 3-4. Valores no eixo horizontal de registro do ECG – eixo do tempo.

Padrão de Amplitude de Realização do ECG

O padrão habitual de realização do ECG é o padrão N. O que isso significa? Significa que, no eixo vertical, cada 10 mm (= 10 "quadradinhos") equivale a 1 mV (Fig. 3-5).

Para a avaliação de amplitude dos complexos, utilizamos a contagem dos milímetros e não a voltagem, como vemos a seguir.

No ECG da Figura 3-6, vamos verificar a amplitude da onda P e do complexo QRS.

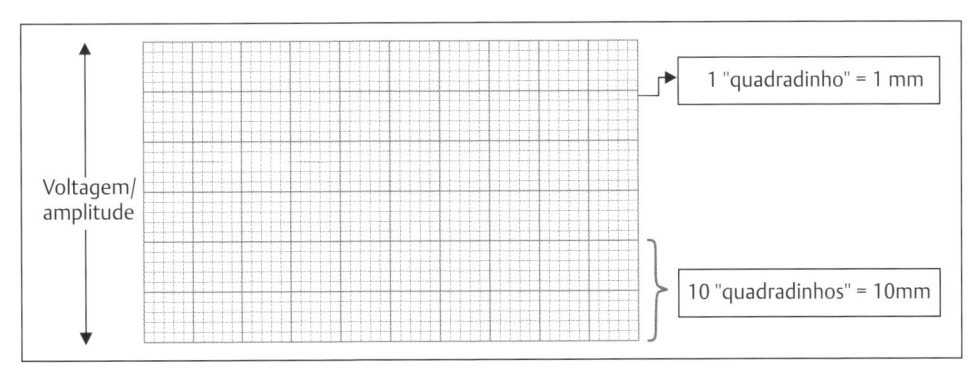

Fig. 3-5. Valores para cálculo de amplitude – eixo vertical.

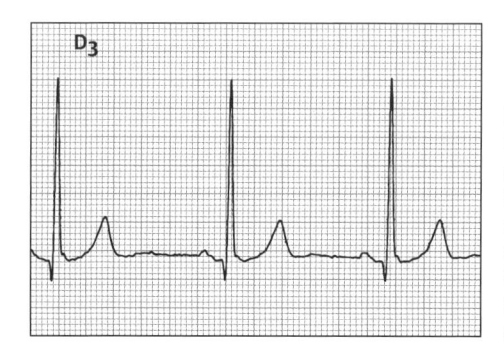

Fig. 3-6. Avaliando a amplitude no ECG. A onda P tem 1 "quadradinho" no eixo vertical; sendo assim, sua amplitude é de 1 mm. Já no complexo QRS, dependendo de sua configuração, teremos que observar a amplitude de cada um de seus componentes. Por exemplo, na derivação D3, nesse ECG, o complexo QRS tem os 2 componentes: o Q tem amplitude de 3 mm, enquanto a onda R tem amplitude de 32 mm.

Registro Adequado nas 12 Derivações Básicas

O ECG deve ser registrado em 12 derivações básicas, sendo 6 delas derivações do plano frontal, também chamadas de derivações dos membros (D1, D2, D3, aVR, aVL e aVF), e 6 derivações no plano horizontal, também chamadas de derivações precordiais (V1, V2, V3, V4, V5, V6).

Essas 12 derivações podem ser consideradas como 12 pontos diferentes de onde estaríamos observando o mesmo fenômeno elétrico. Ou seja, ao vermos um eletrocardiograma normal, estamos registrando o mesmo fenômeno de despolarização e repolarização do coração, porém de pontos observacionais diferentes (Fig. 3-7).

O registro dessas derivações é obtido por meio de 3 eletrodos periféricos posicionados nos membros superiores direito e esquerdo e no membro inferior esquerdo, os quais fornecem o registro das 6 derivações do plano frontal (D1, D2, D3, aVR, aVL e aVF) e de 6 eletrodos posicionados sobre a região precordial que geram as derivações do plano horizontal (V1 a V6). Veremos isso melhor no capítulo seguinte.

APROFUNDANDO

1. Existem outras padronizações que podem ser utilizadas em relação à velocidade:
   A) ECG realizado a 50 mm/s (registro mais rápido). Nesse caso, para calcular a FC em ECG com ritmo regular:
   - se "corre" 50 mm em 1 segundo, em 60 segundos "correrá" = 50 × 60 = 3.000 mm;
   - então, a FC será calculada dividindo 3.000 pela distância entre 2 complexos iguais consecutivos (3.000 dividido pelo nº de "quadradinhos") – (Fig. 3-8).

   B) ECG realizado a 12,5 mm/s (registro mais lento). Nesse caso, para calcular a FC em ECG com ritmo regular:
   - se "corre" 12,5 mm em 1 segundo, em 60 segundos = 12,5 × 60 = 750 mm;
   - então, para calcular a FC: 750 dividido pela distância entre 2 complexos iguais consecutivos (750 dividido pelo nº de "quadradinhos") – (Fig. 3-9).

2. Existem outras padronizações de amplitude:
   A) Padrão 2N: esse é um artifício que pode ser utilizado para representar o ECG com o dobro de sua amplitude normal. Geralmente usamos o padrão 2N em situações em que os complexos têm amplitudes muito pequenas, o que pode tornar difícil a avaliação dos mesmos (essa situação pode ocorrer, por exemplo, nos grandes derrames pericárdicos). Nesse caso, a amplitude real do complexo a ser analisado deve ser dividida por 2 já que artificialmente o aparelho registrou essa amplitude em dobro (Fig. 3-10).

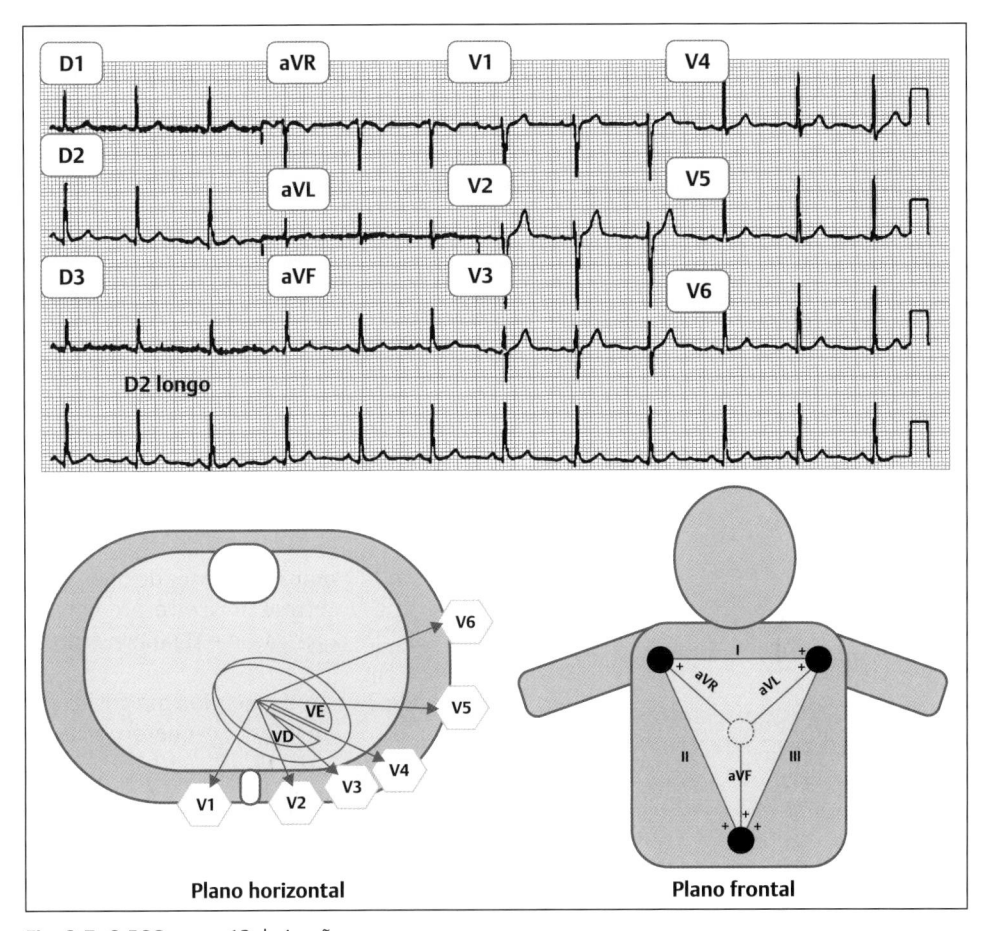

CAPÍTULO 3 ▪ ELETROCARDIOGRAMA – O QUE AVALIAR PRIMEIRO?

Fig. 3-7. O ECG e suas 12 derivações.

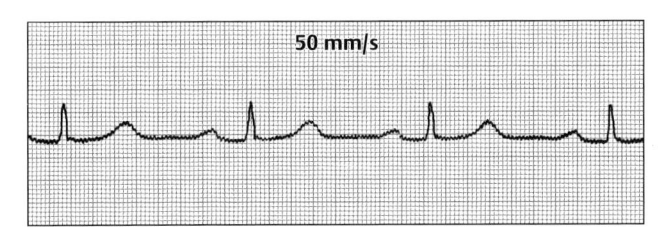

Fig. 3-8. ECG registrado com velocidade de 50 mm/s. A frequência cardíaca (FC) deverá ser obtida dividindo-se 3.000 pelo número de "quadradinhos" entre 2 batimentos consecutivos (sendo o ritmo regular). Nesse caso, 3.000/40 = 75 bpm. Repare que, caso não fosse percebida a realização do ECG a 50mm/s, poderíamos pensar que o ECG apresentava uma bradicardia importante, porque a FC seria erroneamente calculada dividindo-se 1.500/40 = 37 bpm.

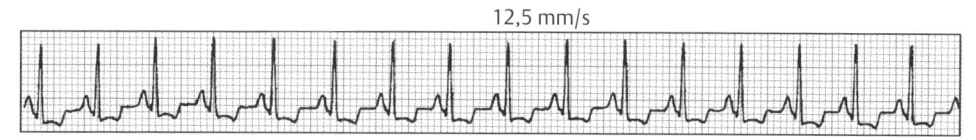

Fig. 3-9. ECG registrado com velocidade de 12,5 mm/s. A frequência cardíaca (FC) deverá ser obtida dividindo-se 750 pelo número de "quadradinhos" entre 2 batimentos consecutivos (sendo o ritmo regular). Nesse caso, 750/9 = 83 bpm. Repare que, caso não fosse percebida a realização do ECG a 12,5 mm/s, poderíamos pensar que o ECG apresentava uma taquicardia importante porque a FC seria erroneamente calculada dividindo-se 1.500/9 = 167 bpm.

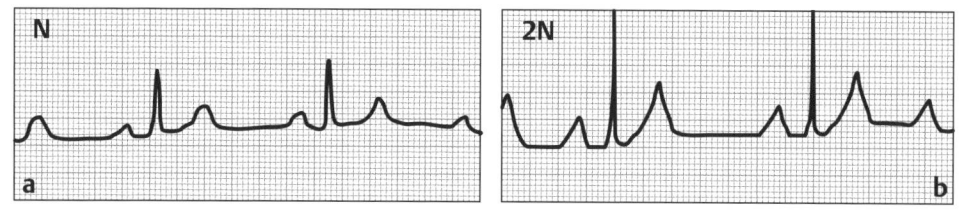

Fig. 3-10. (**a**) Registro da derivação D2 com padrão N de amplitude. Sendo assim, a amplitude da onda R é de 11 mm. (**b**) A mesma derivação realizada em padrão 2N: nesse caso, a amplitude de R seria erroneamente considerada como 24 mm, caso não fosse percebido que o ECG está registrado em padrão 2N de amplitude, ou seja, os 24 mm devem ser divididos por 2 e a amplitude correta é de 12 mm.

B) Padrão N/2: esse é um artifício que pode ser utilizado para representar o ECG com a metade de sua amplitude normal (Fig. 3-11). Geralmente usamos o padrão N/2 em situações em que os complexos têm amplitude muito grandes (como no caso das sobrecargas ventriculares importantes), o que pode tornar a avaliação mais difícil por causa da superposição de registro das diferentes derivações.

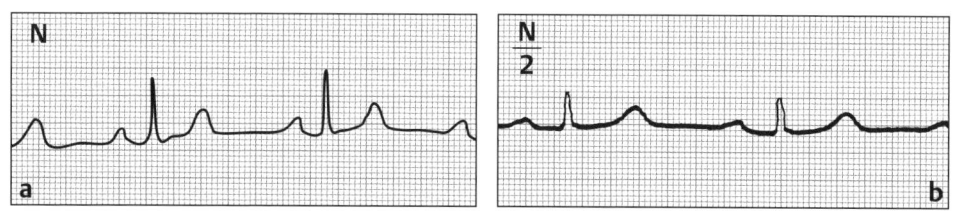

Fig. 3-11. (**a**) Registro da derivação D2 com padrão N de amplitude. Sendo assim, a amplitude da onda R é de 12 mm. (**b**) A mesma derivação realizada em padrão N/2: nesse caso, a amplitude de R seria erroneamente considerada como 6 mm, caso não fosse percebido que o ECG está registrado em padrão N/2 de amplitude, ou seja, os 6 mm devem ser multiplicados por 2 e a amplitude correta é de 12 mm.

3. Derivações adicionais: além das 12 derivações, poderemos solicitar o registro de derivações extras dependendo das situações. Por exemplo, podemos registrar V3R e V4R (R de *right*) quando estivermos suspeitando de infarto de ventrículo direito. Ou podemos necessitar da análise de V7 e V8, quando desconfiarmos de um infarto de parede posterior. Nessas duas situações, é necessário que haja uma alteração na posição dos eletrodos. Esse assunto será mais bem abordado no Capítulo 6.

CAPÍTULO 3 ▪ ELETROCARDIOGRAMA – O QUE AVALIAR PRIMEIRO?   **21**

> Quando nada é dito sobre a velocidade e sobre a amplitude, consideramos que o ECG foi realizado com velocidade de 25 mm/s e com padrão N de amplitude.

RESUMINDO

- A primeira coisa que olhamos em um ECG é a padronização em que foi realizado tanto em relação à velocidade (eixo horizontal) quanto em relação à amplitude (eixo vertical). O habitual é que o ECG seja realizado em velocidade de 25 mm/s e com 10 mm valendo 1 mV (padrão N) – (Fig. 3-12). Outros padrões de amplitude são 2N e N/2.

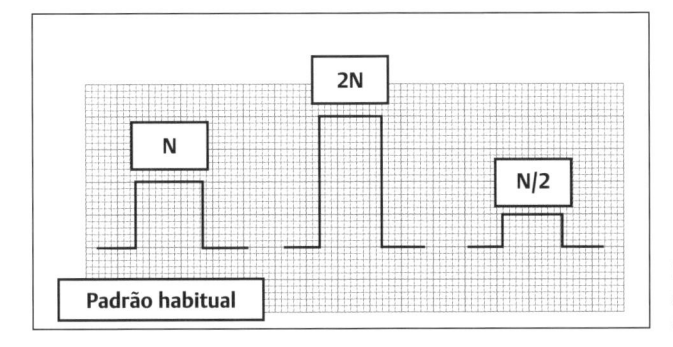

Fig. 3-12. Padrões de realização do ECG no eixo vertical – eixo da amplitude.

- Diante de um ECG com ritmo regular (em que a distância é sempre a mesma entre 2 eventos iguais), podemos calcular a frequência cardíaca da seguinte forma:

Velocidade de realização do ECG	FC = X/nº de "quadradinhos" entre 2 QRS consecutivos
12,5 mm/s	X = 750
25 mm/s	X = 1.500
50 mm/s	X = 3.000

- Com a padronização habitual, a velocidade de registro vai ser de 25 "quadradinhos" (5 "quadradões") em 1 segundo (25 mm/s). Ou seja, no eixo horizontal, com essa padronização, cada quadradinho vale 0,04 segundos (1/25 = 0,04). Esse dado será importante quando formos analisar a duração dos eventos eletrocardiográficos, como, por exemplo, a duração da onda P, e do complexo QRS.
- O ECG deve ser sempre registrado nas 12 derivações básicas. Caso necessário, derivações adicionais podem ser realizadas, como veremos em outros capítulos.

VAMOS PRATICAR

1. Em relação ao ECG abaixo:

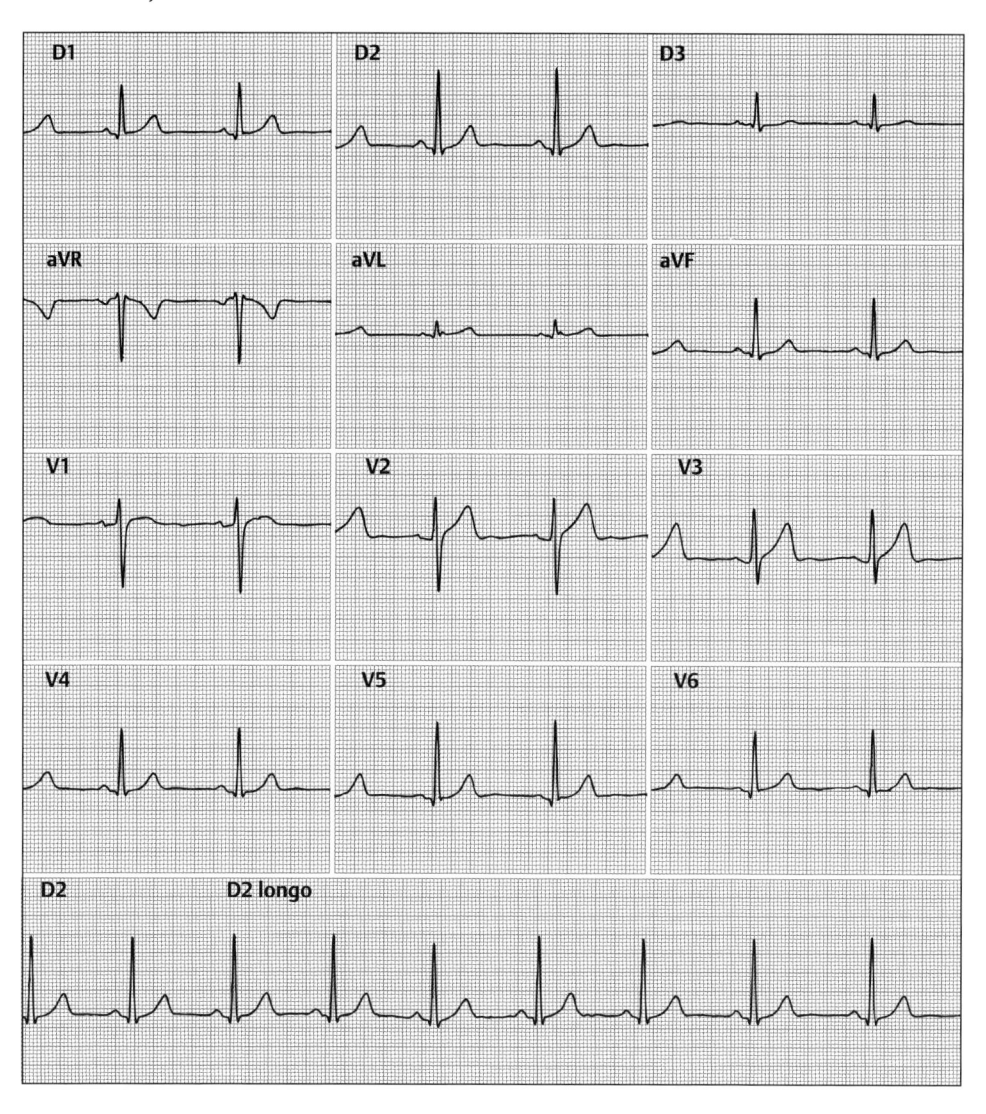

A) A duração da onda P em D2 no traçado é de _____ e a duração do intervalo PR é de _____. Já a amplitude da onda P é de _____mm.

B) Em relação ao QRS em D2, a duração total do complexo é de _____. E amplitude de Q é de _____mm, a amplitude de R é de _____mm e a de S é de _____mm.

C) A FC do ECG é de _____.

CAPÍTULO 3 ▪ ELETROCARDIOGRAMA – O QUE AVALIAR PRIMEIRO?   **23**

2. No ECG abaixo, calcule a FC.

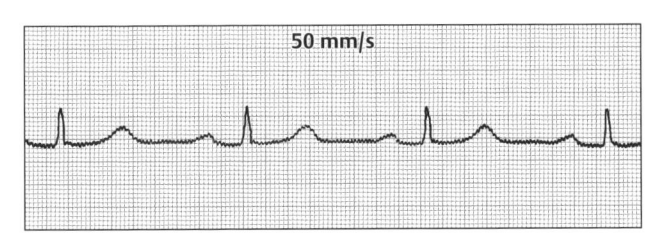

3. No ECG abaixo determine a amplitude da onda R.

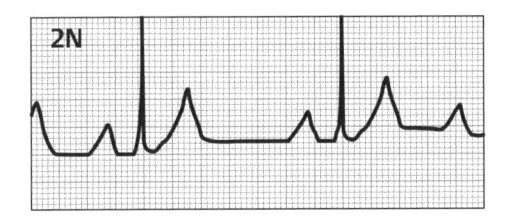

Respostas

1. A) 120 ms/200/1 mm
   B) 100 ms/1,5 mm/20 mm/1,5 mm
   C) 58 bpm

2. 75 bpm. **Obs.:** É importante reconhecer a velocidade, porque poderíamos pensar que esse paciente estivesse com uma bradicardia, caso fizéssemos a conta de 1.500 dividido por 40, que daria 37 bpm.

3. 12 mm

REGISTRANDO O ELETROCARDIOGRAMA

CAPÍTULO 4

Rosângela de Almeida Castro Amorim
Christina Klippel
Lucia Pezzi

FUNDAMENTAL

O primeiro aparelho de eletrocardiograma foi desenvolvido por Willem Einthoven, em 1906, e representou a maior contribuição ao estudo e desenvolvimento da eletrocardiografia e da eletrofisiologia cardíaca.

Como já vimos, o eletrocardiograma representa o registro gráfico do potencial das correntes elétricas geradas pelo coração *versus* o tempo.

O ECG padrão é composto por três registros gráficos primários: a onda P, o complexo QRS e a onda T (Fig. 4-1). Cada onda corresponde à atividade elétrica de uma região específica do coração.

- A onda P é a primeira onda e representa a despolarização dos átrios. O intervalo da onda P ao complexo QRS é denominado intervalo PR e refere-se ao atraso sofrido pelo estímulo elétrico no nódulo AV, para que possa ocorrer a contração completa dos átrios e o enchimento dos ventrículos, antes da despolarização ventricular.
- O complexo QRS representa a despolarização ventricular e é, em geral, a maior onda do traçado. A repolarização dos átrios ocorre durante a despolarização ventricular e, por essa razão, permanece "escondida" pelo complexo QRS não sendo percebida no traçado do ECG.
- A última onda é a onda T, a qual se refere à repolarização ventricular e ocorre quando os ventrículos se recuperam eletricamente e preparam-se para a próxima contração.

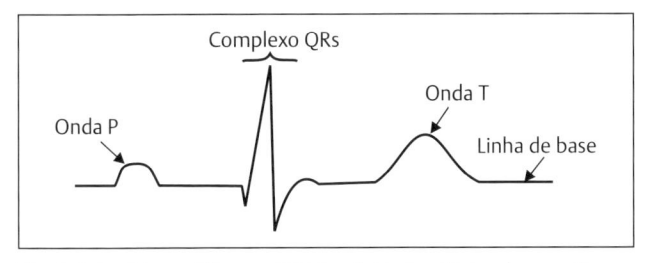

Fig. 4-1. Registro gráfico no ECG da atividade elétrica do coração.

A seguir, ocorre um período refratário, durante o qual o músculo cardíaco encontra-se inexcitável. Este período dura aproximadamente 0,30 segundos e é denominado intervalo TP.

Podemos relacionar as atividades elétrica e mecânica do coração de acordo com as formas descritas no Quadro 4-1.

Quadro 4-1. Relação entre Registro Elétrico e Atividade Cardíaca

Atividade cardíaca durante intervalo P-R	Atividade cardíaca durante complexo QRS	Atividade cardíaca durante segmento S-T	Atividade cardíaca durante onda T	Atividade cardíaca durante intervalo T-P
A contração atrial inicia-se no pico da onda P	A contração ventricular inicia-se no pico da onda R	As valvas semilunares (aórtica e pulmonar) abrem-se	Redução da ejeção do sangue a partir dos ventrículos	Relaxamento dos ventrículos
Ventrículos relaxados	As valvas A-V fecham-se (tricúspide e mitral)	Ejeção do sangue a partir da sístole ventricular	Fechamento das valvas aórtica e pulmonar	As valvas A-V abrem-se (tricúspide e mitral)
	Os ventrículos contraem-se			Enchimento dos ventrículos
	Começa o relaxamento atrial			

ENTENDENDO

Por meio do eletrocardiógrafo, a voltagem gerada pela atividade elétrica do coração é ampliada em cerca de 3.000 vezes. Esta corrente move uma agulha sensivelmente calibrada que se encontra em contato com um papel tracejado.

Recordando:

> O ECG é registrado em papel milimetrado, nos eixos horizontal e vertical, em intervalos de 1 mm. Cada 1 mm corresponde a 0,04 segundos quando o ECG é realizado na velocidade de 25 mm/s e cada 10 mm, na vertical, corresponde ao padrão N de registro da amplitude.

Derivações do ECG e Posicionamento dos Eletrodos

Os impulsos elétricos emitidos pelo músculo cardíaco são captados e transmitidos ao eletrocardiógrafo, por meio de eletrodos conectados à superfície corporal. Os eletrodos devem ser fixados aos braços, pernas e tórax do paciente (área cardíaca – região precordial).

As conexões elétricas convencionais utilizadas para registrar o ECG são as derivações periféricas (também chamadas de derivações dos membros ou derivações do plano frontal) e as derivações precordiais (também chamadas de derivações do plano horizontal).

- Derivações periféricas (ou derivações dos membros ou derivações do plano frontal). São seis as derivações periféricas, sendo três bipolares e três unipolares (Figs. 4-2 e 4-3). As derivações periféricas bipolares detectam variações elétricas em dois pontos e informam a diferença entre elas. As derivações unipolares registram o potencial das

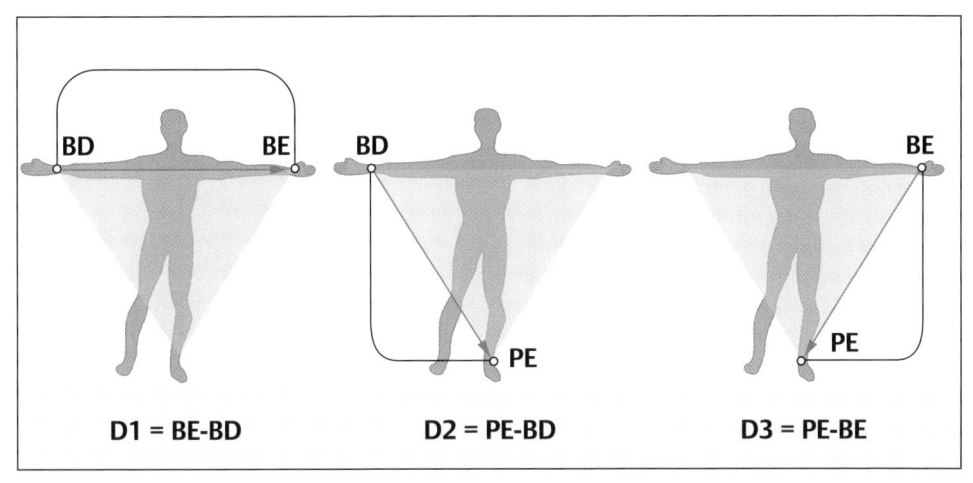

Fig. 4-2. Derivações bipolares do plano frontal: D1 = braço esquerdo × braço direito (detecta a diferença de potencial entre o braço esquerdo e o braço direito); D2 = perna esquerda × braço direito (detecta a diferença de potencial entre a perna esquerda e o braço direito); D3 = perna esquerda × braço esquerdo (detecta a diferença de potencial entre a perna esquerda e o braço esquerdo).

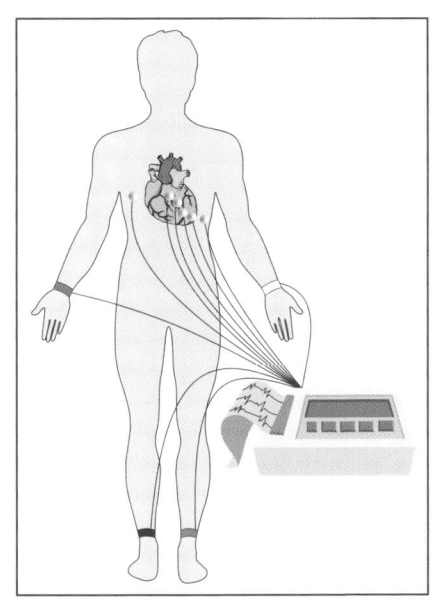

Fig. 4-3. Eletrodos descartáveis adesivos RA (braço direito – *right arm*) e LA (braço esquerdo- *left arm*) devem ser aplicados nas faces internas dos terços médios dos antebraços direito e esquerdo, e os eletrodos RL (perna direita – *right leg*) e LL (perna esquerda – *left leg*) devem ser posicionados na face interna das pernas direita e esquerda, logo acima do tornozelo. **Obs:** O eletrodo da perna direita é o cabo de aterramento.

variações elétricas em um ponto – braço direito, braço esquerdo ou perna esquerda – em relação a outro ponto, o qual não varia significantemente em atividade elétrica durante a contração cardíaca (Fig. 4-4).
- Derivações precordiais (ou derivações do plano horizontal) – (Fig. 4-5).
- Derivações posteriores e derivações direitas (Figs. 4-6 e 4-7).

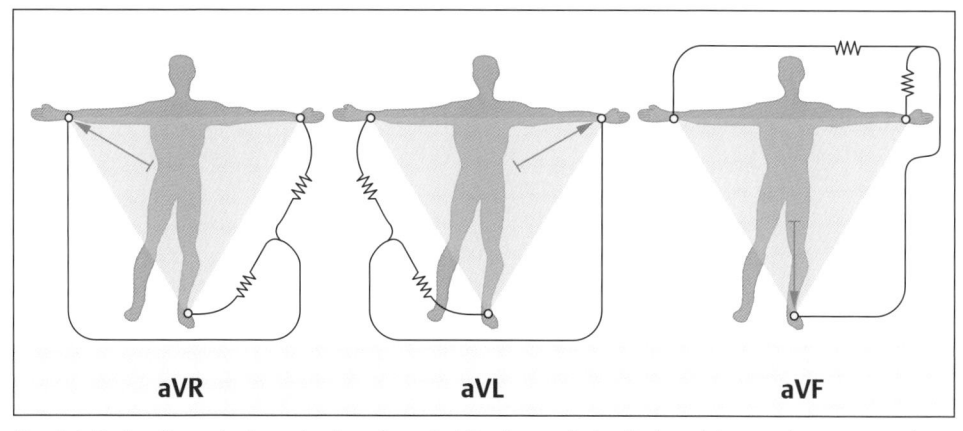

Fig. 4-4. Derivações unipolares do plano frontal. aVR = braço direito (R de *right*); aVL = braço esquerdo (L de *left*); aVF = perna esquerda (F de *foot*).

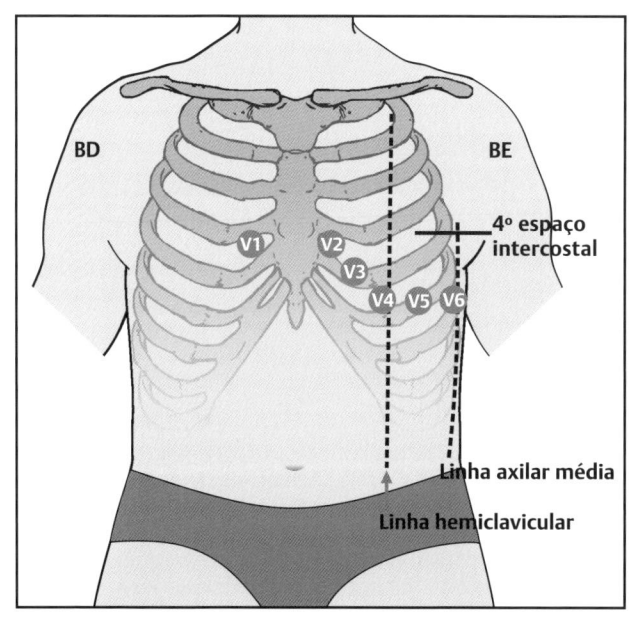

Fig. 4-5. Derivações precordiais. V1 = 4º espaço intercostal – lado direito do esterno. V2 = 4º espaço intercostal – lado esquerdo do esterno. V4 = 5º espaço intercostal – linha hemiclavicular esquerda. V3 = meia linha entre V2 e V4. V5 = mesmo nível de V4 na linha axilar anterior esquerda. V6 = mesmo nível de V4 e V5 na linha axilar média esquerda. BD = braço direito; BE = braço esquerdo.

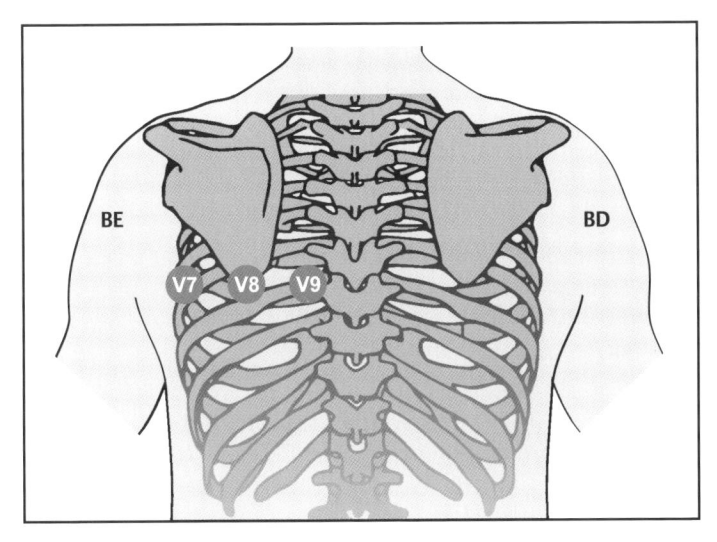

Fig. 4-6. Derivações posteriores. V7 = mesmo nível de V6 na linha axilar posterior esquerda. V8 = linha escapular esquerda, abaixo do ângulo da escápula. V9 = mesmo nível de V6 na linha paravertebral esquerda.

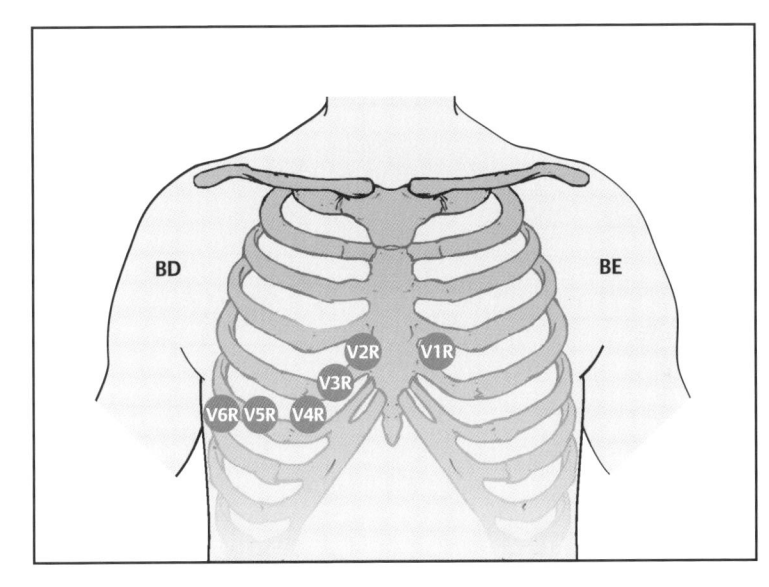

Fig. 4-7. Derivações direitas. V1R = 4º espaço intercostal – lado esquerdo do esterno. V2R = 4º espaço intercostal – lado direito do esterno. V4R = 5º espaço intercostal – linha hemiclavicular direita. V3R = meia linha entre V2R e V4R. V5R = mesmo nível de V4R na linha axilar anterior direita. V6R = mesmo nível de V4R na linha axilar média direita.

Obs.: Como podemos perceber, a derivação V1R corresponde ao V2 e a derivação V2R corresponde ao V1. Na prática, quando necessitamos de registro das derivações direitas, solicitamos que sejam realizadas as derivações V3R a V6R, visto que V1R e V2R já foram realizadas no ECG habitual.

RESUMINDO

A eletrocardiografia tornou-se parte da rotina clínica na avaliação médica e representa um método diagnóstico de grande valor. É de grande importância em suspeita de alterações cardíacas, como o infarto agudo do miocárdio, pericardite, derrame pericárdico, miocardiopatias, valvopatias, arritmias, intoxicações por digitálicos e antiarrítmicos. Também é capaz de detectar doenças não cardíacas, como distúrbios eletrolíticos (principalmente alterações nas concentrações de potássio e cálcio) e doenças pulmonares, como embolia pulmonar, entre outras. O ECG deve sempre ser interpretado em conjunto com a história clínica do paciente, o exame físico e os resultados de outros métodos diagnósticos ou testes laboratoriais.

O exame registra, habitualmente, 12 derivações cardíacas, considerando:

- Três eletrodos periféricos posicionados nos membros superiores direito e esquerdo e no membro inferior esquerdo, os quais fornecem o registro de 6 derivações (D1, D2, D3, aVR, aVL e aVF). O eletrodo preto no MID representa o cabo de aterramento, não fornecendo registro de carga elétrica.
- Seis derivações precordiais, a partir de eletrodos posicionados sobre a região precordial.

Caso haja necessidade de uma avaliação mais específica do ventrículo direito, é recomendado o registro de derivações precordiais direitas (V3R a V6R).

VAMOS PRATICAR

1. Quais são as 12 derivações em que o ECG normalmente é registrado?
2. Dentre essas 12 derivações, quais são as derivações precordiais (ou do plano horizontal)?
3. E as derivações dos membros (ou periféricas, ou do plano frontal)?
4. O infarto de parede inferior é, algumas vezes, acompanhado de comprometimento de ventrículo direito. Que derivações adicionais devemos solicitar na suspeita de infarto de VD?

Respostas

1. D1, D2, D3, aVR, aVL e aVF e V1 a V6
2. V1, V2, V3, V4, V5, V6
3. D1, D2, D3, aVR, aVL e aVF
4. V3R a V6R

DESCOMPLICANDO OS VETORES

CAPÍTULO 5

Priscila da Silva Maia
Marcela Oliveira Rezende Barbosa
Isabelle Mendes Rodrigues Salomão
Taissa Lorena dos Santos
Ana Luisa Rocha Mallet

INTRODUÇÃO

A discussão sobre os vetores é sem dúvida um dos temas que afasta muitos alunos e profissionais do aprendizado da eletrocardiografia, sendo considerado difícil e complicado. Na maioria dos livros de ECG, esse tópico é tratado no primeiro capítulo, porque faz sentido que se explique a eletrofisiologia e a representação vetorial da atividade elétrica do coração logo no início. Optamos, deliberadamente, por abordar o assunto após alguns capítulos de conteúdo mais leve e prático para só agora introduzirmos a eletrofisiologia.

Vamos buscar uma abordagem simples, porém completa. Para a análise básica do traçado de ECG, não é fundamental que se compreenda esse capítulo, mas, sem dúvida, entender um pouco de como a atividade elétrica é registrada facilitará muito o aprendizado. Vale a pena dispensar um tempo para sua leitura. Mesmo que não se compreenda tudo de uma vez, esse capítulo poderá ser revisto várias outras vezes, e, a cada vez, temos certeza que você entenderá um pouco mais e vai descobrir como a eletrocardiografia é dinâmica e fica cada vez mais interessante, à medida que entendemos um pouco a formação e propagação do estímulo elétrico.

Então, vamos lá.

ELETROFISIOLOGIA CELULAR

Os feixes nervosos e musculares cardíacos são capazes de gerar impulsos eletroquímicos que, por meio de modificações iônicas, acarretam um ciclo com três estados: repouso, despolarização e repolarização.

Repouso

Inicialmente, no repouso, o meio intracelular encontra-se carregado negativamente e o extracelular carregado positivamente, em decorrência da distribuição de íons em cada compartimento. O meio intracelular é rico em íons de potássio (K^+), enquanto o meio extracelular é rico em sódio (Na^+) – (Fig. 5-1).

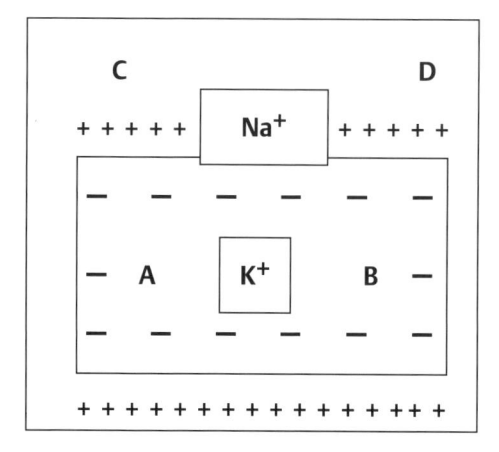

Fig. 5-1. Polaridade da célula miocárdica em repouso.

Se medirmos a diferença de potencial entre 2 pontos colocados dentro da célula, perceberemos que não há diferença de potencial entre eles (A e B) quando a célula encontra-se em repouso, assim como não há diferença de potencial entre 2 pontos colocados fora da célula (C e D).

No entanto, nesse estado de repouso, existe uma diferença de potencial entre o interior da célula e seu exterior (A ou B × C ou D). Essa diferença é de 80 a 90 milivolts (mV), sendo o interior negativo em relação ao meio externo.

Essa negatividade do meio interno da célula existe porque, no estado de repouso, a permeabilidade da membrana é cerca de 10 vezes maior ao íon de potássio do que ao íon de sódio. Sendo assim, sai mais potássio da célula do que entra sódio e, por isso, o interior da célula perde cargas positivas, tornando-se negativo em relação ao meio exterior. Esse movimento de maior saída de potássio que entrada de sódio se equaliza a partir do momento que a maior positividade do meio externo dificulta uma saída maior de potássio e, a partir daí, os movimentos de íons igualam-se – isso se dá no potencial de cerca de –80 a –90 mV.

Despolarização

Ao receberem o estímulo elétrico, as membranas plasmáticas, que contêm bombas de Na^+ e K^+, transportam 3 íons de sódio para dentro e 2 íons de potássio para fora da célula. Portanto, mais cargas positivas são bombeadas para o interior em relação ao exterior da célula, levando a um potencial negativo fora e positivo dentro da célula, causando a despolarização (Fig. 5-2).

Com isso, agora a célula passa a se tornar progressivamente positiva em relação ao meio externo e, durante esse processo, é gerada uma diferença de potencial entre 2 pontos dentro da célula e também fora dela. Essa diferença de potencial que é gerada fora da célula é captada pelo aparelho de ECG, considerando-se não a atividade de uma célula, mas a atividade de milhares de células que estão se despolarizando nesse mesmo momento (Fig. 5-3).

Dentro de cada célula, o que está acontecendo é a entrada de sódio, que vai definir o início da despolarização, com o interior da célula tornando-se positivo em relação ao meio exterior (Fig. 5-4).

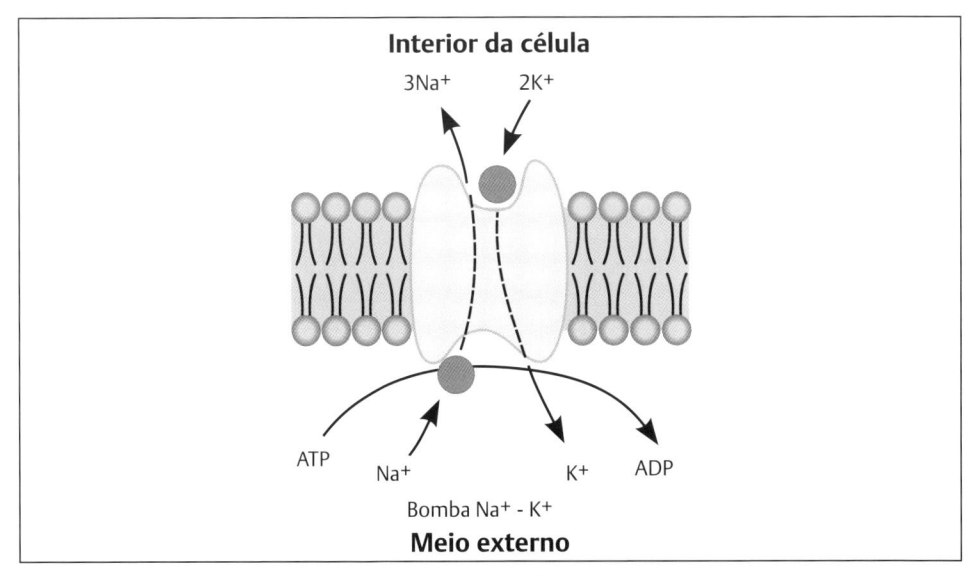

Fig. 5-2. Bomba de sódio-potássio durante a despolarização da célula.

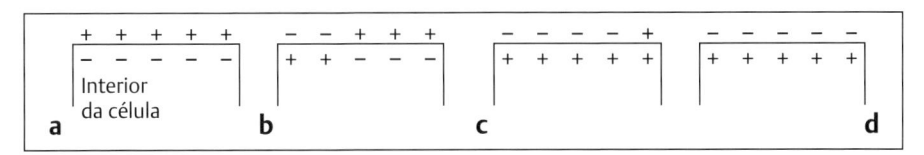

Fig. 5-3. Processo de despolarização da célula miocárdica. (**a**) Célula em repouso; (**b**) começa despolarizar; (**c**) continua despolarização; (**d**) célula despolarizada.

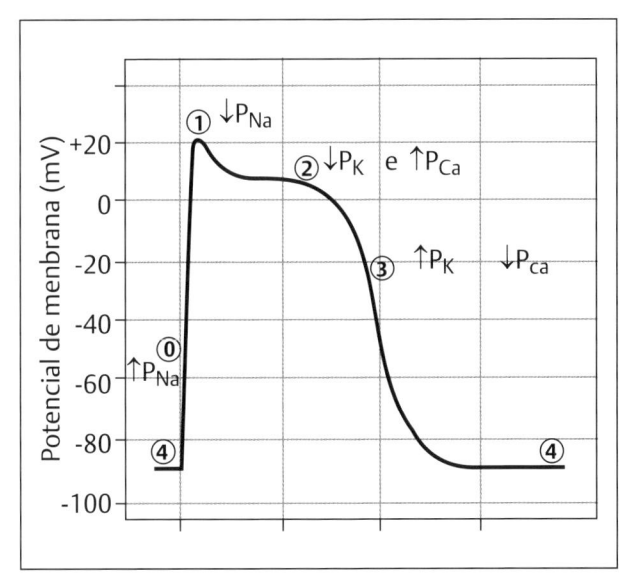

Fig. 5-4. O potencial de ação dentro da célula: A célula torna-se positiva em relação ao meio externo com a entrada de sódio.
P_{Na} = permeabilidade ao sódio;
P_k = permeabilidade ao potássio;
P_{Ca} = permeabilidade ao cálcio.

Repolarização

Depois da célula despolarizar, ela tem de voltar ao seu estado de repouso e, para isso, passa pelo processo de repolarização. Esse processo tem uma particularidade em relação à despolarização: como o potencial de ação das células do endocárdio tem uma duração maior que o potencial das células do epicárdio, o processo de repolarização inicia-se por onde termina a despolarização e não por onde a despolarização começou.

Então, a célula começa a se repolarizar de "trás pra frente" (Fig. 5-5).

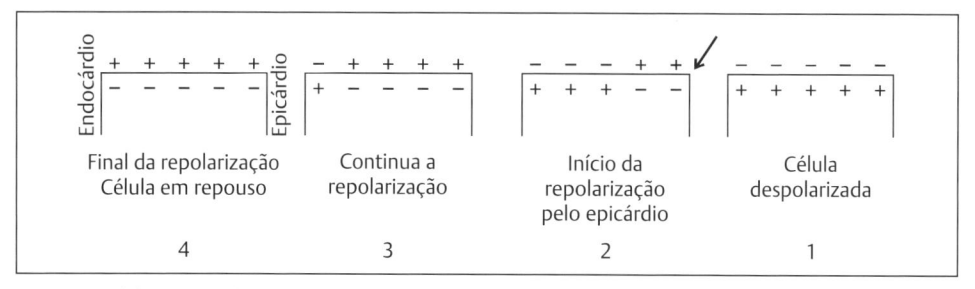

Fig. 5-5. Células se repolarizando.

E AGORA... OS VETORES

Os processos de despolarização e repolarização dos átrios e ventrículos podem ser representados por vetores. Quando a célula despolariza, ela passa a ser carregada positivamente no seu interior e negativamente no seu meio externo. O vetor, por definição, direciona-se da carga negativa para a positiva (Fig. 5-6). A resultante do vetor do meio externo será captada pelo ECG, que registra pequenas diferenças de potencial entre dois pontos na superfície corporal, que captam a atividade elétrica do coração por meio de eletrodos, como vimos no Capítulo 4.

Dependendo de onde estiver colocado o eletrodo para captar esse vetor, veremos que ele ou se aproxima ou se afasta – ponto A e ponto B. Caso o vetor esteja se aproximando do ponto, ele será registrado positivamente no ECG, caso esteja se afastando, será registrado negativamente. Caso o vetor se aproxime para depois se afastar – ponto C – ele será registrado, no início, positivamente e, logo depois, passa a ser registrado negativamente (Fig. 5-7).

Vetores de repolarização: como tínhamos visto, a despolarização ocorre do endocárdio para o epicárdio. Já a repolarização ocorre do epicárdio para o endocárdio (Fig. 5-8). Isso acontece porque o potencial de ação das células endocárdicas é mais longo que o das células epicárdicas; com isso a repolarização se iniciará no epicárdio em direção ao endocárdio.

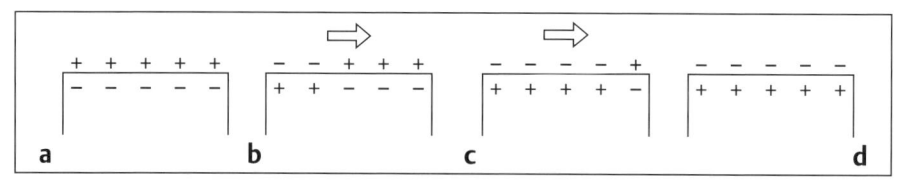

Fig. 5-6. O vetor da despolarização. (**a**) Célula em repouso; (**b**) começa a despolarizar; (**c**) continua a despolarização; (**d**) célula despolarizada.

CAPÍTULO 5 • DESCOMPLICANDO OS VETORES

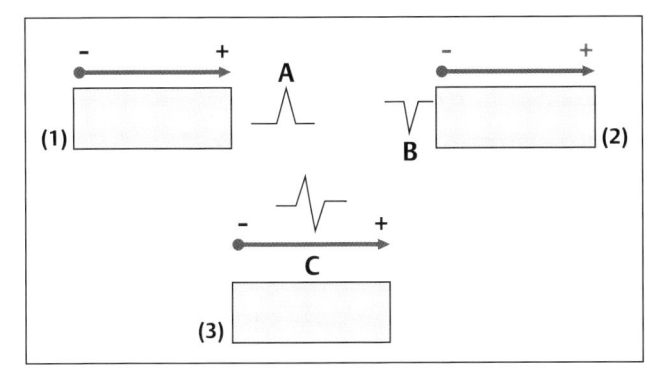

Fig. 5-7. O vetor da despolarização sendo registrado em vários locais. (**1**) O vetor da despolarização aproxima-se de A; sendo assim, o registro será positivo. (**2**) O vetor da despolarização afasta-se de B, logo o registro será negativo. (**3**) O vetor da despolarização inicialmente se aproxima e depois se afasta de C. O registro será inicialmente positivo e depois negativo.

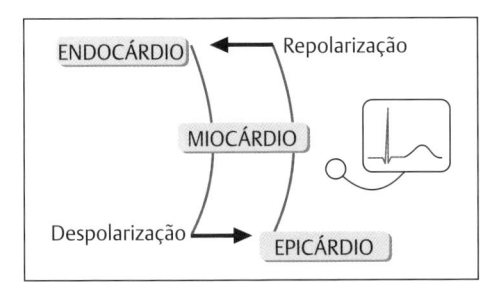

Fig. 5-8. A despolarização inicia-se no endocárdio em direção ao epicárdio, enquanto a repolarização se inicia no epicárdio em direção ao endocárdio.

Como vemos, apesar da repolarização iniciar-se no epicárdio, o sentido do vetor não muda e por isso, no ECG, o registro da onda de repolarização segue o mesmo sentido da despolarização (Fig. 5-9). Em outras palavras, quando o complexo QRS é positivo, a onda T também é positiva (Fig. 5-10).

No próximo capítulo, vamos entender como esses vetores vão ser registrados nas várias derivações do ECG.

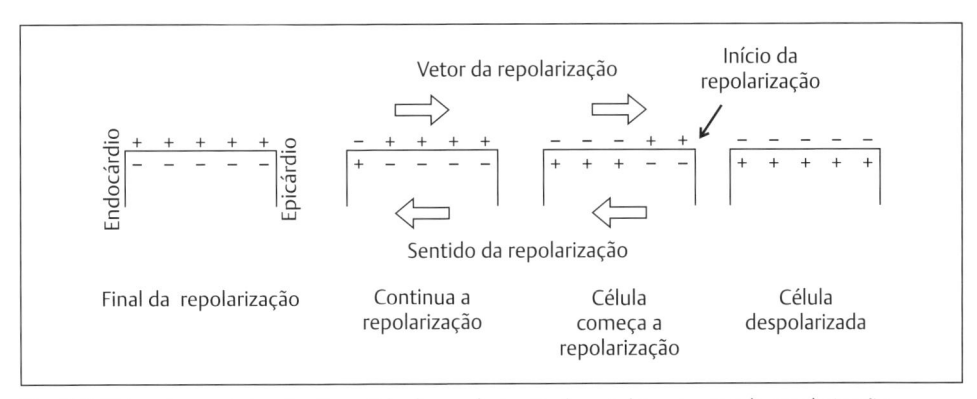

Fig. 5-9. Vetor da repolarização. O sentido da repolarização é contrário ao vetor da repolarização. O vetor da repolarização tem o mesmo sentido do vetor da despolarização (por isso, a onda T é concordante com o QRS no ECG normal – se o complexo QRS é positivo, a onda T será positiva).

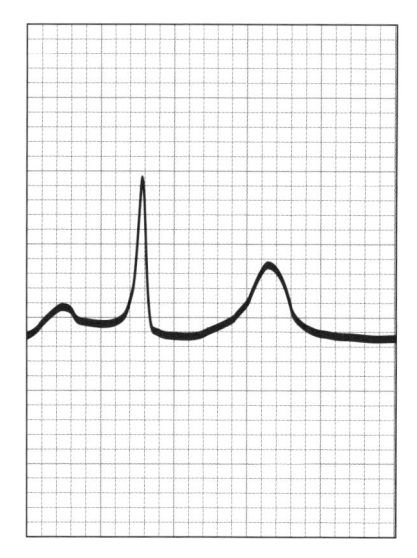

Fig. 5-10. A onda T (repolarização) acompanha a direção do complexo QRS (despolarização).

RESUMINDO

Os processos de despolarização e repolarização das células miocárdicas envolvem alterações iônicas que geram diferenças de potenciais que são detectadas na superfície por meio do ECG. O meio intracelular, com a entrada de Na^+, torna-se positivo e inicia a despolarização. O retorno ao repouso ocorre após o processo de repolarização, que, por ocorrer do epicárdio para o endocárdio, faz com que no ECG o QRS e a onda T tenham a mesma direção.

VAMOS PRATICAR

1. Qual a diferença de potencial entre o meio intracelular e o meio extracelular em uma célula miocárdica em repouso?

2. A despolarização inicia-se do _____ para o _____, enquanto a repolarização ocorre do _____ para o _____, porque o potencial de ação do endocárdio é mais _____ que o do epicárdio.

3. No ECG normal, a onda T tem direção _____ a do complexo QRS, ou seja, se o complexo QRS for predominantemente positivo, a onda T será _____.

4. A entrada do íon _____ determina a fase inicial da despolarização miocárdica.

Respostas

1. 80 a 90 mV, sendo o interior da célula negativo em relação ao meio exterior.

2. endocárdio/epicárdio/epicárdio/endocárdio/longo

3. igual/positiva

4. de sódio

DERIVAÇÕES DO ECG E EIXO ELÉTRICO MÉDIO

CAPÍTULO 6

Priscila da Silva Maia
Marcela Oliveira Rezende Barbosa
Isabelle Mendes Rodrigues Salomão
Ana Luisa Rocha Mallet

DERIVAÇÃO ELETROCARDIOGRÁFICA

Como vimos, a atividade elétrica do coração gera vetores. Esses vetores podem ser registrados em vários pontos/derivações. Willem Einthoven (1860-1927), em 1906, criou um sistema capaz de registrar a atividade elétrica do coração.

A derivação eletrocardiográfica representa uma linha que une dois eletrodos posicionados na superfície corporal. As denominações das derivações são padronizadas de acordo com o posicionamento dos eletrodos no corpo. Normalmente, a atividade elétrica cardíaca (despolarização e repolarização) é registrada por meio de 12 derivações, que podem ser consideradas como 12 pontos diferentes de onde estaríamos observando o mesmo fenômeno elétrico. Ou seja, seria como olhar a atividade elétrica do coração em vários ângulos diferentes.

Seis dessas derivações são do plano frontal (D1, D2, D3, aVR, aVL, aVF) e, para gerar o registro dessas derivações nesse plano, os eletrodos são posicionados nos membros superiores e inferiores. Em um segundo plano, que é o horizontal, são utilizadas outras seis derivações cujos eletrodos são posicionados na superfície do tórax, denominadas derivações precordiais (V1-V6).

As derivações clássicas do ECG são:

PLANO FRONTAL	PLANO HORIZONTAL
(Derivações Periféricas)	(Derivações Precordiais)
D1, D2, D3, aVR, aVL, aVF	V1, V2, V3, V4, V5, V6

Derivações do Plano Frontal

1. Derivações bipolares (Quadro 6-1 e Fig. 6-1):
    - Medem a diferença de potencial entre dois pontos (membros).
    - Os eletrodos são posicionados no braço direito (R = *right*), no braço esquerdo (L = *left*) e na perna esquerda (F = *foot*), constituindo um triângulo equilátero chamado

Quadro 6-1. Derivações Bipolares do Plano Frontal

Derivações Bipolares	D1	D2	D3
Localização dos eletrodos	Braço esquerdo (terminal positivo) e braço direito (terminal negativo)	Perna esquerda (terminal positivo) e braço direito (terminal negativo)	Perna esquerda (terminal positivo) e braço esquerdo (terminal negativo)
	Mede a diferença de potencial entre o braço esquerdo (L) e o braço direito (R)	Mede a diferença de potencial entre a perna esquerda (F) e o braço direito.	Mede a diferença de potencial entre a perna esquerda e o braço esquerdo

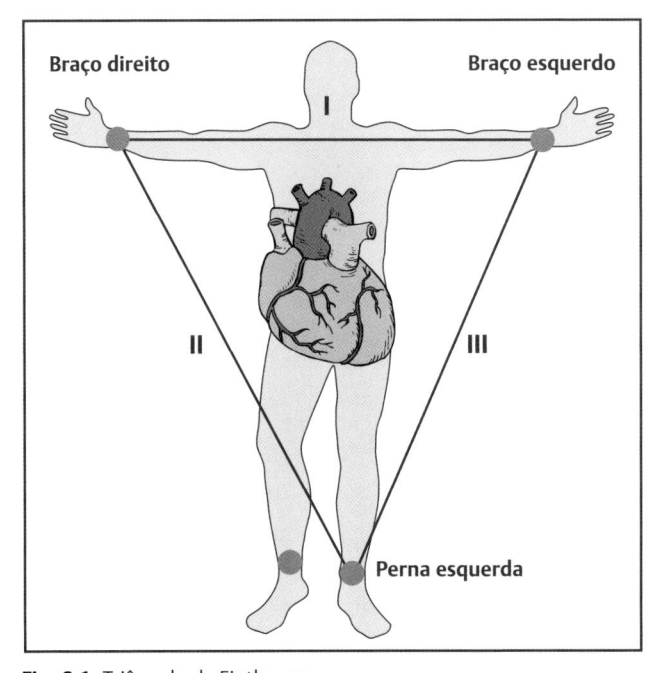

Fig. 6-1. Triângulo de Einthoven.

triângulo de Einthoven (Fig. 6-1), que é um triângulo situado em torno da área cardíaca, no qual os braços direito e esquerdo e a perna esquerda formam seus vértices.
2. Derivações unipolares (Quadro 6-2):
   - A diferença de potencial entre o eletrodo com polo positivo (explorador), localizado em um dos membros, e a terminal central geram o traçado eletrocardiográfico das derivações unipolares.
   - Por exemplo: a derivação aVL utiliza o braço esquerdo como eletrodo positivo.

CAPÍTULO 6 ▪ DERIVAÇÕES DO ECG E EIXO ELÉTRICO MÉDIO

Quadro 6-2. Derivações Unipolares do Plano Frontal

Derivações	aVR	aVL	aVF
Localização dos eletrodos exploradores	Braço direito	Braço esquerdo	Pé esquerdo

A partir do triângulo de Einthoven as linhas de derivação bipolar podem ser transportadas ao centro do triângulo, formando um sistema triaxial (Fig. 6-2).

A adição desse sistema com o sistema constituído pelas três linhas de derivação unipolar forma um sistema hexa-axial situada no plano frontal (Fig. 6-3).

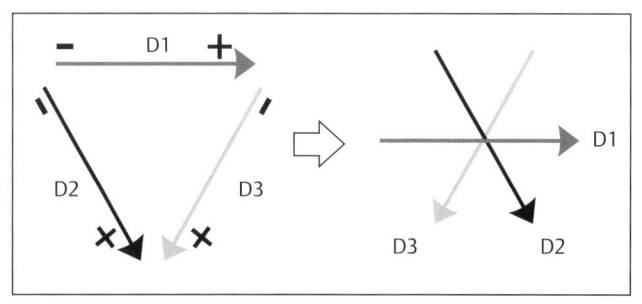

Fig. 6-2. Sistema triaxial com as derivações bipolares do eixo frontal a partir do triângulo de Einthoven.

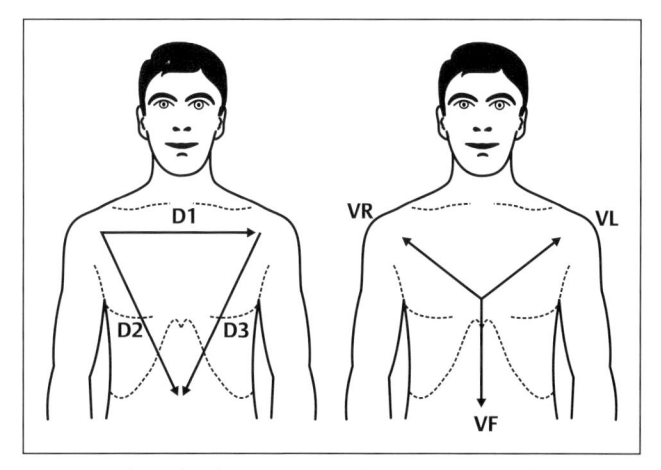

Fig. 6-3. Adição das derivações unipolares ao eixo triaxial.

O sistema hexa-axial representa, de forma esquemática, as derivações do plano frontal (bipolares e unipolares) e nos ajudará na determinação do eixo elétrico dos eventos eletrocardiográficos como veremos a seguir nesse capítulo (Fig. 6-4).

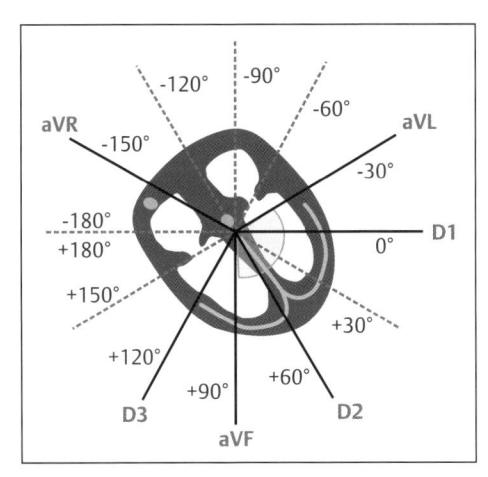

Fig. 6-4. O sistema hexa-axial com as 6 derivações do plano frontal.

Esse sistema engloba 360 graus e as 6 derivações do plano frontal dividem esse sistema em ângulos de 30 graus a partir do extremo esquerdo da linha horizontal que cruza o centro do coração (e que se localiza no lado esquerdo sobre a derivação D1). A partir dessa linha horizontal os graus são considerados positivos em sentido horário e negativos em sentido anti-horário.

Derivações do Plano Horizontal (Quadro 6-3)
Também chamadas de derivações precordiais, as derivações de V1 a V6 representam o plano horizontal. Os eletrodos (polo positivo) são posicionados no tórax do paciente.

Quadro 6-3. Derivações do Plano Horizontal

Derivações	V1	V2	V3	V4	V5	V6
Localização dos eletrodos	4° EIC à direita do esterno	4° EIC à esquerda do esterno	Ponto médio entre V2 e V4	5° EIC esquerdo, na linha hemiclavicular	Mesmo nível de V4, na linha axilar anterior	Mesmo nível de V4, na linha axilar média

EIC = espaço intercostal.

> **Nota:** Para melhores visualizações da parede cardíaca posterior e do ventrículo direito podem ser utilizadas outras derivações de acordo com o posicionamento dos eletrodos no corpo. Por exemplo, quando os eletrodos são posicionados na região dorsal do tórax, podemos obter as derivações V7 e V8. Elas podem ser utilizadas quando há suspeita de infarto na parede posterior do coração. Já as derivações V3R, V4R, V5R e V6R são obtidas pelo posicionamento dos eletrodos no hemitórax direito, como apresentado no Capítulo 4.

EIXO ELÉTRICO MÉDIO

Quando usamos o termo eixo elétrico médio (EEM), estamos nos referindo a um vetor que possa representar a direção do conjunto de um evento eletrocardiográfico como a despolarização atrial (onda P), a despolarização ventricular (complexo QRS) ou a repolarização ventricular (onda T). Ou seja, buscamos um vetor que possa representar a orientação média de todos os vetores envolvidos nesses eventos.

Embora possamos avaliar o EEM dos três eventos citados acima, na descrição habitual do ECG realizamos sempre a avaliação do EEM do QRS. Sendo assim, toda a sequência de determinação do EEM que apresentaremos a seguir será realizada utilizando-se como exemplo a determinação do vetor de orientação média da despolarização ventricular. O processo de determinação do EEM da despolarização atrial ou da repolarização ventricular seguirá os mesmos passos.

A determinação do EEM se dá no plano frontal, sendo assim utilizaremos as 6 derivações do plano frontal e nos será muito útil o sistema hexa-axial (Fig. 6-4).

Podemos, inicialmente, dividir esse sistema axial em quatro quadrantes, se utilizarmos as linhas representativas das derivações D1 e aVF (Fig. 6-5).

Ao avaliarmos o plano frontal de um ECG, podemos, apenas analisando os complexos QRS nas derivações D1 e aVF, definir em qual desses quadrantes se encontra o EEM do QRS, como veremos a seguir com a análise dos ECGs abaixo (Figs 6-6 a 6-9).

No ECG da Figura 6-6, a derivação D1 apresenta um complexo QRS positivo bem como a derivação aVF. Isso quer dizer que o vetor foi "visto" como positivo em D1 e também positivo em aVF, ou seja, o vetor está se aproximando dessas 2 derivações (como visto no Capítulo 5).

Cada derivação tem 180 graus de positividade e 180 graus de negatividade. No caso de D1, se o QRS é positivo, quer dizer que o vetor está entre 0 e –90° ou está entre 0 e +90° (Fig. 6-5). Se o QRS está positivo em aVF, é porque ele está entre 0 e +90° ou entre +90° e +180° (Fig. 6-5). Sendo assim, para que o vetor seja ao mesmo tempo positivo em D1 e aVF, ele se encontra no quadrante B, entre 0 e +90°.

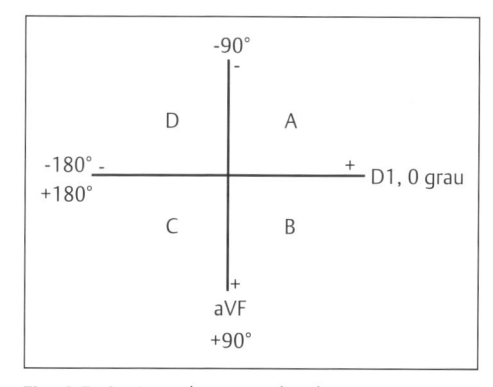

Fig. 6-5. Os 4 quadrantes utilizados para determinação do EEM.

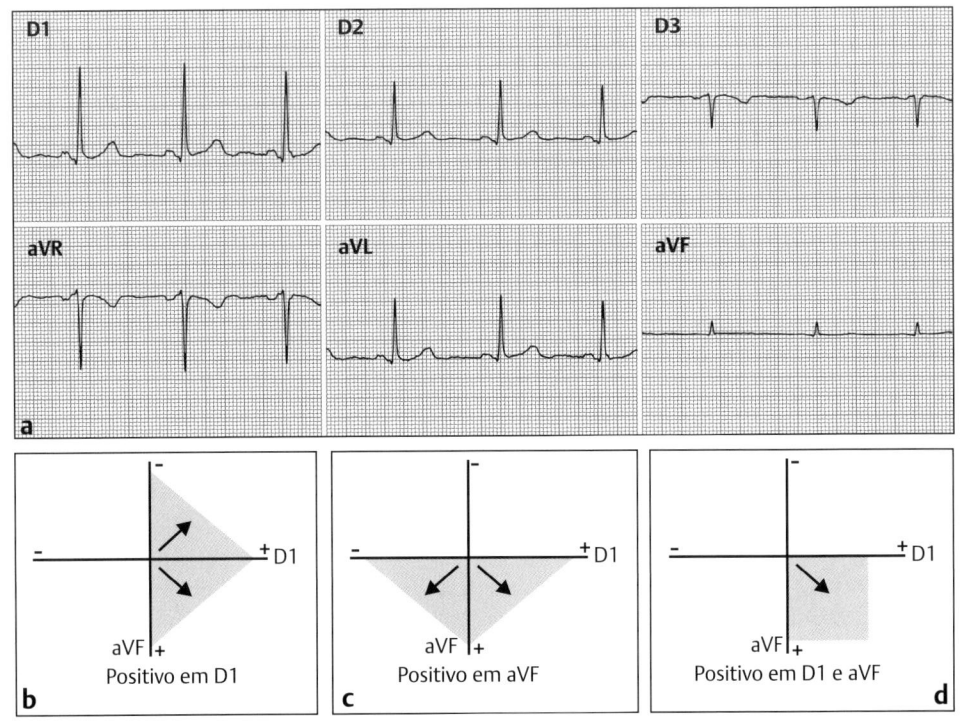

Fig. 6-6. (**a**) ECG com EEM entre 0 e +90 graus. (**b**) QRS positivo em D1. (**c**) QRS positivo em aVF. (**d**) QRS ao mesmo tempo positivo em D1 e aVF.

Ou seja, analisando apenas essas 2 derivações podemos determinar em qual dos 4 quadrantes encontra-se o EEM. Vamos ver alguns exemplos (Figs. 6-7 a 6-9).

Na Figura 6-7, a derivação D1 tem um complexo QRS do tipo rS, ou seja, uma primeira deflexão positiva pequena (r), seguida de uma deflexão negativa maior (S). Como a amplitude de S é maior que a amplitude de R, o complexo é considerado predominantemente negativo. Sendo predominantemente negativo em D1, o vetor que o representa está localizado no quadrante C ou no D. Agora vamos analisar a derivação aVF: o complexo é predominantemente positivo, logo, o vetor está representado ou no quadrante B ou no C. Então, apenas avaliando essas 2 derivações podemos afirmar que o vetor do EEM, ou seja, o vetor que representa a orientação média resultante dos vetores da despolarização ventricular, encontra-se no quadrante C, entre +90 e +180 graus.

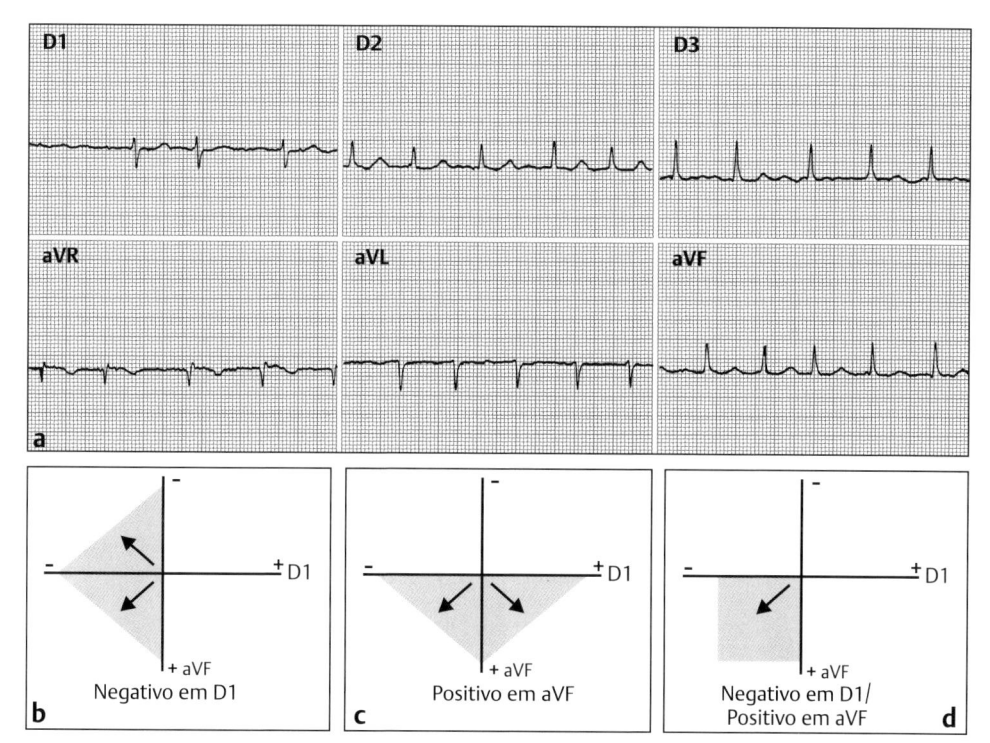

Fig. 6-7. (**a**) Eixo elétrico médio do QRS entre +90 e +180 graus. (**b**) QRS negativo em D1. (**c**) QRS positivo em aVF. (**d**) QRS negativo em D1 e positivo em aVF ao mesmo tempo = EEM entre +90 e +180 graus.

Na Figura 6-8, o QRS é positivo em D1, o que significa que o vetor está no quadrante A ou B. Como o QRS é negativo em aVF, isso quer dizer que o vetor está no quadrante A ou D. Então, mais uma vez, analisando apenas essas 2 derivações, podemos definir que o EEM do QRS encontra-se entre 0 e –90 graus.

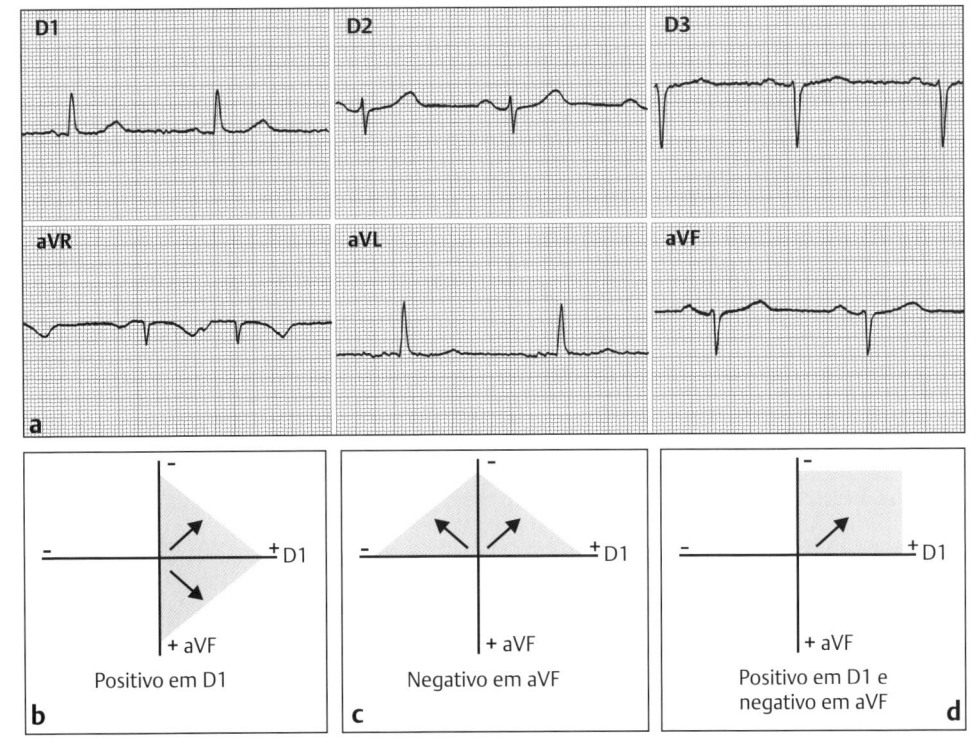

Fig. 6-8. (**a**) ECG com EEM do QRS entre 0 e –90 graus. (**b**) QRS positivo em D1. (**c**) QRS negativo em aVF. (**d**) QRS positivo em D1 e negativo em aVF.

CAPÍTULO 6 ▪ DERIVAÇÕES DO ECG E EIXO ELÉTRICO MÉDIO 45

E, no último exemplo (Fig. 6-9), o QRS é predominantemente negativo tanto em D1 quanto em aVF.

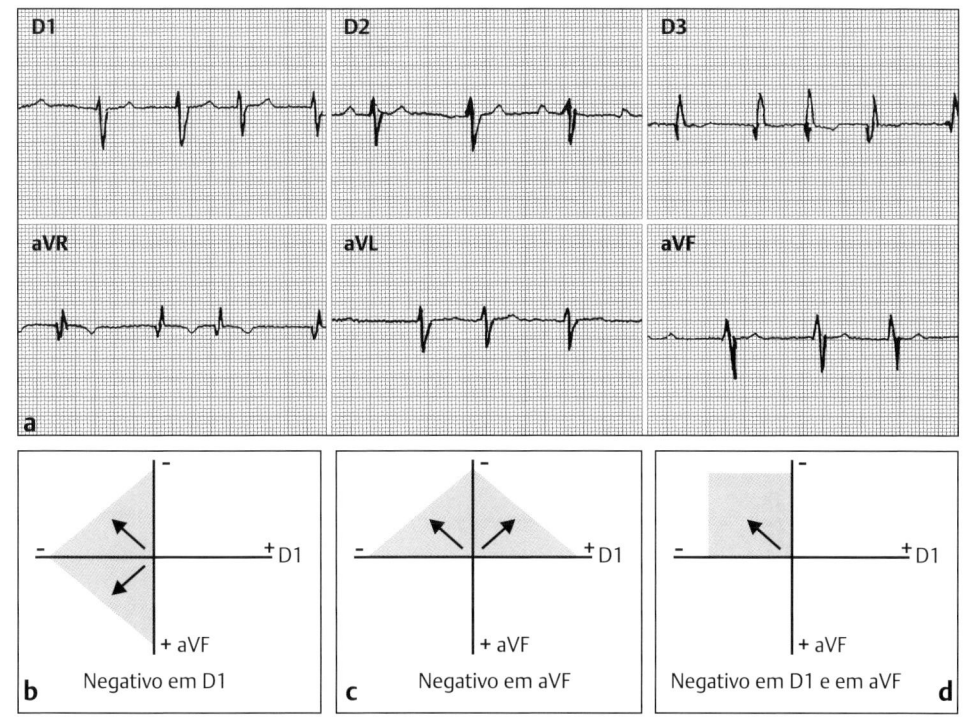

Fig. 6-9. (**a**) EEM entre –90 e –180 graus. (**b**) QRS negativo em D1. (**c**) QRS negativo em aVF. (**d**) QRS ao mesmo tempo negativo em D1 e negativo em aVF.

Para que Determinar o EEM?

Essa é uma informação de fácil obtenção e que pode nos ajudar a definir se a resultante da despolarização ventricular está normal. A normalidade do eixo do QRS encontra-se entre −30 graus e +90 graus (Fig. 6-10).

Se durante a avaliação do EEM encontramos que ele está entre 0 e +90 graus (QRS positivo em D1 e aVF), sabemos que o EEM está normal. Quando o EEM encontra-se entre +90 e +180 graus (QRS negativo em D1 e positivo em aVF), sabemos que há um desvio do EEM do QRS para a direita. Quando o EEM encontra-se entre −90 e −180 graus poderíamos considerar que há um desvio extremo do eixo, ou para a esquerda ou para a direita. No entanto, quando encontramos o EEM nesse quadrante (quando o QRS é negativo tanto em D1 quanto em aVF), nossa primeira preocupação deve ser confirmarmos a realização do ECG com o posicionamento correto dos eletrodos nos membros. Em se confirmando a realização correta do ECG, na prática clínica, encontramos esse desvio extremo do desvio em situações com importante hipertensão arterial pulmonar, geralmente relacionadas a cardiopatias congênitas que cursam com hipertrofia ventricular direita significativa.

Como vimos acima, nos quadrantes B, C e D, conseguimos definir a normalidade ou não do EEM apenas considerando as derivações D1 e aVF. No entanto, quando o EEM encontra-se no quadrante A, precisamos definir ainda se o EEM está entre 0 e −30 graus (e ainda seria um EEM normal) ou se o EEM encontra-se entre −30 e −90 graus, que indicaria um desvio do EEM para a esquerda. Para definirmos isso, precisamos avaliar apenas mais uma derivação: D2. Se o QRS for positivo em D2, isso quer dizer que o EEM encontra-se entre −30 e +150 graus (Fig. 6-11).

Como primeiro definimos o EEM avaliando D1 e aVF, só precisaremos avaliar D2 para definir se o EEM está normal ou não quando D1 for positivo e aVF for negativo (logo, já sabemos que o EEM está entre 0 e −90 graus). Nesse caso, sendo o D2 positivo, sabemos que o EEM do QRS encontra-se entre 0 e −30 graus, ou seja, ainda dentro dos limites da normalidade. Caso o QRS em D2 seja negativo, na situação em que D1 é positivo e aVF

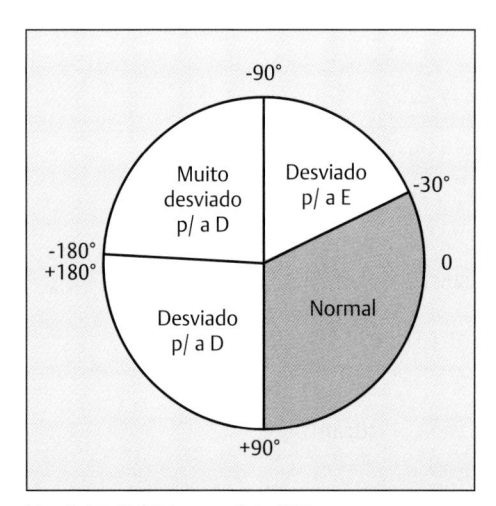

Fig. 6-10. O EEM normal do QRS encontra-se entre −30 graus e +90 graus.

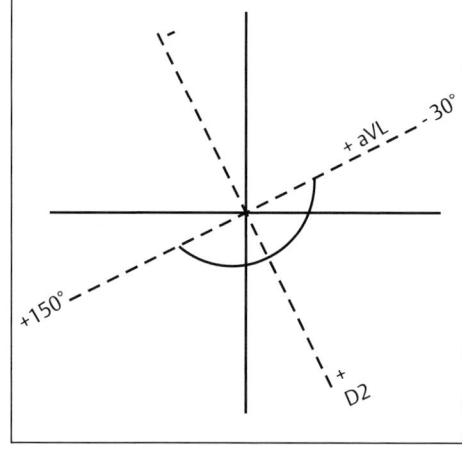

Fig. 6-11. Perpendicularidade entre D2 e aVL definindo a positividade de D2 entre −30 e +150 graus.

negativo, sabemos então que o EEM do QRS encontra-se entre −30 e −90 graus, ou seja, desviado para a esquerda.

CORRELAÇÃO CLÍNICA

O fato do EEM estar normal não quer dizer que o ECG esteja normal, mas apenas que a resultante da despolarização ventricular tem uma direção esperada. Por outro lado, estando o EEM desviado, devemos procurar condições que expliquem essa alteração.

Por exemplo, se encontramos um EEM desviado para a esquerda devemos considerar a possibilidade de uma sobrecarga ventricular esquerda (SVE). E, de acordo com a história clínica e o exame físico do paciente, podemos definir a causa dessa SVE: é em decorrência de uma cardiopatia hipertensiva, uma doença valvar, um distúrbio de condução? E, ao encontrarmos um desvio do EEM para a direita, estamos diante de uma sobrecarga ventricular direita (SVD) ou de um distúrbio de condução? Existe uma cardiopatia congênita? E, havendo SVD, ela se deve a uma doença crônica, como por exemplo um paciente com DPOC ou uma cardiopatia valvar, ou é secundária a uma causa aguda, como, por exemplo, uma embolia pulmonar?

A avaliação do EEM faz parte da análise do ECG e deve sempre ser realizada.

APROFUNDANDO

A definição do EEM pode ser um pouco mais específica que a apresentada acima, em que fizemos uma divisão de 90 em 90 graus. Utilizando as outras 4 derivações do plano frontal (D2, D3, aVR e aVL) podemos determinar o EEM com limites de 30 graus. Na grande maioria das vezes, a avaliação apenas de D1 e AVF (e de D2, quando necessário) fornece-nos as informações que precisamos para a definição de normalidade ou de desvios de eixo elétrico. Mas vamos apresentar como a definição do EEM pode ser mais específica.

Utilizamos sempre as derivações em pares, de acordo com a perpendicularidade entre elas. Da mesma forma que analisamos D1 junto com aVF, agora vamos ver D2 junto com aVL e D3 junto com aVR.

Lembrando:

- D1 é perpendicular à aVF
- D2 é perpendicular à aVL
- D3 é perpendicular à aVR

Começamos sempre a avaliação do EEM com D1 e aVF. Depois de definirmos o quadrante em que está o EEM, vamos analisar, a seguir, as derivações que **não** passam por esse quadrante.

Por exemplo, na Figura 6-12, o EEM está entre 0 e +90 graus.

Utilizando o eixo hexa-axial, que derivações não passam por esse quadrante (Fig. 6-4)? D3 e aVL.

Para analisar as derivações que não passam pelo quadrante e que são D3 e aVL, vamos precisar utilizar as derivações que são perpendiculares a essas.

A derivação aVL é perpendicular à D2.

Toda derivação tem 180 graus de positividade e 180 graus de negatividade. Quando o QRS é positivo em aVL, significa que o vetor está localizado entre os ângulos +60 graus e −120 graus (Fig. 6-13).

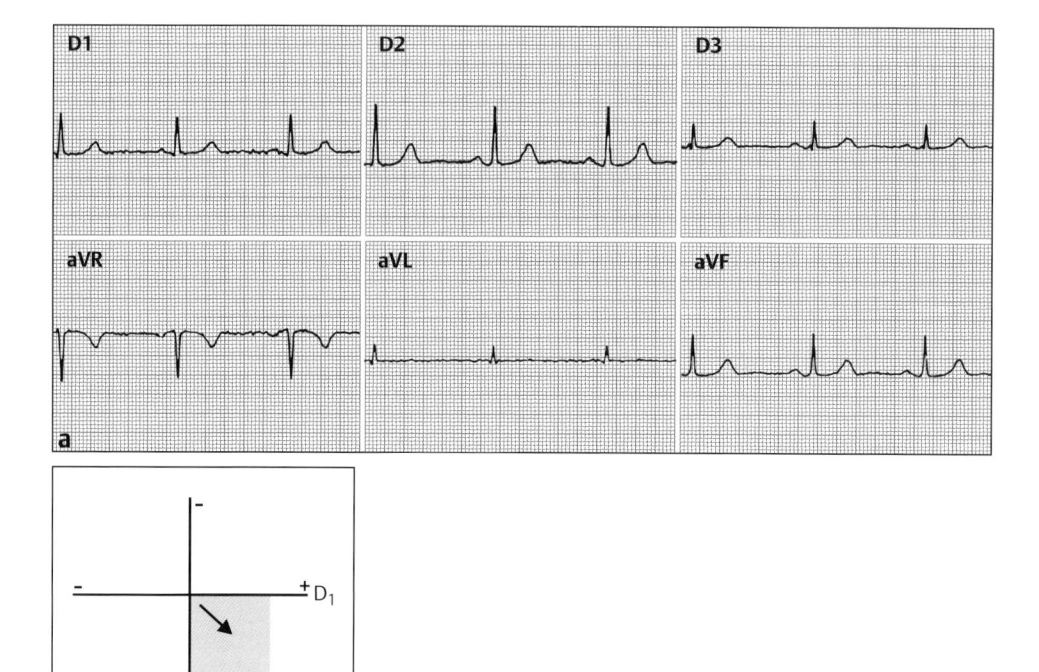

Fig. 6-12. (a) ECG com EEM do QRS entre 0 e +90 graus (QRS positivo em D1 e positivo em aVF). (b) Representação do quadrante do EEM do ECG.

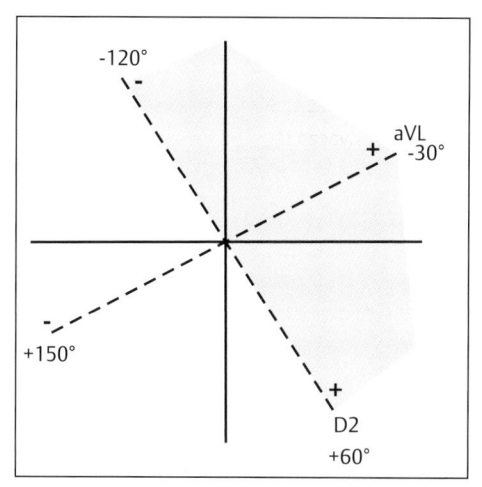

Fig. 6-13. Derivação D2 perpendicular à derivação aVL.

CAPÍTULO 6 ▪ DERIVAÇÕES DO ECG E EIXO ELÉTRICO MÉDIO   **49**

Já sabíamos que o EEM estava entre 0 e +90 graus pela análise de D1 e aVF. Agora, avaliando aVL, restringimos a possibilidade do EEM entre 0 e +60 graus. Caso o QRS fosse negativo em aVL, já saberíamos que o EEM estaria entre +60 e +90 graus e não iríamos precisar analisar o D3.

Agora passamos à análise do D3, que é perpendicular ao aVR (Fig. 6-14).

A derivação D3, assim como as outras, tem 180 graus de positividade e 180 graus de negatividade. D3 é perpendicular à aVR, sendo positiva entre +30 graus e –150 graus.

Como no ECG da Figura 6-12, o QRS em D3 é positivo, e já sabemos pela avaliação de D1 e aVF que o EEM está entre 0 e +90 graus, temos agora, analisando o D3, que, nesse quadrante, o EEM estaria entre +30 e +90 graus. Se o QRS fosse negativo em D3, já saberíamos que o EEM está entre 0 e +30 graus.

Como já havíamos também analisado aVL, podemos concluir então que o EEM do QRS do ECG da Figura 6-12 encontra-se entre +30 e +60 graus.

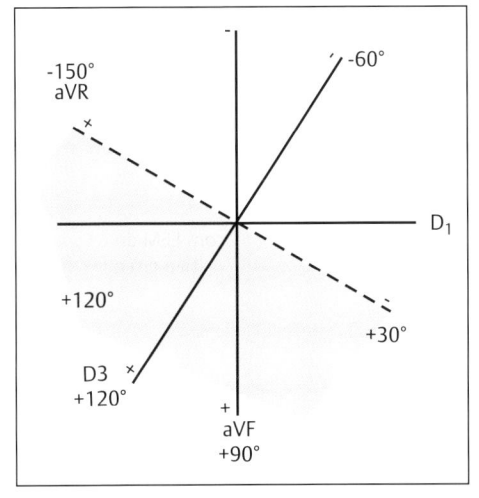

Fig. 6-14. Derivação D3 perpendicular à derivação aVR.

Uma Situação Especial

Uma situação especial ocorre quando encontramos uma derivação isodifásica no plano frontal, ou seja, uma derivação em que no complexo QRS se equivalem as amplitudes positiva e negativa como visto no ECG da Figura 6-15 em D1.

Nesse caso, podemos dizer que o vetor que representa o EEM do QRS encontra-se perpendicular à derivação em que o complexo é isodifásico (Fig. 6-16).

Se o vetor se aproxima de um ponto (A), ele será registrado como positivo. Se o vetor se afasta do ponto de observação (B), ele será registrado como negativo. Quando ocorre do vetor inicialmente se aproximar para depois se afastar (C), ele será inicialmente registrado como positivo (quando se aproxima) e posteriormente como negativo (quando se afasta). Ou seja, quando encontramos uma derivação em que o registro positivo e negativo se igualam, isso quer dizer que o vetor está perpendicular a essa derivação.

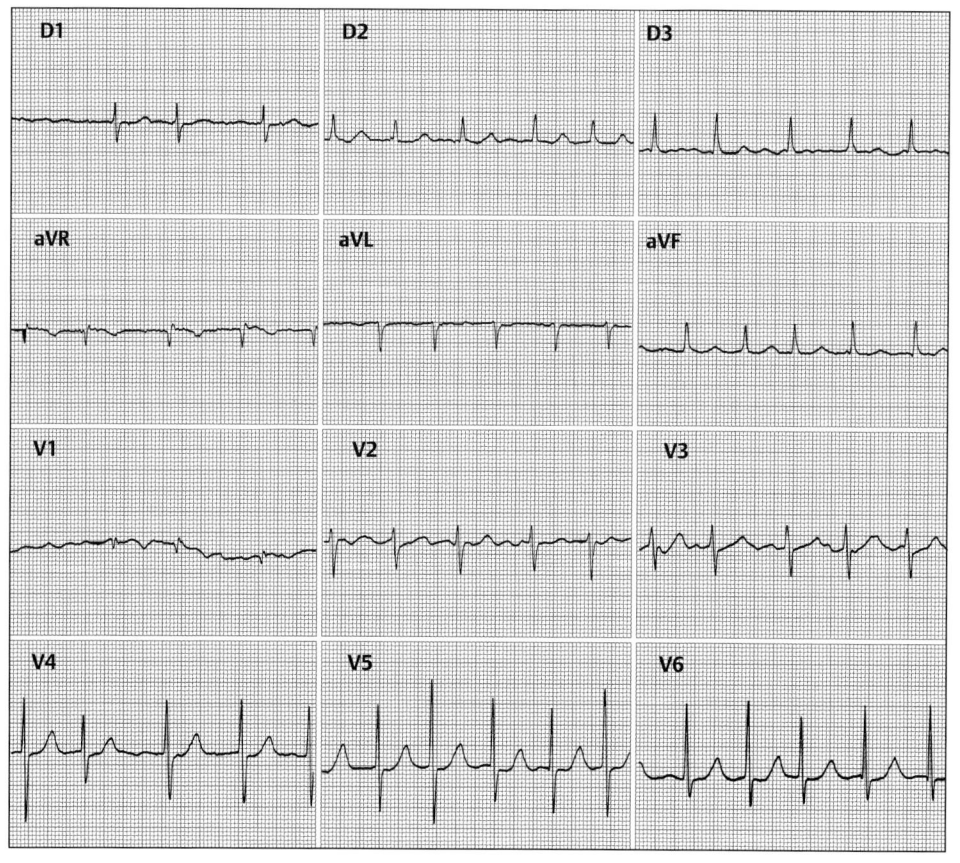

Fig. 6-15. Derivação D1 isodifásica.

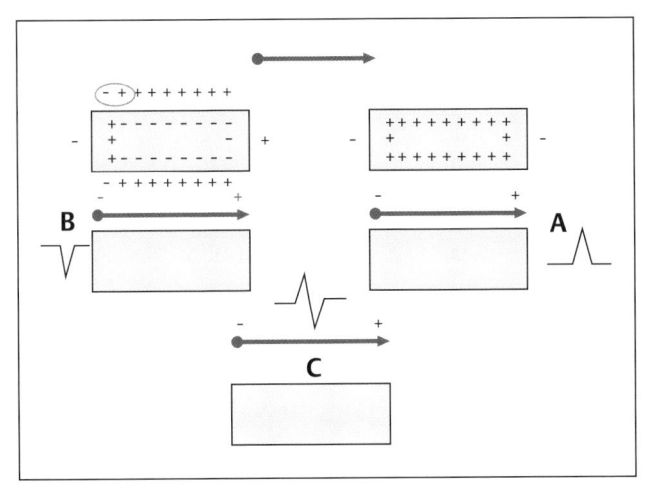

Fig. 6-16. Relação entre vetores e representação.

No ECG em que o QRS está isodifásico em D1, o vetor do EEM encontra-se, então, perpendicular a D1, ou seja, está sobre o aVF (que é a derivação perpendicular ao D1). Ao encontrarmos uma derivação em que o complexo esteja isodifásico poderíamos inclusive não realizar a etapa inicial de avaliar D1 e aVF. Vamos explicar: nesse caso, em que o QRS está isodifásico em D1, sabemos que o vetor está sobre o aVF. Como o QRS está positivo em aVF (Fig. 6-15), sabemos, então, que o EEM está a +90 graus. Caso o aVF fosse negativo, nessa situação de complexo isodifásico em D1, estaríamos com o EEM a –90 graus.

Obs.: O que muitas vezes confunde quem está aprendendo é a questão das negatividades e dos ângulos. Uma coisa é a derivação, que tem 180 graus de positividade e 180 graus de negatividade. Outra coisa é o eixo hexa-axial, dividido também em 180 graus de positividade e 180 graus de negatividade, mas que parte da linha horizontal do D1 em rotação horária de 30 em 30 graus para a positividade e em direção anti-horária, também de 30 em 30 graus, para a negatividade. Por exemplo, quando o EEM do QRS encontrar-se em +30 graus, o QRS será positivo em D1 e AVF, mas será negativo em aVR porque o eletrodo de observação do aVR encontra-se no braço direito e esse vetor está afastando-se desse ponto de observação.

RESUMINDO
Para determinarmos o EEM do QRS devemos analisar inicialmente D1 e aVF:

- Se QRS positivo em D1 e aVF = EEM do QRS entre 0 e +90 graus = normal

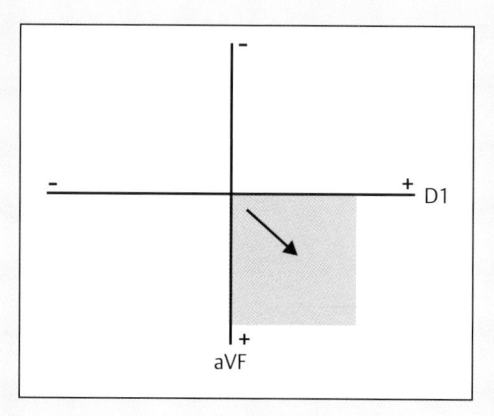

- Se QRS negativo em D1 e positivo aVF = EEM do QRS entre +90 e +180 graus = desviado para a direita

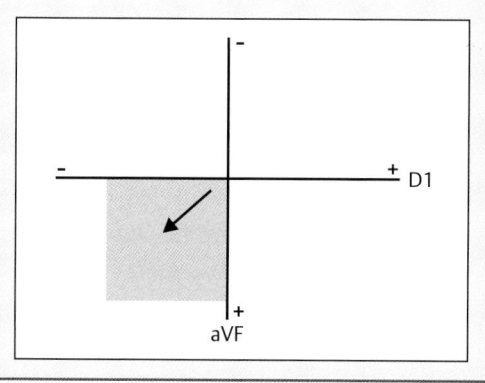

- Se QRS negativo em D1 e aVF = EEM do QRS entre −90 e −180 graus = eixo extremamente desviado para a direita

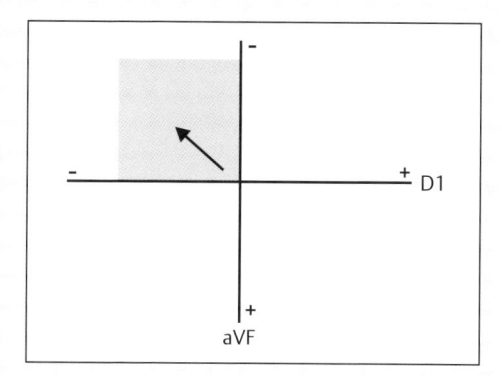

- Se QRS positivo em D1 e negativo em aVF = EEM do QRS entre 0 e −90 graus = normal se entre 0 e −30 graus e desviado para a esquerda, se entre −30 e −90 graus

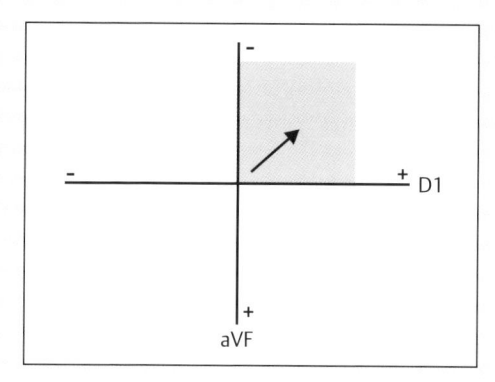

Nessa última situação (com D1 positivo e aVF negativo), olhamos para D2:
- Se QRS positivo em D2, EEM entre 0 e −30 graus = EEM normal
- Se QRS negativo em D2, EEM entre −30 graus e −90 graus = EEM desviado para esquerda

VAMOS PRATICAR

1. Onde está localizado o EEM do QRS no ECG abaixo?

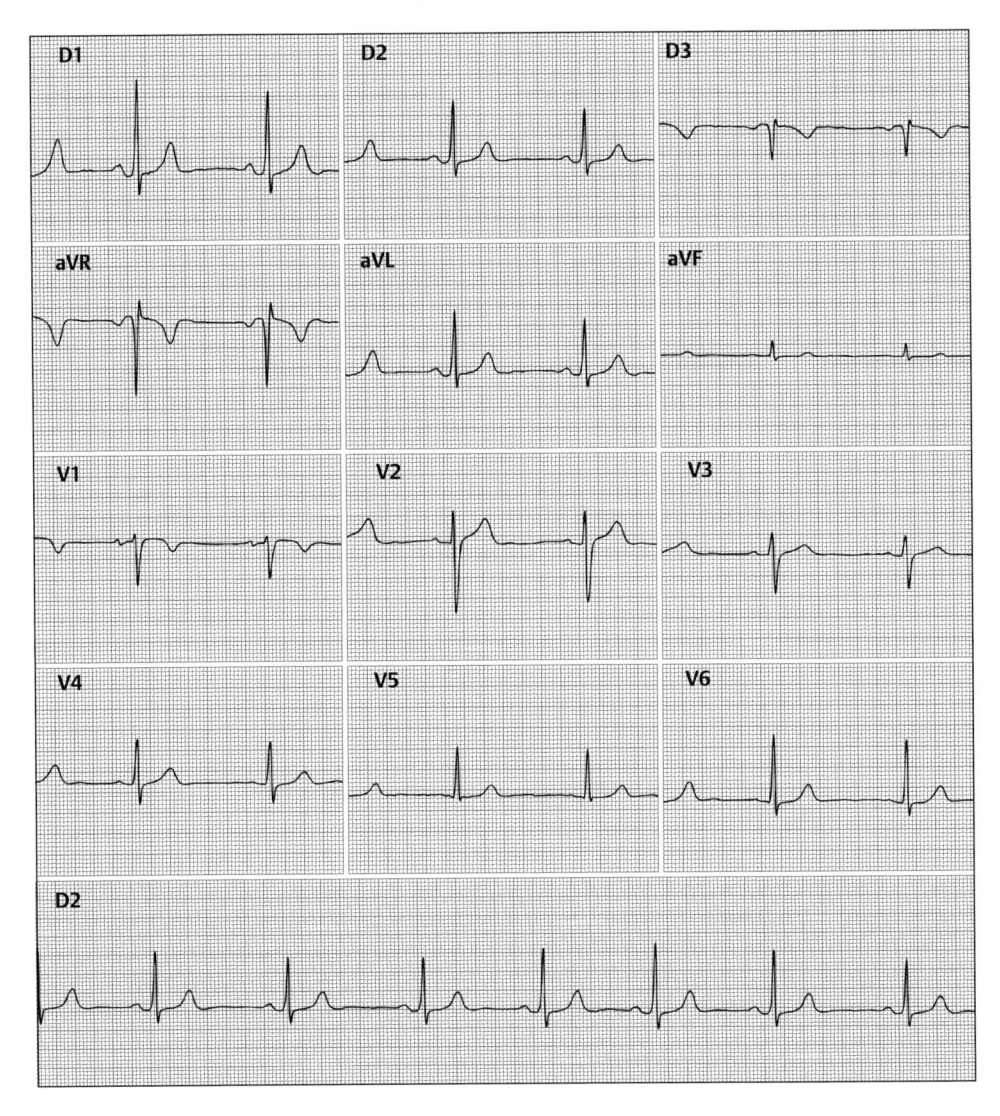

A) Entre 0 e +90 graus.
B) Entre +90 e +180 graus.
C) Entre 0 e −90 graus.
D) Entre −90 e −180 graus.

2. Em um ECG em que o complexo QRS seja positivo em D1 e negativo em aVF e isodifásico em D2, podemos dizer que o EEM do QRS encontra-se em:
   A) +30 graus
   B) +150 graus
   C) −30 graus
   D) −150 graus

3. Em um ECG em que o complexo QRS seja positivo em D1 e positivo em aVF e isodifásico em aVL, podemos dizer que o EEM do QRS encontra-se em:
   A) +60 graus
   B) +120 graus
   C) −60 graus
   D) −120 graus

4. Em um ECG em que o complexo QRS seja positivo em D1, positivo em aVF, positivo em aVL e negativo em D3, podemos dizer que o EEM do QRS encontra-se entre:
   A) 0 e +30 graus
   B) +30 e +60 graus
   C) +60 e +90 graus
   D) 0 e −30 graus

5. Podemos dizer sobre um ECG em que o QRS seja positivo em D1, negativo em aVF e positivo em D2 que o EEM está:
   A) Normal
   B) Desviado para a esquerda
   C) Desviado para a direita
   D) Extremamente desviado para a direita

Respostas
   1. A
   2. C
   3. A
   4. A
   5. A

ELETROCARDIOGRAMA NORMAL NO ADULTO

CAPÍTULO 7

Priscila da Silva Maia
Marcela Oliveira Rezende Barbosa
Isabelle Mendes Rodrigues Salomão
Ana Luisa Rocha Mallet

Nesse capítulo, iremos apresentar os parâmetros de normalidade do que analisamos em um ECG.

RITMO

O ritmo normal é o ritmo sinusal. O que define o ritmo sinusal é a presença de uma onda P antes do complexo QRS, sendo essa onda P positiva em D1 e D2 (e geralmente também positiva em aVF) – (Fig. 7-1).

A cada onda P, segue-se um complexo QRS sendo a onda P positiva em D1 e D2.

FREQUÊNCIA CARDÍACA

A frequência cardíaca (FC) normal encontra-se entre 50 e 100 batimentos por minuto. Quando a FC está abaixo de 50 bpm,[*] estamos diante de uma bradicardia e, se acima de 100 bpm, estamos diante de uma taquicardia. No ECG da Figura 7-1, como o padrão de realização do ECG foi o habitual em relação à velocidade (25 mm/s), calculamos a velocidade dividindo 1.500 pela distância entre 2 eventos iguais.

---

[*] **Obs.:** Há divergência quanto ao limite inferior da FC (50 ou 60 bpm). Consideraremos a faixa normal de 50 a 100 bpm.

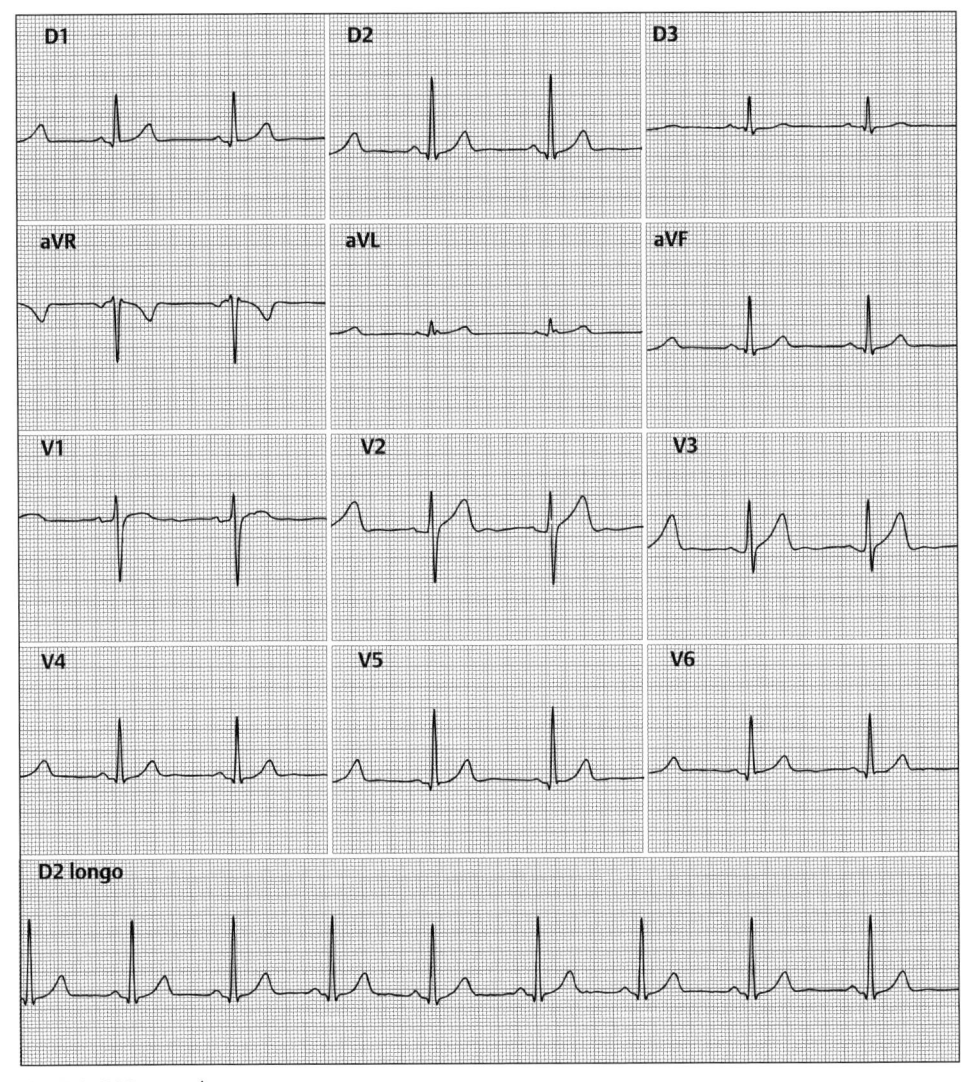

Fig. 7-1. ECG normal.

ONDA P
A onda P normal no adulto é positiva em D1 e D2, tem duração de 0,07 a 0,11 segundos, com morfologia arredondada e com amplitude de até 2,5 mm (Fig. 7-2).

Alterações na amplitude e na duração da onda P estarão relacionadas à sobrecarga atrial direita e esquerda, respectivamente (veremos no Capítulo 8).

INTERVALO PR
O intervalo PR é medido do início da onda P até o início do complexo QRS (Fig. 7-3). O normal da duração do intervalo PR varia de 0,12 s a 0,20 segundos. Caso seja menor que

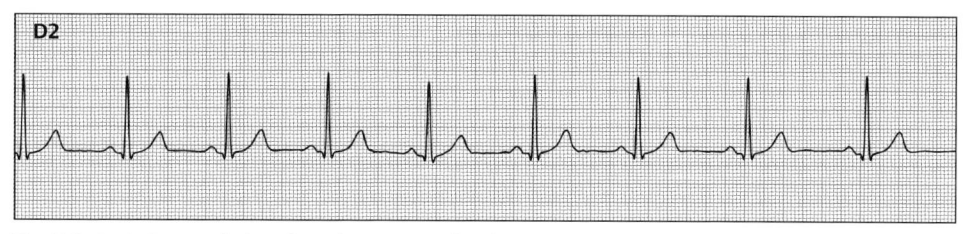

CAPÍTULO 7 ▪ ELETROCARDIOGRAMA NORMAL NO ADULTO

Fig. 7-2. Onda P normal: duração até 0,11 s; amplitude até 2,5 mm; morfologia arredondada.

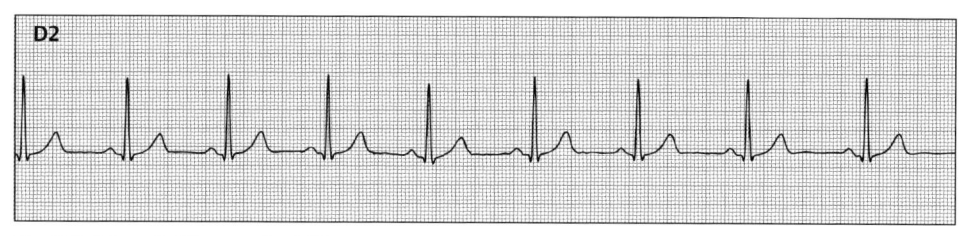

Fig. 7-3. Intervalo PR normal = 0,18s.

0,12 s, estamos diante de um intervalo PR curto e, se maior que 0,20 segundos, um PR longo. Se a cada onda P se segue um complexo QRS com um intervalo maior que 0,20 s, é porque há um bloqueio atrioventricular de 1º grau (BAV de 1º grau), que será mais bem discutido no Capítulo 23.

Obs.: O segmento PR, que vai do final da onda P ao início do QRS não é medido e nem referido em um laudo do ECG (Fig. 7-4). Apenas é feita referência ao segmento PR quando há infradesnível ou supradesnível, já que normalmente isso não ocorre.

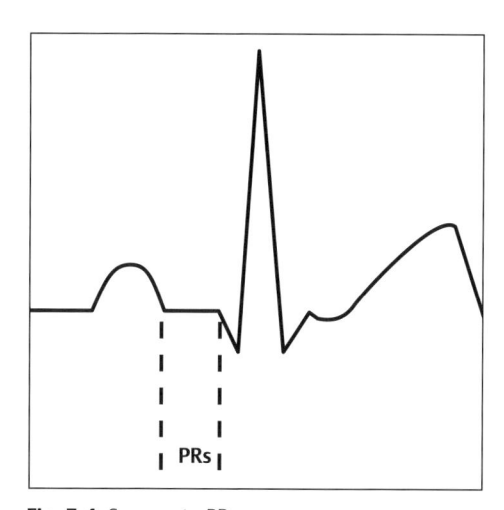

Fig. 7-4. Segmento PR.

COMPLEXO QRS

Ao analisarmos o QRS, devemos observar sua duração, amplitude, eixo elétrico médio e morfologia (Fig. 7-5).

O QRS deve ser estreito, não chegando a 0,12 segundo. Quando o QRS tem duração maior ou igual a 0,12 s, estaremos diante de um distúrbio de condução pelo ramo esquerdo ou direito na dependência da morfologia desse complexo (veremos com maiores detalhes nos Capítulos 11 e 12).

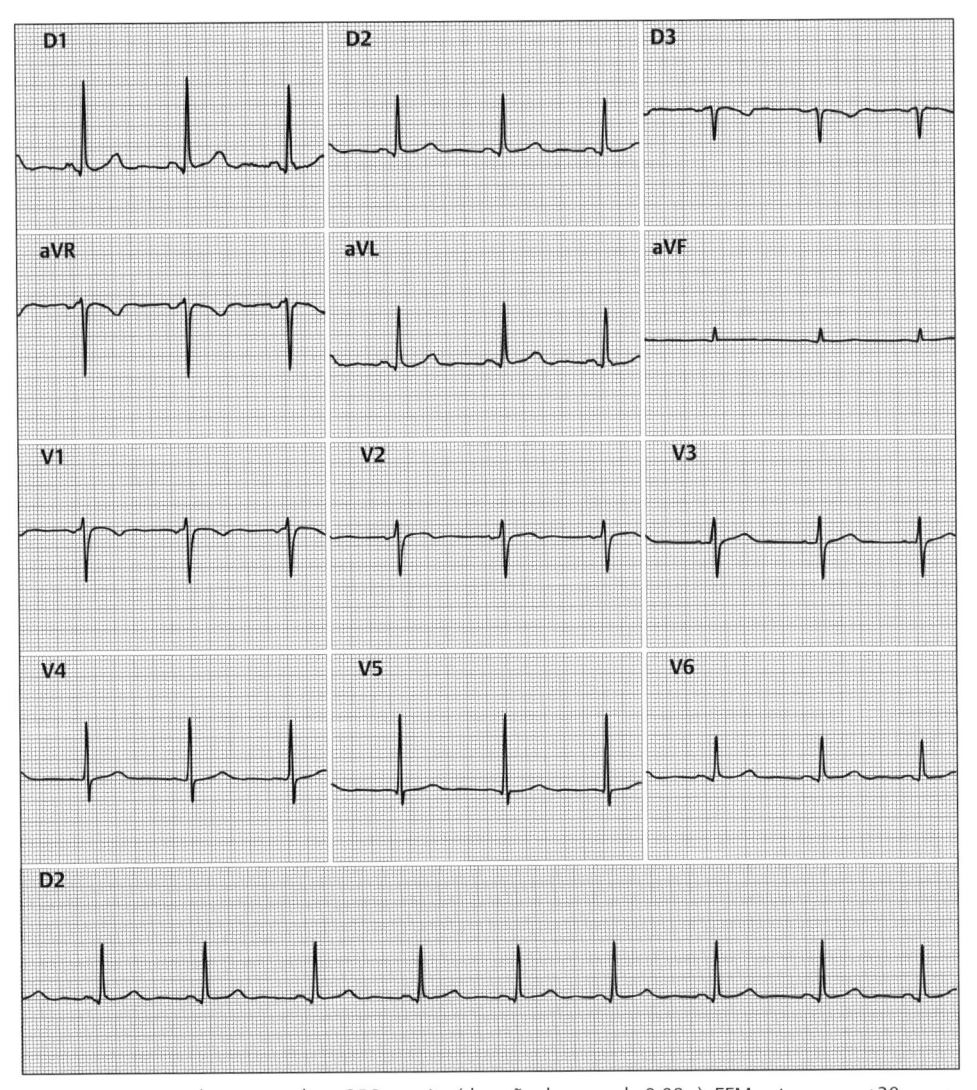

Fig. 7-5. ECG normal com complexo QRS estreito (duração de cerca de 0,08 s), EEM entre zero e +30 graus, morfologia com predomínio negativo em V1 e V2, padrão de transição em V3 e predomínio de positividade de V4 a V6.

A amplitude do QRS não deve ultrapassar 20 mm nas derivações do plano frontal ou 30 mm no plano horizontal. Quando isso ocorre, há provavelmente sobrecarga ventricular (veremos com maiores detalhes nos Capítulos 9 e 10).

A morfologia do QRS varia dependendo da derivação analisada e do eixo elétrico médio (EEM) do QRS, como vimos no capítulo 6. Estando o EEM normal, isto é, entre –30 e +90 graus, o QRS será predominantemente positivo em D1, D2 e aVL, sendo negativo em aVR. A análise das derivações precordiais no plano horizontal apresenta um aspecto clássico de predomínio negativo em V1 e V2 e predomínio positivo em V5 e V6. As derivações V3 e V4 são consideradas derivações de transição com tendência ao padrão isodifásico.

Obs.: A definição de baixa voltagem pode ser considerada quando não encontramos no plano frontal nenhuma derivação com mais de 5 mm de amplitude (ou quando a soma das amplitudes de D1, D2 e D3 for inferior a 15 mm) ou no plano horizontal nenhuma derivação for maior que 10 mm.

SEGMENTO ST (FIGS. 7-6 A 7-8)

A análise do segmento ST, feita do fim do QRS ao início da onda T, procura determinar se há infradesnivelamento ou supradesnivelamento desse segmento além do considerado esperado (geralmente até 1 mm). Essa análise será particularmente importante nas síndromes isquêmicas, embora alterações também possam ocorrer nas sobrecargas ventriculares, nas alterações eletrolíticas e decorrentes de ação medicamentosa. Existem outras situações em que há alteração no segmento ST e que veremos ao longo do livro, inclusive alterações que são consideradas como normal, variante do normal ou como parte de uma repolarização precoce (Capítulos 37 e 38).

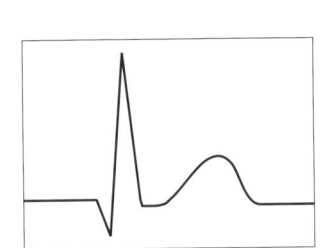

Fig. 7-6. Segmento ST normal.

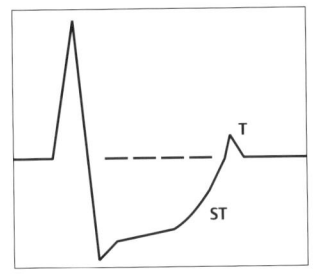

Fig. 7-7. Segmento ST com infradesnivelamento.

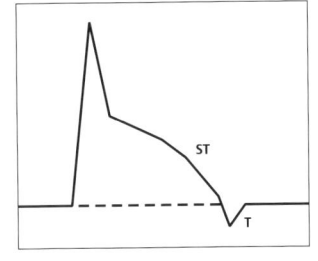

Fig. 7-8. Segmento ST com supradesnivelamento.

ONDA T

A onda T tem uma morfologia assimétrica, com concavidade superior, seguindo em geral a direção do QRS (Fig. 7-9). Não medimos sua duração e nem sua amplitude, embora alterações de morfologia estejam relacionadas a várias situações como distúrbios de condução intraventricular (Capítulos 11 e 12), doenças isquêmicas (Capítulos 26 e 27), distúrbios eletrolíticos (Capítulo 31), pericardite (Capítulo 33), entre outras.

A morfologia da onda T é arredondada e assimétrica com a 1ª porção mais lenta que a 2ª porção, sendo geralmente positiva de V1 a V6, mas poderá ser negativa em V1 e V2.

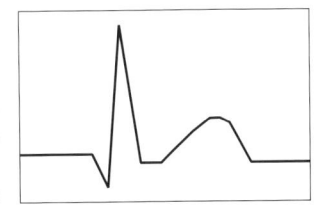

Fig. 7-9. Aspecto normal da onda T.

INTERVALO QT

Uma medida que devemos avaliar no ECG é o intervalo QT, que vai do início do QRS ao final da onda T, e que representa a duração total da sístole ventricular. O intervalo QT deve ser medido na derivação de maior amplitude e nitidez, em geral V2 e V3. Os valores normais do intervalo QT variam de 0,30 a 0,46 segundos, sendo geralmente menor nos homens que nas mulheres.

O intervalo QT varia com a frequência cardíaca (FC), sendo maior nas bradicardias e menor nas taquicardias. Uma fórmula utilizada para correção de acordo com a FC é a fórmula de Bazett (Fig. 7-10).

$$Qtc\,(QT\,corrigido) = \frac{QT\,(medido)}{\sqrt{RR\,(s)}}$$

Exemplo (Fig. 7-10).

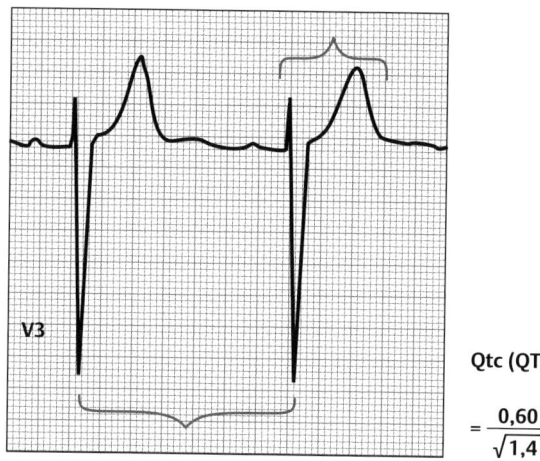

$$Qtc\,(QT\,corrigido) = \frac{0{,}60}{\sqrt{35 \times 0{,}04}}$$

$$= \frac{0{,}60}{\sqrt{1{,}4}} = \frac{0{,}60}{1{,}18} = 0{,}51s$$

Fig. 7-10. Cálculo do QT corrigido.

ONDA U

A onda U não tem sua etiologia bem definida, podendo estar relacionada à repolarização das fibras de Purkinje e, geralmente, não é visualizada no ECG. Quando ocorre, em geral é visualizada em V3 e V4, sendo arredondada e pequena, com polaridade semelhante à polaridade da onda T.

RESUMINDO

Devemos seguir sempre uma sequência quando diante de um eletrocardiograma. Isso nos ajuda a fazer uma análise sistemática dos traçados, minimizando a chance de esquecermos detalhes importantes dessa avaliação.

Sugerimos que, antes de qualquer coisa, procure-se a identificação do traçado com o nome do paciente, sua idade e dia de realização do exame. Conhecer o motivo da solicitação do exame é importante, embora muitas vezes não recebamos essa informação.

Ainda antes de iniciarmos a análise propriamente dita do traçado, devemos verificar em que padrão de velocidade e de amplitude foi realizado o exame.

Após esses passos, passamos a análise do traçado e sugerimos a sequência abaixo:

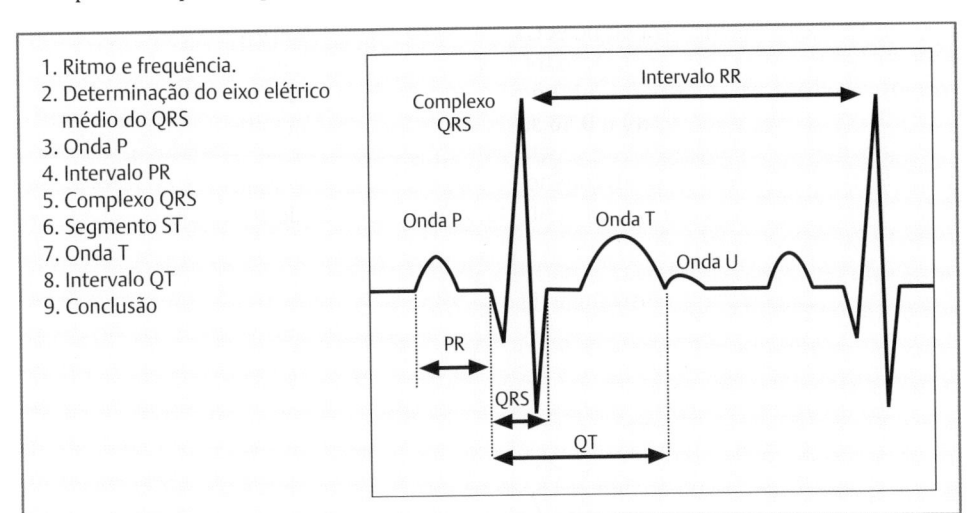

1. Ritmo e frequência.
2. Determinação do eixo elétrico médio do QRS
3. Onda P
4. Intervalo PR
5. Complexo QRS
6. Segmento ST
7. Onda T
8. Intervalo QT
9. Conclusão

VAMOS PRATICAR

1. No ritmo sinusal, a onda P deverá ser positiva em:
   A) D1 e D2
   B) aVR e aVL
   C) D1 e aVL
   D) D2 e aVL

2. A alteração representada na figura abaixo refere-se a:

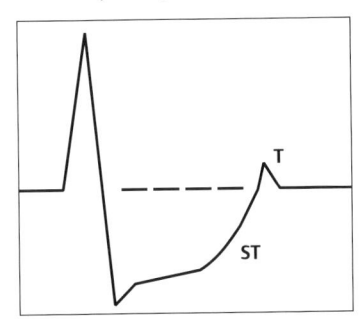

   A) Infradesnível de segmento PR
   B) Supradesnível do intervalo PR
   C) Infradesnível do segmento ST
   D) Supradesnível do segmento ST

3. A alteração representada na figura abaixo refere-se a:
   A) Infradesnível de segmento PR
   B) Supradesnível do intervalo PR
   C) Infradesnível do segmento ST
   D) Supradesnível do segmento ST

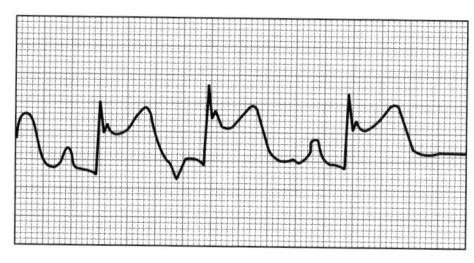

4. A duração normal do intervalo PR é de:
   A) 0,10 a 0,24 s
   B) 0,04 a 0,12 s
   C) 0,07 a 0,18 s
   D) 0,12 a 0,20 s

Respostas
   1. A
   2. C
   3. D
   4. D

Parte II Sobrecargas

SOBRECARGAS ATRIAIS

CAPÍTULO 8

Francine Amaro da Silva
Daiany Batista de Oliveira
Alinne Gimenez Ferreira

FUNDAMENTAL

A onda P do eletrocardiograma representa a despolarização atrial; sendo assim, as sobrecargas atriais são detectadas a partir de alterações na duração e morfologia da onda P (Fig. 8-1).

As derivações que mais frequentemente são utilizadas para essa análise são D2 e V1.

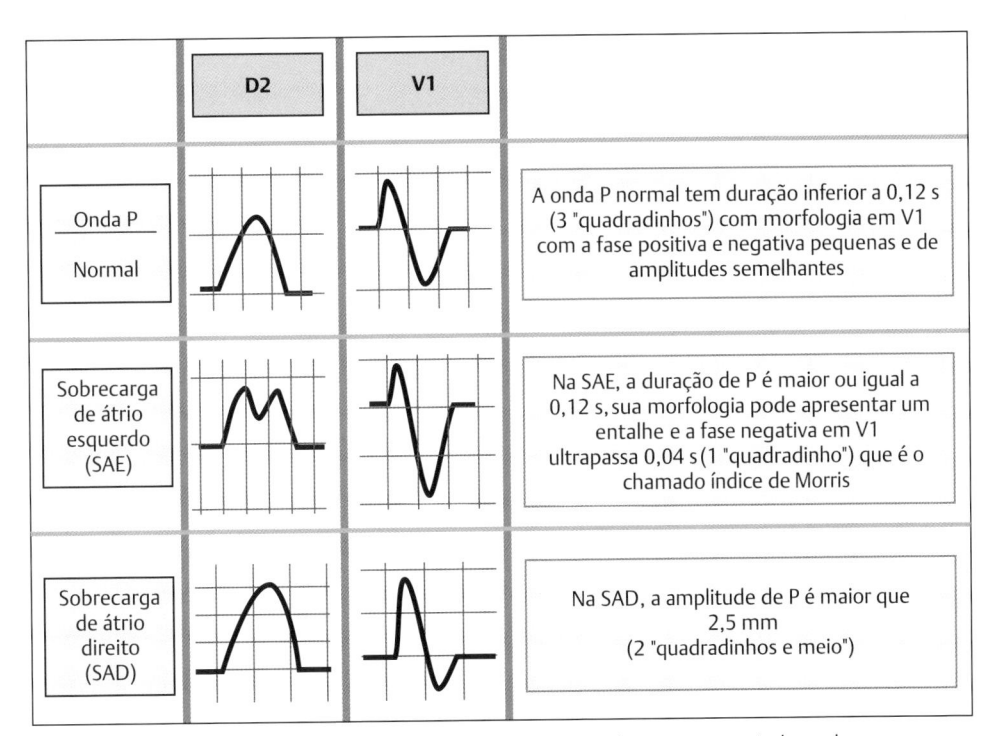

	D2	V1	
Onda P Normal			A onda P normal tem duração inferior a 0,12 s (3 "quadradinhos") com morfologia em V1 com a fase positiva e negativa pequenas e de amplitudes semelhantes
Sobrecarga de átrio esquerdo (SAE)			Na SAE, a duração de P é maior ou igual a 0,12 s, sua morfologia pode apresentar um entalhe e a fase negativa em V1 ultrapassa 0,04 s (1 "quadradinho") que é o chamado índice de Morris
Sobrecarga de átrio direito (SAD)			Na SAD, a amplitude de P é maior que 2,5 mm (2 "quadradinhos e meio")

Fig. 8-1. Quadro comparativo da onda P normal em relação às sobrecargas associadas a ela.

O aumento da duração da onda P caracteriza a sobrecarga atrial esquerda (SAE).
O aumento da amplitude da onda P caracteriza a sobrecarga atrial direita (SAD).
Importante: Basta uma das alterações para caracterizar sobrecarga. Por exemplo, podemos determinar SAE apenas com a duração aumentada, mas sem índice de Morris, e o contrário também é verdadeiro.

ENTENDENDO

Na parte superior do átrio direito, está localizado o nódulo sinusal, estrutura anatômica do coração que faz parte do sistema de condução. Do nódulo sinusal partem impulsos elétricos que, distribuídos pelo átrio direito (AD), ocasionam sua despolarização, seguida da despolarização do átrio esquerdo (AE). A atividade elétrica de despolarização é seguida de uma contração atrial, ou seja, a ativação atrial direita inicia-se primeiro (Fig. 8-2).

Cada átrio tem a sua despolarização representada por um vetor (Fig. 8-3); o vetor resultante de despolarização do AD orienta-se principalmente para **baixo**, discretamente para a direita ou esquerda e um pouco para frente, e o do AE orienta-se para trás, para **esquerda** e levemente para cima ou para baixo. A partir deles, surge o vetor resultante de despolarização atrial (SâP), responsável pela onda P no eletrocardiograma. Esse vetor resultante tem uma orientação para **esquerda**, para **baixo** e discretamente para frente. Sendo assim, **a onda P sinusal sempre será positiva nas derivações D1, D2, geralmente positiva em aVF e negativa em aVR** (Fig. 8-4).

No entanto, quanto há sobrecarga de um dos átrios ou de ambos, este aumento será representado por um vetor de maior tamanho e o vetor resultante se orientará no sentido deste vetor de maior representação, o que provocará uma alteração da onda P, podendo esta alteração ser um aumento da amplitude e/ou da sua duração, as quais são mais bem analisadas nas derivações eletrocardiográficas D2 e V1 (Fig. 8-5).

Por que D2 e V1 são as melhores derivações para analisar a onda P?

Isso ocorre uma vez que o vetor resultante de despolarização atrial é mais paralelo em relação à derivação D2 (Fig. 8-6) e é praticamente perpendicular em relação à derivação V1. Como o vetor resultante da despolarização atrial está geralmente a 60°, isto é, sobre D2, essa é a derivação onde a onda P normalmente apresenta sua maior amplitude.

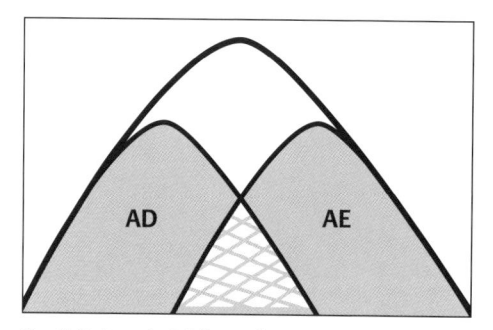

Fig. 8-2. A onda P é formada por uma parte inicial que corresponde à despolarização isolada do átrio direito, havendo, em seguida, um período de interseção entre a ativação dos átrios, enquanto a parte final representa a despolarização do átrio esquerdo.

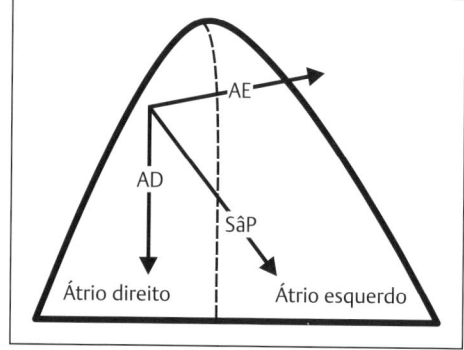

Fig. 8-3. Representação vetorial.

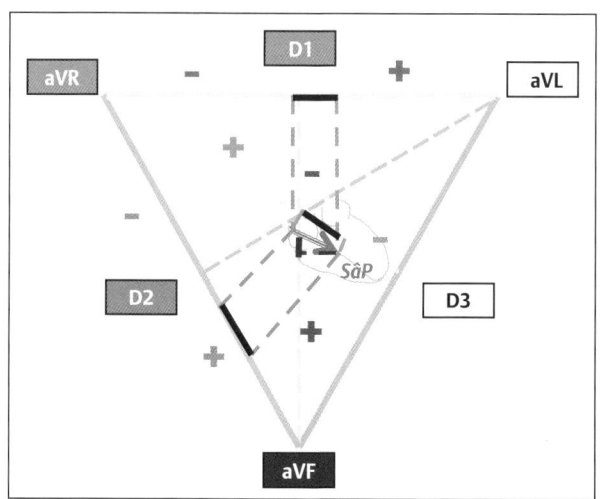

Fig. 8-4. Representação vetorial da ativação atrial.

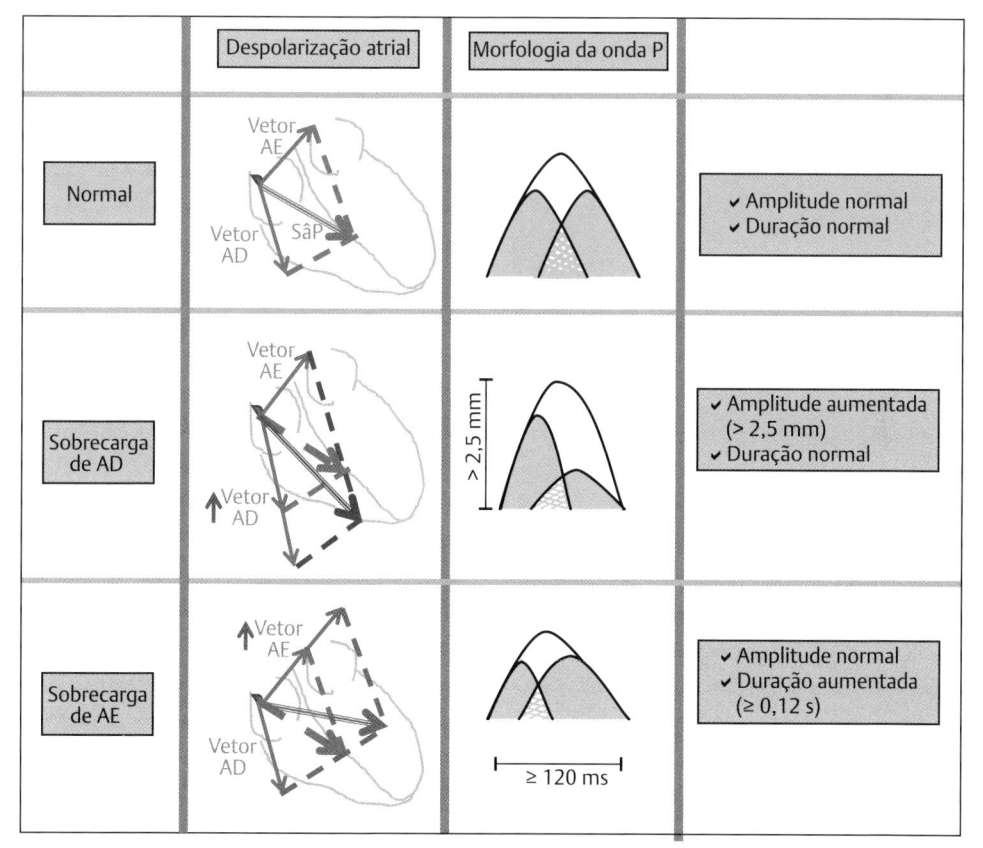

Fig. 8-5. Quadro comparativo entre os vetores de despolarização atrial normal em relação às sobrecargas atriais.

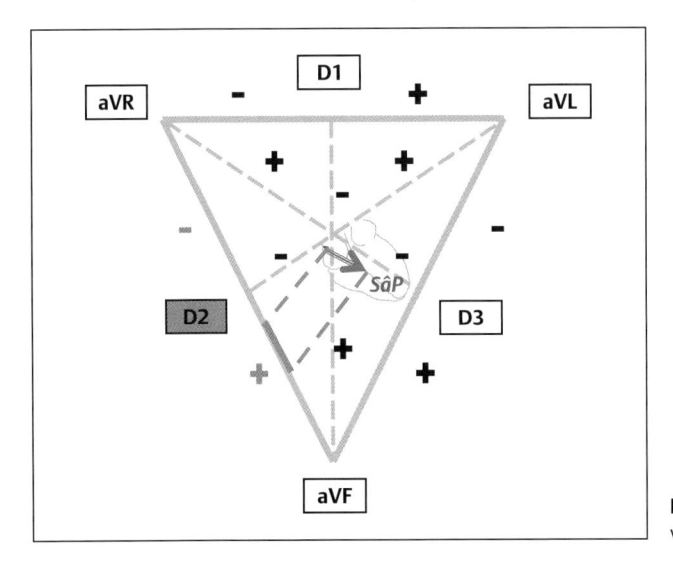

Fig. 8-6. Despolarização atrial vista do plano frontal.

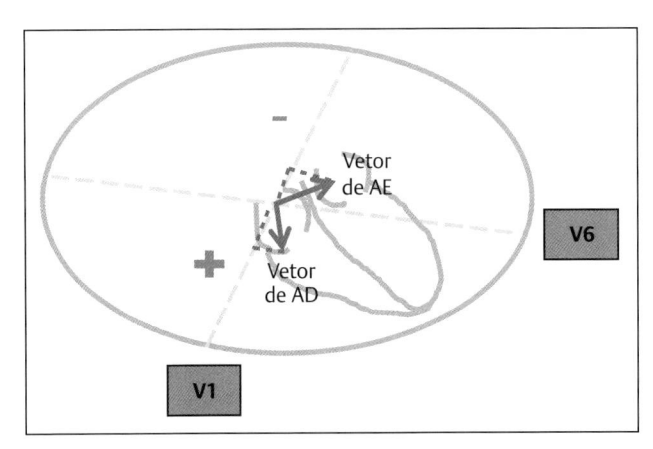

Fig. 8-7. Despolarização atrial vista do plano horizontal.

E V1 é a derivação onde conseguimos com maior facilidade identificar as contribuições dos vetores de AD e AE (Fig. 8-7) separadamente para a formação da onda P (fase positiva de P em V1 = AD e fase negativa de P em V1 = AE).

REFORÇANDO OS CRITÉRIOS DIAGNÓSTICOS PARA SOBRECARGAS ATRIAIS
Sobrecarga de Átrio Esquerdo

Existem vários critérios eletrocardiográficos que são utilizados para diagnosticar o aumento de AE, e entre eles, os principais são: **aumento da duração da onda P** e **índice de Morris**.

Aumento da Duração da Onda P

Na SAE, a onda P tem uma duração prolongada (≥ 120 ms ou 0,12 s), principalmente, na derivação eletrocardiográfica D2, ou seja, deve ser maior ou igual a três "quadradinhos", pois cada "quadradinho" corresponde a 40 ms na velocidade habitual de 25 mm/s. Isso acontece por causa do aumento do tamanho do vetor de despolarização do AE, e, como esse é representado horizontalmente, só haverá aumento da duração e a amplitude continuará normal, pois o vetor de despolarização de AD não foi alterado (Fig. 8-8).

Na Figura 8-9, observamos o aumento do AE levando ao aumento da duração da onda P.

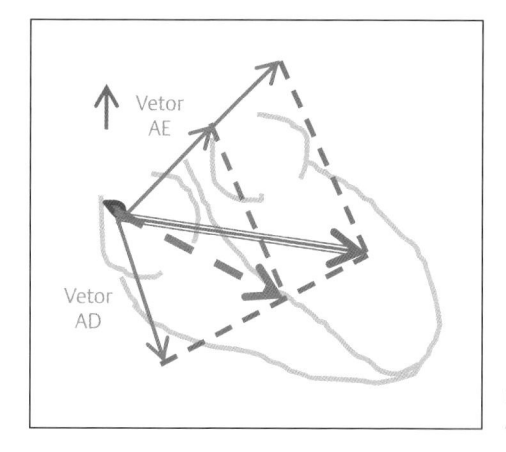

Fig. 8-8. Demonstração vetorial de sobrecarga atrial esquerda.

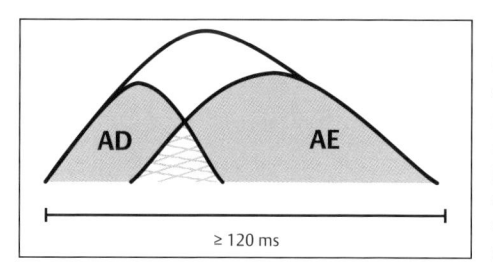

Fig. 8-9. O átrio esquerdo começa sua despolarização depois do átrio direito. Quando há crescimento do átrio esquerdo, a onda P sofrerá mudanças a partir do ápice e sua porção descendente, o que levará ao aumento de sua duração, ocasionalmente adquirindo uma configuração bífida, porém sua amplitude mantém-se normal.

Índice de Morris

Em V1, deve haver aumento da duração e do componente negativo da onda P, o que leva a uma profundidade maior dessa porção negativa nessa derivação. A área da fase negativa de pelo menos 40 ms, ou igual ou superior a 1 mm^2 que equivale a um "quadradinho", constitui esse índice, como pode ser observado na Fig. 8-10.

> **Correlação Clínica**
> O aumento do átrio esquerdo é mais comum que o aumento do átrio direito. Várias condições clínicas podem levar a esse aumento, principalmente, cardiopatia hipertensiva, as miocardiopatias, as cardiopatias reumáticas crônicas com acometimento de valvas aórtica e mitral, a comunicação interatrial, as cardiopatias congênitas

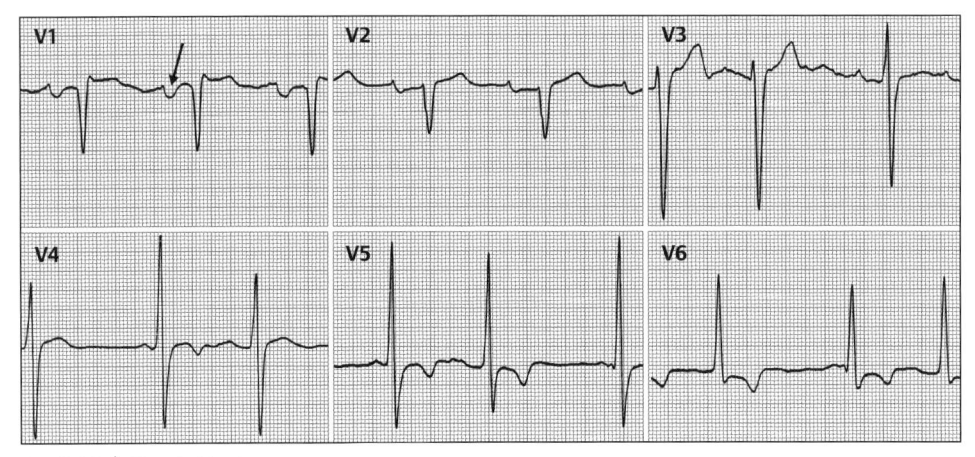

Fig. 8-10. Índice de Morris.

Sobrecarga de Átrio Direito

A principal alteração no eletrocardiograma, quando há aumento do AD, é o aumento da amplitude da onda P. Em relação à despolarização do átrio direito, embora haja um aumento de duração dessa despolarização, não haverá aumento total da duração da onda P (Fig. 8-11).

A onda P terá de apresentar uma amplitude maior que 2,5 mm e com uma duração normal, principalmente, na derivação D2. Associado a isso, a onda P deverá apresentar uma morfologia apiculada ou pontiaguda mais evidente nas derivações eletrocardiográficas D2, D3, aVF, V1 a V4, mas principalmente em D2, como é visualizado na imagem a seguir (Fig. 8-12).

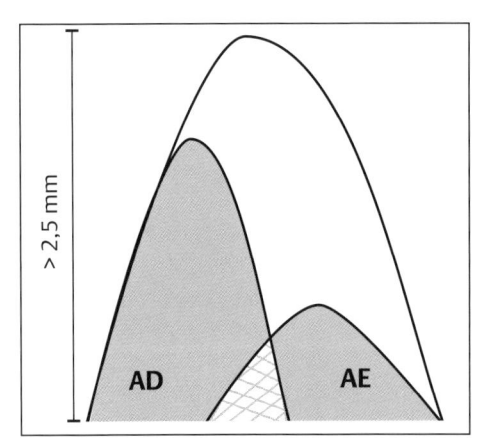

Fig. 8-11. Note que, mesmo com a presença de sobrecarga atrial direita, sua despolarização termina antes da despolarização total do átrio esquerdo, não havendo repercussão sobre a duração da onda P. Por conta disso, a sobrecarga atrial direita promove um aumento de amplitude, mas não alarga a onda P.

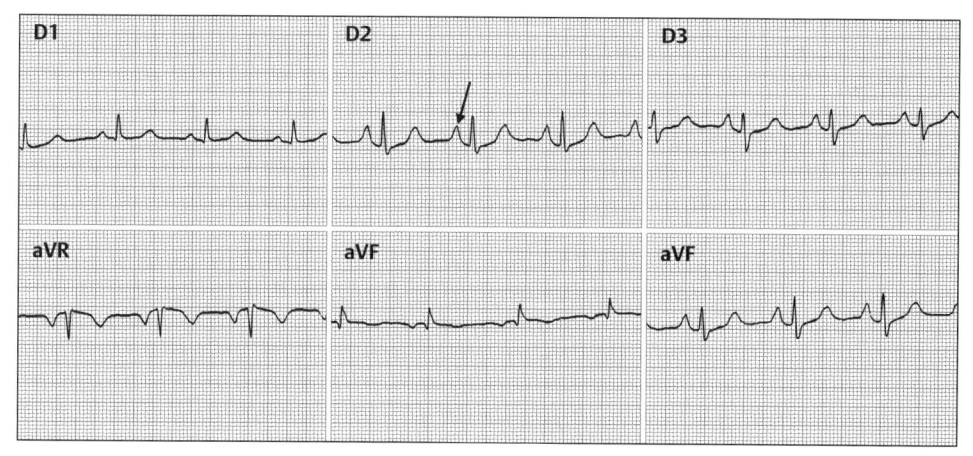

Fig. 8-12. Aumento da amplitude da onda P, por aumento de AD, melhor visualizado na derivação D2.

Na derivação V1, a onda P pode apresentar porção inicial positiva maior que 1,5 mm (Fig. 8-13).

> **Correlação Clínica**
> A importância de realizar o diagnóstico de sobrecarga atrial direita está relacionada à associação dessa sobrecarga com várias condições clínicas tanto cardíacas como estenose e insuficiência tricúspide; estenose e insuficiência pulmonar, como as não cardíacas, que são predominantemente relacionadas à presença de cor pulmonale

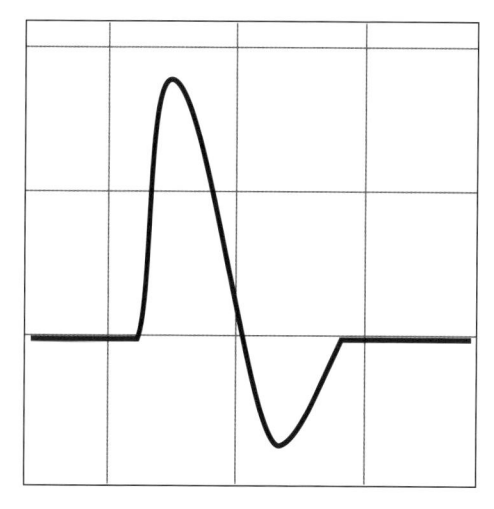

Fig. 8-13. Sobrecarga AD em V1.

Sobrecarga Biatrial

Para fazer o diagnóstico de sobrecarga biatrial é necessário que haja associação dos critérios de sobrecarga atrial direita e de sobrecarga atrial esquerda no mesmo traçado eletrocardiográfico. Por exemplo, a onda P pode apresentar-se com duração e amplitude aumentadas em D2. Na derivação V1, a onda P pode ter a porção positiva ampla e pontiaguda, característica de crescimento atrial direito, e pode ter a porção negativa de duração aumentada, característico de crescimento atrial esquerdo.

> **Correlação Clínica**
>
> A sobrecarga biatrial tem como principais etiologias a cardiopatia reumática crônica com lesões orovalvares múltiplas, como dupla lesão mitral, lesões mitro-tricuspídeas ou na estenose mitral com hipertensão arterial pulmonar

APROFUNDANDO

O eletrocardiograma é bastante específico para o diagnóstico de sobrecargas atriais, porém pouco sensível. Ou seja, se encontrarmos alterações que sugiram sobrecarga atrial é porque elas realmente existem (alta especificidade), mas, se o eletrocardiograma não indicar sobrecarga atrial, mesmo assim elas podem existir (baixa sensibilidade).

Por conta dessa baixa sensibilidade, outros critérios eletrocardiográficos são utilizados, caso os principais critérios não identifiquem a sobrecarga atrial. Vamos apresentar alguns deles a seguir.

Critérios Adicionais para Sobrecargas Atriais
Alterações no Complexo QRS

As alterações no complexo QRS podem indicar sinais indiretos de sobrecarga atrial e tornam-se muito importantes em casos onde não há onda P, como na presença de fibrilação atrial.

A) Sinais indiretos de SAD pela análise do QRS
- Na derivação V1, há uma alteração da amplitude e da morfologia do complexo QRS em relação à derivação V2 (Fig. 8-14). A amplitude do complexo QRS em V1 será de baixa voltagem, sendo esta correspondendo à metade da amplitude em V2 (V2 com amplitude normal e, pelo menos, o dobro de V1). O aumento do volume sanguíneo no átrio direito pode representar uma barreira à condutibilidade elétrica, dificultando o registro em V1 que está localizado no 4º espaço intercostal direito. Já em V2 (no 4º espaço intercostal esquerdo), essa condutibilidade elétrica estará normal.
- Normalmente, o vetor de despolarização do septo médio é representado positivamente em V1, dando origem à onda r, uma vez que o complexo QRS, nessa derivação, tem padrão rS. Na SAD, podemos encontrar o complexo padrão qR em V1. Isso ocorre porque, na presença de SAD, muitas vezes acompanhada de sobrecarga ventricular direita, ocorre uma rotação para baixo (verticalização) e para trás do coração, o que levará uma alteração no vetor inicial da despolarização ventricular com seu primeiro vetor não mais registrado positivamente em V1 (r), mas sim negativamente (q) – Fig. 8-15. No entanto, é interessante ressaltar que esse padrão qR também pode ser encontrado na fibrose miocárdica e na síndrome de Wolff-Parkinson-White, sendo importante descartar essas condições clínicas antes de diagnosticar sobrecarga atrial direita.

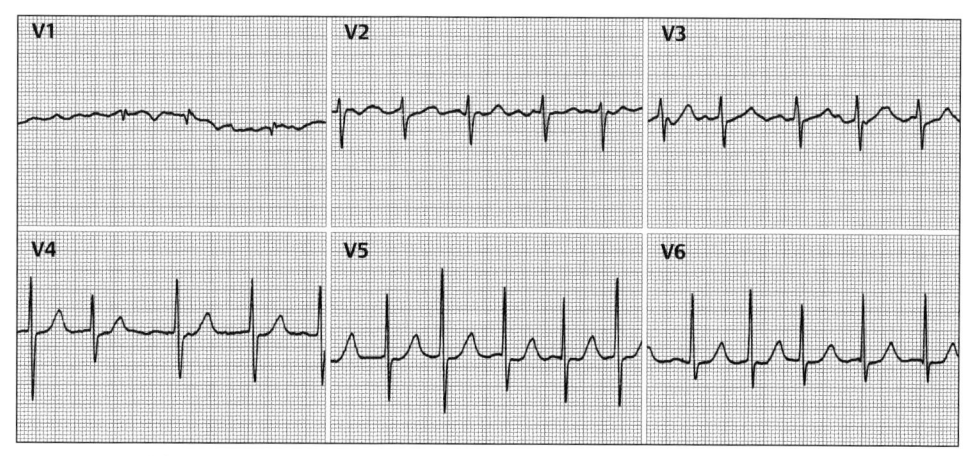

Fig. 8-14. Sinal de Peñaloza-Tranchesi: amplitude do complexo em V1 pequeno (menor que metade da amplitude do complexo QRS em V2).

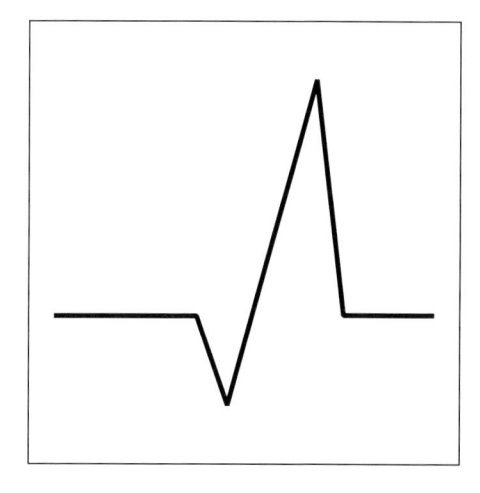

Fig. 8-15. O complexo qR em V1 – sinal de Sodi-Pallares.

B) Sinal indireto de SAE pela análise do QRS: bem menos conhecido que os critérios indiretos para aumento de AD. Um grande aumento de AE poderia levar ao aparecimento de ondas q profundas em D1 e aVL e ocasionalmente em V5 e V6, o que representaria um critério de aumento de AE, desde que excluindo-se fibrose miocárdica e Wolff-Parkinson-White.

Alterações da Morfologia da Onda P

Algumas alterações morfológicas na onda P podem sugerir sobrecargas atriais que acompanhem ou não os critérios apresentados acima.

A) Onda P *mitrale* = sobrecarga atrial esquerda.
- Na onda P podemos encontrar um entalhe de característica bífida que pode indicar uma SAE. Caso a distância entre os picos da onda P entalhada seja > 0,04 s (um "quadradinho"), estamos diante do sinal mais específico para SAE (100%), porém com sensibilidade muito baixa (15%). Essa onda P recebe o nome de P *mitrale* por ser mais

frequente, porém não exclusiva, das lesões mitrais. A onda *P mitrale* é mais facilmente identificada nas derivações D1, D2, aVL, V4 a V6, como visualizado abaixo (Fig. 8-16).

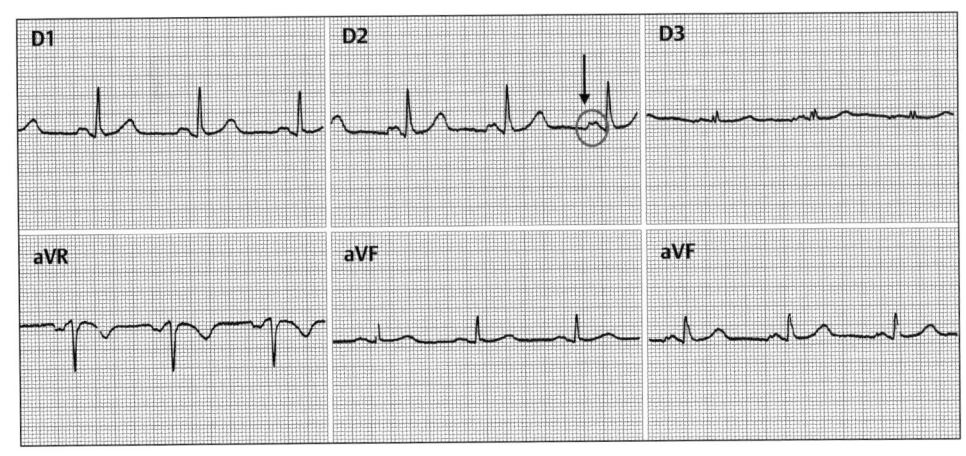

Fig. 8.16. P *mitrale*: entalhe na onda P (seta) melhor visto em D1 e D2.

B) Onda P *pulmonale* e *congenitale* = sobrecarga atrial direita.
- Como já vimos, a SAD leva a um aumento da amplitude da onda P sem alterar sua duração, o que muitas vezes temos dificuldade para entender. Vamos tentar explicar: como o vetor de despolarização do AD é representado verticalmente, quando há aumento de AD, o seu vetor crescerá verticalmente. Então, no traçado eletrocardiográfico, a onda P sofrerá mudanças ao longo da sua porção ascendente e também no seu ápice, o que levará ao aumento da amplitude, assumindo uma configuração apiculada ou pontiaguda, mas a duração continua normal. Sua despolarização termina antes da despolarização total do AE, não havendo repercussão sobre a duração da onda P. Por conta disso, a SAD promove um aumento de amplitude, mas não alarga a onda P (Fig. 8-17).
  Obs.: Vale ressaltar que ondas P pontiagudas também podem ser identificadas em situações de aumento da atividade simpática, como na taquicardia sinusal, não sendo exclusiva da sobrecarga atrial direita.

> **Curiosidade**
> **Onda P pulmonale × Onda P congenitale**
> Há certas mudanças da onda P que se relacionam melhor com determinadas cardiopatias, como no caso do aumento de átrio direito, resultante de doenças pulmonares (*cor pulmonale*) ou resultante de certas cardiopatias congênitas, como Tetralogia de Fallot, estenose da valva pulmonar ou tricúspide. Em ambas as situações, têm-se os mesmos critérios descritos para o crescimento atrial direito. O que diferencia é o desvio do eixo elétrico da onda P para a direita, próximo a +90º com a onda P na derivação D3 sendo maior que em D1 nos casos secundários a doenças pulmonares. Isso já não ocorre nas cardiopatias congênitas citadas, pois essas não têm desvio elétrico da onda P para a direita, e, sim, haverá desvio do eixo de P para a esquerda, tornando a expressão de P com maior amplitude em D1 que em D3. Ela se situa, normalmente, entre +30º e 0º e essa ocorrência se configura no que denominamos *p congenitale* (Fig. 8-18).

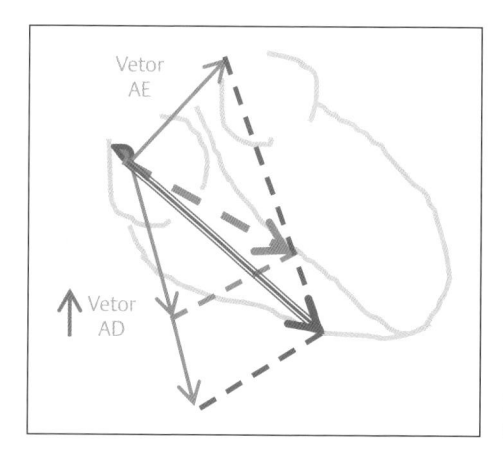

Fig. 8-17. Demonstração vetorial de sobrecarga atrial direita.

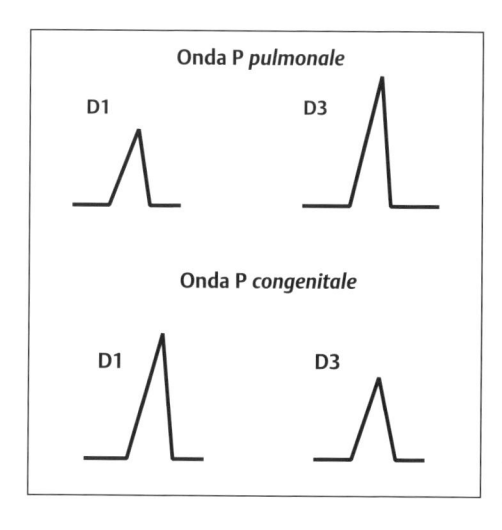

Fig. 8-18. P *pulmonale* (P D3 > P D1) e P *congenitale* (P D1 > P D3).

Índice de Macruz

Esse índice é pouco utilizado na prática, mas, muitas vezes, encontramos em livros de eletrocardiografia.

A razão normal entre a duração da onda P (em D2) e a duração do segmento PR é de 1,0 a 1,7. Nas sobrecargas atriais, esses valores se alterarão como veremos a seguir:

A) **SAD:** se o valor dessa razão for < 1, considera-se positivo para a SAD (Fig. 8-19).
B) **SAE:** se o valor dessa razão for > 1,7, considera-se positivo para a SAE. Isso se deve ao aumento da duração da onda P (Fig. 8-20).

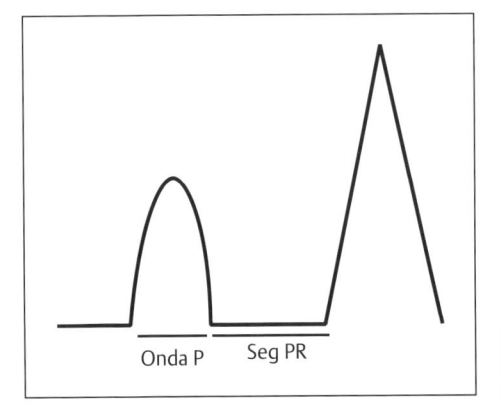

Fig. 8-19. Aumento de AD pelo índice de Macruz. Índice de Macruz = duração da onda P/duração do segmento PR < 1.

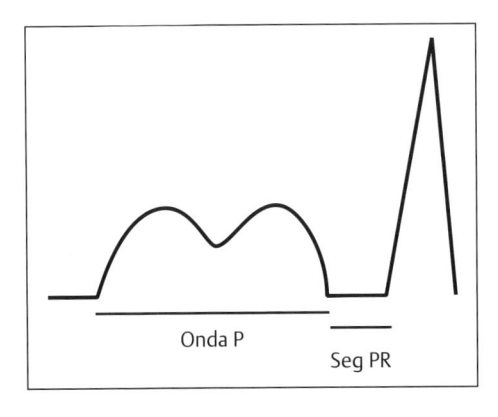

Fig. 8-20. Aumento de AE pelo índice de Macruz. Índice de Macruz = duração da onda P/duração do segmento PR > 1,7.

Desvios do Eixo Elétrico da Onda P
Raramente as sobrecargas atriais alteram o eixo elétrico da onda P. Apenas em SAE extremas podemos encontrar um eixo elétrico desviado para esquerda. Nesse caso, a onda P estará registrada positivamente em D1 e D2 e negativa em aVF. Esta alteração apresenta baixa acurácia. Nas SAD extremas, o eixo elétrico pode estar desviado para direita dependendo da etiologia dessas sobrecargas cavitárias (tópico "curiosidade").

RESUMINDO
Para avaliar a existência de sobrecargas atriais, avalie a duração e a amplitude da onda P nas derivações D2 e V1 (Fig. 8-21).

- Aumento da duração maior ou igual a 0,12 s (ou 3 "quadradinhos") = SAE
- Aumento da amplitude maior que 2,5 mm (ou 2,5 "quadradinhos") = SAD

CAPÍTULO 8 ▪ SOBRECARGAS ATRIAIS

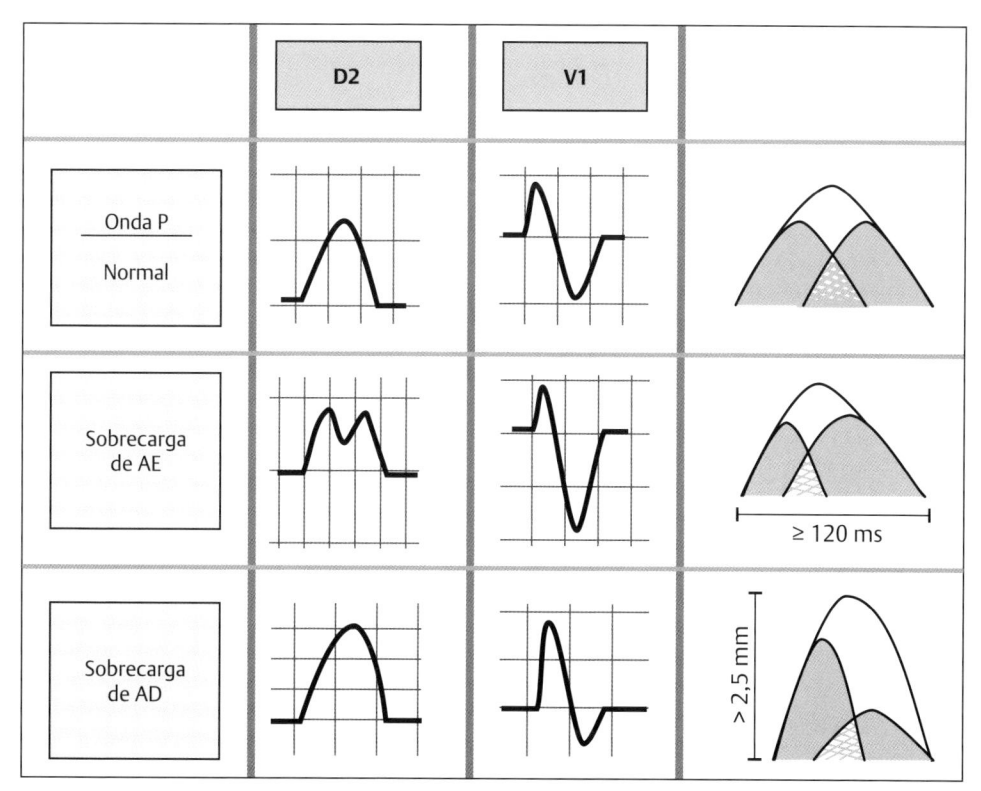

Fig. 8-21. Principais alterações da sobrecarga atrial esquerda e direita.

VAMOS PRATICAR

1. A presença de uma onda P com duração de 140 ms permite-nos determinar que alteração no laudo de ECG?
   A) Sobrecarga atrial direita
   B) Sobrecarga ventricular esquerda
   C) Sobrecarga atrial esquerda
   D) Sobrecarga biatrial

2. Qual a característica da onda P na sobrecarga atrial direita?
   A) Aumento na duração
   B) Desvio do eixo elétrico da onda P para esquerda
   C) Aumento da duração e do componente negativo da onda P
   D) Aumenta sua amplitude

3. Quais dos critérios não é compatível com sobrecarga atrial esquerda?
   A) Aumento da duração da onda P
   B) Peñaloza-Tranchesi
   C) Índice de Morris
   D) Onda P *mitrale*

4. Quais dos critérios não é compatível com sobrecarga atrial direita?
   A) Aumento da duração e do componente negativo da onda P
   B) Aspecto pontiagudo
   C) Sodi-Pallares
   D) Complexo QRS com padrão qR em V1

5. Sobre o ECG avalie:
   A) Frequência cardíaca:_____
   B) EEM do QRS:_____
   C) Duração do intervalo PR:_____
   D) Duração do QRS:_____
   E) Onda P:_____

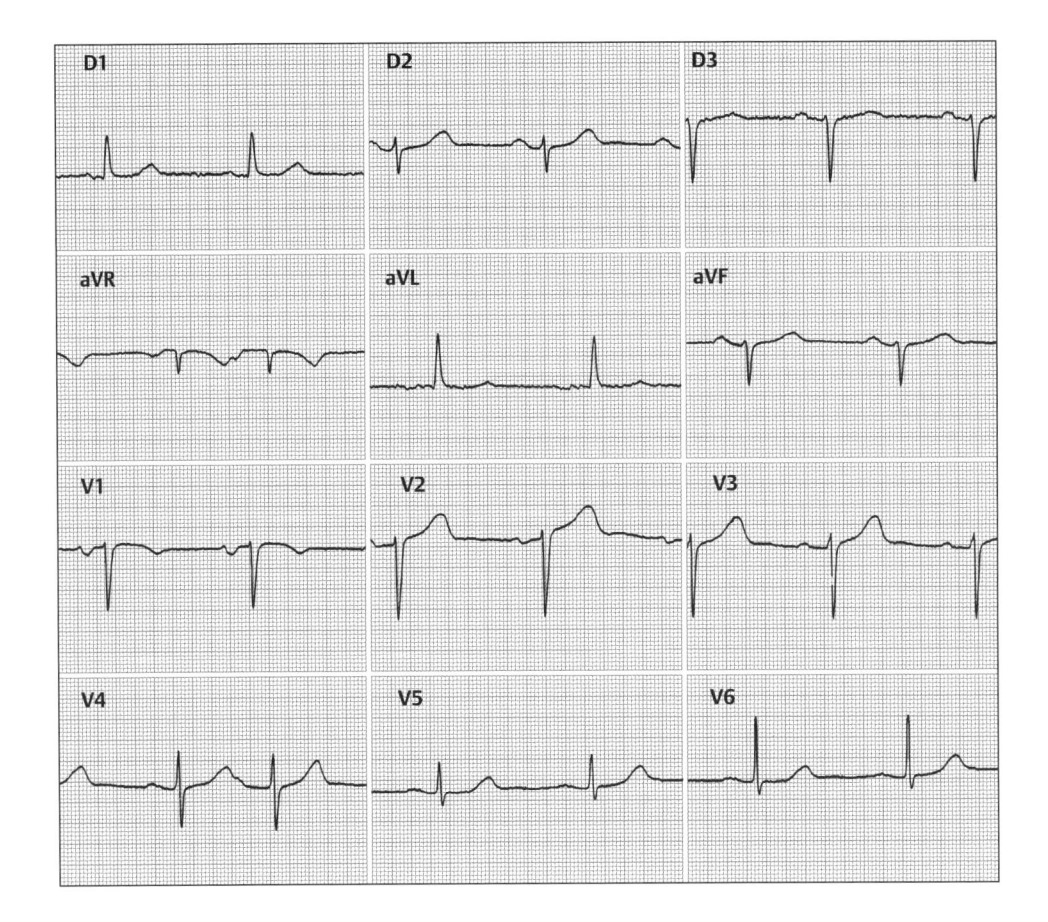

6. Complete a frase:
   Para o diagnóstico de sobrecarga biatrial é necessário que haja associação dos critérios de _____ e de _____ no mesmo traçado eletrocardiográfico.

Respostas

1. C
2. D
3. B
4. A
5. A) 40 bpm
   B) entre –30 e –60 graus (desviado para a esquerda)
   C) 0,24 s ou 240 ms (aumentado)
   D) 0,80 s ou 80 ms (normal)
   E) Duração aumentada com fase negativa de V1 aumentada (índice de Morris) – compatível com sobrecarga atrial esquerda
6. SAE e SAD

SOBRECARGA VENTRICULAR ESQUERDA

CAPÍTULO 9

Abraão Iuri Medeiros Angelim
Ana Paula Chaves de Oliveira
Bruna de Paula Silva
Raquel Martins Maia Costa
Elizabeth Silaid Muxfeldt

FUNDAMENTAL

Vários são os critérios que podemos usar para a detecção da sobrecarga ventricular esquerda (SVE) ao ECG. Os principais critérios utilizados na prática clínica são:

Índice de Sokolow-Lyon (Fig. 9-1)

> **Índice de Sokolow-Lyon**
> S em V1 + R V5 ou V6 > 35 mm

Quando somamos a amplitude das ondas S de V1 com a amplitude das ondas R de V5 ou de V6 (a que for maior) e encontramos mais de 35 mm, podemos dizer que há SVE. No caso de

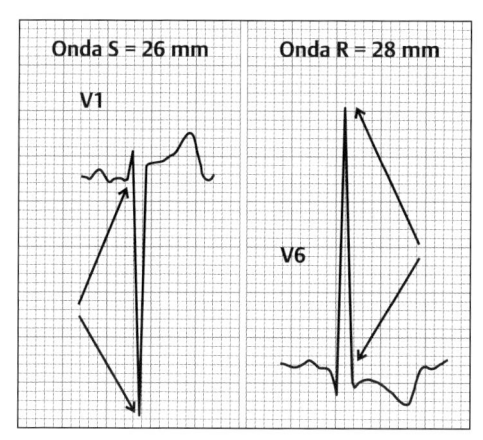

Fig. 9-1. Índice de Sokolow-Lyon = 54 mm (S de V1 – 26 mm + R de V6 – 28 mm).

jovens longilíneos até 25 anos, esse número passa a ser 40 mm. Devemos lembrar que, na presença de bloqueio de ramo esquerdo, a especificidade desse achado diminui bastante.

Se encontrarmos o índice de Sokolow-Lyon, ressaltados os casos acima, podemos dizer que há SVE com uma certeza de 92% (que é a especificidade desse índice) e seguir adiante na análise do ECG; não precisamos pesquisar a SVE por meio de outros critérios.

No entanto, caso não possamos dizer que há SVE pelo critério de Sokolow (índice de baixa sensibilidade, em torno de 50%), devemos tentar avaliar por outros critérios.

Índice de Cornell (Fig. 9-2)

> **Índice de Cornell**
> - R de aVL + S de V3 > 28 mm (homens)
> - R de aVL + S de V3 > 20 mm (mulheres)

Quando somamos a amplitude das ondas R de aVL com a amplitude das ondas S de V3 e encontramos mais de 28 mm para homens e 20 mm para mulheres, podemos dizer que há SVE.

No caso da Figura 9-2, o índice de Cornell seria 59 mm. Portanto caracteriza SVE.

Produto de Cornell

> **Produto de Cornell**
> (R de aVL + S de V3) × duração do QRS ≥ 2.440 mm/ms

O produto de Cornell é calculado multiplicando-se o índice de Cornell pela duração do QRS.

Em mulheres, acrescenta-se 0,6 mV (= 6 mm) ao resultado da soma das voltagens e depois multiplica-se pela duração do QRS.

No caso da Figura 9-2, o produto de Cornell foi igual a 59 mm e o QRS tem duração de 0,10 s (2 "quadradinhos" e meio), isto é 100 ms, logo o produto de Cornell é:

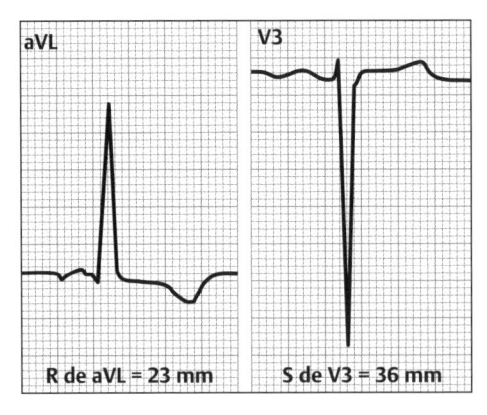

- 59 × 100 = 5.900 mm/ms.

Fig. 9-2. Cálculo do índice de Cornell.

ENTENDENDO

No coração normal há um predomínio das forças elétricas do VE. Sendo assim, o que encontramos na SVE é uma exacerbação do normal, ou seja, os vetores têm a mesma direção da despolarização normal, porém aqueles que representam o VE apresentam amplitudes maiores. O processo de despolarização, quando o VE está hipertrofiado, não difere essencialmente do que ocorre durante a despolarização normal. Se a SVE for incipiente, dificilmente conseguiremos diagnosticá-la pelo ECG.

Critérios de Aumento de Amplitude na SVE e *Strain*

Vamos dividir a despolarização ventricular em 3 vetores (Fig. 9-3) e, a partir daí, tentar explicar as alterações que ocorrem na SVE, bem como o que ocorre durante a repolarização.

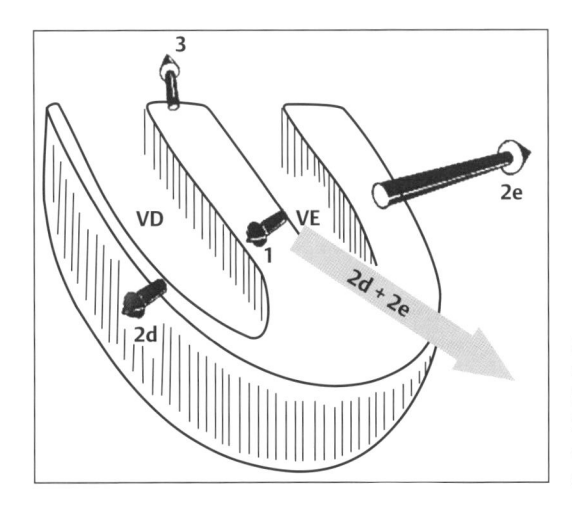

Fig. 9-3. Vetores da despolarização ventricular: **1.** vetor do septo médio; **2d.** vetor do VD; **2e.** vetor do VE; **2d + 2e.** vetor resultante da maior massa de despolarização do VD e VE; **3.** vetor do septo basal.

Vetor 1 da Despolarização Ventricular

Durante a despolarização de um coração normal, encontramos, em V1 e V2, o padrão rS (Fig. 9-4) e, em V5 e V6, o padrão qR ou qRs (Fig. 9-5).

O registro do R de V1 diz respeito à despolarização do septo médio pelo ramo esquerdo e, por isso, o vetor se dirige da esquerda para a direita, sendo registrado em V1 e V2 como positivo e em V5 e V6 como negativo. Como a massa despolarizada é pequena, o vetor também tem pequena amplitude e o registro no eletrocardiograma manterá uma amplitude pequena – tanto um pequeno R em V1 e V2 como um pequeno Q em V5 e V6. É o mesmo vetor sendo visto de pontos diferentes (V1-V2 × V5-V6). Como o vetor se dirige da esquerda para a direita, é registrado positivamente (acima da linha de base) em V1 e V2, lembrando que o eletrodo para registro de V1 encontra-se no 4º espaço intercostal à direita e o eletrodo para registro do V2 no 4º espaço intercostal à esquerda. Como os eletrodos para registro de V5 e V6 encontram-se à esquerda, nas linhas axilares anterior e média à esquerda, respectivamente, esse mesmo vetor, que se dirige para a direita, será registrado como negativo em V5 e V6, também com pequena amplitude, gerando um pequeno Q nessas derivações.

Esse primeiro vetor normalmente não se altera na maioria das sobrecargas de VE.

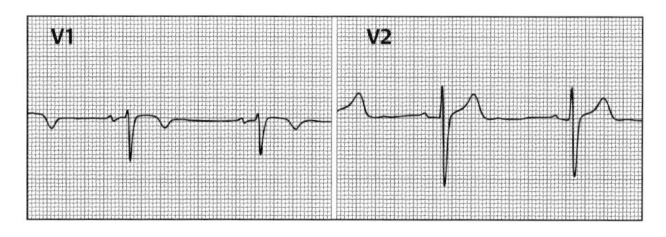

Fig. 9-4. Padrão normal do QRS em V1 e V2 – rS.

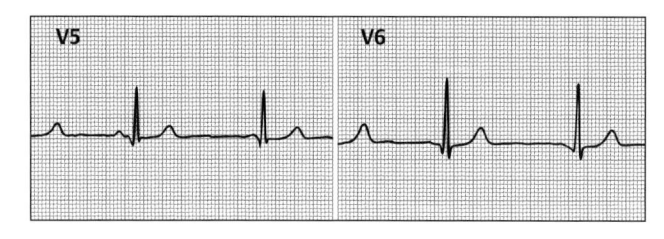

Fig. 9-5. Padrão normal do QRS em V5 e V6 – qR ou qRs.

Vetor 2 da Despolarização Ventricular

O vetor resultante da despolarização das paredes livres dos 2 ventrículos (Fig. 9-6), no coração normal, dirige-se da direita para a esquerda, pois a massa ventricular esquerda é superior à massa ventricular direita. Essa direção do vetor resulta em uma onda S em V1 e V2 e um R em V5 e V6. Isso porque o vetor está se movendo para longe de V1-V2 e aproximando-se de V5-V6. Como a massa despolarizada por esse segundo vetor é bem maior que a massa despolarizada pelo vetor do septo médio (vetor 1), a onda S de V1-V2 é bem maior que a onda r de V1 e V2. Da mesma forma, a onda R de V5 e V6 é bem maior que a onda q de V5 e V6.

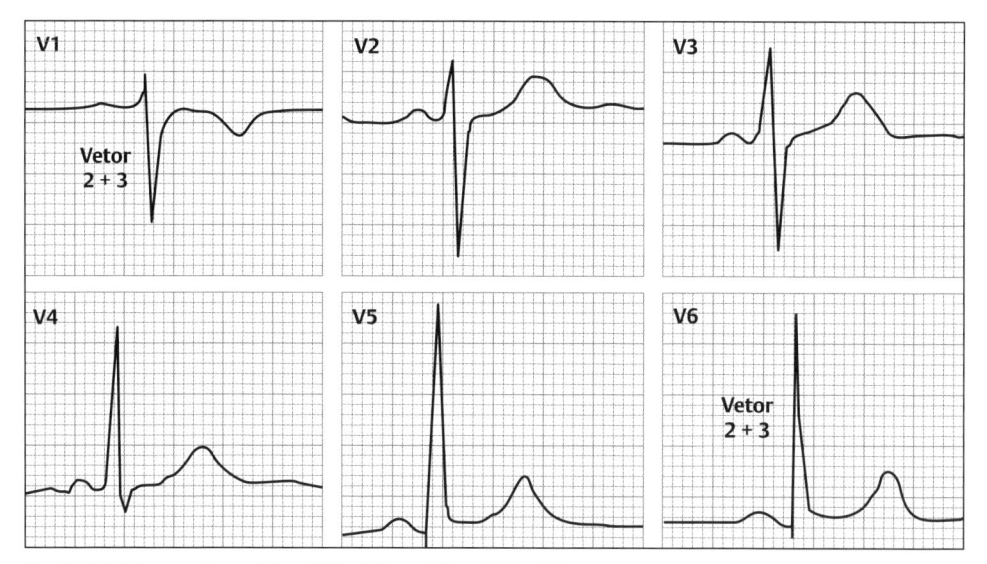

Fig. 9-6. ECG normal – padrão rS V1 e V2, padrão qR V5 e V6.

CAPÍTULO 9 ▪ SOBRECARGA VENTRICULAR ESQUERDA

Sendo assim, a SVE apresenta-se como uma exacerbação do normal, aumentando o vetor que representa a grande massa da despolarização ventricular, ou seja, o segundo vetor, e, com isso, aumenta o S das derivações direitas – V1-V2 – e o R das derivações esquerdas – V5-V6 (Fig. 9-7).

Obs.: As amplitudes do S de V1-V2 não são exatamente iguais às amplitudes do R de V5-V6 porque os eletrodos das derivações V1-V2 não estão situados em pontos diametralmente opostos aos eletrodos de V5-V6.

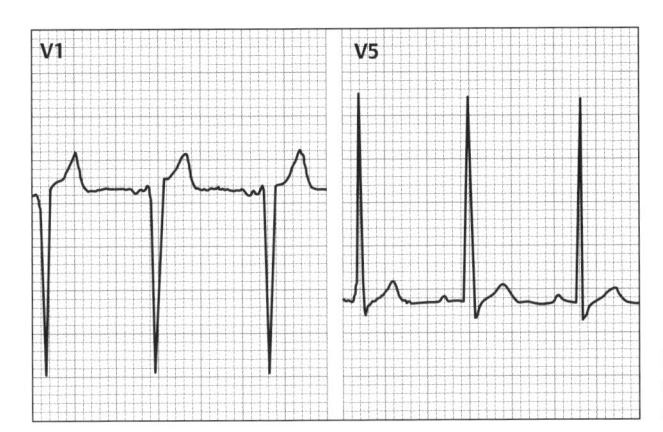

Fig. 9-7. ECG com aumento de amplitude do QRS pela soma do S de V1 com o R de V5.

Vetor 3 da Despolarização Ventricular

O terceiro vetor da despolarização ventricular representa a despolarização do septo basal, sendo direcionado para cima e, geralmente, um pouco para a esquerda. Esse terceiro vetor contribui para o registro do S de V1 e V2 (Fig. 9-8a) e pode contribuir para o registro do R em V5 e V6 (Fig. 9-8b) ou para a presença de um S nessas derivações, caso o vetor dirija-se um pouco para a direita (Fig. 9-8c). Esse vetor despolariza pequena massa muscular e, consequentemente, tem amplitude pequena no ECG. Normalmente, o 3º vetor não se altera na maioria das SVE.

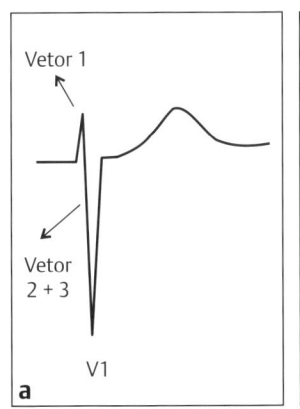

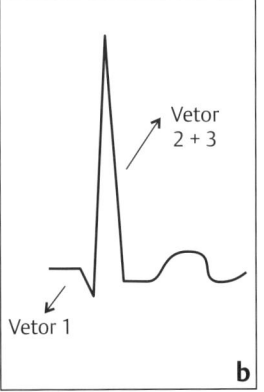

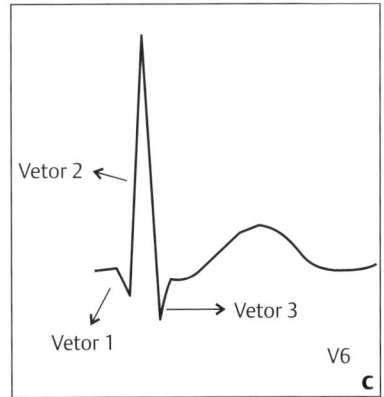

Fig. 9-8. Representação dos vetores da despolarização ventricular em V1 (**a**) e V6 (**b, c**).

Repolarização Ventricular

Em relação à repolarização, inicialmente ela permanece normal (Fig. 9-9), com a onda T seguindo a mesma direção do QRS. Mas, com o aumento da sobrecarga, pode ocorrer uma inversão da onda T em V5-V6 além de um infradesnível do segmento ST (igual ou superior a 0,05 mV), o chamado padrão *strain* (Fig. 9-10).

E qual seria a explicação mais aceita para o *strain*? Ele parece acontecer em decorrência de um atraso na repolarização do VE, porque agora as células do epicárdio não mais repolarizam antes do endocárdio (explicação no Capítulo 5). Normalmente, a repolarização do epicárdio ocorre antes do endocárdio porque a duração do potencial de ação do endocárdio é mais longa que a do epicárdio. Por isso, no coração normal, o sentido da onda T tem o mesmo sentido do QRS. Quando há SVE, isso pode não ocorrer e a repolarização iniciar-se pelo endocárdio, tornando o vetor da onda T contrário ao QRS – isso é mais bem visto em V5 e V6. Outras condições também poderiam justificar essa alteração no ST: uma isquemia relativa por conta do aumento da demanda pela hipertrofia ventricular junto com algum grau de atraso na condução intraventricular pelo ramo esquerdo.

É importante ressaltar que um ECG normal não afasta a existência de SVE, porém, quando identificamos uma SVE por um dos critérios, a probabilidade de termos realmente SVE é maior que 95%.

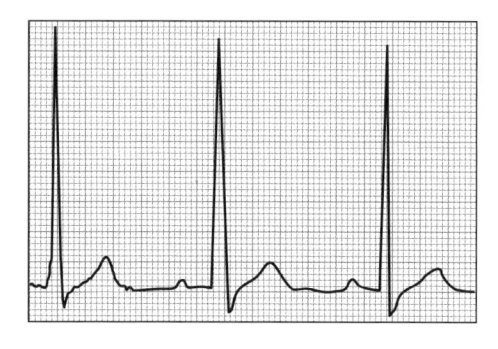

Fig. 9-9. ECG sem *strain*.

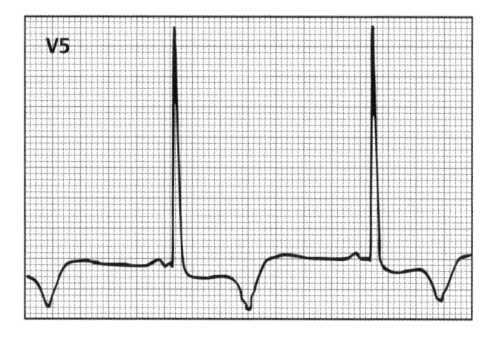

Fig. 9-10. SVE com *strain*.

APROFUNDANDO

A sobrecarga ventricular pode ocorrer em razão de uma hipertrofia e/ou dilatação das paredes ventriculares. O ECG é um dos métodos diagnósticos mais acessíveis para a avaliação das sobrecargas ventriculares, sendo o aumento da amplitude do QRS a principal alteração encontrada.

CAPÍTULO 9 ▪ SOBRECARGA VENTRICULAR ESQUERDA

Antes de entendermos o que de fato ocorre nas sobrecargas ventriculares, vale a pena relembrarmos algumas características da ativação ventricular normal e como ela se manifesta no ECG.

- Um QRS com duração inferior a 120 ms, com amplitude de 5 a 10 mm nas derivações do plano frontal e entre 10 a 30 mm nas derivações precordiais
- Eixo elétrico do coração localizado entre −30° e +90°
- Apresentação de uma transição morfológica da complexo QRS, com rS em V1 para o padrão qR típico de V6, com R aumentando progressivamente nas derivações do plano precordial
- Repolarização normal, com onda T assimétrica, positiva em quase todas as derivações e polaridade semelhante ao QRS

Inicialmente os critérios de Sokolow-Lyon foram os mais utilizados para avaliação da SVE. Porém, em decorrência da sua baixa sensibilidade foram desenvolvidos cálculos matemáticos bastante complicados, utilizando o ECG para chegar a um resultado mais fidedigno. Com o advento da ecocardiografia, tais cálculos perderam importância, pois o ecocardiograma apresenta uma alta sensibilidade para o estudo da estrutura cardíaca como um todo.

As alterações mais encontradas no ECG são exatamente, como já falado, o aumento das ondas S em V1 e V2 e das ondas R em V5 e V6. Por isso, inicialmente via-se que a soma das amplitudes de S de V1 e a onda R de V5 ou V6, maior que 35 mm, era um critério para SVE (critério de Sokolow-Lyon). Para indivíduos menores de 25 anos, consideramos os valores de Sokolow-Rappaport, onde a somatória tem de ser maior ou igual a 40 ms.

> **Observação**
> Na presença de bloqueio de ramo esquerdo ou em jovens longilíneos, os critérios não apresentam a mesma sensibilidade, podendo apresentar falso-positivos

Desvio de Eixo
A questão já mencionada da possibilidade de desvio de eixo elétrico médio do QRS para a esquerda na presença de SVE também merece uma ressalva. Não há limites precisos para os desvios do EEM para a esquerda para separar SVE, BRE (bloqueio de ramo esquerdo) e BDAS (bloqueio divisional anterossuperior). Didaticamente podemos usar:

- SVE = em torno de −30°.*
- BRE = em torno de −40°, −45°.*
- BDAS = além de −45° (veremos com maior profundidade no capítulo dos bloqueios divisionais).**

Sobrecarga Sistólica *vs.* Sobrecarga Diastólica
Alguns autores tratam da diferença entre o aspecto do ECG quando estamos diante de uma sobrecarga sistólica (de pressão) e uma sobrecarga diastólica (de volume). Na sobrecarga sistólica, como vimos, pode ocorrer um infradesnível de ST com T negativa, assimétrica (padrão de *strain*). Além disso, há diminuição ou desaparecimento do 1º vetor, determinando diminuição ou desaparecimento de R em precordiais direitas (V1-V2) e de Q em

---
*Não há necessidade de desvio do EEM para que o diagnóstico seja realizado.
**Há necessidade de desvio do EEM para que o diagnóstico seja realizado.

precordiais esquerdas (V5-V6) e nas derivações do plano frontal que exploram o VE, particularmente, D1 e aVL. Já na sobrecarga diastólica, a repolarização altera-se principalmente com onda T tendendo à simetria, tornando-se alta e pontiaguda e o segmento ST supradesnivelado, com uma concavidade superior nas derivações que exploram principalmente o VE - V5, V6 e também D1 e aVL. Além disso, há aumento da amplitude do 1º vetor, aumentando o R de V1-V2 e o Q de V5-V6.

Esse conceito tem sido muito criticado e sua utilização na prática é pequena, pois parece que essa diferença é mais de caráter quantitativo que qualitativo. Apesar da sobrecarga diastólica estar associada inicialmente às sobrecargas de volume, com a evolução da gravidade desses pacientes, passam a apresentar aspecto de sobrecarga sistólica. Ou seja, o aspecto eletrocardiográfico de sobrecarga diastólica e de sobrecarga sistólica não depende exclusivamente da etiologia, mas seria uma gradação de um mesmo fenômeno. Atualmente as diretrizes americanas não recomendam o uso dos termos sobrecarga sistólica e sobrecarga diastólica.

Causas de Alterações na Amplitude do QRS Não Relacionadas à SVE

A sobrecarga ventricular, como já dito, promove um aumento da amplitude do QRS. Tal alteração não é exclusiva das sobrecargas, e pode ser vista em diversas situações, não correspondendo necessariamente a algo patológico, como é o caso de crianças, atletas, mulheres mastectomizadas, pacientes longilíneos ou pessoas com vagotonia.

Modificações na amplitude do QRS por causas extracardíacas não necessariamente relacionadas à SVE e que podem alterar sua amplitude:

Amplitude do QRS aumentada:	
Maior proximidade do VE com a parede torácica e os eletrodos e quantidade menor de tecido gorduroso que é um meio pobre em condução	■ Pacientes magros com tórax estreito ■ Atletas vagotônicos ■ Crianças ■ Síndrome de Marfan ■ Mulheres mastectomizadas
Bloqueio de ramo esquerdo	
Wolff-Parkinson-White	
Amplitude do QRS diminuída	
Maior quantidade de tecido gorduroso, que tem baixa condutibilidade, interferindo com o registro eletrocardiográfico	■ Obesos ■ Grandes mamas
Implante mamário de silicone	
Aumento do tecido pulmonar entre o coração e a parede torácica interferindo na condução	DPOC
Líquido no espaço pleural diminuindo a condutividade	Derrame pleural

Sobrecargas de VE Atípicas

Podem ocorrer alguns padrões atípicos de SVE onde não haverá necessariamente aumento especificamente do vetor 2 da despolarização. Ocasionalmente, há aumentos regionais do VE que podem ser representados de maneiras diferentes no ECG, como, por exemplo:

A) Aumento do 1º vetor: aumento de r em V1 e do q em V6 – padrão encontrado na hipertrofia septal
B) Nas hipertrofias de porções mais basais do septo, haverá grande aumento de S em V1-V2 (porque o S é a soma do 2º com o 3º vetor), sem haver, no entanto, grande aumento de R em V5-V6, pois, nessas derivações, o 3º vetor não se projeta tão bem quanto o 2º vetor.
C) A zona de transição pode se desviar para a direita, ocorrendo em V2 e não mais em V3-V4. Ou, ao contrário, pode ocorrer uma transição abrupta entre V1-V2-V3 e V4-V5-V6.

Diagnósticos Difíceis de SVE

Na presença de SVD associada, de infarto do miocárdio, do uso de drogas que alteram a despolarização e/ou repolarização, de bloqueio de ramo esquerdo (BRE), o diagnóstico de SVE pode ser menos claro. Esses temas serão discutidos em capítulos específicos.

CORRELAÇÃO CLÍNICA

Sendo o ECG um exame complementar, é importante sabermos as condições que mais se relacionam com a SVE.

As principais causas relacionadas à SVE são as condições que levam à sobrecarga de pressão (HAS, estenose aórtica, coarctação de aorta), à sobrecarga de volume (insuficiência aórtica, insuficiência mitral, comunicação interventricular, persistência de canal arterial) e as miocardiopatias (dilatadas, restritivas ou hipertróficas).

A seguir, alguns exemplos de pacientes com essas condições que apresentam sinais de SVE ao ECG (Figs. 9-11 e 9-12).

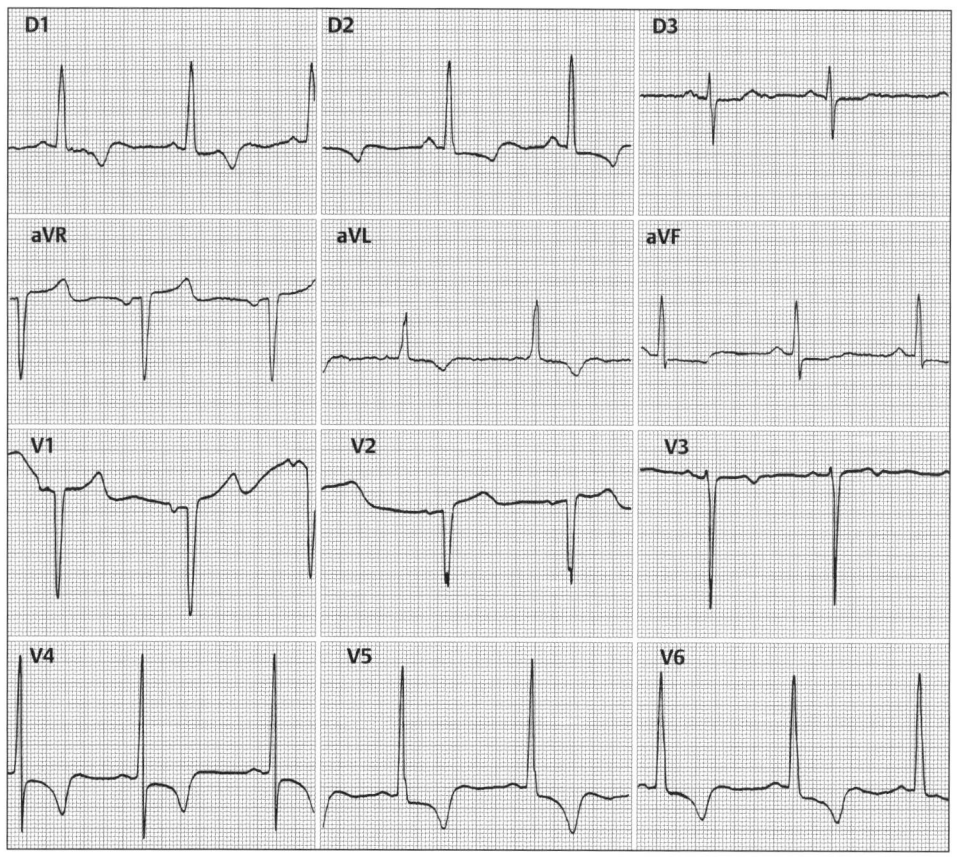

Fig. 9-11. ECG de paciente com SVE por estenose aórtica grave. SVE pelo índice de Sokolow-Lyon, pelo índice de Cornell observando padrão de *strain* em V4, V5 e V6. Transição abrupta de V3-V4.

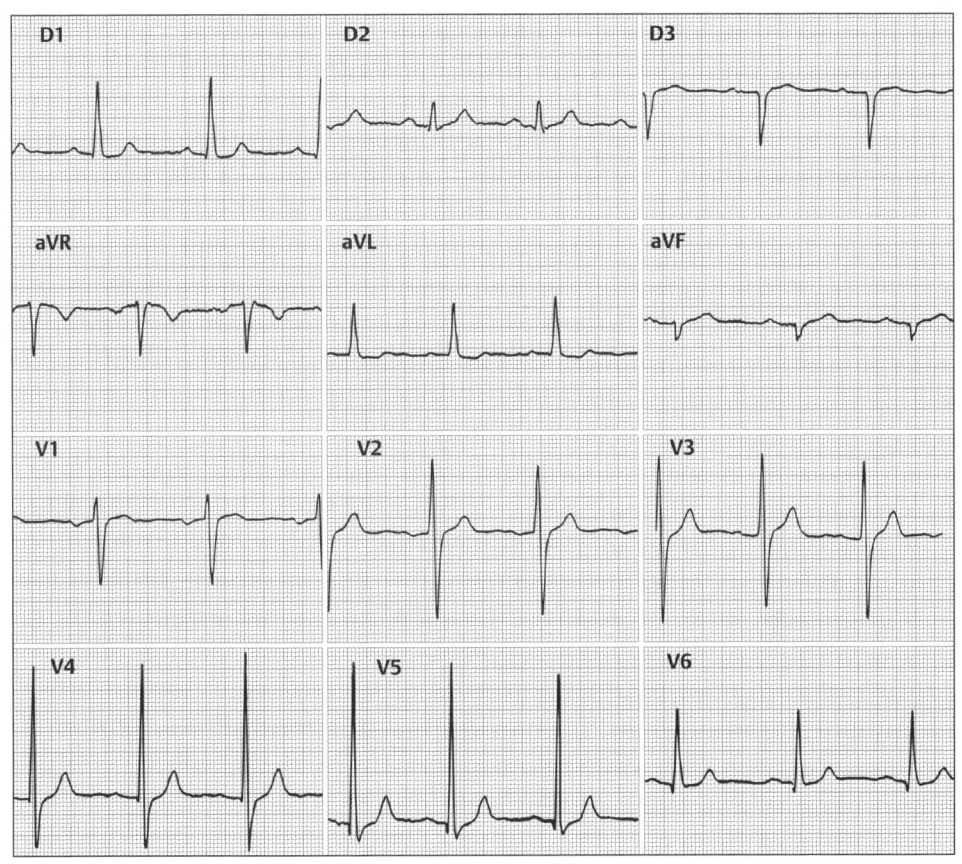

Fig. 9-12. ECG de paciente do sexo masculino com SVE por insuficiência mitral. SVE pelo índice de Sokolow-Lyon (RV1 + SV5 > 35 mm), limítrofe pelo índice de Cornell e sem padrão de *strain*.

RESUMINDO

Se você quer saber se há SVE, procure ver se o ECG preenche os critérios de Sokolow-Lyon. Caso preencha, siga para a próxima avaliação do ECG. Caso não preencha, avalie o índice e o produto de Cornell.

Se um desses 3 critérios apontarem SVE o diagnóstico está feito. Porém, a ausência de critérios para SVE não afasta a presença de HVE. Neste caso, o ecocardiograma definirá o diagnóstico.

Existem outros critérios que podem auxiliar no ECG para a SVE, mas que não são muito utilizados, principalmente com a expansão da utilização do ecocardiograma, que avalia muito bem a presença de SVE.

Critérios de Sokolow-Lyon
S em V1 + R V5 ou V6 > 35 mm

Índice de Cornell
- R de aVL + S de V3 > 28 mm (homens)
- R de aVL + S de V3 > 20 mm (mulheres)

Produto de Cornell
(R de aVL + S de V3) × duração do QRS ≥ 2.440 mm/ms

VAMOS PRATICAR

1. Dentre as fórmulas abaixo, qual representa os critérios de Sokolow-Lyon:
   A) R em D1 + S em D3 > 25 mm
   B) (R1 + S3) − (R3 + S1) ≥ 17 mm
   C) S em V1 + R V5 ou V6 > 25 mm
   D) S em V3 + R em aVL > 28 mm
   E) S em V1 + R V5 ou V6 > 35 mm

2. O ECG abaixo mostra:

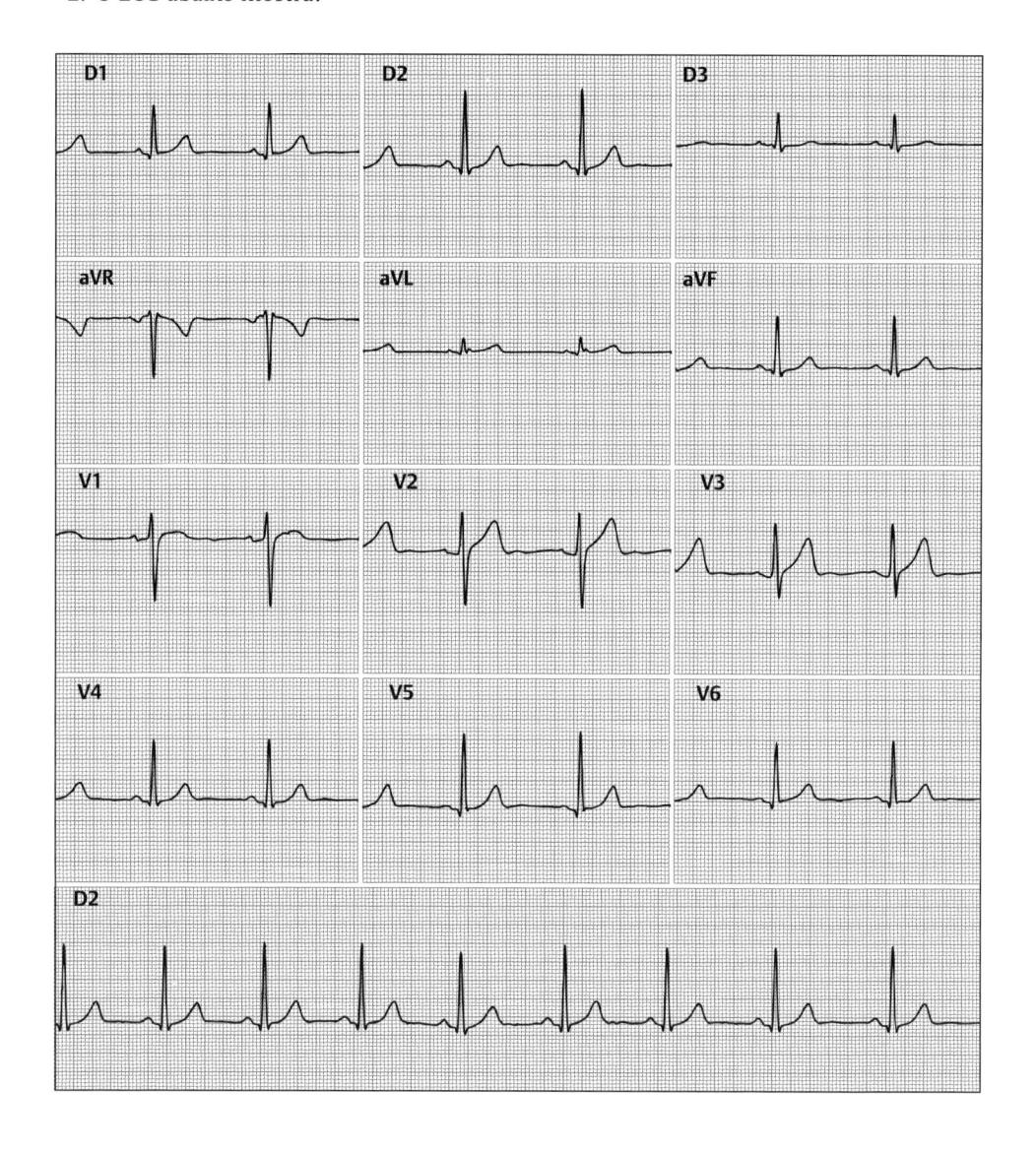

A) Hipertrofia ventricular direita
B) ECG normal, sem alteração
C) Hipertrofia ventricular esquerda
D) Bloqueio de ramo esquerdo
E) Hipertrofia biventricular

3. O ECG abaixo, de um paciente do sexo masculino, sugere qual anormalidade:

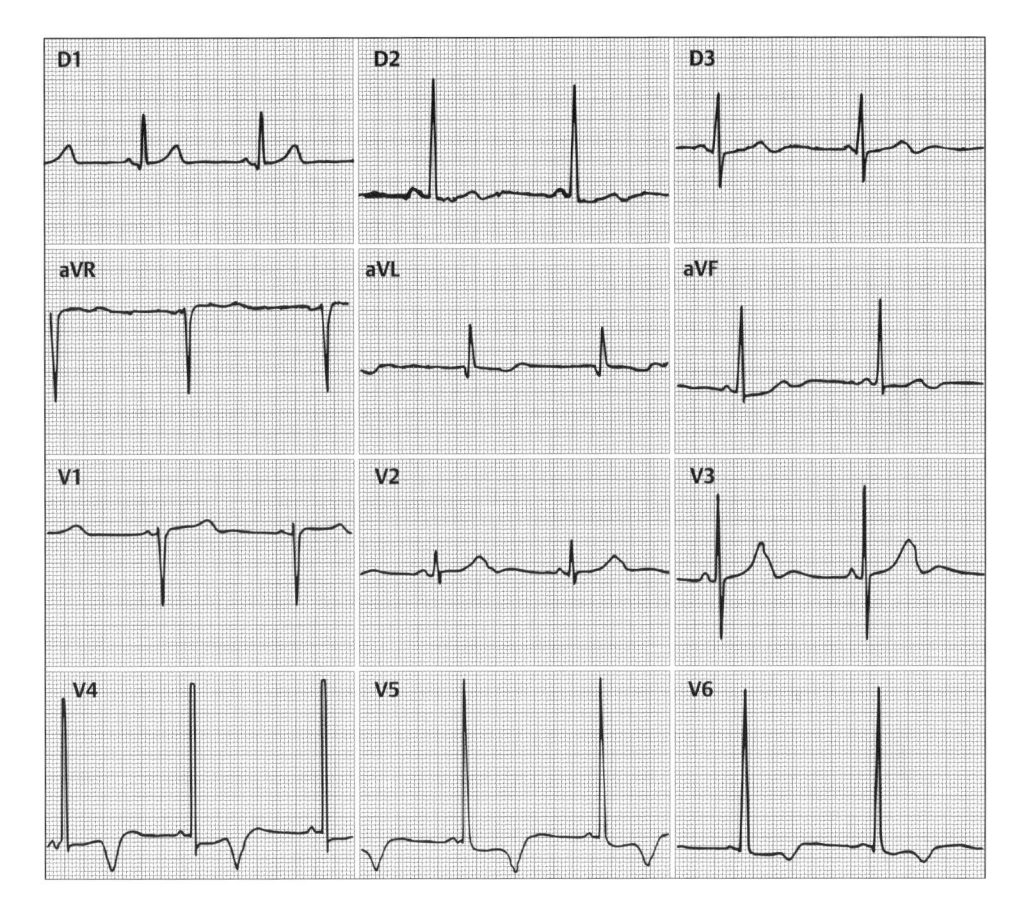

A) Hipertrofia ventricular direita
B) ECG normal, sem alteração
C) Hipertrofia ventricular esquerda
D) Bloqueio de ramo esquerdo
E) Hipertrofia biventricular

4. Considerando o que você aprendeu até agora, no ECG da questão 3, complete:
   A) Ritmo
   B) Frequência cardíaca
   C) Eixo elétrico médio do QRS
   D) Avaliação da onda P

E) Duração do intervalo PR
F) Avaliação do QRS:
   Duração:_____
   Sokolow:_____
   Cornell:_____
   Produto de Cornell:_____
   Repolarização:_____
   Conclusão do QRS:_____
G) Conclusão do ECG:_____

Respostas

1. E

2. B

3. C

4. A) sinusal
   B) 43 bpm
   C) EEM QRS entre + 30 e + 60 graus
   D) onda P com amplitude e morfologia normais
   E) PR = 0,18 s – normal
   F) duração do QRS = 0,08 s (normal), Sokolow = 55 mm (critérios para SVE), Cornell = 23 mm (sem critérios para SVE pelo índice de Cornell), produto de Cornell = 1.840 (sem critérios para SVE pelo produto de Cornell), repolarização alterada com infradesnível de ST em D1, aVL, V5 e V6 e T negativa – padrão de *strain*. Conclusão do QRS: aumento de amplitude pelo critério de Sokolow-Lyon e alteração de repolarização com padrão de *strain* compatível com sobrecarga ventricular esquerda.
   G) ECG com SVE

SOBRECARGA VENTRICULAR DIREITA

CAPÍTULO 10

Maria Fernanda de Miranda Reis do Rego
Anne Miranda Capaccia
Rogério Pessanha Fádel
Bruna Pedrosa
Ana Luisa Rocha Mallet

FUNDAMENTAL

A sensibilidade do ECG para detecção de sobrecarga ventricular direita (SVD) é muito baixa (em torno de 10%), enquanto sua especificidade é bastante alta. Ou seja, grande parte das SVD não são diagnosticadas pelo ECG, porque o exame não é sempre capaz de detectar as alterações decorrentes da sobrecarga.

Por conta dessa baixa sensibilidade, procuramos no ECG por pistas que possam revelar a presença de SVD. As principais pistas serão apresentadas abaixo.

Alterações no ECG que podem estar associadas à SVD:

- Desvio do eixo elétrico médio (EEM) para a direita (além de + 100 graus)
- Onda R predominante em V1 (amplitude de R > amplitude de S em V1 – lembrando que, no ECG normal, a onda S é maior que R em V1)
- Presença de onda S com maior amplitude que o habitual em V5, V6
- R de V1 + S de V5 ou V6 > 10 mm
- R V1 > 7 mm
- R/S de V6 < 1
- Inversão de onda T com padrão de *strain* nas derivações que "olham" para o VD: V1 e V2 (ocasionalmente V3)
- Sobrecarga atrial direita, caracterizada por ondas P pontiagudas e com aumento de amplitude (> 2,5 mm). Se existe crescimento de AD é obrigatório pensar-se em SVD

Na Figura 10-1, apresentamos um ECG com SVD.

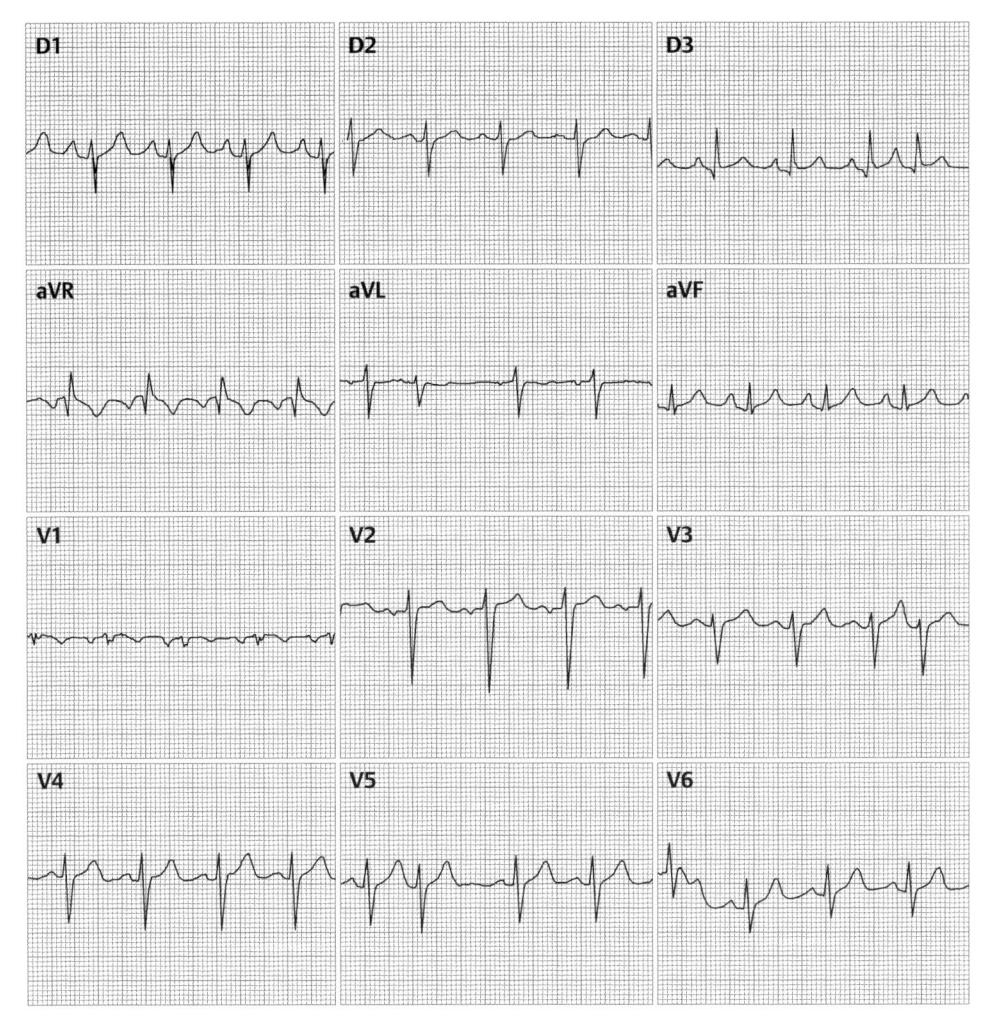

Fig. 10-1. Nesse ECG encontramos: desvio do EEM para a direita; aumento do AD pelo aumento de amplitude da onda P em D1 e também pelo sinal indireto de Tranchesi (QRS em V1 de baixa amplitude com amplitude em V2 mais que o dobro de V1 – ver Capítulo 8); aumento de AE pelo índice de Morris e aumento do S em precordiais esquerdas (V5 e V6) – S > 7 mm e S > R em V5. Esses achados definem um aumento biatrial acompanhado de uma SVD. Paciente portador de estenose mitral.

ENTENDENDO

No ECG normal, os vetores representativos da despolarização do VD inscrevem-se ao mesmo tempo que os de VE. Como os vetores de VE têm maior amplitude, praticamente não percebemos a despolarização do VD no ECG normal. Por isso, o 2º vetor, sendo a resultante da despolarização dos dois ventrículos acompanha a direção da despolarização do VE, ou seja, dirige-se para a esquerda (Fig. 9-3).

Enquanto a sobrecarga ventricular esquerda (SVE) exagera o padrão normal do ECG, a SVD leva a alterações que modificam significativamente o traçado. A massa do VE é geralmente 3 vezes maior que a massa do VD. Sendo assim, para que a SVD consiga alterar a direção da resultante da despolarização dos ventrículos (e com isso levando a alterações no ECG), esta SVD tem que ser significativa. Mesmo que o VD duplicasse sua massa, ela ainda seria menor que a massa do VE e poderia não alterar o ECG. Isso explica a baixa sensibilidade do ECG (em torno de 10%) para a detecção de SVD e sua elevada especificidade (cerca de 95%).

Isso quer dizer que grande parte das sobrecargas de VD não serão detectadas pelo ECG (baixa sensibilidade); por outro lado, quando encontrarmos alterações que sugiram SVD no ECG, ela muito provavelmente existe (alta especificidade).

Em decorrência de uma baixa sensibilidade do ECG para detecção de SVD, devemos buscar e valorizar no ECG todas as pistas que possam nos auxiliar no diagnóstico eletrocardiográfico de SVD. O fato de a hipertrofia do VD ser, muitas vezes, assimétrica, explica porque alguns sinais podem estar presentes enquanto outros não, na dependência do crescimento preferencial de uma determinada região em relação à outra.

Quando ocorre hipertrofia do VD, essa câmara tem maior contribuição na inscrição do QRS, podendo levar a alterações em qualquer dos três vetores da despolarização ventricular ou mesmo de todos eles. O complexo QRS normal no adulto é predominantemente negativo em V1, com uma R pequena seguida de uma S profunda (Fig. 10-2). Na SVD, essa predominância negativa pode deixar de existir nas precordiais direitas, com um aumento de R em V1 e o aparecimento de uma força terminal mais acentuada em V6 (uma S maior em V6), geralmente associada a uma despolarização tardia da região basal do VD (Fig.10-3).

Essa maior participação do VD na despolarização ventricular é, assim, responsável pelos achados de:

- Aumento de R em V1 podendo chegar a uma amplitude maior que 7 mm e/ou a uma amplitude maior que o S de V1 (relação R/S > 1).
- Aumento do S de V5 e V6 com S podendo alcançar uma relação R/S < 1.
- A soma do R de V1 com o S de V5 ou V6 > 10 mm é, ainda, outro critério (sendo chamado, algumas vezes, de "Sokolow" de VD).

Na SVD significativa, predominam no campo elétrico os vetores dirigidos para a direita, e a orientação do vetor médio do QRS também poderá se direcionar para a direita, na maior parte das vezes entre +90 e +180 graus (Fig. 10-4).

Uma SVD importante pode ocasionar uma repolarização atrasada do VD, produzindo um infradesnível do segmento ST com uma onda T negativa em precordiais direitas, o chamado *strain* de VD (Fig. 10-5), que algumas vezes se expressa até nas precordiais esquerdas.

A presença de uma SAD em um ECG sugere a presença associada de SVD, embora existam exceções, como no caso da doença de Ebstein e na estenose tricúspide.

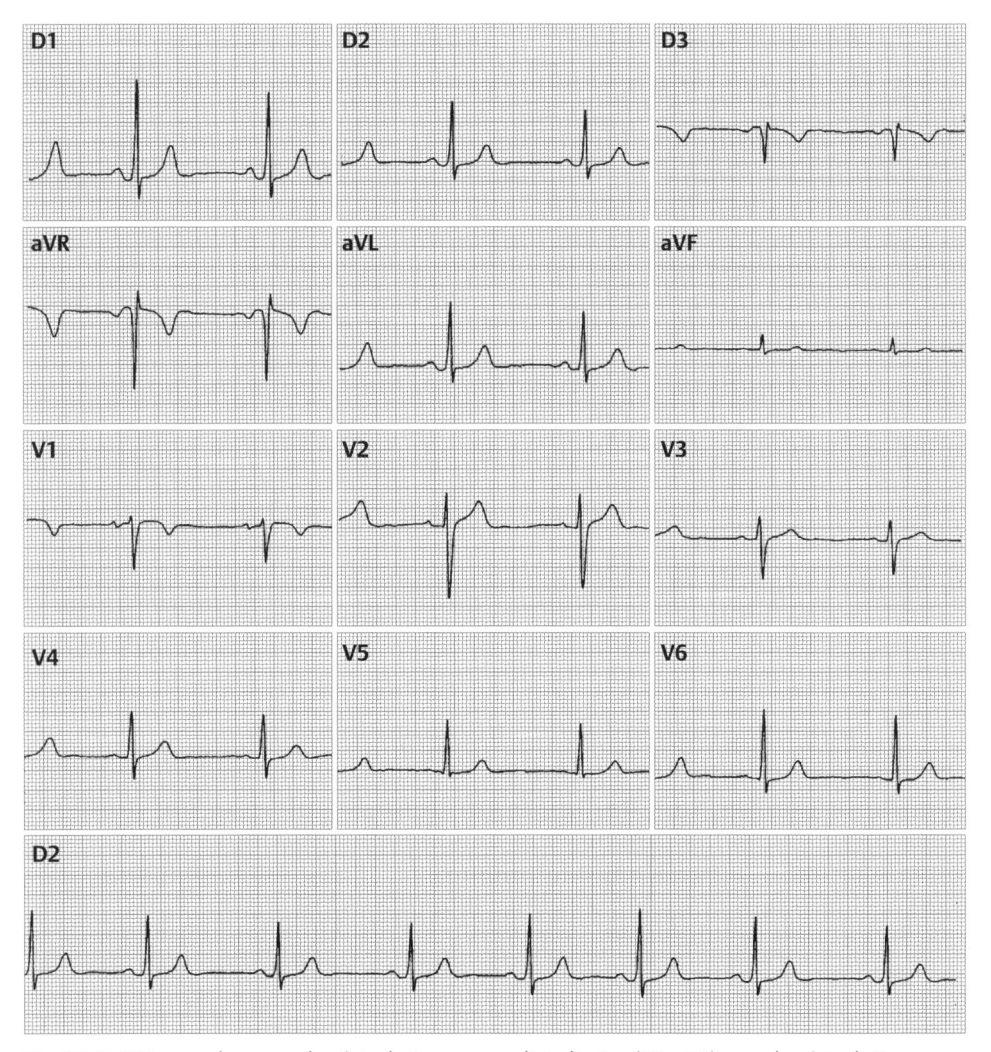

Fig. 10-2. ECG normal com predomínio de S em precordiais direitas (V1 e V2) e predomínio de R em precordiais esquerdas (V5 e V6).

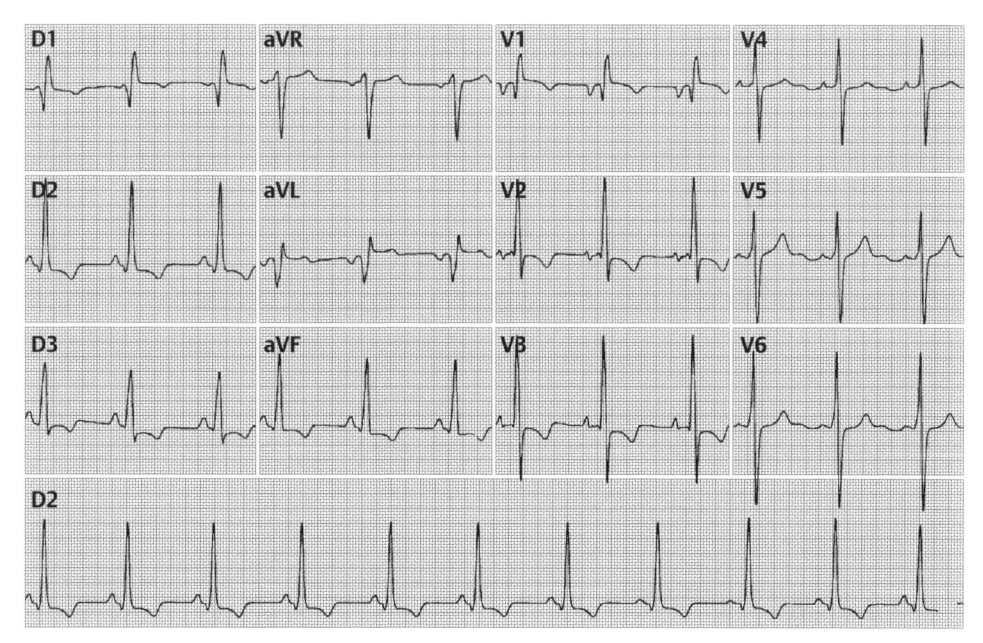

Fig. 10-3. ECG com ritmo sinusal com aumento do AE pelo índice de Morris (V1) além de aumento de R em V1 e V2 (> 7 mm) com padrão de *strain* nessas derivações sugerindo SVD. Encontramos também ondas S profundas em V5 e V6 (S > 7 mm e S > R em V5 e V6). Todos esses achados são compatíveis com SVD, nesse caso, associada à sobrecarga de AE.

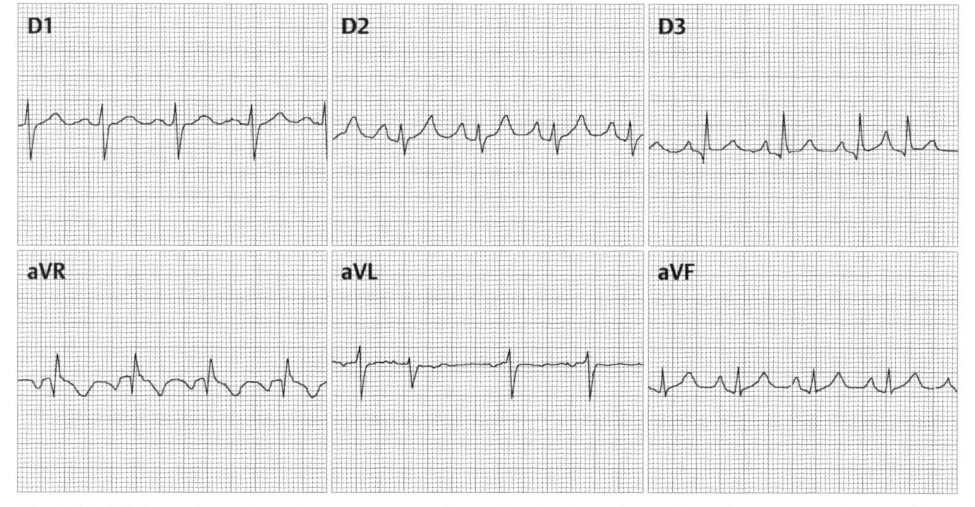

Fig. 10-4. ECG em ritmo sinusal com aumento de amplitude de onda P indicando aumento de AD. Além disso há desvio do EEM para a direita (QRS predominantemente negativo em D1 e positivo em aVF). Esses são sinais que nos fazem suspeitar da presença de SVD.

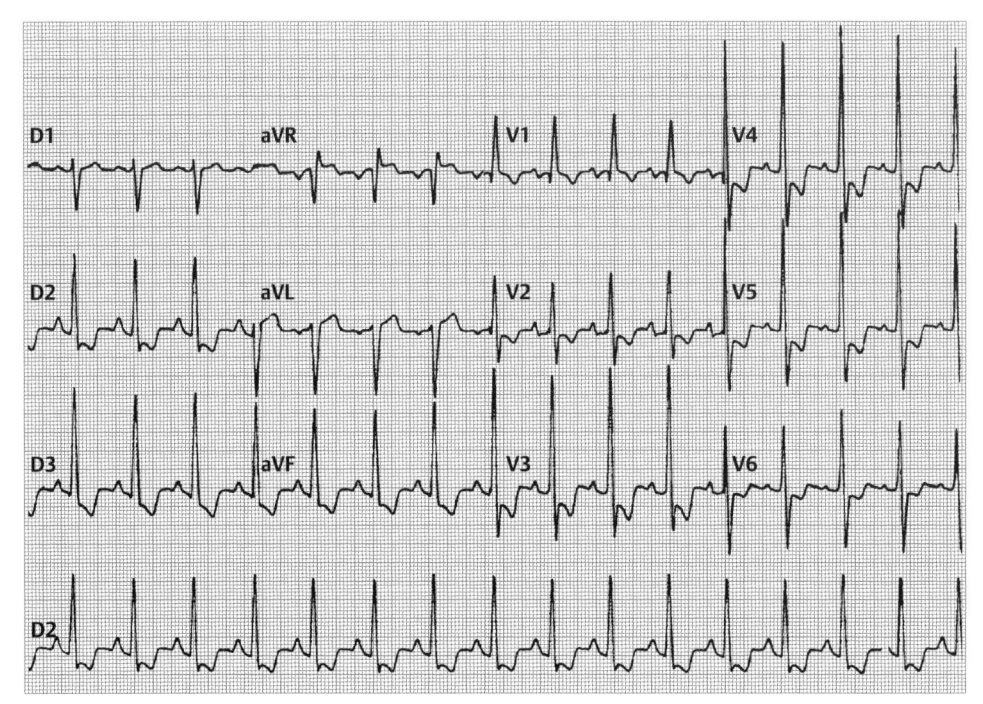

Fig. 10-5. SVD com desvio do eixo elétrico médio para a direita, aumento de AD, aumento do R de precordiais direitas e do S de precordiais esquerdas com *strain* de VD em parede anterior (V2 a V6). Paciente portador de hipertensão arterial pulmonar grave.

APROFUNDANDO

A SVD pode não ser simétrica e afetar preferencialmente uma ou mais das regiões do VD: parede livre, região parasseptal D, porções basais do VD (especialmente a via de saída do VD-VSVD). Isso faz com que vários padrões possam ser encontrados relacionados à SVD, como citado anteriormente.

Se predomínio da hipertrofia da parede livre do VD:

- R amplas em precordiais direitas (V1 e V2).
- EEM do QRS desviado para a direita (em torno de + 120 graus).

Se predomínio da região parasseptal direita:

- R amplas na zona de transição do QRS.
- EEM QRS entre +90 e +120 graus.

Se predomínio de hipertrofia das regiões basais:

- rS de V1 a V6 com S profundas em V5 e V6.
- EEM no quadrante superior direito

Tópicos especiais relacionados à SVD:
1. Diagnósticos diferenciais para achados de ECG que sugerem SVD:
   A) Desvio do EEM para a direita:
      - Pode ocorrer em pessoas normais altas e magras. Nesses casos, o EEM geralmente não ultrapassa 115 graus.
   B) Onda R predominante em V1 pode ocorrer:
      - Como variante do normal (raramente ultrapassa 3-4 mm).
      - No infarto posterior.
      - No Wolff-Parkinson-White.
      - No bloqueio de ramo direito (BRD).
   C) Ondas T invertidas em V1 e V2 podem ocorrer:
      - Como variante do normal.
      - No infarto anterior sem onda Q.
      - No Wolff-Parkinson-White.
      - No BRD.
      - Na cardiomiopatia dilatada.
2. Diferenciação entre SVD e dextrocardia (Fig. 10-6):
   A) Em relação a onda P:
      - ECG normal e SVD = P positiva em D1 e D2.
      - Dextrocardia = P negativa em D1 e D2.
   B) Em relação à progressão do QRS no plano horizontal (derivações precordiais):
      - ECG normal e SVD = aumento progressivo do R de V1 a V6.
      - Dextrocardia = diminuição progressiva do R de V1 a V6 (se utilizarmos as derivações V3R a V6R, veremos o padrão de aumento progressivo da onda R).
3. Podemos considerar que, dependendo do grau de pressão do VD em relação ao VE, alguns padrões no ECG podem predominar em V1. Por exemplo, um R (ou R') predominante em V1 sugere pressões de VD iguais ou superiores às pressões de VE, como podemos encontrar na estenose pulmonar, na hipertensão arterial pulmonar (HAP) importante, na tetralogia de Fallot.
4. O padrão qR em V1, dentro do contexto de SVD, independente das várias explicações possíveis é um sinal de sobrecarga severa, indicando pressões muito elevadas dentro da cavidade ventricular direita (Fig. 10-7).
5. A presença de ondas S profundas em V1 e V2, critério classicamente indicativo de SVE, pode, em alguns casos, indicar SVD quando a porção hipertrofiada do VD corresponde às suas regiões basais. Nesse caso, é importante considerar os demais critérios de SVD e SVE.

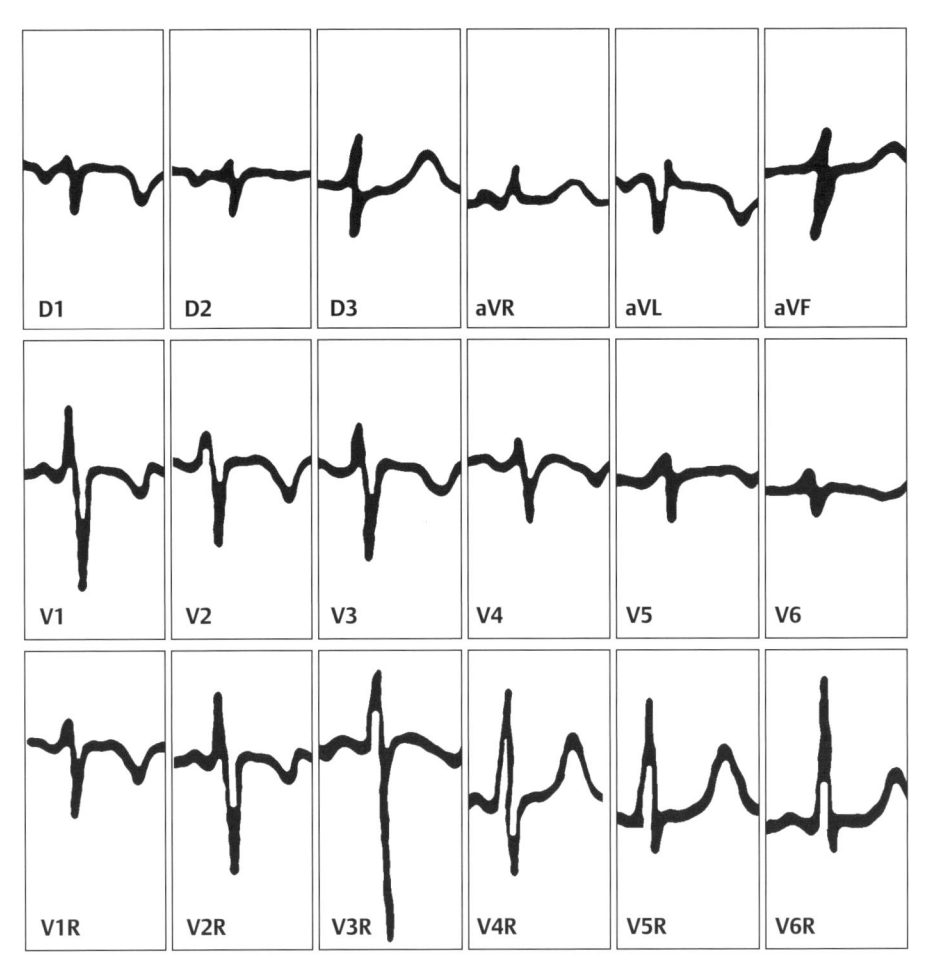

Fig. 10-6. ECG com dextrocardia: onda P negativa em D1 e D2, diminuição progressiva do R de V1 a V6. Quando registramos as derivações direitas, verificamos o padrão habitual, ou seja, crescimento progressivo do R de V1R (que corresponde ao V2 habitual) ao V6R. Nesse ECG, o eixo elétrico médio do QRS encontra-se no quadrante superior direito.

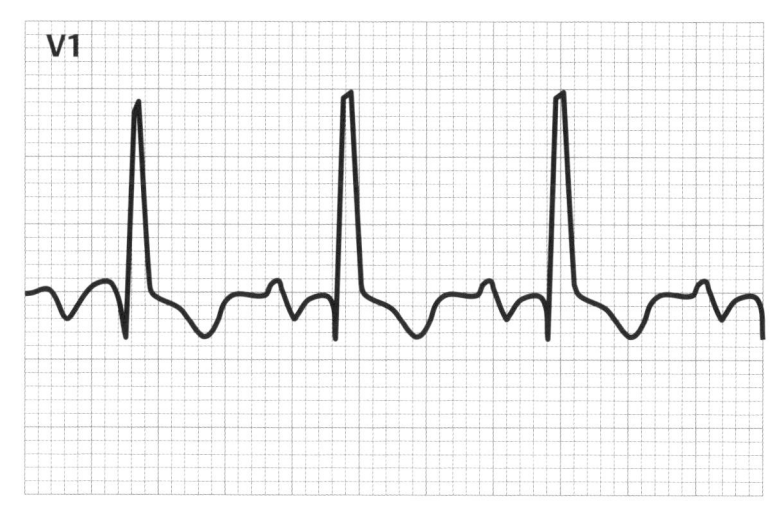

Fig. 10-7.
V1 com padrão qR, sinal de pressões ventriculares muito elevadas em cavidades direitas, dentro do contexto de SVD.

CORRELAÇÃO CLÍNICA

Os achados no ECG de SVD podem ocorrer por conta de uma sobrecarga de volume e/ou uma sobrecarga de pressão. Dificilmente poderemos, ao analisar o padrão de SVD, identificar uma etiologia específica. Para isso precisaremos da história e do exame clínico do paciente, bem como de uma avaliação das demais alterações no ECG. As principais condições associadas com SVD estão relacionadas no Quadro 10-1.

Quadro 10-1. Principais Causas de SVD

- Doença crônica do pulmão (p. ex., DPOC, bronquiectasias, embolias pulmonares de repetição)
- *Cor pulmonale* agudo (p. ex., embolia pulmonar [EP])
- Hipertensão arterial pulmonar (HAP)
- Cardiopatia congênita
- Doença de coração esquerdo levando a uma HAP secundária
- Doença valvar tricúspide (insuficiência tricúspide)
- Doença valvar pulmonar

Alguns exemplos a seguir:

- DPOC (*cor pulmonale* crônico): na DPOC, os achados de SVD podem vir acompanhados de uma baixa voltagem dos complexos, por interposição de ar dificultando o registro eletrocardiográfico, lembrando que o diagnóstico de enfisema não implica necessariamente que haja HVD concomitante (Fig.10-8).
- Embolia pulmonar (principal causa de *cor pulmonale* agudo): o padrão s1q3t3 (ondas S profundas em D1, onda q profunda em D3 e onda T invertida em D3) é bastante específico de EP, mas não sensível, porque ocorre apenas nas embolias maciças (Fig. 10-9). O mais comum é a taquicardia sinusal, que obviamente é muito pouco específica, estando presente na maioria das condições em que os pacientes são atendidos nas unidades de emergência.
- Estenose mitral: um dos achados mais sensíveis para SVD, na presença de estenose mitral, é o desvio do EEM para a direita, o que já pode indicar uma HAP muito importante (Fig. 10-10)

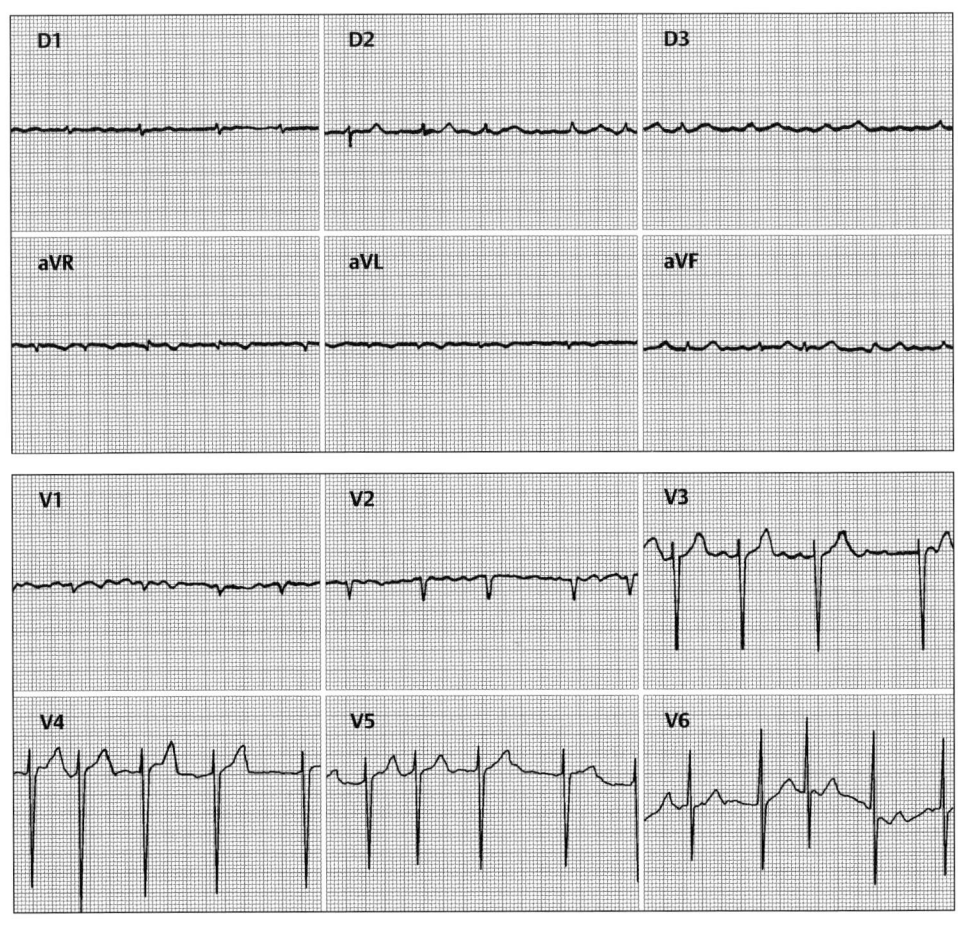

Fig. 10-8. ECG com baixa voltagem no plano frontal e sinais de SVD – aumento de onda S em precordiais esquerdas. ECG apresenta também sinais indiretos sugestivos de sobrecarga de AD – sinal de Tranchesi (amplitude do QRS em V2 mais que o dobro da amplitude do QRS em V1). ECG de um paciente com DPOC com hipertensão arterial pulmonar

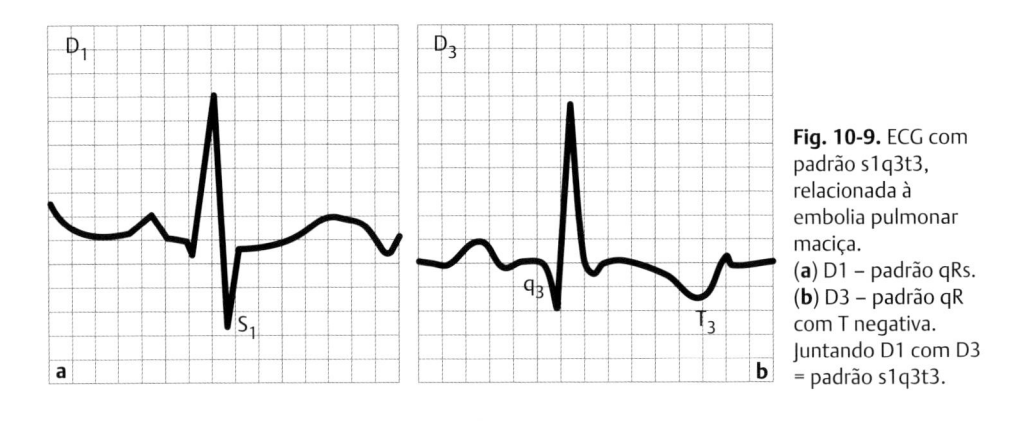

Fig. 10-9. ECG com padrão s1q3t3, relacionada à embolia pulmonar maciça.
(**a**) D1 – padrão qRs.
(**b**) D3 – padrão qR com T negativa.
Juntando D1 com D3 = padrão s1q3t3.

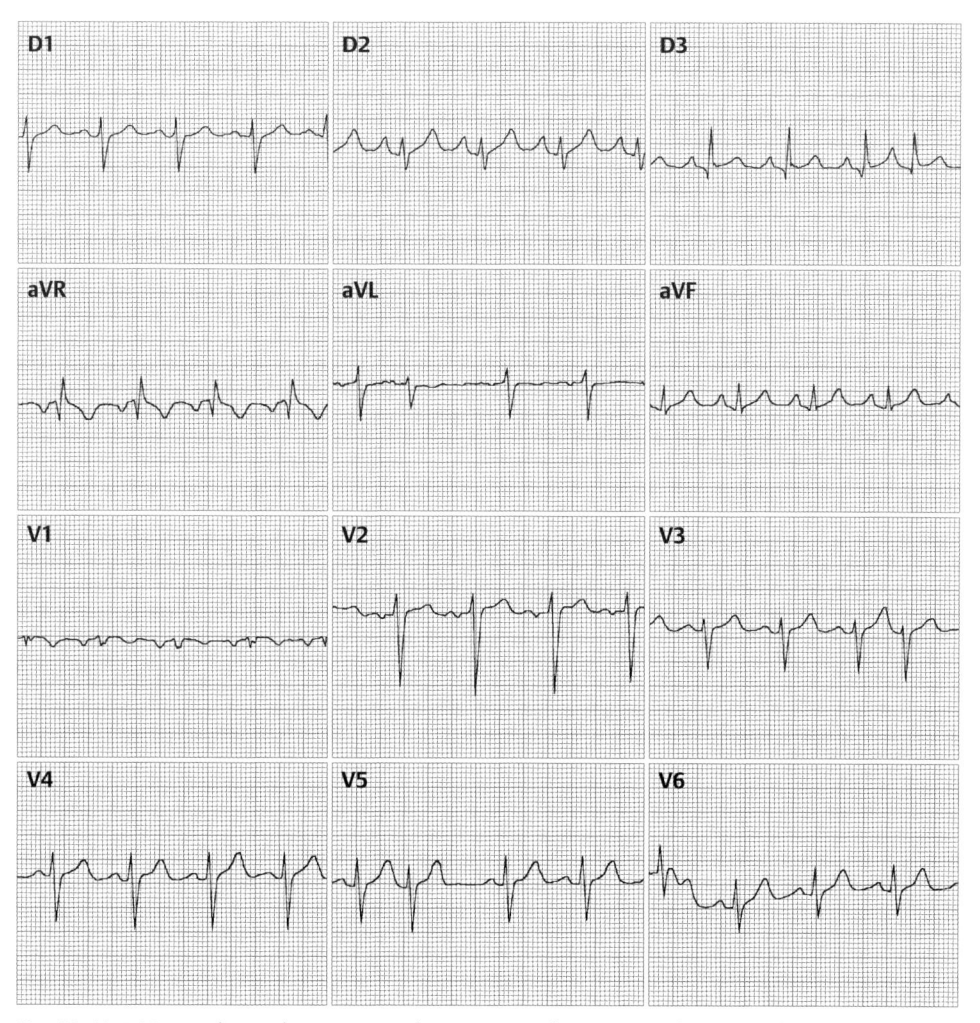

Fig. 10-10. ECG com desvio do EEM para a direita, associado a aumento biatrial (índice de Morris em V1 – SAE; aumento de amplitude de P em D2 e sinal de Peñaloza-Tranchesi em V1 – SAD), sugerindo SVD associada à hipertensão arterial pulmonar importante.

RESUMINDO

A presença de SVD no ECG é uma condição anormal e vai nos fazer buscar uma causa para esse achado. Pelo fato do ECG ter uma baixa sensibilidade para a detecção de SVD, devemos buscar todas as possibilidades que o exame nos ofereça para fazer esse diagnóstico.

As principais alterações no ECG para HVD são:

> - Desvio do EEM para a direita (além de +100 graus)
> - Onda R predominante em V1 (amplitude de R > amplitude de S em V1)
> - Presença de onda S com maior amplitude que o habitual em V5, V6
> - R de V1 + S de V5 ou V6 > 10 mm ("Sokolow-Lyon" para SVD)
> - Amplitude de R em V1 > 7 mm
> - R menor que S em V6 (= relação entre R de V6 e S de V6 < 1 = R/S V6 < 1)
> - Inversão de onda T com padrão de *strain* em V1-V2
> - Sinais de sobrecarga atrial direita sugerem SVD

VAMOS PRATICAR

1. Qual dos critérios abaixo não está relacionado com a SVD no ECG?
   A) Relação R/S < 1 em V1
   B) R > 7 mm em V1
   C) R/S < 1 em V6
   D) EEM a 120 graus

2. No ECG da Figura 10-5, o EEM do QRS encontra-se entre:
   A) 0 e +90 graus
   B) 0 e −90 graus
   C) +90 e +180 graus
   D) −90 e −180 graus

3. Considerando o que você aprendeu até agora, no ECG da Figura 10-5, complete:
   A) Ritmo: _____
   B) Frequência cardíaca: _____
   C) Eixo elétrico médio do QRS: _____
   D) Avaliação da onda P: _____
   E) Duração do intervalo PR: _____
   F) Avaliação do QRS: _____
   G) Conclusão ECG: _____

Respostas

1. A

2. C

3. A) sinusal
   B) 94 bpm
   C) entre +90 e +120 graus (desviado para a direita)
   D) amplitude de 3 mm (aumentada)
   E) PR = 160 ms (normal)

F) QRS com duração normal com aumento do R em precordiais direitas e do S em precordiais esquerdas com padrão de *strain* de V2 a V6
G) Ritmo sinusal com sobrecarga atrial e ventricular direitas
   Obs.: Nesse ECG, vemos que a onda R em V5 é bastante ampla, quase atingindo o índice de Sokolow; poderíamos pensar em uma sobrecarga biventricular. Porém, como o coração está desviado para a direita e há uma diminuição da amplitude do R de V5 para V6, o R dessas derivações deve estar representando muito mais o VD que o VE, mas o diagnóstico diferencial entre uma grande SVD e uma sobrecarga biventricular é importante e, muitas vezes, de difícil definição pelo ECG.

Parte III Distúrbios de Condução Intraventricular

BLOQUEIO DE RAMO ESQUERDO (BRE)

Wilgner de Souza Botelho
Julia Sabino de Araújo
Nathalia Sandes Cardoso
Florice Luiza Liberatori Velasques de Souza
Bruna Pessanha Cerqueira
Ana Luisa Rocha Mallet

INTRODUÇÃO

Antes de entrarmos na apresentação dos aspectos eletrocardiográficos encontrados nos bloqueios de ramo e nos bloqueios divisionais, vamos rediscutir alguns conceitos que poderão auxiliar no entendimento desse tópico.

Quando usamos o termo bloqueio de ramo, estamos nos referindo a um bloqueio de condução que ocorre no nível intraventricular e não nos bloqueios que podem ocorrer no nódulo sinusal ou no nódulo atrioventricular (Figs. 11-1 e 11-2).

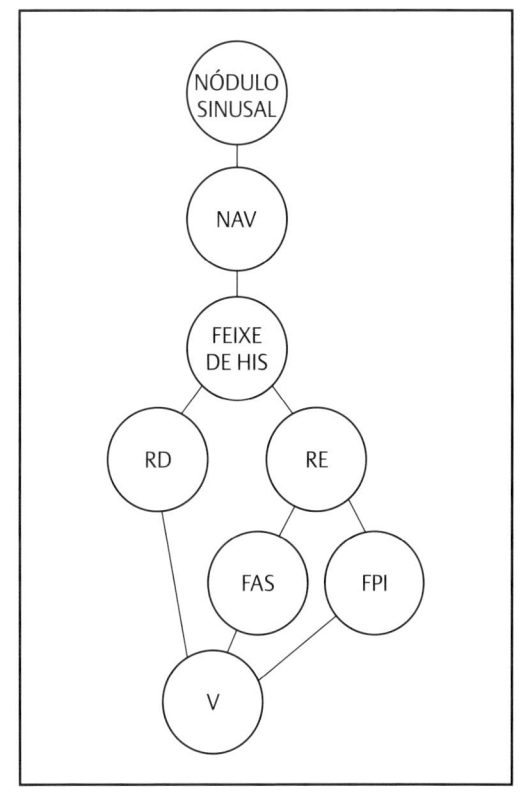

Fig. 11-1. Sistema especializado de condução de forma esquemática. NAV = Nódulo atrioventricular; RD = ramo direito; RE = ramo esquerdo, FAS = fascículo anterossuperior; FPI = fascículo posteroinferior; V = ventrículos.

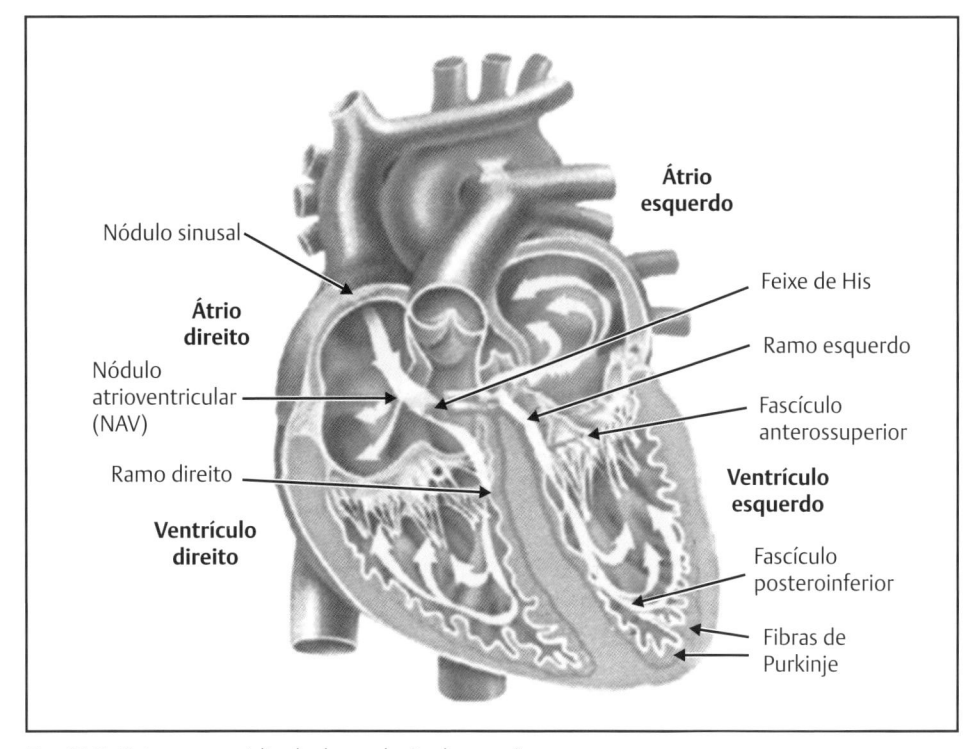

Fig. 11-2. Sistema especializado de condução do coração.

No bloqueio de ramo, esquerdo ou direito, ocorre um atraso da condução intraventricular sendo encontrado no ECG um aumento de duração do complexo QRS (duração > 120 milissegundos (ou 3 "quadradinhos").

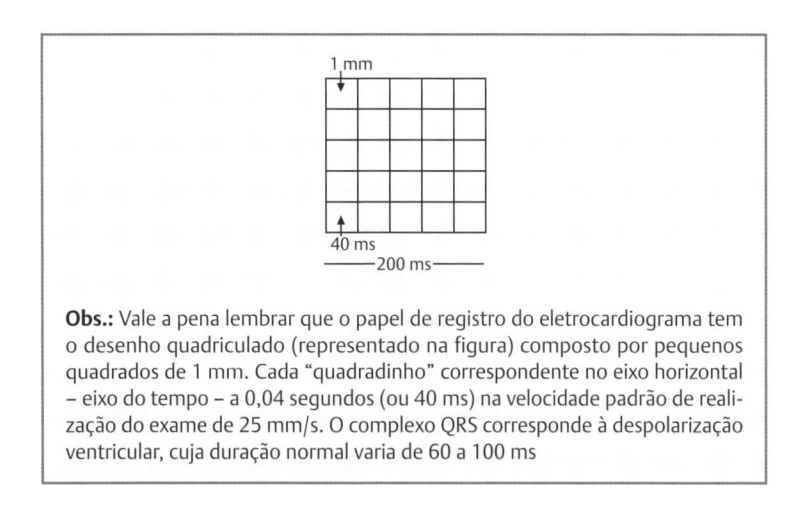

Obs.: Vale a pena lembrar que o papel de registro do eletrocardiograma tem o desenho quadriculado (representado na figura) composto por pequenos quadrados de 1 mm. Cada "quadradinho" correspondente no eixo horizontal – eixo do tempo – a 0,04 segundos (ou 40 ms) na velocidade padrão de realização do exame de 25 mm/s. O complexo QRS corresponde à despolarização ventricular, cuja duração normal varia de 60 a 100 ms

Uma informação importante para iniciarmos esse estudo é o reconhecimento que o bloqueio de ramo, seja esquerdo ou direito, aumenta a duração do QRS (> 120 ms), enquanto os bloqueios divisionais (também chamados de hemibloqueios) anterossuperior e posteroinferior não causam esse prolongamento do QRS, que se mantém estreito.

SISTEMA DE CONDUÇÃO

Os ventrículos são ativados pelos ramos esquerdo (RE) e direito (RD) e pelo sistema His Purkinje, que são estruturas formadas por miócitos especializados com velocidade de condução rápida. Isso leva à ativação quase simultânea do miocárdio inteiro, gerando um complexo QRS estreito (geralmente menos de 0,10 s).

Anormalidades na velocidade de condução dos ramos levam à ativação sequencial dos ventrículos e não mais simultânea, e, consequentemente, encontramos um complexo QRS alargado no ECG. Os bloqueios de ramo alteram a sequência de ativação ventricular: primeiro é despolarizado o ventrículo com ramo intacto e, posteriormente, o ventrículo com ramo bloqueado. Contudo, após o final da despolarização do ramo não afetado, parte da despolarização ventricular já não ocorre pelo sistema especializado de condução e sim célula a célula. Tal fato explica a duração aumentada do QRS nos bloqueios de ramo.

O aspecto do QRS vai ser alterado dependendo do ramo afetado. Veremos, a seguir, que os bloqueios de ramo são mais bem identificados no plano horizontal (V1 a V6), embora existam também alterações no plano frontal.

Já os bloqueios divisionais são identificados principalmente pelas mudanças que ocorrem no eixo elétrico médio (EEM) no plano frontal, embora também encontremos alterações no plano horizontal.

Outro aspecto que vale a pena ressaltar: para falarmos de bloqueio de ramo, há necessidade da presença de onda P precedendo o complexo QRS, informação essencial para evitarmos diagnósticos errôneos de bloqueio de ramo. Quando há um ECG com um padrão de QRS semelhante a um bloqueio de ramo, mas sem a presença de onda P precedendo o QRS, é sinal que estamos diante de batimentos de escape ventricular e não de um bloqueio de ramo (veremos melhor essa explicação nos capítulos de arritmias).

BLOQUEIO DE RAMO ESQUERDO
Fundamental
Utilizamos preferencialmente as derivações precordiais para o diagnóstico de bloqueio de ramo esquerdo (BRE) (e de bloqueio de ramo direito [BRD] também). O BRE é definido como um distúrbio da condução do estímulo em sua passagem pelo ramo esquerdo do feixe de His com prolongamento do complexo QRS.

Critérios diagnósticos para BRE (Quadro 11-1 e Fig. 11-3):

Quadro 11-1. Principais Alterações Relacionadas ao BRE

- Complexos QRS alargados, com duração aumentada (> 120 ms)

- V1-V2 → ausência de onda R e presença de complexo QS alargado com T positiva (às vezes encontramos "r" mínimo em V1-V2)

- V5-V6 → ausência de onda Q e presença de onda R alargada que pode apresentar entalhe e onda T negativa

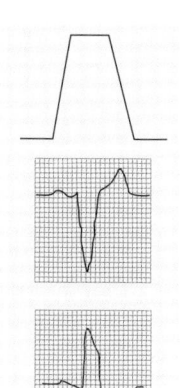

Pode haver desvio de EEM para a esquerda, embora isso nem sempre ocorra e não seja uma condição para o diagnóstico.

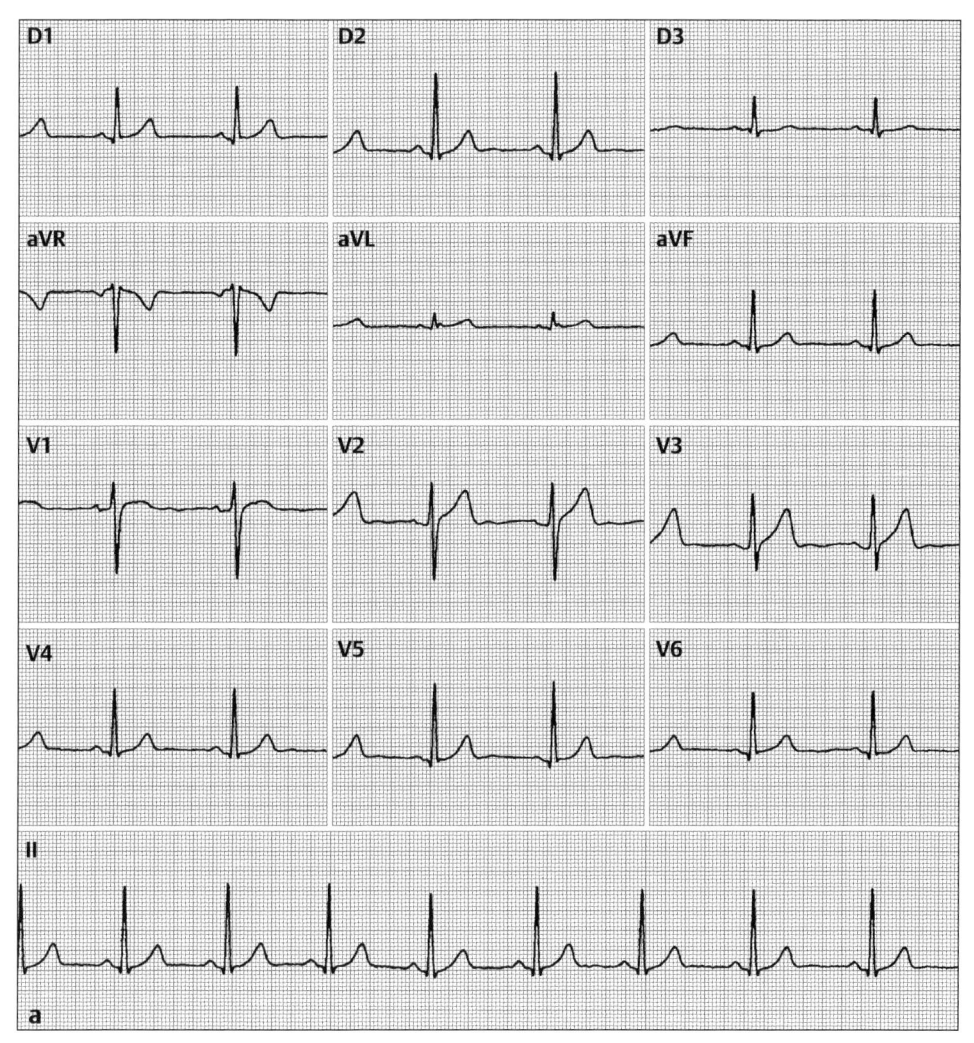

Fig. 11-3. (a) ECG normal com QRS estreito e padrão normal de despolarização ventricular (rS em V1 e qR em V6). *(Continua.)*

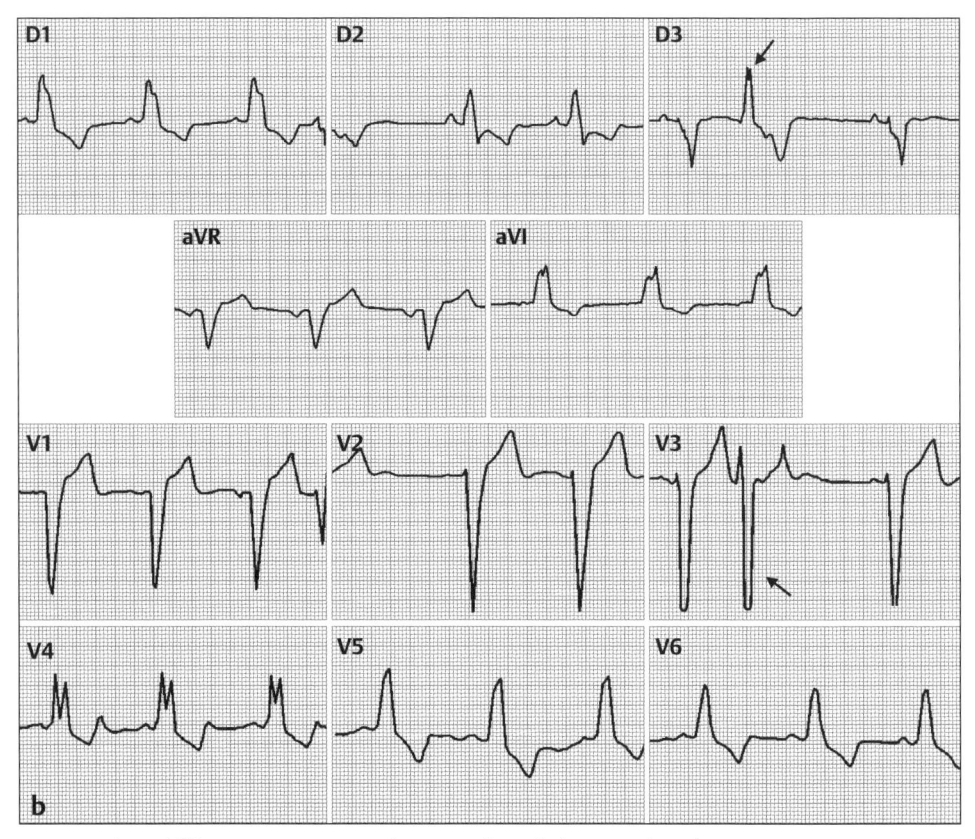

Fig. 11-3. *(Cont.)* **(b)** ECG com BRE. Complexo QRS alargado (> 120 ms): padrão QS em V1 com supradesnível de ST e T positiva; R alargada em V6 com infradesnível de ST e T negativa. Observamos também extrassístole em D3 e V3 (seta).

Entendendo

Um distúrbio de condução pelo ramo esquerdo ou direito leva a uma ativação sequencial dos ventrículos e não mais simultânea. No caso do BRE, o ventrículo direito (VD) será despolarizado inicialmente e, através dele o estímulo despolarizará o ventrículo esquerdo (VE). Isso acontecerá não mais pelo ramo esquerdo, de condução rápida, mas célula a célula, levando a um aumento na duração do QRS.

Como a despolarização do VE passa a ser dependente do ramo direito, isso acarretará uma mudança importante na sequência de ativação, como veremos a seguir.

Normalmente, a chegada do estímulo pelo ramo E, gera uma pequena R em V1 e V2 (pela despolarização do septo médio da E para D), seguida de um S profundo (vetor que representa a resultante da ativação dos ventrículos E e D). No V5 e V6, o mesmo vetor responsável pelo pequeno R de V1 e V2 gera o pequeno Q em V5 e V6, e o vetor que gerou o S profundo em V1 e V2 é responsável pelo R grande em V5 e V6. É como se tivéssemos uma figura espelho de V1-V2 × V5-V6 (Fig. 11-4).

CAPÍTULO 11 ▪ BLOQUEIO DE RAMO ESQUERDO (BRE)

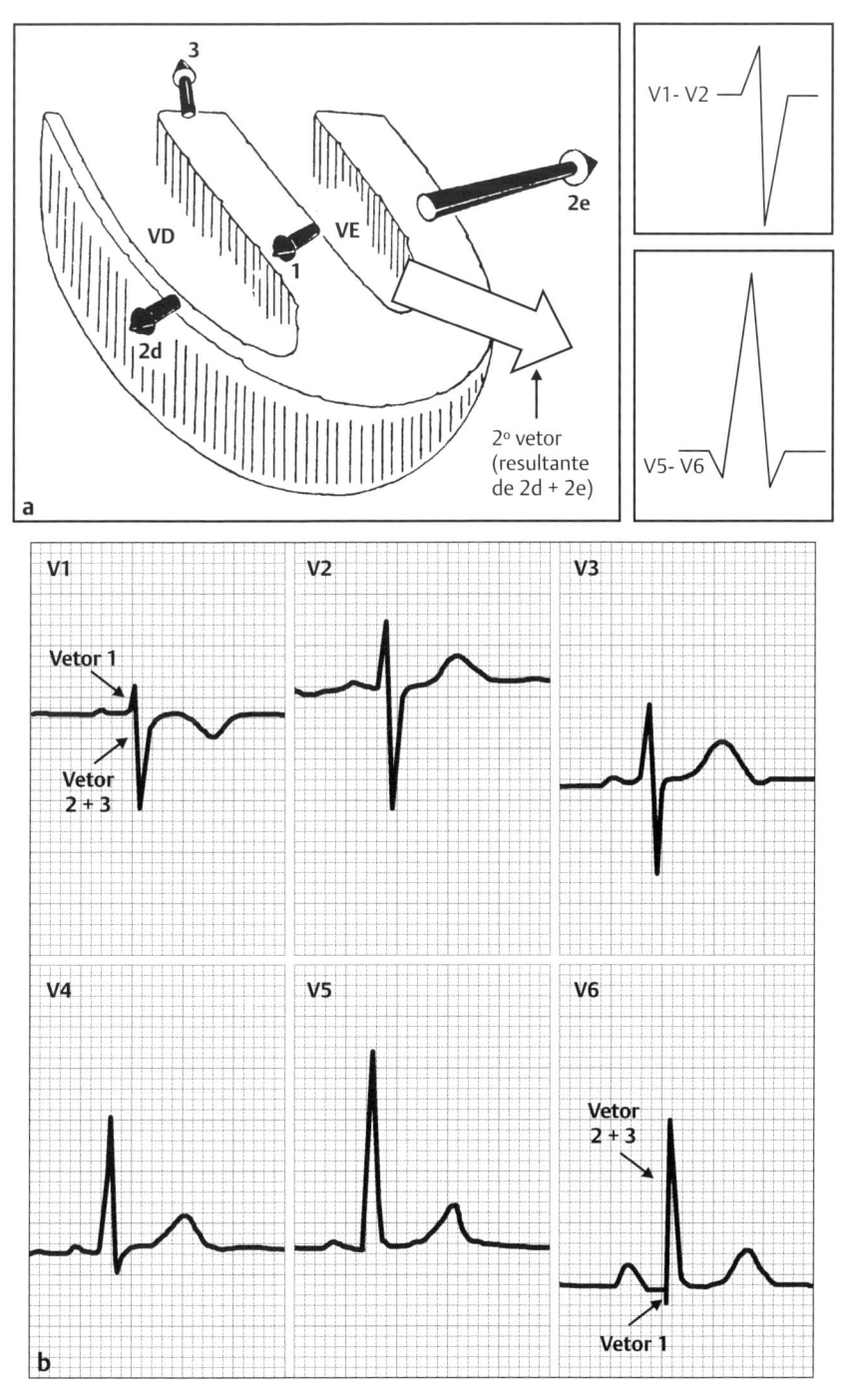

Fig. 11-4. (**a**) Vetores da despolarização ventricular normal (**b**) ECG normal nas derivações precordiais.

No BRE, a sequência da despolarização ventricular é alterada desde o início (diferente do BRD que, como veremos, só altera a porção final da despolarização). Por isso, as alterações morfológicas do QRS no BRE são vistas desde o início da despolarização (diferente do BRD onde só vemos alteração na porção final do QRS).

Etapas e Vetores da Despolarização e Repolarização Ventricular no BRE (Fig. 11-5)

- 1º vetor: estímulo despolariza o septo inferior direito pelo feixe de His gerando um vetor para baixo e para a esquerda. Esse vetor se dirige para a E, por isso é registrado negativamente em V1 e V2 e positivamente em V5 e V6. Ou seja, não teremos R em V1 e V2 e não teremos Q em V5 e V6. E, geralmente, também não haverá Q em D1 e aVL.
- 2º vetor: haverá agora a despolarização do restante do septo interventricular, necessitando "saltar" uma barreira intrasseptal (por isso é conhecido por vetor do "salto de barreira") e ocorrendo a partir do VD, logo com orientação para a esquerda e para cima. Essa ativação se dá de forma anômala, no sentido antidrômico, do músculo para a fibra de Purkinje (e não como o normal, que seria da fibra de Purkinje para o músculo). Por

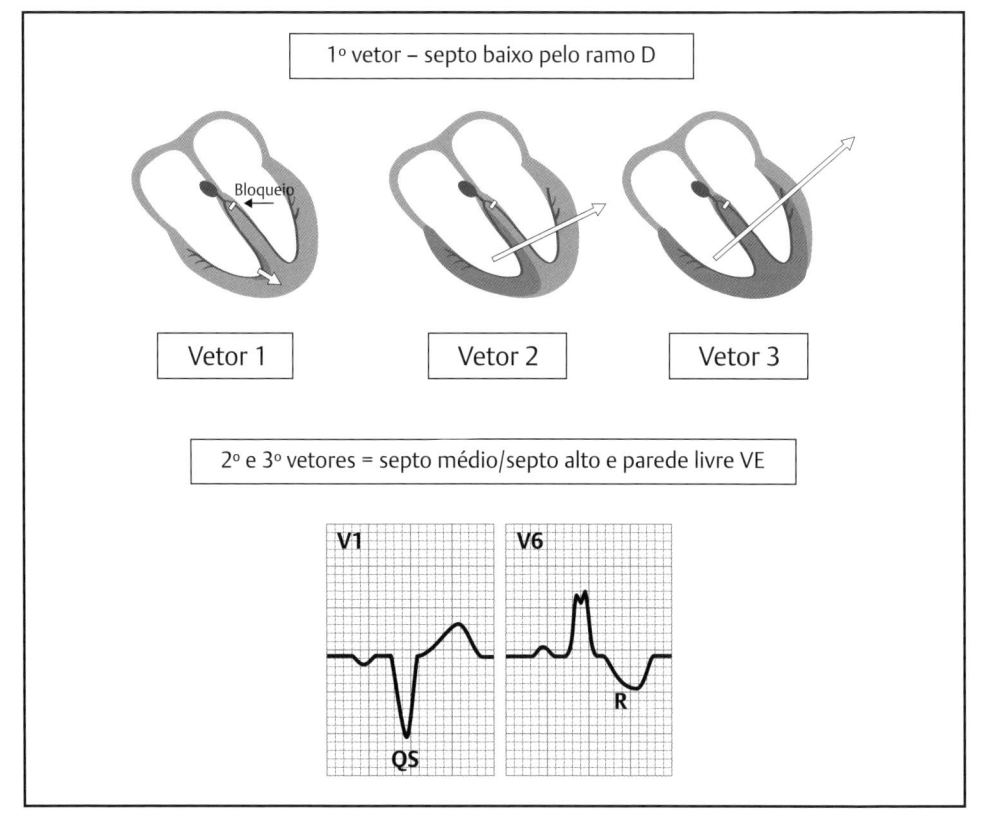

Fig. 11.5. Sequência de ativação ventricular no BRE: vetor 1 = septo baixo pelo ramo direito; vetores 2 e 3 = septo médio/septo alto e parede livre do VE. Vetores sempre direcionados para a esquerda.

tudo isso, esse vetor tem duração mais prolongada, gerando a porção descendente e alargada do S de V1 e V2 ao mesmo tempo que gera a parte ascendente e alargada (com "meseta") do V5 e V6.
- 3º vetor: falta agora despolarizar a parede livre do VE, o que gera o 3º vetor: para esquerda e para cima. Esse vetor colabora na "meseta" e é responsável pelo ramo descendente de R em V5-V6, assim como pela parte final do complexo ventricular (QS) em precordiais direitas (V1 e V2).

Então, juntando tudo, temos em V5 e V6: desaparecimento de Q e alargamento do QRS, como visto no esquema da Figura 11-6.

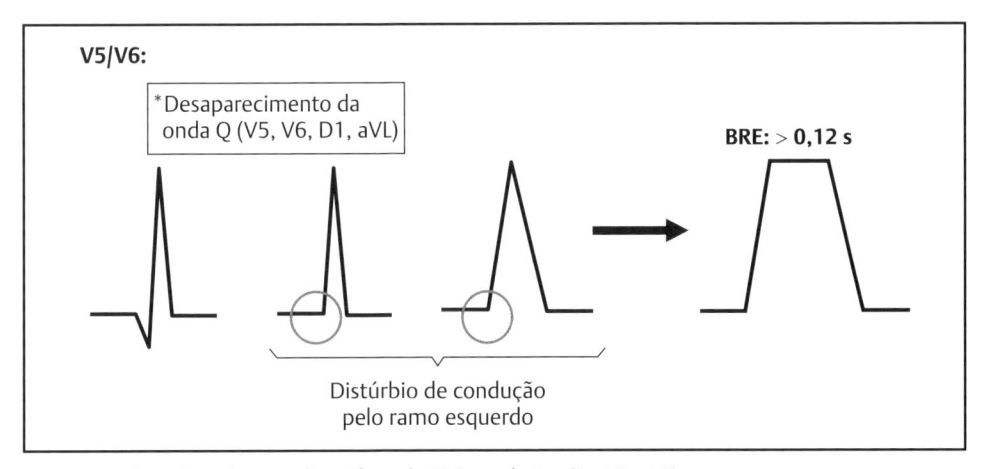

Fig. 11-6. Alterações eletrocardiográficas do BRE nas derivações V5 e V6.

Repolarização: No BRE, como a despolarização foi mais prolongada, houve tempo para que os locais em que a despolarização se iniciou estejam prontos para iniciarem a repolarização. Sendo assim, o vetor da repolarização não coincide mais com o vetor da despolarização (ver capítulo 5), gerando, no BRE, uma onda T com sentido contrário ao sentido do QRS. Além disso, como a despolarização foi prolongada, antes que houvesse tempo do potencial de ação voltar ao repouso (e assim a linha de base voltasse ao normal), é iniciada a repolarização havendo desnível no segmento ST.

Essas alterações na repolarização ocasionam:

- Alteração do ST e da onda T em sentidos inversos ao QRS. Por exemplo, nas derivações com QRS positivo, encontramos um infradesnível de ST com T negativa. E, nas derivações com QRS negativo (V1-V2 principalmente), encontramos um supradesnível de ST com T positiva (Fig. 11-7).

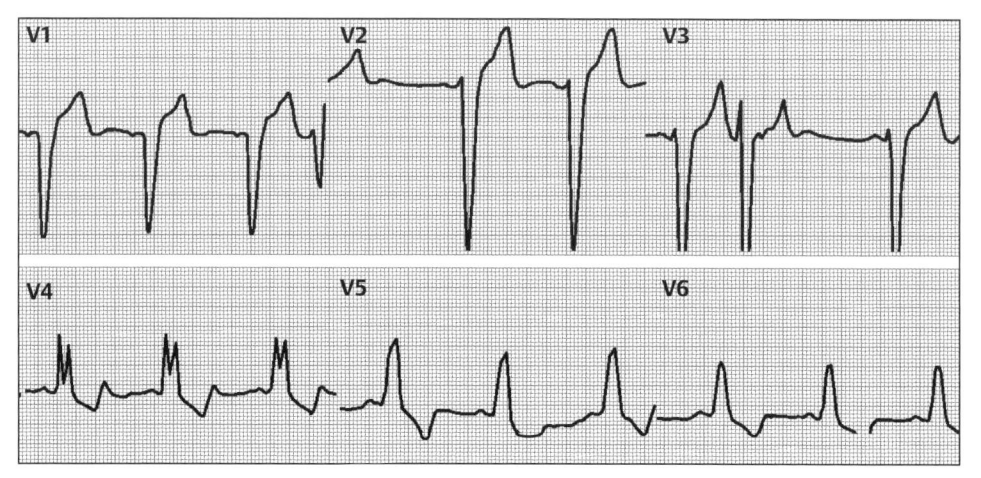

Fig. 11-7. Repolarização no BRE: em V1, supradesnível de segmento ST com onda T positiva; em V6, infradesnível do segmento ST com onda T negativa.

Aprofundando
Local do Bloqueio
O BRE ocorre por um bloqueio na condução no tronco do ramo esquerdo, antes de sua bifurcação (BRE pré-divisional) ou por bloqueio em ambas as divisões ao mesmo tempo (bloqueio pós-divisional).

Deflexão Intrinsecoide
No BRE, o estímulo chega ao VD em tempo normal e atrasa-se para despolarizar o VE. Assim, a deflexão intrinsecoide (DI) será normal em precordiais D e aumentada em precordiais E (> 0,045 s) (Fig. 11-8). A deflexão intrinsecoide representa o tempo de início da despolarização ventricular até o pico da onda R.

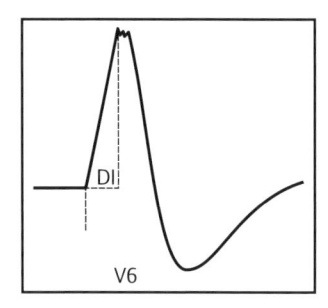

Fig. 11-8. Deflexão intrinsecoide prolongada em V6.

BRE no Plano Frontal
No plano frontal, os complexos QRS em D1 a aVL são semelhantes a V5 e V6 (quase sempre sem Q em aVL e nunca em D1) e, em D3 e aVF, são semelhantes ao V1 e V2.

Intervalo PR
O intervalo PR é normal nos bloqueios de ramo e nos bloqueios fasciculares.

Bloqueio Frequência-Dependente
Qualquer bloqueio pode ser intermitente (os chamados bloqueios de ramo frequência-dependente), ocorrendo em geral na presença de uma frequência cardíaca (FC) elevada, por um atraso na recuperação de um dos ramos. Com o aumento da FC, o impulso pode encontrar um dos ramos ainda em estado refratário, bloqueando temporariamente a passagem do estímulo por esse ramo. Isso pode levar a uma aberrância do QRS com padrão de bloqueio de ramo. Com a FC diminuindo, o QRS volta ao normal (conhecido como bloqueio frequência-dependente de fase 3 do potencial de ação, que encontra-se prolongada).

Graus de Bloqueio
Algumas vezes, encontramos um padrão semelhante a um BRE (ou a um BRD), porém sem o QRS alargado (≤ 120 ms). Nesses casos, em vez de usarmos os termos BRE (ou BRD) de 1º ou de 2º grau, devemos utilizar o termo "retardo da condução pelo ramo D ou E", dependendo da morfologia do complexo QRS.

Por outro lado, algumas vezes encontramos um QRS alargado, porém sem os critérios usuais de BRE ou BRD. Nesses casos, o mais adequado será utilizarmos o termo "retardo inespecífico na condução intraventricular".

Bloqueio de Ramo Esquerdo e Sobrecarga Ventricular Esquerda
Como a amplitude do QRS aumenta no BRE, em decorrência do registro sem oposição do VD, o critério de Sokolow perde sua especificidade. Sugere-se que, para diagnosticar SVE na presença de BRE, consideremos:

A) S de V1 + R de V5 ou V6 > 45 mm (e não apenas 35 mm) e/ou.
B) Evidência de aumento de AE, se QRS > 0,16 s.

Bloqueio de Ramo Esquerdo e Bloqueio Divisional Anterossuperior
Na presença de BRE, para falarmos em bloqueio divisional anterossuperior (BRE + BDAS), devemos observar o padrão de BRE associado a um desvio do EEM além de –45 graus.

Ramos Bloqueados
Alguns termos são comumente utilizados para se referir ao número de ramos bloqueados:

- Bloqueio monofascicular: apenas um ramo ou sub-ramo bloqueado (BRD ou BRE ou Bloqueio Divisional).
- Bifascicular: aparecimento simultâneo de 2 bloqueios – mais comum é BRD + BDAS.
- Trifascicular: 3 locais comprometidos.
  P. ex.: BRE + BDAS + PR aumentado.

Diagnóstico Diferencial com BRE
A) Ausência de R em V1: a ausência de R em V1 pode ocorrer em outras situações que não o BRE, como, por exemplo, em: necrose de septo médio, bloqueio divisional anterossuperior (BDAS), enfisema pulmonar, embolia pulmonar, Wolff-Parkinson-White.

B) BRE × SVE: na SVE, Q pode estar aumentada em derivações esquerdas (V5-V6), enquanto, no BRE, há ausência de Q nessas derivações.
C) BRE e IAM de parede anterior: o padrão de BRE dificulta muito o diagnóstico de IAM de parede anterior tanto na fase aguda, pela presença de supradesnível de segmento ST nas duas condições, quanto na presença de necrose (esse aspecto será mais bem visto no Capítulo 38, sobre as alterações do ST não relacionados à doença isquêmica).

Correlação Clínica

Como o ramo E é maior e envolve uma área mais ampla que o ramo D, um padrão de BRE geralmente sugere anormalidade miocárdica mais extensa e é pouco frequente em corações normais. Ao contrário do BRD, é duvidosa sua presença em indivíduos normais, estando geralmente associado a cardiopatias (hipertensiva, aterosclerótica, degenerativa, infiltrativa, congênita). Mesmo que não seja identificada doença cardíaca, há evidências de um significado prognóstico pior na presença de BRE.

Na vigência de um BRE, é importante que se realize um ecocardiograma para pesquisa de uma dilatação ventricular desconhecida, bem como para avaliar a função sistólica do VE.

Resumindo

O Quadro 11-2 e a Figura 11-9 resumem os achados eletrocardiográficos encontrados no BRE.

Quadro 11-2. Achados Encontrados no BRE no ECG

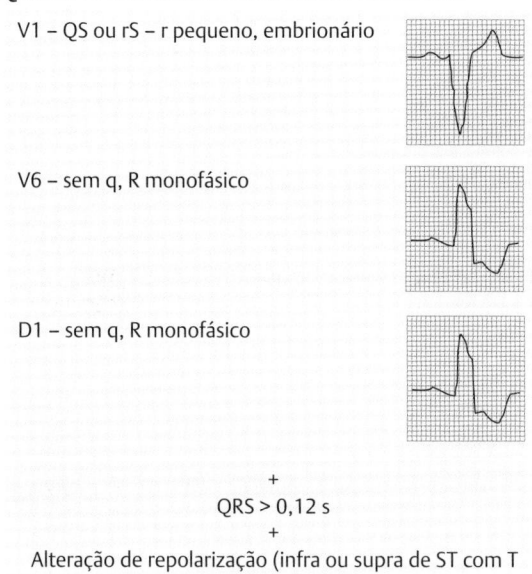

V1 – QS ou rS – r pequeno, embrionário

V6 – sem q, R monofásico

D1 – sem q, R monofásico

+
QRS > 0,12 s
+
Alteração de repolarização (infra ou supra de ST com T contrária ao QRS)

CAPÍTULO 11 ▪ BLOQUEIO DE RAMO ESQUERDO (BRE)

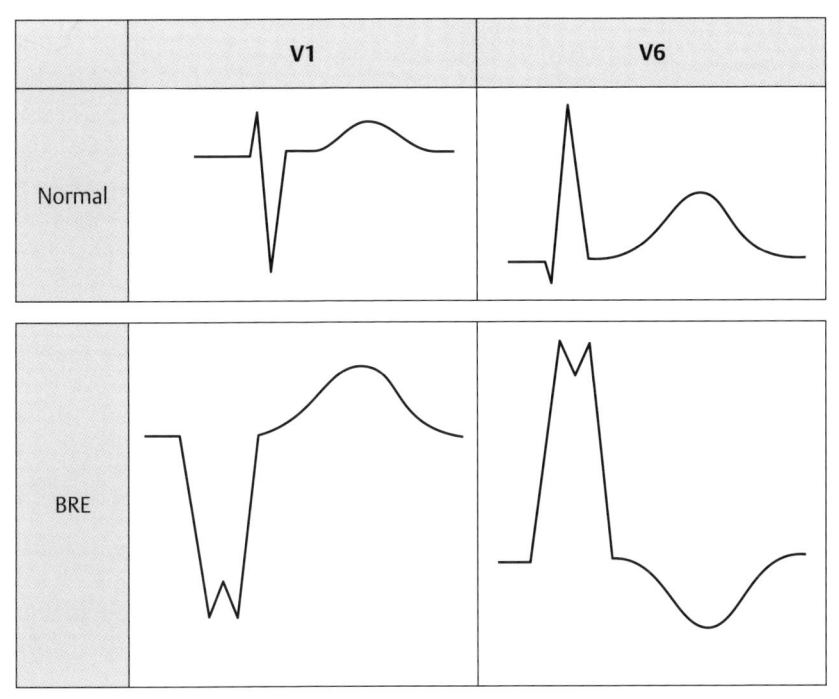

Na Figura 11-9 revemos as principais diferenças entre o ECG normal e o ECG com BRE.

	V1	V6
Normal		
BRE		

Fig. 11-9. Comparação entre derivações V1 e V6 no ECG normal e no BRE.

Vamos Praticar

1. Paciente, masculino, 65 anos, foi admitido no setor de pós-operatório cardíaco imediato. Foi realizado eletrocardiograma com a apresentação a seguir. Descreva o laudo eletrocardiográfico com os parâmetros solicitados:

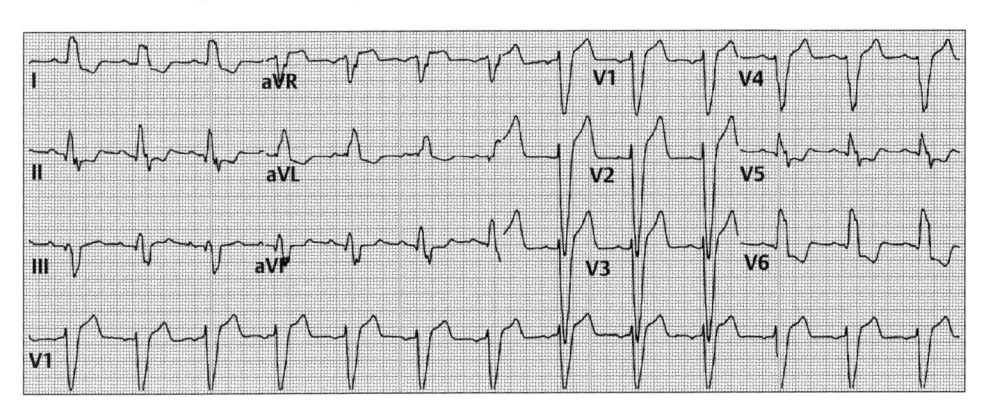

Ritmo:_____
FC:_____
EEM:_____
Onda P:_____
Complexo QRS:_____
Duração:_____
Morfologia:_____
Conclusão:_____

2. Qual o padrão característico do BRE em V5 e V6?
   A) QS com T negativa
   B) QRS com T positiva
   C) R com supradesnível de ST e T positiva
   D) R com infradesnível de ST e T negativa

3. Que padrão encontramos no BRE em V1 e V2?
   A) QS com supradesnível de ST
   B) QS com infradesnível de ST
   C) R com supradesnível de ST
   D) R com infradesnível de ST

Respostas
1. Ritmo sinusal, FC = 68 bpm, EEM entre 0 e –30 graus, onda P com amplitude e morfologia normais, QRS alargado (> 0,12 s), morfologia compatível com BRE (notar a presença de R muito pequeno em V1, que pode acontecer em alguns BRE – chamamos de R embrionário). Conclusão: Bloqueio de ramo esquerdo.
2. D
3. A

BLOQUEIO DE RAMO DIREITO (BRD)

CAPÍTULO 12

Wilgner de Souza Botelho
Julia Sabino de Araújo
Nathalia Sandes Cardoso
Florice Luiza Liberatori Velasques de Souza
Bruna Pessanha Cerqueira
Ana Luisa Rocha Mallet

FUNDAMENTAL

No bloqueio de ramo direito (BRD), a despolarização do ventrículo direito (VD) fica atrasada em consequência do bloqueio da condução por esse ramo. Assim, os ventrículos não são mais despolarizados simultaneamente e sim sequencialmente. No BRD, despolariza-se primeiro o VE e, a partir do VE (e não mais a partir do sistema de condução especializado), despolariza-se o VD.

Utilizamos preferencialmente as derivações precordiais para o diagnóstico de BRD (e de BRE também), em especial **V1**-V2 e V5-**V6** (Quadro 12-1).

Quadro 12-1. Diagnóstico de BRD

Complexo QRS alargado (>120 ms)

Padrão rSR' em V1

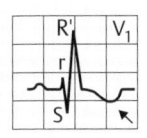

Ondas S profundas e espessadas ("empastamento de onda S") em V6 com padrão qRs

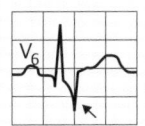

Inversão secundária de onda T de V1 a V2 com infradesnível de ST

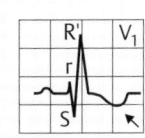

Obs.: 1. Lembrar que R' é uma segunda deflexão positiva em um complexo QRS;
2. a onda R' é dominante no BRD e não significa sobrecarga ventricular direita.

ENTENDENDO

Na presença de BRD, a despolarização do VD fica atrasada em decorrência do bloqueio da condução por esse ramo, como vemos na Figura 12-1.

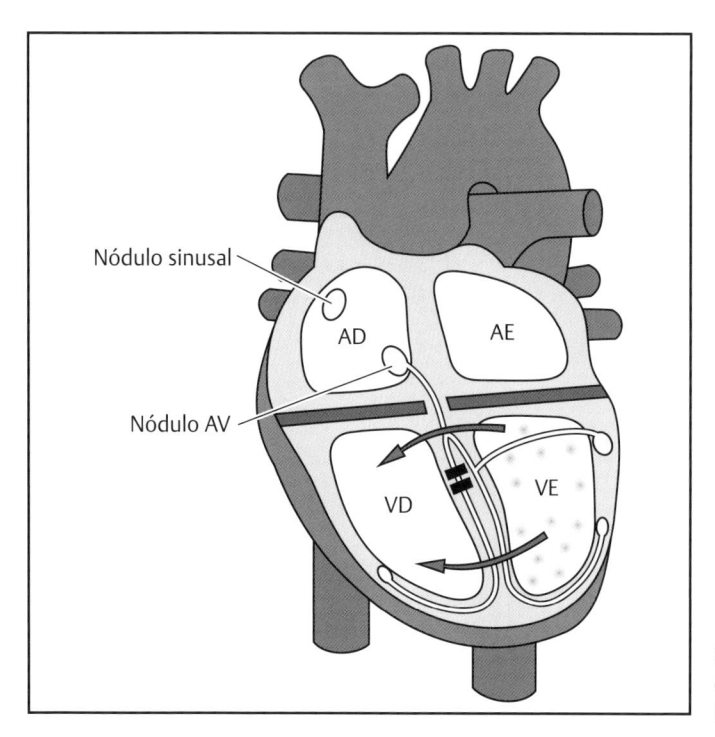

Fig. 12-1. Bloqueio da condução pelo ramo direito (BRD).

Despolarização Normal

Normalmente, encontramos uma pequena r em V1 e V2 (vetor do septo médio) seguida de um S profundo (vetor representando a resultante da ativação dos ventrículos E e D). O mesmo vetor responsável pelo pequeno r de V1 e V2 gera o pequeno q em V5 e V6, e o vetor que gerou o S profundo em V1 e V2 é responsável pelo R grande em V5 e V6. É como se tivéssemos uma figura oposta em V1-V2 × V5-V6 (Fig. 12-2).

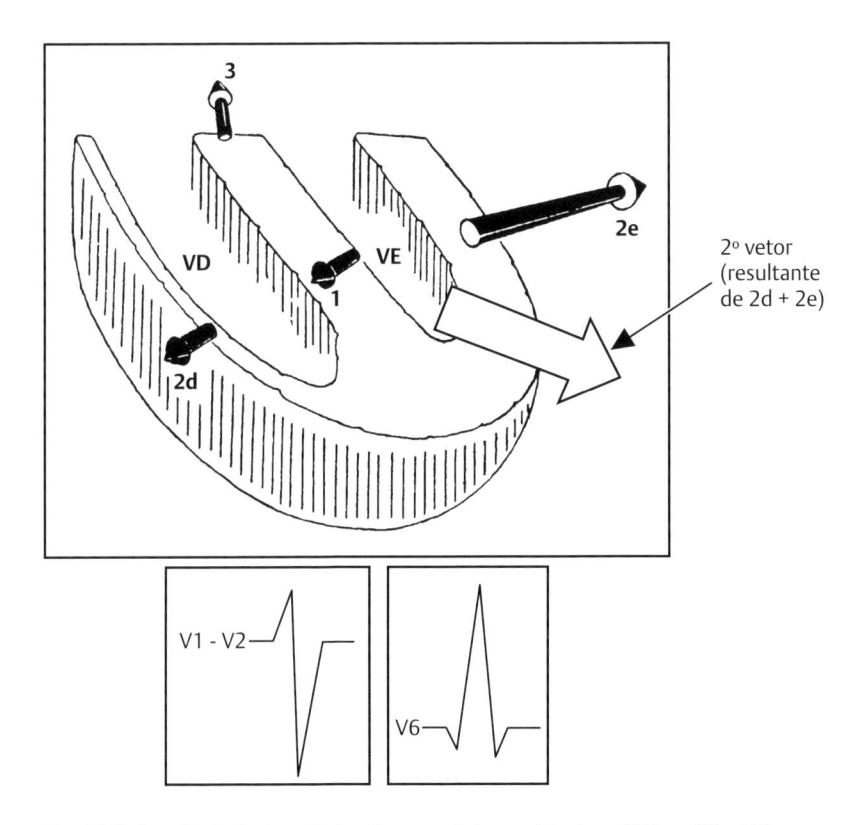

Fig. 12-2. Sequência de despolarização normal dos ventrículos e ECG em V1 e V6.

Sequência de Despolarização na Presença de BRD
- 1º vetor: como o estímulo chega ao ramo esquerdo normalmente, o 1º vetor no BRD é normal pois continua representando a despolarização do septo médio, sendo direcionado da esquerda para a direita e para baixo, o que leva a uma pequena deflexão positiva (R) em V1 e uma pequena deflexão negativa em V6 (é o mesmo evento sendo representado por um vetor que é visto em 2 pontos diferentes: V1 × V6). O R de V1 representa o mesmo evento representado pelo Q de V6) (Fig. 12-3).

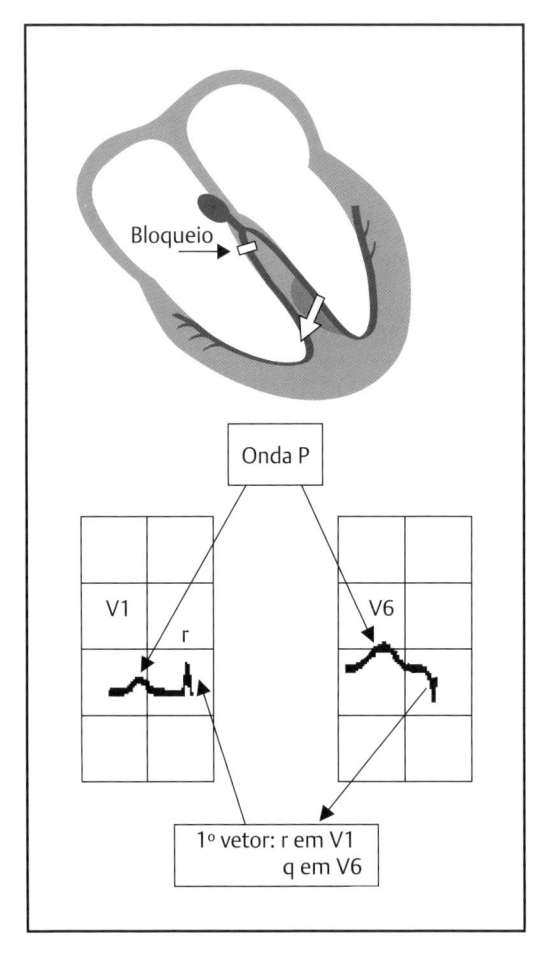

Fig. 12-3. Vetor 1 da despolarização no BRD (= ao normal).

CAPÍTULO 12 ▪ BLOQUEIO DE RAMO DIREITO (BRD) **131**

- 2º vetor: normalmente, o 2º vetor representa a resultante da despolarização do VE e do VD. No caso do BRD, representa agora majoritariamente o VE e basicamente não se altera. A ativação do VE ocorre normalmente pelo ramo esquerdo, sendo registradas no ECG uma grande deflexão negativa em V1 e uma grande deflexão positiva em V6 (Fig. 12-4).

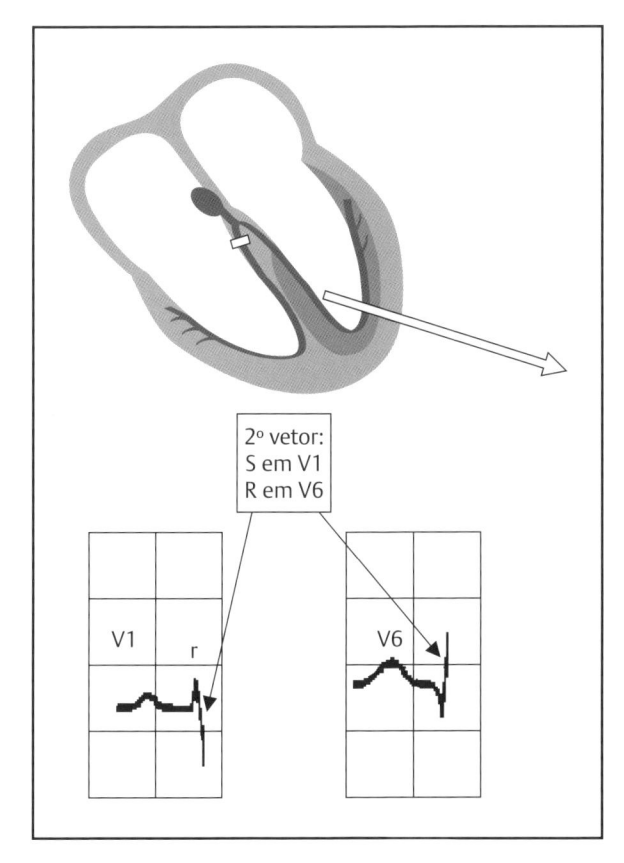

Fig. 12-4. Vetor 2 da despolarização no BRD (= ao normal).

- 3º vetor: ao terminar a despolarização do VE, fica faltando despolarizar o VD. Só que essa despolarização do VD não ocorre pelo sistema de condução, mas sim por despolarização célula a célula, em sentido antidrômico, ou seja, em sentido oposto ao normal e, por isso, lento (isso explica a duração aumentada do QRS > 120 ms). Além disso, a despolarização do VD agora ocorre já tendo sido completada a despolarização do VE, ou seja, a despolarização do VD pode se expressar no ECG sem a "competição" do VE, o que faz com que esse vetor seja maior.

Esse terceiro vetor (conhecido como vetor do salto de onda) representa, assim, a despolarização do restante do VD e tem uma expressão eletrocardiográfica maior, sendo detectado, então, como um vetor grande da esquerda para a direita, gerando uma onda R maior nas precordiais direitas (V1-V2) e uma onda S mais profunda e larga em precordiais esquerdas (V5-V6). O estímulo propaga-se através de fibras musculares e não pelo tecido especializado de condução, explicando o aumento da duração do QRS (Fig. 12-5).

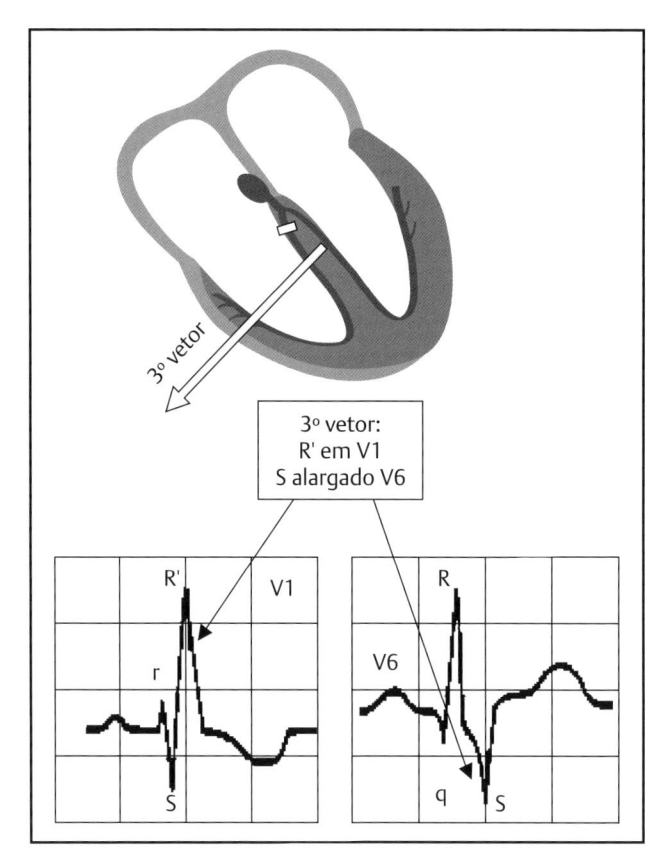

Fig. 12-5. Final da despolarização no BRD (3º vetor difere da despolarização normal).

CAPÍTULO 12 ▪ BLOQUEIO DE RAMO DIREITO (BRD)

Então, juntando todo o processo de despolarização, encontramos a Figura 12-6.

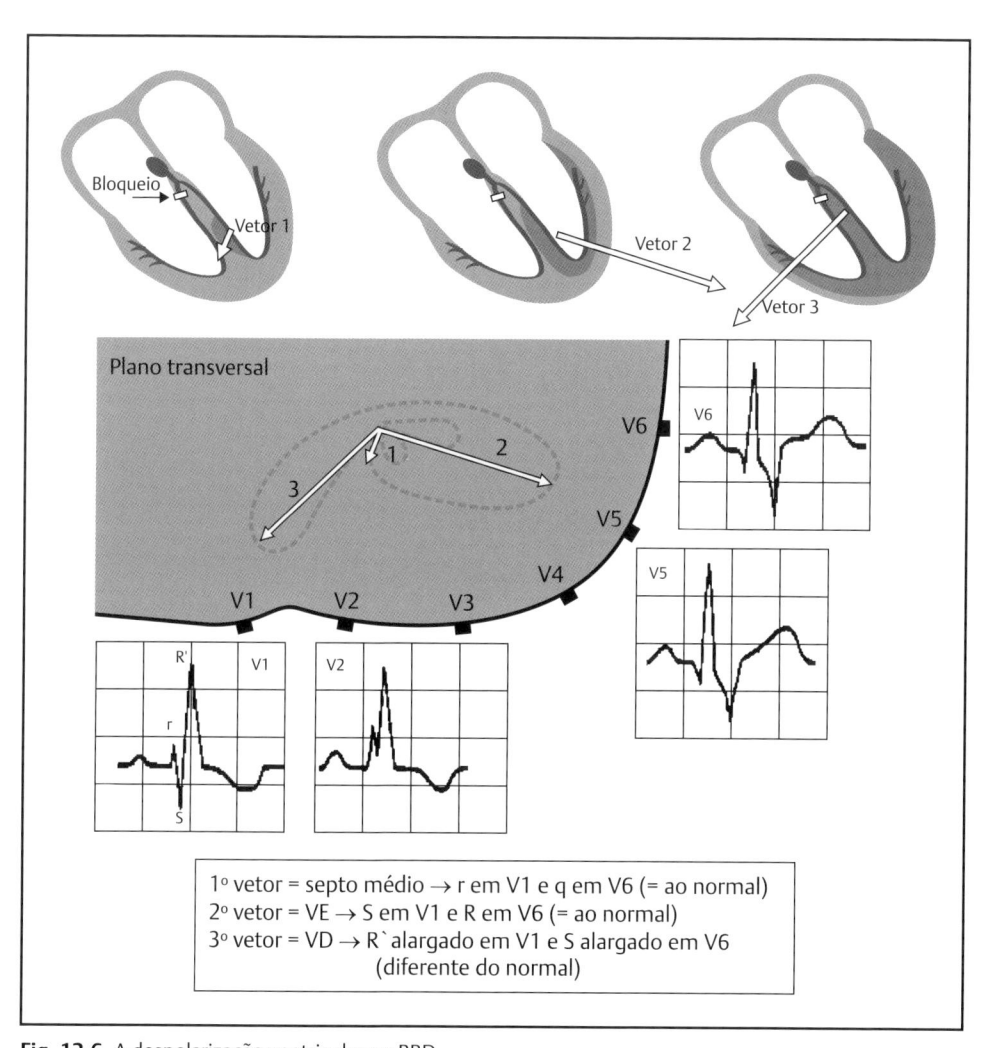

1º vetor = septo médio → r em V1 e q em V6 (= ao normal)
2º vetor = VE → S em V1 e R em V6 (= ao normal)
3º vetor = VD → R` alargado em V1 e S alargado em V6
(diferente do normal)

Fig. 12-6. A despolarização ventricular no BRD.

Repolarização Ventricular

A repolarização ventricular não se altera tanto no BRD (diferente do BRE), e o que podemos encontrar é uma onda T negativa em V1 e V2 com um infradesnível do ponto J.

Obs.: Sendo a despolarização mais prolongada, ela ainda não terminou ao ser iniciada a repolarização nas regiões ventriculares que primeiro foram despolarizadas. Por isso, o segmento ST não volta à linha e base e o ponto J estará alterado principalmente em V1 e V2, onde encontra-se infradesnivelado.

APROFUNDANDO
BRD no Plano Frontal

Como já dito, as principais manifestações de bloqueio de ramo ocorrem nas derivações precordiais, mas algumas alterações também podem ser observadas no plano horizontal, como apresentado a seguir e visto na Figura 12-7:

- Ondas S alargadas e espessadas em D1.
- Ondas R retardadas em aVR.
- EEM normal ou com pequeno desvio para a D.

Geralmente, as características de D1 podem ser comparadas às de V5/V6, e as características de D3 podem ser comparadas às de V1/V2.

Deflexão Intrinsecoide

No BRD, o estímulo chega ao VE em tempo normal e atrasa-se para despolarizar o VD. Enquanto no BRE encontramos atraso na deflexão intrinsecoide nas derivações esquerdas, no BRD temos atraso na deflexão intrinsecoide em V1 (> 0,035 s) (Fig. 12-8).

Amplitude do Segundo Vetor

O vetor da parede livre do VE pode, às vezes, apresentar uma amplitude diminuída em virtude da oposição precoce proporcionada pelo vetor do salto de onda, que tem direção contrária ao da despolarização do VE.

Onda P e Intervalo PR

A onda P é normal no BRD, exceto se houver associação com alguma alteração de sobrecarga atrial ou de um ritmo não sinusal. Da mesma forma, o intervalo PR é normal, exceto se houver alguma condição associada (p. ex., PR curto na síndrome de Wolff-Parkinson-White).

Graus de Bloqueio

Algumas vezes encontramos um padrão semelhante a um BRD (ou a um BRE) porém sem o QRS alargado (≤ 120 ms). Nesses casos, em vez de usarmos os termos BRD (ou BRE) de 1º ou de 2º grau, devemos utilizar o termo "retardo da condução pelo ramo D ou E", dependendo da morfologia do complexo QRS.

A separação entre BRD de 1º e 2º graus era dada principalmente em relação aos tamanhos relativos de r e r' (no BRD de 1º grau, o r seria maior que o r'; no BRD de 2º grau, o r' é maior que r. Em ambos, o QRS não ultrapassa 120 ms).

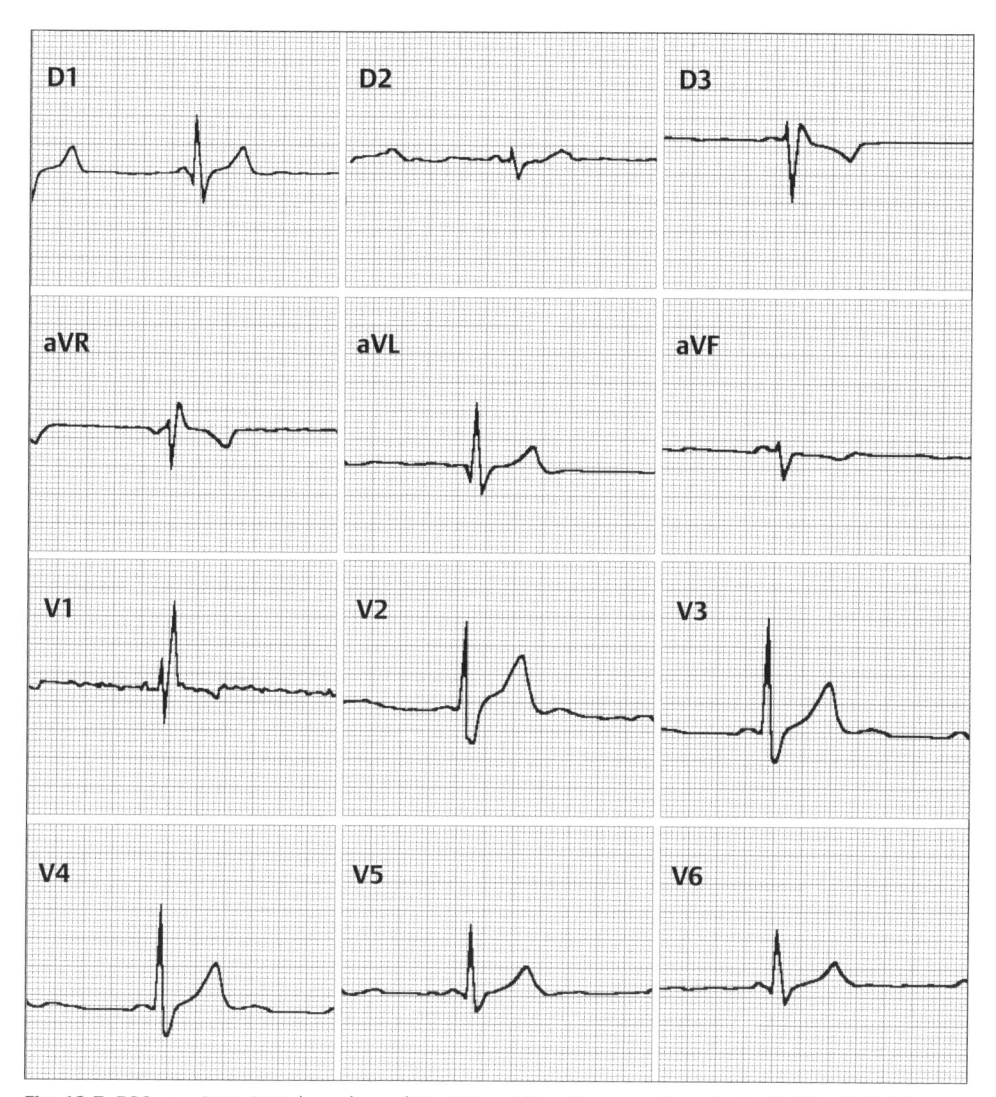

Fig. 12-7. ECG com BRD; QRS alargado; padrão rSR' em V1 e qRs com s alargado desde V2 até V6. Observar que o EEM do QRS encontra-se desviado para a esquerda, pois o complexo QRS é predominantemente positivo em D1 e predominantemente negativo em aVF e D2.

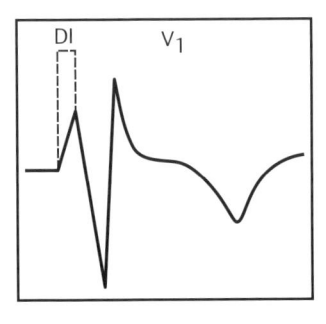

Fig. 12-8. Deflexão intrinsecoide alargada em V1.

CORRELAÇÃO CLÍNICA

Em geral, a presença de BRD não prediz aumento de incidência de doença cardíaca. O ramo direito é delgado e uma lesão relativamente localizada (trauma mecânico, fibrose) tem o potencial de causar bloqueio de ramo. Ou seja, a presença de BRD isolado – não associado com doença cardíaca – não tem, por si, impacto prognóstico (diferente da presença isolada de BRE, como já foi observado no Capítulo 11).

Várias condições podem cursar com BRD ao ECG: doença isquêmica, HAS, doença de Chagas, cardiopatia reumática, doença congênita (principalmente doença de Ebstein, CIA, drenagem anômala de veias pulmonares), doenças infiltrativas.

Se o BRD se instala como complicação de um IAM, é um sinal de mau prognóstico. Isso é diferente de um paciente que já tem um BRD prévio e sofre um IAM (nesse caso, não é um indicador de mau prognóstico).

Existe uma conexão íntima entre primeira porção do ramo D e as fibras do fascículo anterossuperior do ramo E, razão pela qual é frequente a associação desses dois bloqueios. A condição clínica mais frequentemente associada ao BRD + BDAS (bloqueio divisional anterossuperior, mais comumente referido como hemibloqueio anterior esquerdo) ocorre em pacientes com doença de Chagas (Fig. 12-9).

No ECG anterior encontramos o padrão de BRD com desvio do EEM para além de –45 graus, o que indica a associação com o BDAS (mais bem explicado no Capítulo 13).

Devido às condições de estrutura (comprimento e largura dos ramos) e sua vascularização, existe uma diferença de vulnerabilidade dos ramos que vai determinar uma frequência diferente dos distúrbios de condução, sendo o fascículo anterossuperior o mais vulnerável, seguido do ramo direito, do ramo esquerdo e do fascículo posteroinferior, o que vai determinar, na prática clínica, encontrarmos os distúrbios de condução nessa frequência:

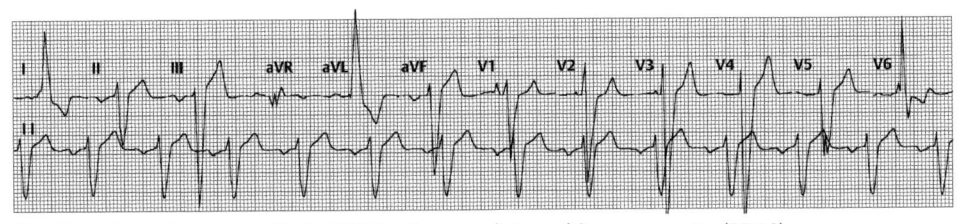

BDAS >> BRD >>> BRE >>> BDPI

Fig. 12-9. Bloqueio de ramo direito (BRD) + Bloqueio divisional ântero-superior (BDAS).

CAPÍTULO 12 ▪ BLOQUEIO DE RAMO DIREITO (BRD)

RESUMINDO

O BRD traduz a dificuldade ou incapacidade de condução elétrica pelo ramo direito do feixe de His, comprometendo a despolarização rápida do ventrículo direito. A transmissão agora se dá célula a célula sendo um processo lentificado e "um pouco" assincrônico, mas capaz de provocar a contração ventricular de maneira global. Esse retardo é representado no eletrocardiograma por QRS alargado, excedendo 0,12 segundos. Assim, o VE despolariza-se rapidamente e o VD, lentamente. No ECG encontramos principalmente:

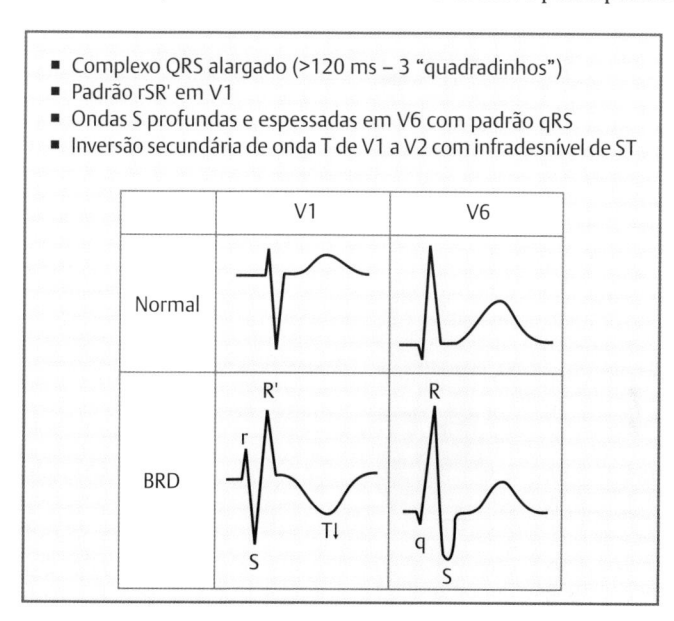

- Complexo QRS alargado (>120 ms – 3 "quadradinhos")
- Padrão rSR' em V1
- Ondas S profundas e espessadas em V6 com padrão qRS
- Inversão secundária de onda T de V1 a V2 com infradesnível de ST

VAMOS PRATICAR

1. O padrão encontrado no BRD é de um QRS alargado com a seguinte morfologia em V1:
   A) rSR'
   B) RS
   C) qRS
   D) R

2. O padrão encontrado no BRD é de um QRS alargado com a seguinte morfologia em V6:
   A) rSR'
   B) RS
   C) qRS
   D) R

3. É verdadeiro sobre o processo de despolarização ventricular no BRD:
   A) O processo altera-se desde o seu início
   B) O processo é alterado apenas no seu final – 3º vetor
   C) O processo não se altera
   D) O processo altera o 1º e 3º vetores de despolarização

Respostas
   1. A
   2. C
   3. B

BLOQUEIOS FASCICULARES OU DIVISIONAIS DO RAMO ESQUERDO

CAPÍTULO 13

Bruna de Paula Silva
Bruna Pedrosa
Maria Fernanda de Miranda Reis do Rego
Raquel Martins Maia Costa
Rogério Pessanha Fádel
Ana Luisa Rocha Mallet

INTRODUÇÃO

O ramo esquerdo é dividido em três fascículos: anterossuperior, posteroinferior e anteromedial (Fig. 13-1). Apesar dessa divisão em três fascículos, apenas as alterações do bloqueio divisional anterossuperior (BDAS) e as decorrentes do bloqueio divisional posteroinferior (BDPI) são frequentemente avaliadas no ECG.

Antes, pensava-se que o ramo esquerdo se dividia apenas em dois fascículos, por isso a denominação prévia e ainda bastante utilizada de hemibloqueio anterior esquerdo em referência ao BDAS e de hemibloqueio posterior esquerdo em referência ao BDPI. Em se sabendo da divisão em três fascículos, não faz sentido manter-se o termo de hemibloqueio.

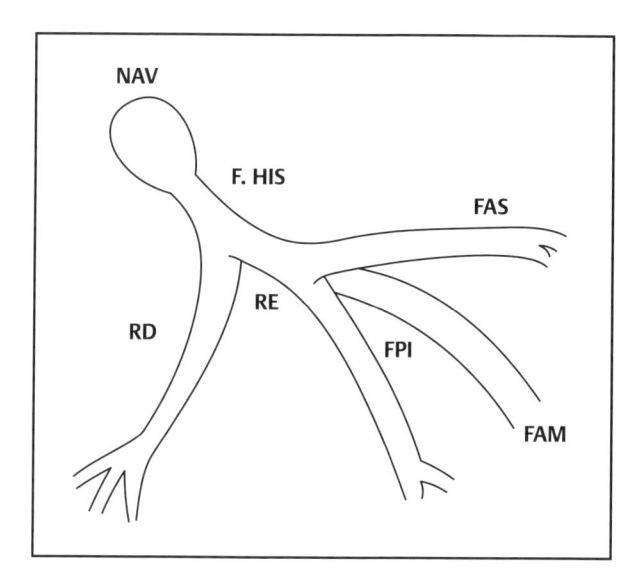

Fig. 13-1. Feixe de His e suas divisões. NAV = nódulo atrioventricular; FAS = fascículo anterossuperior; RE = ramo esquerdo; RD = ramo direito; FPI = fascículo posteroinferior; FAM = fascículo anteromedial; F. HIS = feixe de His.

FUNDAMENTAL

Muito importante sobre os bloqueios fasciculares: diferente dos bloqueios de ramo, os bloqueios parciais **não** prolongam o intervalo QRS, ou seja, não apresentam duração maior que 120 ms.

Os bloqueios fasciculares estão associados a desvio do eixo QRS no plano frontal:

- Para esquerda, quando se trata de BDAS.
- Para direita, quando se trata de BDPI.

O BDAS é muito mais frequente que o BDPI porque os feixes são mais delgados e menos vascularizados, e sua presença causará no ECG (Fig. 13-2):

- Desvio EEM do QRS para a E além de − 45 graus (em torno de −60 graus)
- QRS de duração normal

No ECG do BDPI, encontramos:

- Desvio EEM para a D (entre +110 e +180) em torno de 120 graus, sem outra causa de desvio
- Duração normal do QRS

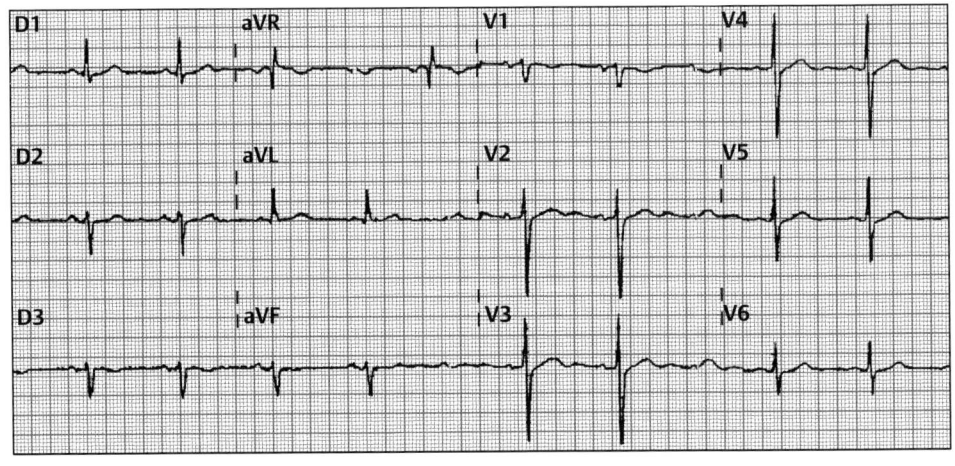

Fig. 13-2. ECG de uma BDAS: QRS estreito e EEM do QRS a −60 graus (isodifásico em aVR com D3 negativo).

ENTENDENDO

O feixe de His, responsável pela despolarização ventricular, é dividido em ramo esquerdo e ramo direito. O ramo esquerdo por sua vez, é dividido em fascículos: anterossuperior, anteromedial e posteroinferior. Em razão da pouca importância clínica do bloqueio do fascículo anteromedial, trataremos aqui do bloqueio divisional anterossuperior (BDAS) e do bloqueio divisional posteroinferior (BDPI).

Bloqueio Divisional Anterossuperior (BDAS)

A falha na condução pelo ramo anterossuperior significa que o VE tem de ser despolarizado pelo fascículo posteroinferior. Sendo assim, a ativação inicial da parede livre do VE é dirigida para baixo e para a direita, já que o bloqueio do fascículo anterossuperior removeu a competição da ativação dirigida para cima e para a esquerda (Fig. 13-3).

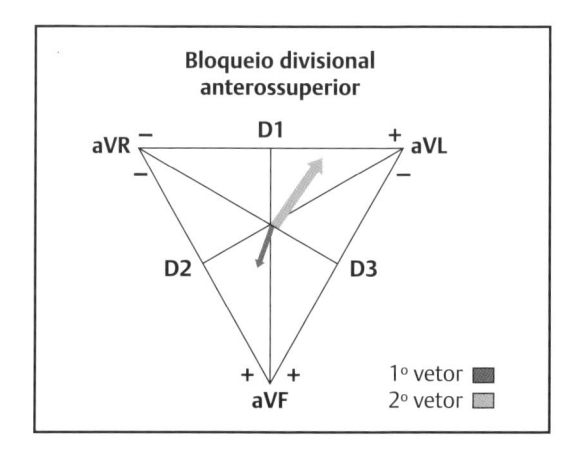

Fig. 13-3. Ordem de ativação no BDAS.

No BDAS, encontramos uma onda positiva pequena (por ser uma área ventricular pequena a ser despolarizada) nas derivações frontais mais inferiores (D2, D3 e aVF) e uma Q também pequena nas derivações com seu eletrodo positivo em braço E (D1 e aVL) (Fig. 13-4).

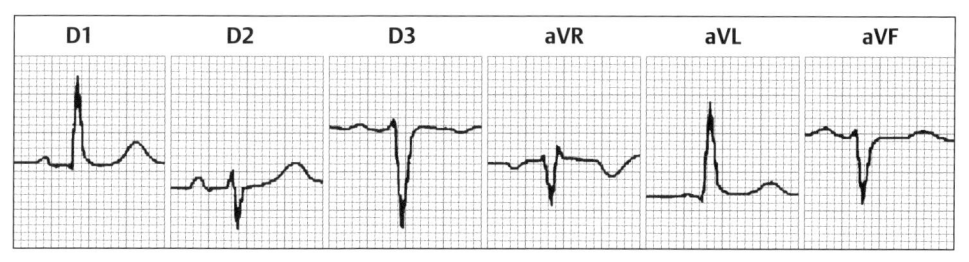

Fig. 13-4. O BDAS gera uma pequena onda R nas derivações inferiores (D2, D3 e aVF) e pequeno Q em D1 e aVL. O QRS não está alargado e seu EEM encontra-se desviado para a esquerda (a cerca de –45 graus).

Após esse período inicial, a onda de ativação espalha-se sobre o remanescente da parede livre do VE em direção superior e para a esquerda. Esse vetor tem grande amplitude porque devido ao pequeno atraso na despolarização dessa região, isso acontece sem oposição, produzindo uma R proeminente em D1 e aVL e S proeminente em D2, D3 e aVF, sendo responsável pelo desvio do EEM para a E além de menos 45 graus (Fig. 13-4).

BDAS:

- QRS < 120 ms
- EEM desviado para a esquerda (para além de – 45 graus)
- rS D2, D3 e aVF
- qR D1 e aVL

Bloqueio Divisional Posteroinferior (BDPI)

Na falha na condução pelo ramo posteroinferior (BDPI), o VE tem de ser despolarizado pelo fascículo anterossuperior. O BDPI é muito menos frequente que o BDAS.

Como a despolarização do VE se inicia pelo fascículo anterossuperior, ocorrerá o contrário do que ocorre no BDAS. Agora, haverá uma pequena r em D1 e aVL com uma pequena q em D2, D3 e aVF. Com o complemento da despolarização do VE, haverá uma R ampla em D2, D3 e aVF e um S amplo em D1 e aVL (Fig. 13-5).

BDPI:

- QRS < 120 ms
- EEM desviado para a direita (entre +110 e +180 graus) sem outra causa definida
- rS D1 e aVL
- qR D2, D3 e aVF

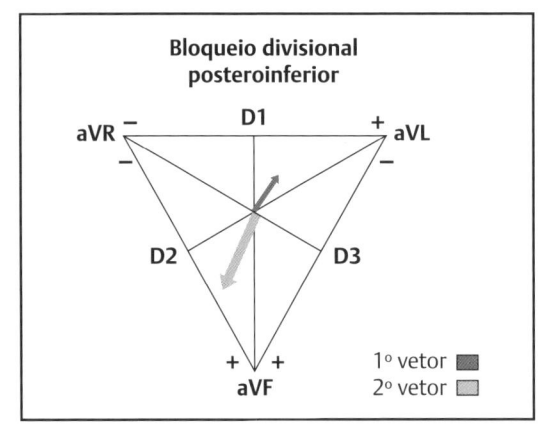

Fig. 13-5. Ordem de ativação no BDPI.

CAPÍTULO 13 ▪ BLOQUEIOS FASCICULARES OU DIVISIONAIS DO RAMO ESQUERDO

Devemos suspeitar de BDPI se houver desvio do EEM para a direita, QRS estreito e sem sinais que sugiram a presença de sobrecarga ventricular direita. Geralmente há alguma evidência de doença ventricular esquerda (Fig. 13-6).

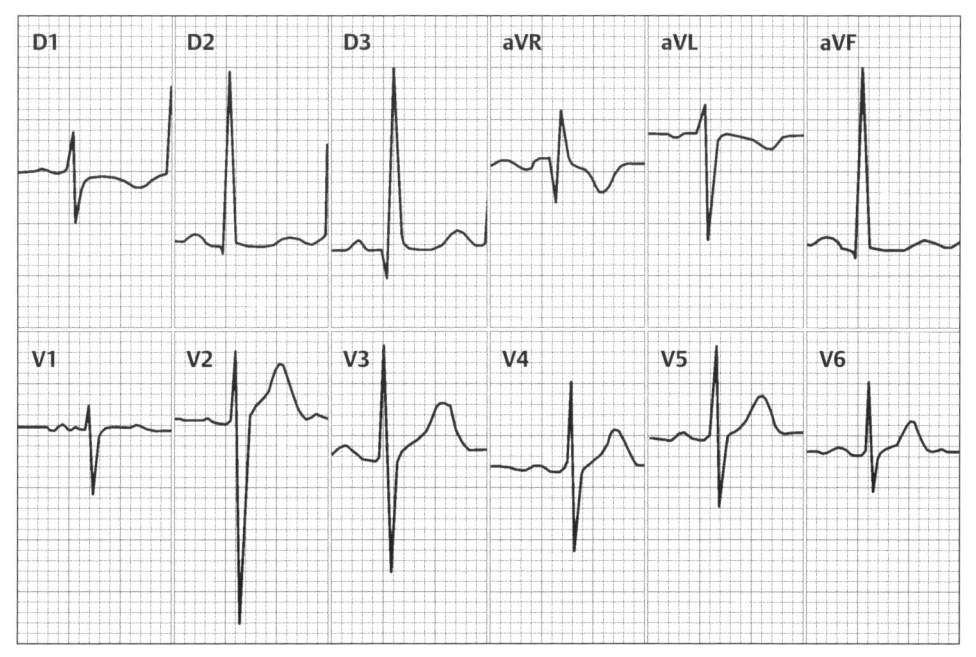

Fig. 13-6. Bloqueio divisional posteroinferior esquerdo (BDPI): QRS estreito (duração < 120 ms), EEM desviado para a direita (entre +90 e +180 graus –QRS negativo em D1 e positivo em aVF), qR em D2, D3 e aVF.

APROFUNDANDO
BDAS
Algumas outras alterações podem ser encontradas na presença dos bloqueios divisionais.
BDAS:
A) Progressão lenta da onda r de V1 até V3.
B) Presença de S de V4 a V6.
C) ST-T sem alterações.

IAM Inferior e BDAS
O BDAS pode tanto simular uma fibrose inferior como dificultar seu diagnóstico. Por exemplo, no BDAS, uma Q patológica relacionada ao infarto pode ser substituída por uma pequena R em D2, D3 e aVF, dificultando assim o diagnóstico de IAM inferior (que gera uma Q nessas derivações, como veremos no Capítulo 27).
Por outro lado, às vezes a onda R de pequena amplitude pode não existir no BDAS nas derivações D2, D3 e aVF, o que simularia uma fibrose inferior.

Algumas dicas podem ajudar nessa diferenciação BDAS × IAM inferior:

- Na presença de QS em D2, D3 e aVF, devem coexistir necrose inferior e BDAS.
- Na necrose inferior, o padrão mais encontrado é o QS ou Qr em D2, D3, aVF.

BDPI
A) Pode ocorrer progressão mais lenta de "r" de V1-V3.
B) Pode ocorrer presença de onda S de V2 a V6.

Devemos afastar outras causas para desvio de EEM para direita antes de pensarmos em BDPI, como, por exemplo, sobrecarga ventricular direita, bloqueio de ramo direito, DPOC, pré-excitação.

CORRELAÇÃO CLÍNICA
O BDAS é muito mais frequente que o BDPI e, em geral, tem bom prognóstico. O BDPI é geralmente incomum, pelo fato do fascículo posteroinferior ser relativamente curto e grosso e por receber irrigação tanto da artéria coronária descendente anterior quanto de ramo da artéria coronária direita.

O BDAS pode estar associado a várias condições clínicas: processo normal de esclerose do lado esquerdo do esqueleto cardíaco (doença de Lev), HAS, DAC, doença de Chagas, lesões aórticas, miocardiopatias, miocardite, fibrose miocárdica microscópica.

Existe uma conexão íntima entre a primeira porção do ramo D e as fibras do fascículo anterossuperior do ramo E, razão pela qual é frequente a associação desses dois bloqueios. A condição clínica mais frequentemente associada ao BRD + BDAS (muitas vezes o BDAS é referido como hemibloqueio anterior esquerdo) ocorre em pacientes com doença de Chagas (Fig. 13-7).

A causa mais comum de BDPI é a cardiopatia chagásica e, depois, a doença coronariana (DAC). A presença de BDPI por DAC é indício de uma doença coronariana grave.

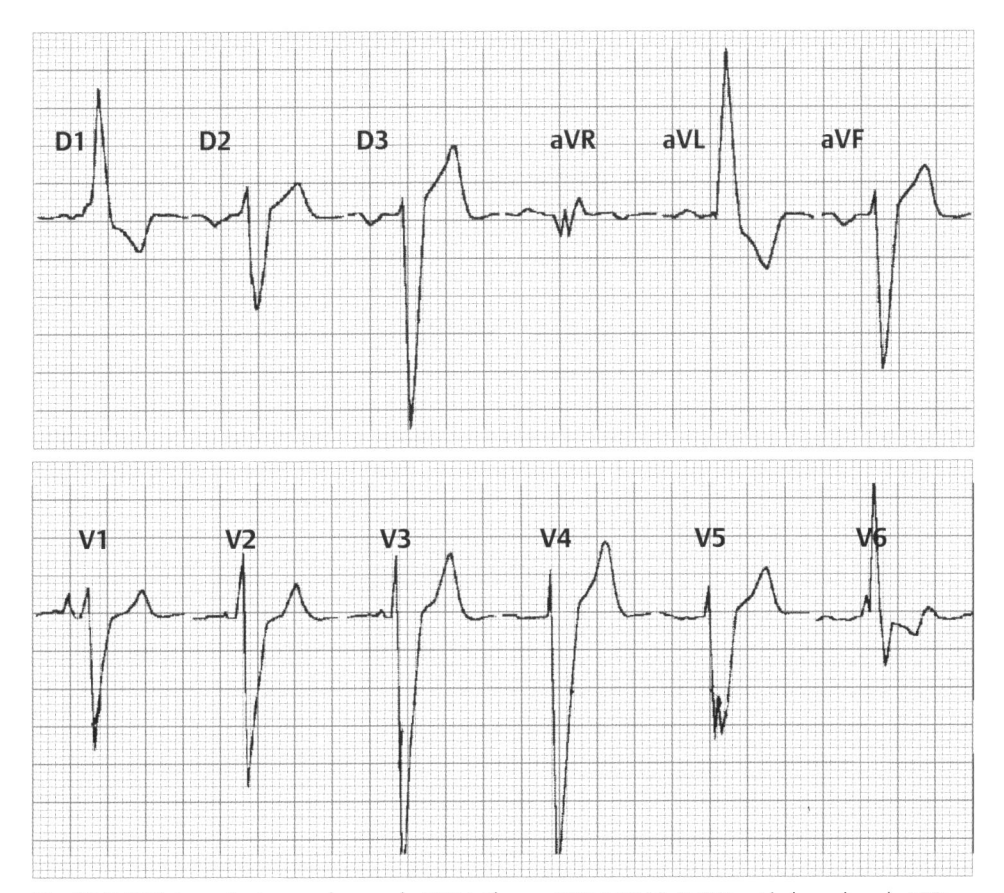

CAPÍTULO 13 ▪ BLOQUEIOS FASCICULARES OU DIVISIONAIS DO RAMO ESQUERDO 145

Fig. 13-7. ECG de paciente com doença de BRD + Chagas: BRD + BDAS. O QRS está alargado pelo BRD e não pelo BDAS.

RESUMINDO

BDAS	BDPI
QRS com duração normal (< 120 ms)	QRS com duração normal (< 120 ms)
EEM do QRS para a E (além de − 45 graus)	EEM para a D (entre +110 e +180 graus)
rS em D2, D3, aVF	rS D1 e aVL
qR D1 e aVL	qR D2, D3 e aVF

VAMOS PRATICAR

1. É verdade em relação aos bloqueios divisionais:
   A) BDPI é o mais frequente
   B) BDAS é o mais frequente
   C) BDPI indica um bom prognóstico
   D) BDAS indica um mau prognóstico

2. A associação de bloqueios intraventriculares mais frequentemente encontrada em um paciente com doença de Chagas é:
   A) BRD + HBPI
   B) BRE + BDAS
   C) BDPI + BRE
   D) BRD + BDAS

3. Que alteração esperamos encontrar no ECG de um paciente com BDAS:
   A) QRS com duração de 110 ms com padrão rS em D2, D3 e aVF
   B) QRS com duração de 130 ms com padrão rS em D2, D3 e aVF
   C) QRS com duração de 110 ms com padrão rS em D1 e aVL
   D) QRS com duração de 130 ms com padrão rS em D1 e aVL

Respostas
1. B
2. D
3. A

Parte IV Arritmias

ARRITMIAS – UMA VISÃO GERAL

Carlos Roger Lima de Alencar
Ana Luisa Rocha Mallet
Elizabeth Silaid Muxfeldt

INTRODUÇÃO

As arritmias podem ocorrer por anormalidades na geração e/ou na condução do estímulo elétrico. Podemos dizer também que arritmia se refere a qualquer distúrbio na frequência, na regularidade, no local de origem ou na condução do estímulo elétrico.

Existem várias possibilidades de classificação das arritmias. Podemos classificá-las quanto:

A) Aos mecanismos desencadeadores: arritmias desencadeadas por alteração do automatismo, por atividade deflagrada ou por reentrada.
B) Ao sítio de origem da arritmia: arritmias geradas no nódulo sinusal, nos átrios, no nódulo atrioventricular (NAV), nos ventrículos.
C) À frequência das arritmias geradas: bradiarritmias ou taquiarritmias. Devemos lembrar, no entanto, que várias arritmias ocorrem com frequência cardíaca dentro dos limites da normalidade.

CONCEITOS IMPORTANTES

Alguns conceitos devem ser ressaltados em relação às arritmias:

- Nem toda arritmia está relacionada à doença cardíaca – muitas arritmias são encontradas em indivíduos normais, como veremos ao longo dessa seção dedicada a esse tema. Por outro lado, algumas arritmias são graves e ameaçadoras à vida, sendo importante sua correta identificação, o que permitirá um tratamento rápido e eficaz.
- Do ponto de vista clínico, as arritmias podem ser completamente assintomáticas ou manifestarem-se como palpitações, tontura, síncope, descompensação de quadros antes estáveis de insuficiência cardíaca ou doença valvar. As arritmias podem também estar associadas à presença de quadros embólicos, como no caso da fibrilação atrial e, em casos extremos, levar à morte súbita.

Todo ECG deve ter o registro mais prolongado em uma derivação (comumente essa derivação é D2). Esse registro longo é fundamental no estudo das arritmias e, muitas vezes, precisamos que ele seja bem mais longo do que o habitualmente registrado. No estudo das arritmias, podemos registrar o ECG na vigência de algumas manobras, sendo a mais frequente delas a massagem do seio carotídeo. A massagem do seio carotídeo deve ser realizada por profissional médico com o registro simultâneo do ECG, podendo ser útil para o diagnóstico de hipersensibilidade do seio carotídeo, bem como para o tratamento de taquicardias supraventriculares.

ROTINA DE AVALIAÇÃO

Como já vimos em capítulos anteriores, a análise sistemática do ECG é muito importante para que possamos obter do método todas as informações que o exame pode nos fornecer. No estudo das arritmias, essa avaliação sistemática é fundamental e vale a pena chamar atenção para as perguntas que têm de ser respondidas diante de um ECG com arritmia:

---

1. O ritmo é regular ou irregular?
2. Qual a frequência cardíaca? Estamos diante de uma bradiarritmia ou de uma taquiarritmia?
3. Existe onda P no ECG?
   - Devemos sempre procurar a onda P ("Cherchez la P")
4. Se existe onda P, ela é normal?
5. Qual a relação entre a onda P e o complexo QRS?
   - Existe uma onda P antes de cada complexo QRS ou existe dissociação atrioventricular (dissociação AV), ou seja, a despolarização de átrios e ventrículos está ocorrendo de forma dissociada, cada um com sua frequência independente.
   - Se existe dissociação AV, ela ocorre por um bloqueio AV total (BAVt) com uma frequência ventricular bem inferior à frequência atrial ou por um aumento do automatismo ventricular com frequências atriais e ventriculares próximas (dissociação isorrítmica).
   - Se não existe dissociação AV, os intervalos PR são sempre iguais ou eles variam? Se eles variam, há algum padrão nessa variação?
6. Os complexos QRS são estreitos?
   - Se a despolarização dos ventrículos ocorre pelo sistema de condução, a origem do estímulo está no nódulo atrioventricular (NAV) ou acima dele e o QRS é estreito. Se o QRS é largo, a despolarização ventricular não está ocorrendo pelo sistema de condução especializado e pode estar se originando nos ventrículos ou ocorrer através de via acessória ou se deve a existência de um bloqueio de ramo associado.
7. O intervalo QT é normal ou a arritmia pode estar relacionada a alterações na duração do QT?

Essa é apenas uma sugestão de pontos a serem avaliados em um ECG com arritmia e que pode auxiliar na realização de um diagnóstico mais preciso tanto da arritmia quanto do seu mecanismo.

NOSSA DIVISÃO
Optamos por dividir nossos capítulos dedicados ao estudo das arritmias da seguinte forma:
A) Extrassístoles: as arritmias mais frequentes (Capítulo 15).
B) Fibrilação atrial (e *flutter* atrial) – a fibrilação atrial (FA) é a arritmia sustentada mais frequente, com grande importância clínica (Capítulo 16).
C) Taquicardias supraventriculares (TSV) e síndromes de pré-excitação (Capítulos 17 e 19) e taquicardias ventriculares – TV (Capítulo 18), com o capítulo 20 dedicado à diferenciação entre as TSV e as TV.
D) Bradiarritmias: bradicardia sinusal e parada sinusal (Capítulo 21), bloqueio sinoatrial (Capítulo 22), bloqueios atrioventriculares (Capítulo 23).
E) Holter (Capítulo 24).
F) Marca-passo – noções básicas (Capítulo 25).

EXTRASSÍSTOLES

Carlos Roger Lima de Alencar
Elizabeth Silaid Muxfeldt

FUNDAMENTAL

As extrassístoles (ES) são batimentos que ocorrem precocemente no ciclo cardíaco e não uma sístole extra como poderia ser sugerido pela nomenclatura.

Esse batimento precoce pode ter origem em várias regiões do coração, e costumamos dividir a origem das ES entre ES supraventriculares (ESSV) e ES ventriculares (ESV). As ESSV incluem as ES sinusais, as ES atriais e as ES juncionais.

A diferenciação entre as ESSV e ESV pelo ECG leva em consideração alguns aspectos, dentre eles:

- Morfologia da extrassístole:
  - Se morfologia semelhante ao batimento normal: mais provavelmente estamos diante de uma ESSV (Fig. 15-1).
  - Se morfologia bastante diferente do batimento normal e com duração prolongada: mais provavelmente estamos diante de uma ESV (Fig. 15-2).

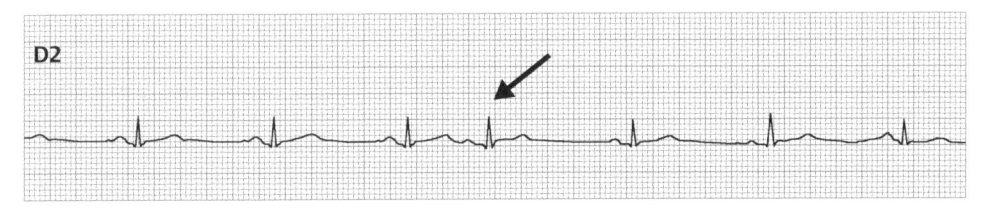

Fig. 15-1. ESSV – batimento precoce bastante semelhante aos batimentos normais e precedido por uma onda P = extrassístole atrial (um exemplo de ESSV).

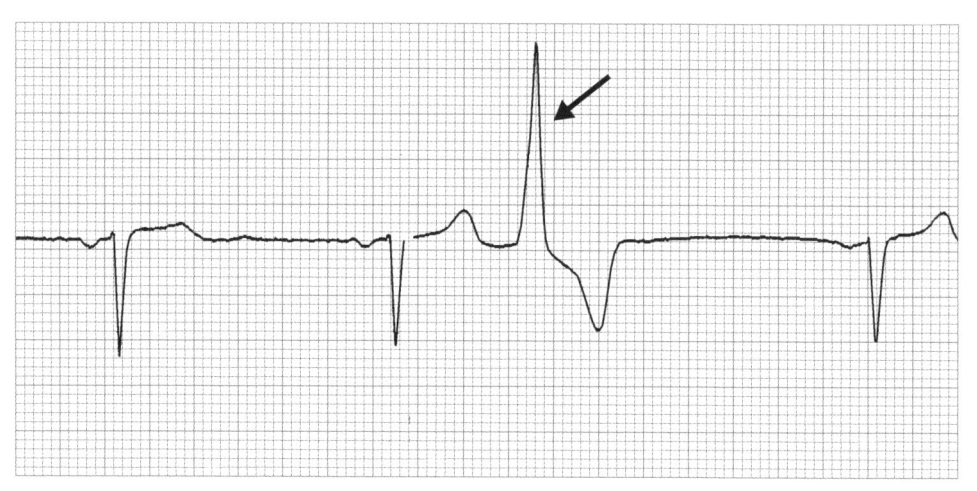

Fig. 15-2. ESV – batimento precoce bastante diferente dos batimentos normais = ESV.

ENTENDENDO

A maioria das ES ocorre em razão da atividade elétrica anômala de um foco ectópico, embora os mecanismos de reentrada também possam estar envolvidos.

Quando ocorre uma ES, o ritmo sinusal normal é interrompido por um batimento precoce. As ES podem se originar em qualquer região do coração. Se a origem da ES ocorre antes da divisão do feixe de His, é chamada de ESSV.

Acontecendo esse batimento precoce, existe uma pausa até que possa ocorrer o próximo batimento normal (a chamada "pausa compensatória") (Fig. 15-3).

A extrassístole pode ocorrer de forma isolada, como no exemplo da Figura 15-3, ou pode acontecer de forma consecutiva, sendo utilizada a seguinte classificação:

- Se apenas 1 batimento precoce = ES isolada
- Se 2 batimentos precoces seguidos = ES em par ou ES pareadas (Fig. 15-4)
- Se 3 batimentos seguidos e menos de 30 segundos de duração = taquicardia não sustentada
- Se extrassístoles seguidas com mais de 30 segundos de duração = taquicardia sustentada

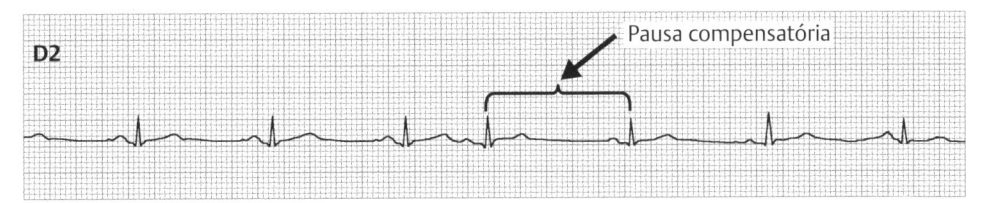

Fig. 15-3. ESSV e pausa compensatória.

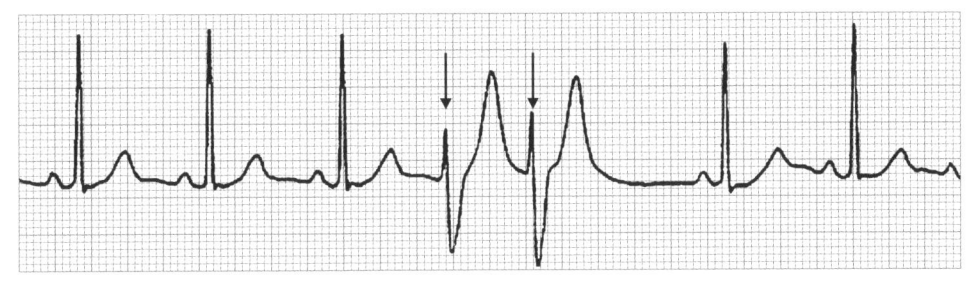

Fig. 15-4. ES pareadas. Como a morfologia das ES é bastante diferente dos batimentos normais, provavelmente são ES de origem ventricular.

Também podemos classificar as ES em relação ao seu momento de ocorrência. Quando uma ES ocorre depois de cada batimento normal, e essa ocorrência se repete por um período de tempo, estamos frente a um bigeminismo (que será bigeminismo supraventricular ou ventricular, dependendo do aspecto das ES – Figs. 15-5 e 15-6).

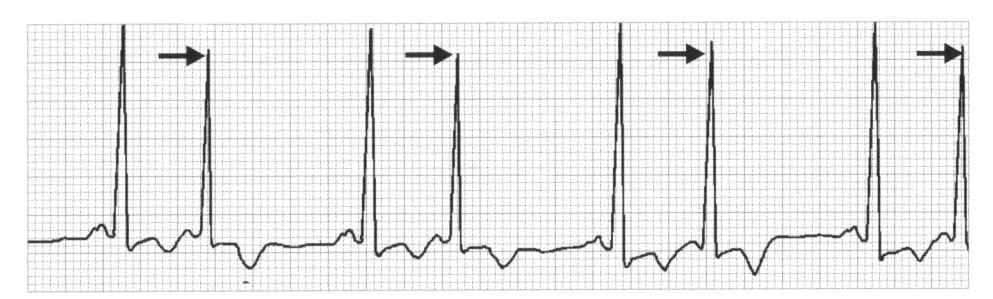

Fig. 15-5. Bigeminismo supraventricular. A cada batimento normal ocorre um batimento precoce (ES) com aspecto semelhante ao batimento normal – ESSV – e esse fenômeno se repete – bigeminisno supraventricular.

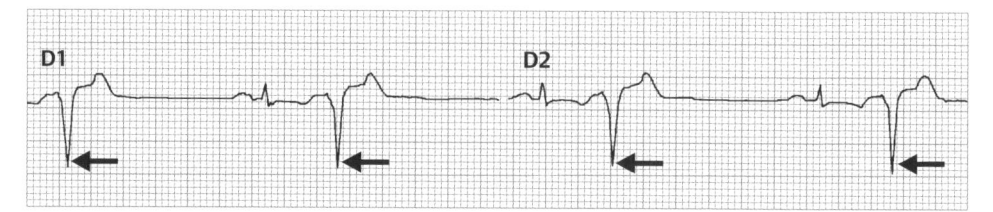

Fig. 15-6. Bigeminismo ventricular. A cada batimento normal ocorre um batimento precoce (ES) com aspecto diferente ao batimento normal – ESV – e esse fenômeno se repete – bigeminisno ventricular.

Se a cada dois batimentos normais encontrarmos uma ES, e esse fenômeno se repetir, utilizamos o termo trigeminismo (Fig. 15-7)

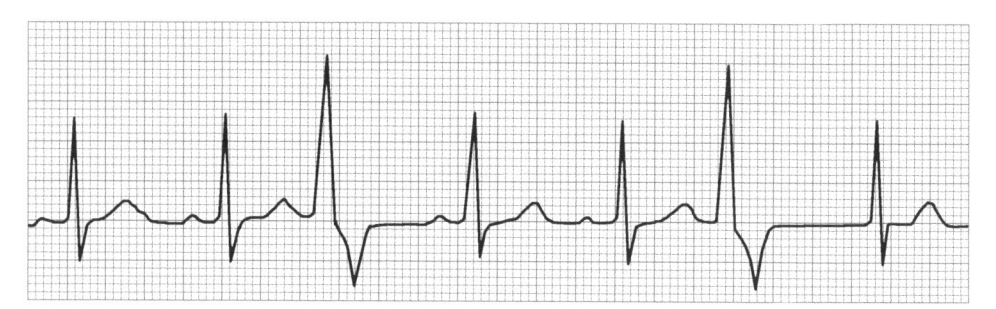

Fig. 15-7. Trigeminisno – a cada dois batimentos normais encontramos uma ES.

Ao analisarmos uma ESV, podemos ainda dizer se ela tem origem no VD ou no VE, na dependência do padrão que ela apresente em V1. Caso seja um padrão de BRD (rsR'), a ES tem origem no VE; caso apresente padrão de BRE (QS em V1), sua origem é no VD.

APROFUNDANDO

Apesar das diferenças morfológicas que apresentamos acima entre as ESSV e ESV, essa diferenciação não é 100% segura. Algumas vezes, uma ESSV ocorre muito precocemente e, por isso, pode encontrar um dos ramos do feixe do His ainda em seu período refratário. Sendo assim, apesar da origem supraventricular da extrassístole, ela será conduzida com padrão de bloqueio de ramo direto (mais frequente) ou esquerdo, na dependência do ramo ainda em período refratário – será uma ESSV conduzida com aberrância, ou seja, uma ESSV com QRS alargado em decorrência de um bloqueio de ramo associado.

Com isso, podemos dizer que as ESV apresentam sempre duração prolongada, enquanto as ESSV nem sempre têm duração normal (geralmente têm duração normal, mas, no caso de condução com aberrância, terão duração prolongada).

Para tentar diferenciar uma ESSV conduzida com aberrância de uma ESV, podemos avaliar a pausa compensatória que se segue à ES e que reflete a interferência que esse batimento precoce tem sobre o ritmo de base. Se a ES não interfere com o ritmo sinusal de base e apenas ocorre no lugar do batimento normal, o intervalo do batimento normal antes da ES até o batimento que se segue à ES será igual a 2 ciclos sinusais (a pausa compensatória completa). Isso acontece no caso das ESV.

No caso das ESSV, existe interferência da ES sobre o ritmo sinusal normal. Sendo assim, após a ESSV, o nódulo sinusal é disparado antes do programado, fazendo com que o batimento após a ES ocorra antes do tempo programado no ritmo sinusal normal – existe uma pausa compensatória após a ES, mas ela é incompleta (Fig. 15-8).

A avaliação da pausa compensatória, que ocorre após a ES, pode nos ajudar a definir a origem da ES:

> - Se pausa incompleta = mais provavelmente estamos diante de uma ESSV
> - Se pausa completa = mais provavelmente estamos diante de uma ESV

Obs.: Apesar da análise da pausa compensatória muito auxiliar na diferenciação entre ESV e ESSV, a mesma não fornece 100% de certeza, visto que uma ESSV pode alcançar o nódulo sinusal e suprimir sua automaticidade, e, com isso, o nódulo sinusal poderá levar mais tempo para reassumir seu ritmo (esse fenômeno recebe o nome de *overdrive supression*).

As ESSV podem ter origem:

- No nódulo sinusal: a onda P da ES é igual à onda P do ritmo sinusal.
- No tecido atrial: a onda P da ES é diferente da P sinusal.
- Na junção AV: a ES juncional atinge átrios retrogradamente (por isso, a onda P relacionada à ES juncional será negativa em D2, D3 e aVF) e os ventrículos anterogradamente. A onda P relacionada à ES ocorrerá antes ou depois do QRS na dependência do estímulo alcançar os átrios antes ou depois de alcançar os ventrículos.

Algumas vezes, em uma mesma derivação, encontramos ES com morfologias diferentes indicando que essas ES não estão se originando de um mesmo foco. Nas Figuras 15-5 e 15-6, encontramos ES com mesma morfologia; nesse caso, estamos falando de ES unifocais. Já na Figura 15-9, encontramos, em uma mesma derivação, ES de diferentes morfologias. Essas são chamadas de ES multifocais.

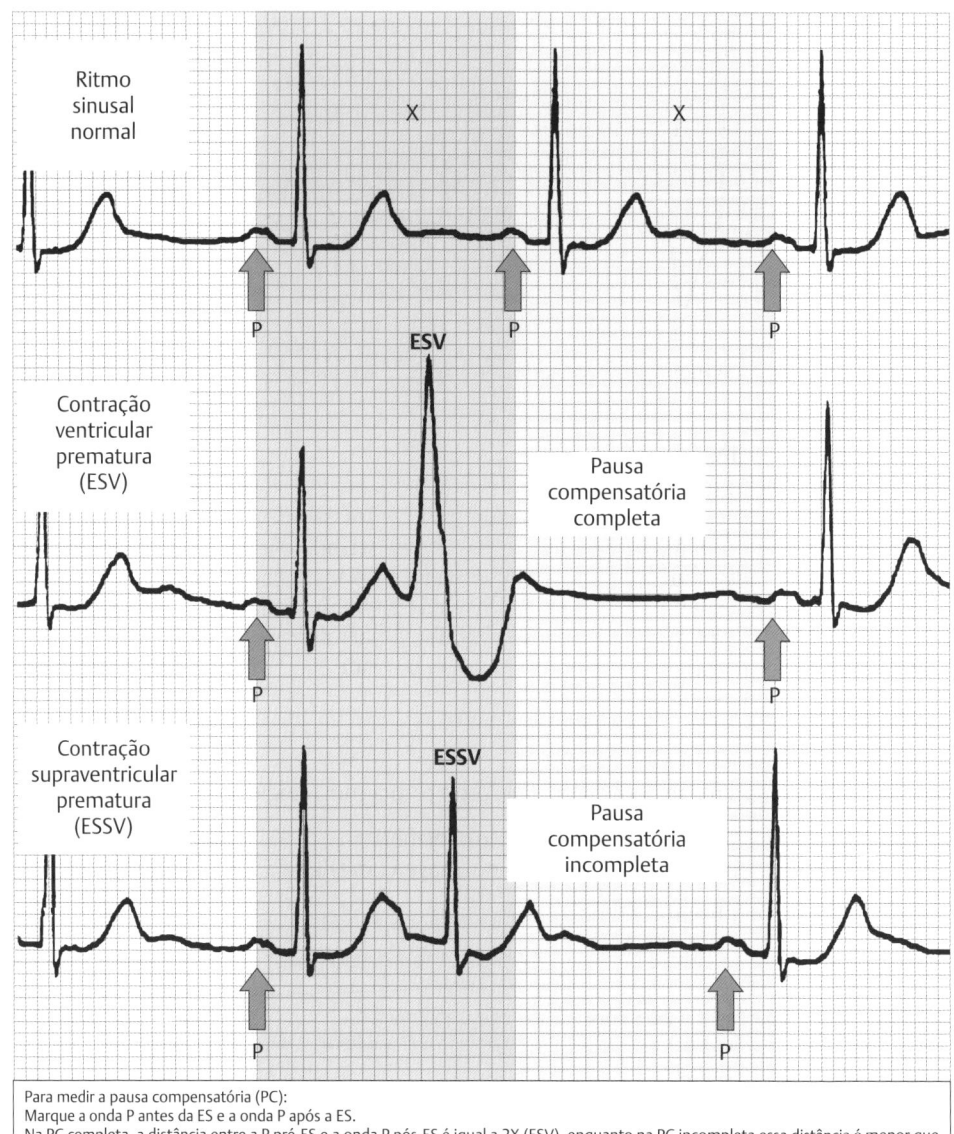

Para medir a pausa compensatória (PC):
Marque a onda P antes da ES e a onda P após a ES.
Na PC completa, a distância entre a P pré-ES e a onda P pós-ES é igual a 2X (ESV), enquanto na PC incompleta essa distância é menor que 2X (ESSV).

Fig. 15-8. Diferenciação entre ESSV e ESV com base na pausa compensatória.

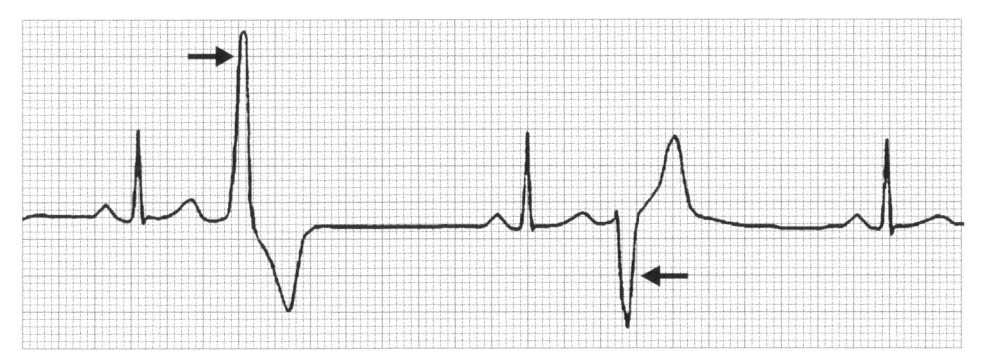

Fig. 15-9. ES de diferentes morfologias na mesma derivação = ES multifocais.

CORRELAÇÃO CLÍNICA

A presença de ES é praticamente universal sendo a queixa de palpitações o sintoma mais frequentemente associado a elas. Se a presença de extrassístoles desencadear sintomas mais graves como pré-síncope, síncope, queixas sugestivas de insuficiência cardíaca ou ocorrerem pós-infarto agudo do miocárdio, uma investigação mais específica será necessária e poderá envolver a realização de um Holter de 24 horas, assim como a determinação da função ventricular por meio da ecocardiografia. A partir dessa avaliação será decidida a continuidade da investigação com base na probabilidade da ocorrência de uma arritmia com potencial de malignidade ou não.

RESUMINDO

As extrassístoles podem ser divididas de acordo com a morfologia em:

- ESSV: morfologia semelhante ao batimento normal.
- ESV: morfologia diferente do batimento normal e com QRS alargada (> 0,12 s).

De acordo com a frequência de ocorrência das ES podemos classificá-las em:

- ES isolada = 1 batimento precoce
- ES pareadas = 2 batimentos precoces seguidos
- Taquicardia não sustentada = 3 batimentos seguidos e menos de 30 segundos de duração
- Taquicardia sustentada = extrassístoles seguidas com mais de 30 segundos de duração

De acordo com a ocorrência temporal das ES, elas podem ser classificadas em:

- Bigeminismo: a cada batimento normal ocorre um batimento precoce.
- Trigeminismo: a cada dois batimentos normais ocorre um batimento precoce.

VAMOS PRATICAR

1. No traçado abaixo estamos diante de:

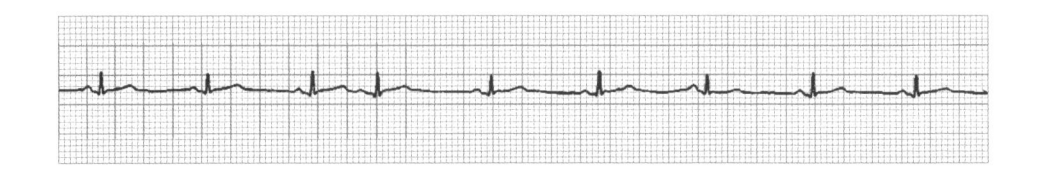

A) ESSV isolada
B) ESSV em bigeminismo
C) ESV isolada
D) ESV em bigeminismo

2. No traçado, estamos diante de:

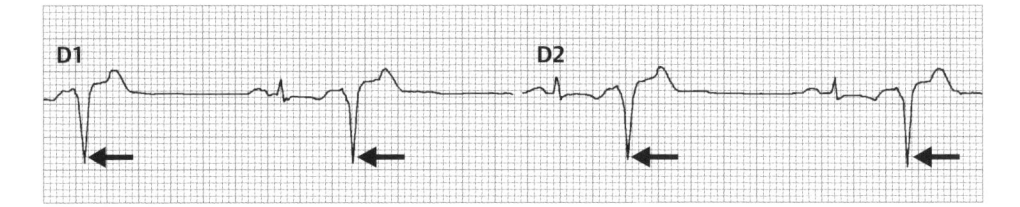

A) ESSV pareadas
B) ESSV em bigeminismo
C) ESV isolada
D) ESV em bigeminismo

3. Em relação à pausa compensatória, podemos afirmar que, geralmente:
A) A pausa compensatória ocorre apenas nas ESV
B) A pausa compensatória na ESSV é completa
C) A pausa compensatória na ESV é completa
D) Não existe pausa compensatória após a ocorrências de ES

Respostas
1. A
2. D
3. C

FLUTTER ATRIAL E FIBRILAÇÃO ATRIAL

CAPÍTULO 16

Angélica Furriel de Almeida da Silva
Bruna Rosenbrock Ferreira Taveira
Taissa Lorena dos Santos
Elizabeth Silaid Muxfeldt

INTRODUÇÃO
O *flutter* atrial e a fibrilação atrial são arritmias supraventriculares que apresentam alterações eletrocardiográficas distintas entre si. Muitas vezes, no entanto, essas duas arritmias coexistem e podem ter uma abordagem semelhante na prática clínica.

FLUTTER ATRIAL
Fundamental
Os critérios eletrocardiográficos do *flutter* atrial estão resumidos no Quadro 16-1.

Quadro 16-1. *Flutter* Atrial – Critérios Eletrocardiográficos

- Frequência atrial (onda F – dente de serra): em torno de 300 bpm
- As ondas F são mais bem avaliadas nas derivações inferiores (D2, D3 e aVF) onde são negativas (*flutter* comum)
- Frequência ventricular: varia de acordo com a condução atrioventricular (AV):
  - 75 bpm, se condução AV é de 4:1, ou seja, a cada 4 ondas F, 1 delas conduz
  - 150 bpm, se condução AV é de 2:1, ou seja, a cada 2 ondas F, 1 delas conduz
- Intervalo RR: regular (exceto nos casos de bloqueio atrioventricular variável)
- QRS: estreito (exceto se bloqueio de ramo associado)

O ECG clássico no flutter atrial 4:1 está representado abaixo (Fig. 16-1).

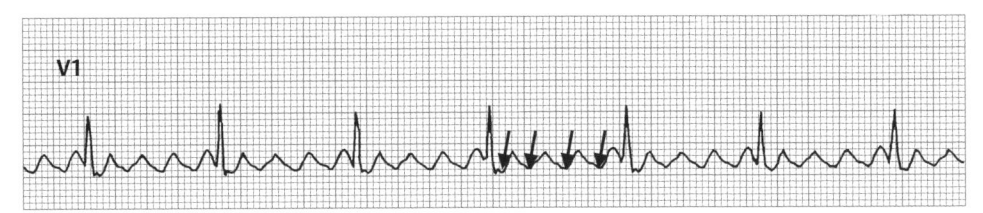

Fig. 16-1. *Flutter* atrial 4:1 – a cada 4 ondas F (setas), uma delas conduz para os ventrículos. Intervalos RR regulares.

Entendendo

O *flutter* é uma taquicardia supraventricular com frequência atrial variando entre 220 e 450 bpm (média de 300 bpm).

Essa taquicardia originada nos átrios tem como mecanismo base um sistema de reentrada que percorre rapidamente a parede do átrio direito, levando a uma frequência de batimentos muito alta (Fig. 16-2).

> **Reentrada**
> O ciclo cardíaco inicia-se no nódulo sinusal, situado no átrio direito, na topografia da inserção da veia cava superior. Quando o estímulo inicial ocorre nesse nódulo, será conduzido pelos feixes internodais localizados no átrio direito e esquerdo, até chegar ao nódulo atrioventricular
> No *flutter* atrial típico/comum, ocorre a formação da reentrada desse estímulo apenas no átrio direito, onde essa onda de despolarização formada será levada também até o átrio esquerdo e seio coronariano (Fig. 16-2). Com essa reentrada, será formado um sentido de ativação atrial que ocorrerá de baixo para cima (sentido anti-horário)
> Esses circuitos de reentrada promovem uma propagação extremamente rápida do estímulo pelos miócitos atriais, levando à taquicardia observada de aproximadamente 300 bpm atriais em média
> O mecanismo base do surgimento de uma arritmia por reentrada é a presença de uma região de condução lenta, permitindo que o estímulo procure outro caminho para ser conduzido, que, nesse caso, é permitido por acidentes estruturais na parede do átrio, formando as macrorreentradas

Alterações no Traçado Eletrocardiográfico do Flutter *Atrial*

Em um traçado de eletrocardiograma com *flutter* atrial, a **onda F** pode ser considerada o grande símbolo dessa taquiarritmia atrial. A onda F (em letra maiúscula) é a representação do sistema de macrorreentrada que vimos acima, refletindo a despolarização atrial contínua e de conformação circular (Fig. 16-2), ou seja, não haverá um intervalo visível entre as despolarizações atriais.

As ondas F têm um aspecto chamado "serrilhado" ou em "dente de serra", são normalmente de polaridade negativa em D2, D3 e aVF (Fig. 16-3). Caracteristicamente, a onda F é mais bem visualizada nessas 3 derivações.

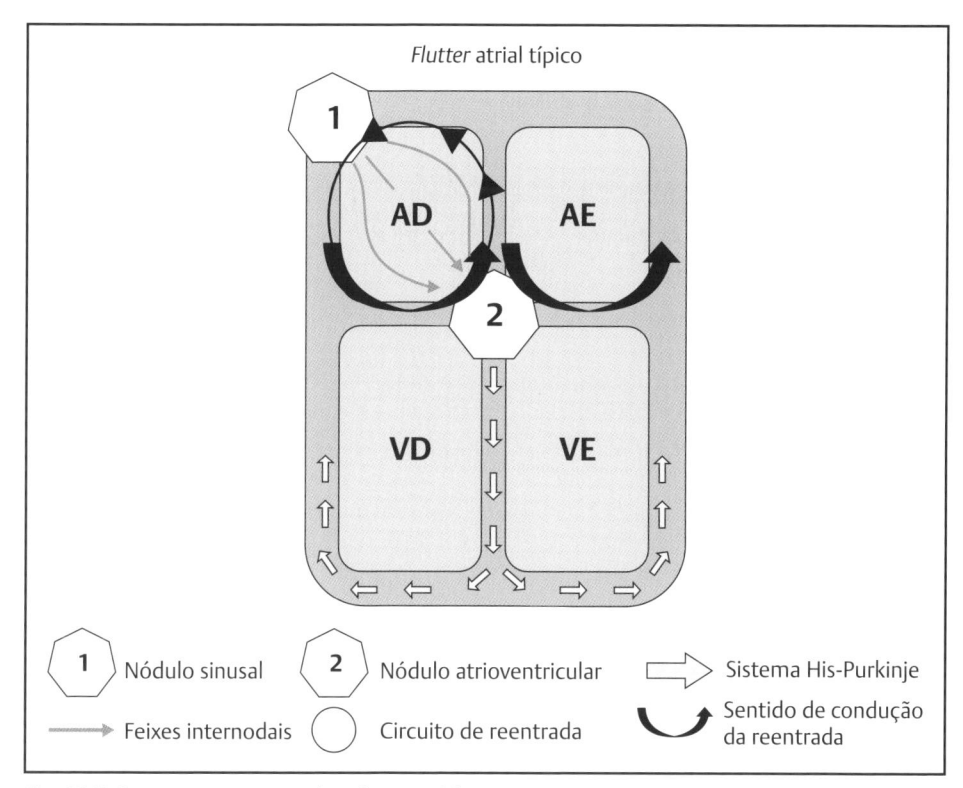

Fig. 16-2. Esquema representando o *flutter* atrial.

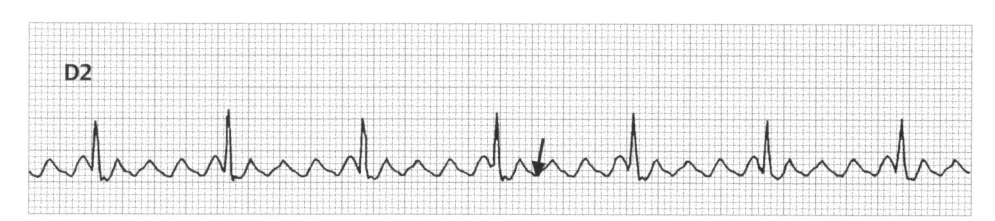

Fig. 16-3. Eletrocardiograma com traçado de *flutter* atrial, com presença da onda F negativa em D2. Nesse caso a condução é 4:1.

Em resumo, o *flutter* manifesta-se como uma taquiarritmia atrial, com frequência atrial em torno de 300 bpm e frequência cardíaca de 150 bpm, quando, a cada duas ondas F, uma delas chega aos ventrículos. O ritmo cardíaco é regular (intervalo R-R regular), há a presença das ondas F e o QRS tende a ser normal (menor que 0,12 s), exceto quando essa arritmia é associada a bloqueio de ramo, quando apresentará um QRS alargado.

Apesar da reentrada levar a descargas atriais contínuas e a uma frequência de batimentos elevada, os ventrículos não acompanham esse ritmo, pois o nódulo atrioventricular "filtra" parte dessas conduções atriais. Normalmente, com esse filtro, a média comparada da frequência atrial e ventricular é próxima do dobro, ou seja, a cada dois batimentos do

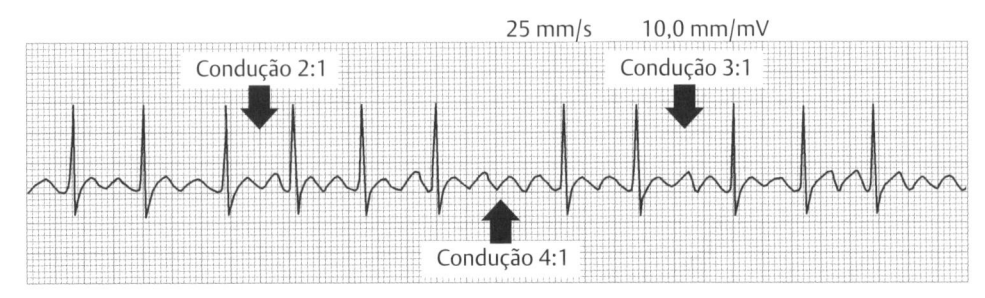

Fig. 16-4. Esquema representando tipos de condução do estímulo no *flutter* atrial em V1.

átrio, ocorrerá um batimento do ventrículo, apresentando o que chamamos de condução 2:1. Nesse caso, se um paciente tiver, por exemplo, uma frequência atrial de 300 bpm, sua frequência ventricular será de 150 bpm. Assim como a condução 2:1, podemos encontrar também a condução 3:1 e 4:1, dependendo do grau de "filtragem" do nódulo atrioventricular (Fig. 16-4).

Aprofundando

Podemos classificar o *flutter* atrial em *flutter* comum e incomum. O tipo comum apresenta ondas F negativas em D2, D3 e aVF e positiva em aVR e V1 com ondulação contínua da linha de base. O *flutter* incomum é aquele em que essas duas condições não estão presentes, sendo as ondas F geralmente positivas em D2, D3 e aVF.

No *flutter* comum, acredita-se que essa arritmia tenha origem na parte baixa do átrio (Fig. 16-5a), enquanto, no *flutter* incomum, a origem seria na parte alta dos átrios (cerca de 10% dos pacientes com *flutter* atrial), com ativação de cima para baixo (sentido horário) (Fig. 16-5b).

No caso do *flutter* incomum, a principal diferença será a polaridade da onda F, que será o contrário do que é visto no *flutter* atrial comum, ou seja, no *flutter* incomum as ondas F terão polaridade positiva em D2, D3 e aVF.

Existe ainda a possibilidade do *flutter* atrial ser variável, ou seja, o ritmo de condução atrioventricular variar, com ciclos de 2:1 intercalados com ciclos 3:1, por exemplo (Fig. 16-4). Com essa variação da condução, o ritmo cardíaco torna-se irregular. O *flutter* atrial variável pode ser observado, por exemplo, quando há uso de drogas que inibem o nódulo AV (ex.: digital, verapamil, diltiazem) ou em paciente com doença prévia do nódulo AV, sendo mais comum em idosos.

Uma outra divisão que pode ser feita é entre *flutter* I e II de acordo com a frequência das ondas F. No tipo I, encontramos uma frequência atrial de 240 a 340 bpm, enquanto o tipo II é mais rápido (frequência de 340 a 430 bpm), podendo ser considerado um ritmo intermediário entre o *flutter* e a fibrilação atrial.

Quando Suspeitar de Flutter *Atrial*

No *flutter* atrial ocorre um sistema de despolarização contínua. Com isso, a análise do eletrocardiograma pode ser dificultada: se algumas despolarizações atriais ocorrerem no momento da despolarização do ventrículo, ficarão "escondidas", pois o complexo QRS não permitirá que sejam visualizadas.

Sendo assim, se houver uma suspeita de *flutter* atrial (ex.: *na presença de uma taquicardia de 150 bpm com ritmo regular*), algumas manobras podem ser realizadas para

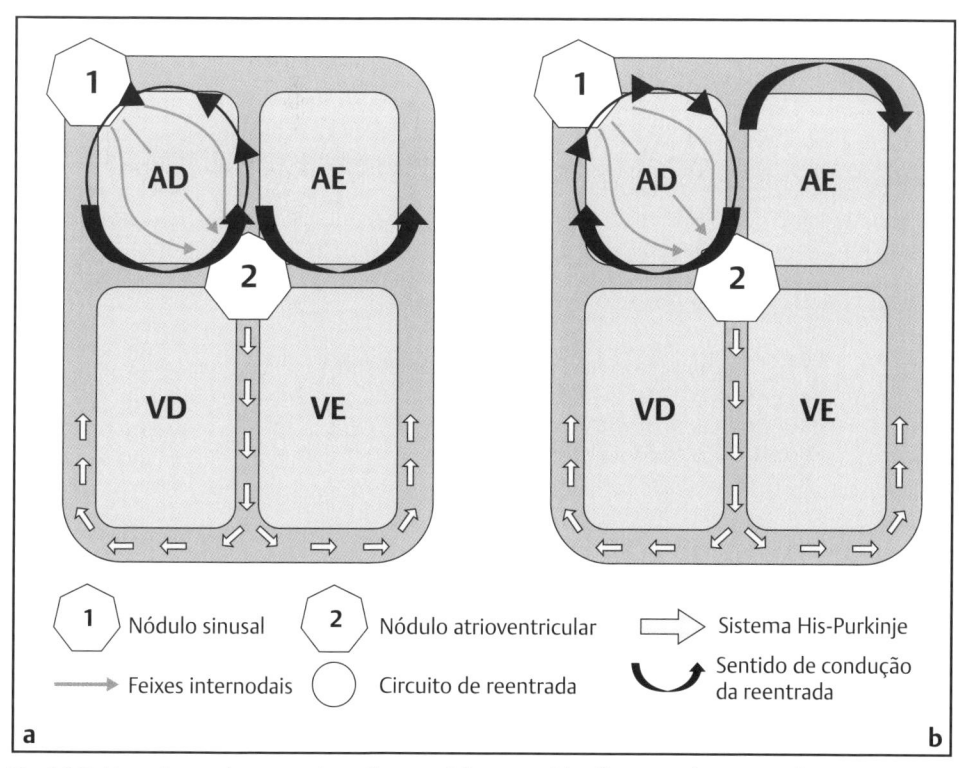

Fig. 16-5. Mecanismos de reentrada no *flutter* atrial comum (**a**) × *flutter* atrial incomum (**b**).

facilitar a visualização do traçado. A ideia é utilizar medidas que diminuam a condução atrioventricular do estímulo, diminuindo a frequência cardíaca momentaneamente e, assim, aumentando o tempo até que ocorra a despolarização ventricular, permitindo a visualização dessas ondas F que estavam "escondidas". O exemplo mais simples que pode ser citado é a manobra vagal (Fig. 16-6).

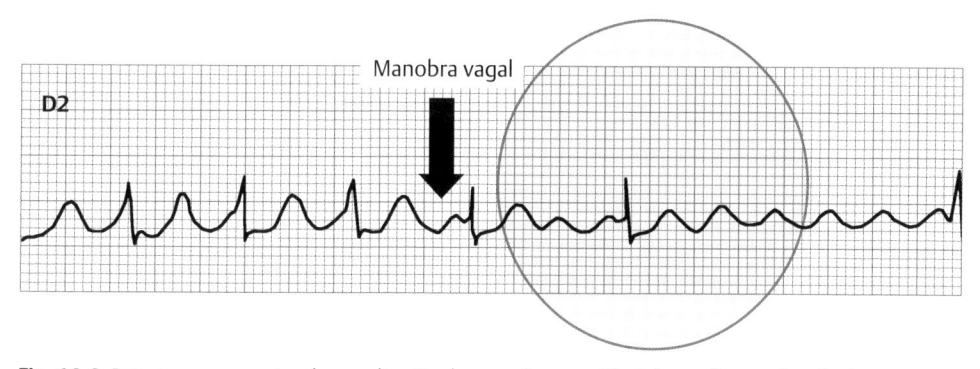

Fig. 16-6. Esquema representando a realização de manobra vagal (seta) e, após a realização da mesma, facilita-se a visualização das ondas F.

FIBRILAÇÃO ATRIAL
Fundamental

A fibrilação atrial (FA) é uma arritmia supraventricular, sendo a forma mais comum de arritmia sustentada, caracterizando-se por ativação elétrica atrial desorganizada, rápida e irregular, com consequente irregularidade da taxa de resposta ventricular. Na FA, os átrios perdem a capacidade de contração organizada, não gerando sístole atrial, enquanto a contração ventricular ocorre de forma irregular na dependência do período refratário do nódulo AV. Assim, a FA é conhecida como um ritmo irregularmente irregular.

Os critérios eletrocardiográficos da fibrilação atrial estão resumidos no Quadro 16-2 e presentes na Figura 16-7.

> **Quadro 16-2.** Fibrilação Atrial – Critérios Eletrocardiográficos
> - Ausência de atividade atrial organizada – ausência de onda P no ECG
> - Frequência atrial (onda f): de 400 a 600 bpm
> - Frequência cardíaca variável de acordo com a condução atrioventricular
> - Intervalo RR: irregular

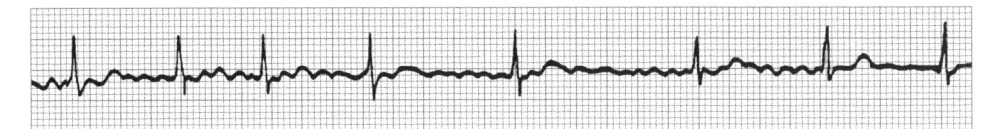

Fig. 16-7. Fibrilação atrial: ausência de onda P e intervalos RR irregulares.

Entendendo

A gênese da FA é baseada na formação de inúmeros circuitos de microrreentrada nas cavidades atriais (Fig. 16-8). Na FA, o potencial de ação dos miócitos atriais tem duração variada, fazendo com que miócitos lado a lado estejam se repolarizando ou despolarizando em um mesmo momento. Assim, os átrios não contraem de forma organizada, apenas "tremem" (fibrilam), levando à estase sanguínea (principalmente no apêndice atrial esquerdo) com alto risco de formação de trombos.

São emitidos cerca de 400-600 estímulos atriais por minuto, que corresponderão a ondas fibrilatórias no ECG. A maioria dos impulsos é bloqueada no nódulo atrioventricular (NAV) e apenas uma pequena parcela consegue ativar os ventrículos, uma vez que o NAV funciona como um "filtro" para os estímulos atriais. É o que chamamos de resposta ventricular da FA, que corresponde à frequência cardíaca do paciente (geralmente de 90-170 bpm), mas que poderá variar desde taquicardias com frequências muito rápidas (até 250 bpm) até bradicardias importantes, dependendo do período refratário do NAV. Isso faz com que os ciclos cardíacos tornem-se completamente irregulares.

As principais alterações no ECG são:

A) Ausência de onda P
   - A ausência de despolarização atrial organizada reflete-se com a substituição das ondas P, características do ritmo sinusal, por um tremor da linha de base do eletrocardiograma, formando pequenas ondas com frequência entre 400-600 movimentos por minuto. Essas são as chamadas **ondas f**, que podem se apresentar com maior ou menor amplitude (grossas ou finas, respectivamente) e irregulares na forma e no ritmo. A amplitude das ondas f parece ser inversamente proporcional ao tempo

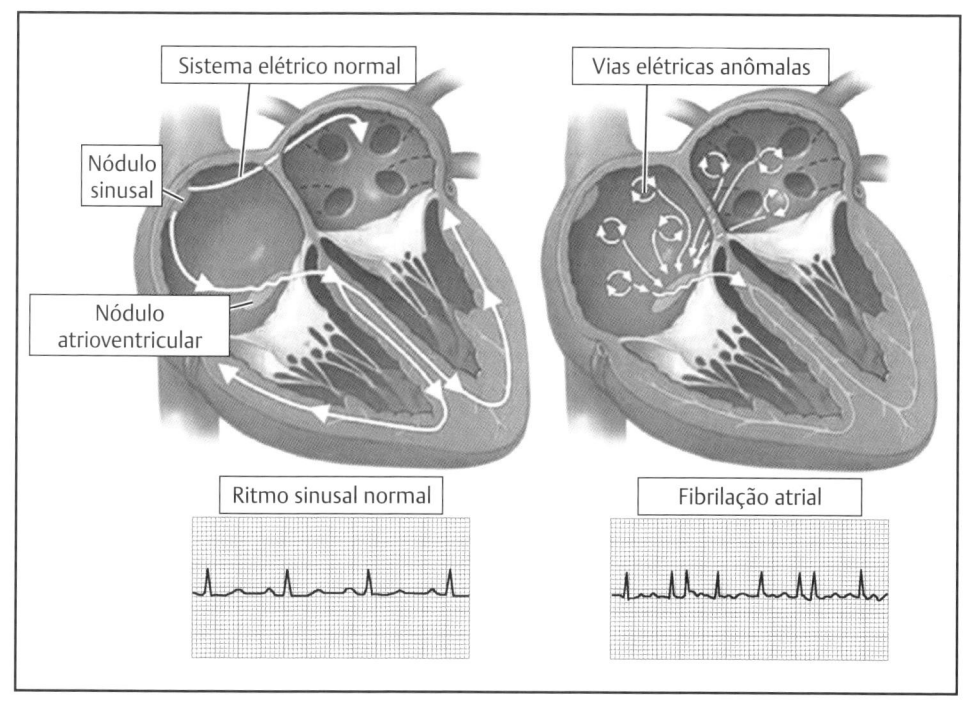

Fig. 16-8. A desorganização atrial levando à formação de microrreentradas responsáveis pela fibrilação atrial

de fibrilação (fibrilações finas estariam instaladas há mais tempo que fibrilações grossas) (Figs. 16-9 e 16-10). Algumas vezes, as ondas f não são visualizadas, tornando a linha de base isoelétrica.

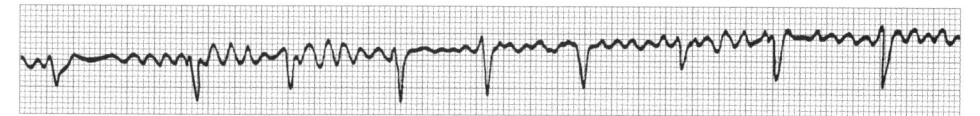

Fig. 16-9. Fibrilação atrial com ondas f grossas.

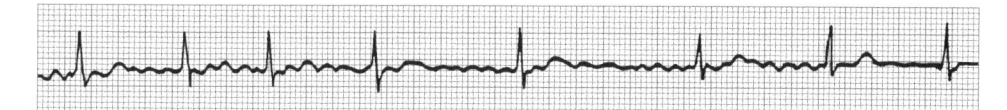

Fig. 16-10. Fibrilação atrial com ondas f finas.

B) Intervalos RR irregulares
- Durante o episódio de FA, o NAV é "bombardeado" por uma grande quantidade de estímulos elétricos que tentam passar aos ventrículos. Uma característica elétrica importante do nódulo AV é proteger os ventrículos de frequências atriais muito elevadas, funcionando como um filtro e permitindo a transmissão de uma quantidade de estímulos

elétricos para os ventrículos que não comprometa a função ventricular. Esse controle da frequência cardíaca ventricular se faz de forma irregular, passando pelo nódulo AV os estímulos que chegam fora do seu período refratário. Desta forma, no ECG, observamos irregularidade do ciclo RR na FA. A frequência cardíaca pode estar aumentada (maior que 100 bpm – Fig. 16-11) ou diminuída (menor que 50 bpm – Fig. 16-12).

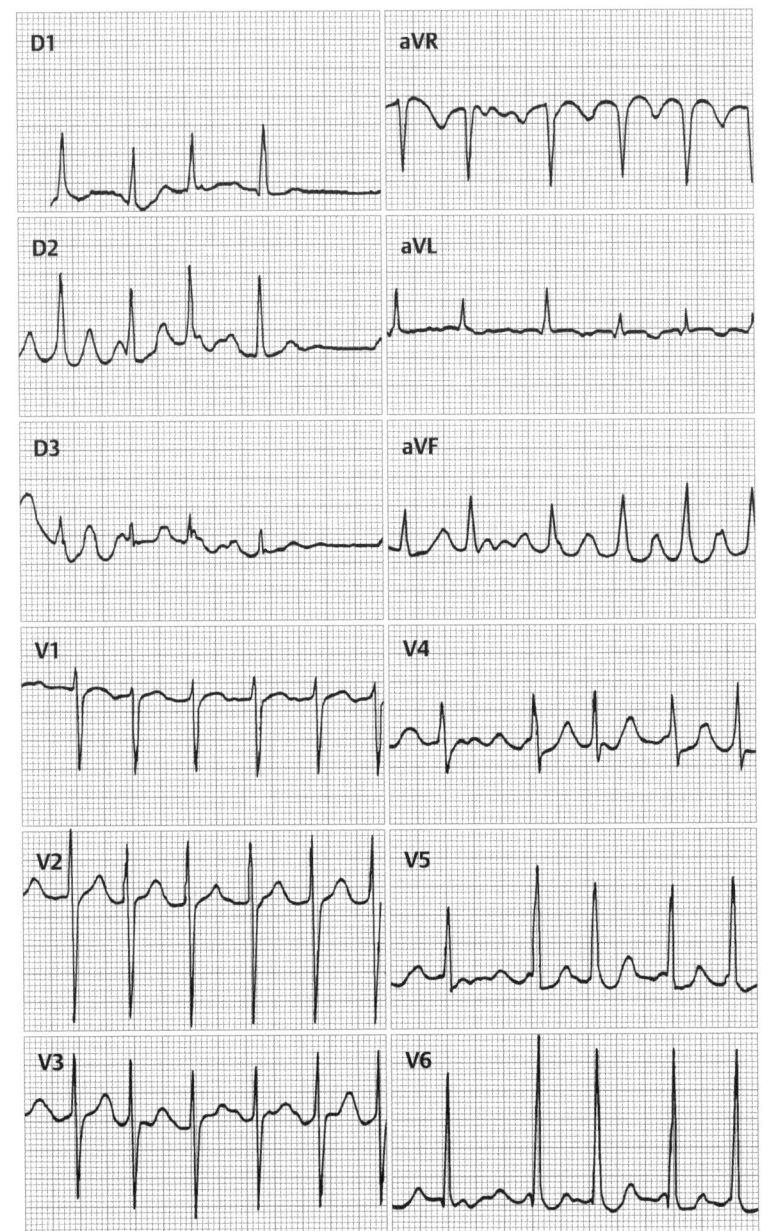

Fig. 16-11.
FA com frequência ventricular elevada.

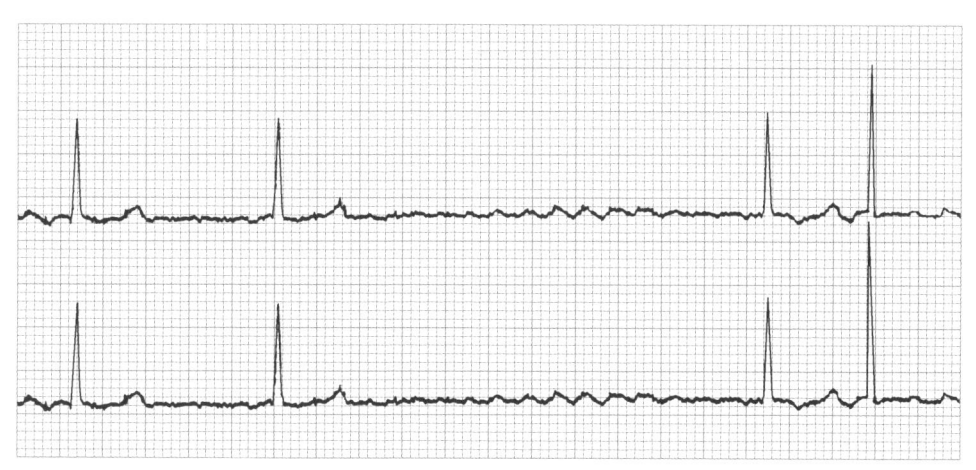

Fig. 16-12. FA com frequência ventricular baixa.

Como Calcular a Frequência na Presença de Fibrilação Atrial?

Vimos nos capítulos iniciais que, para calcularmos a frequência cardíaca (FC) na presença de um ritmo regular, deveríamos dividir 1.500 pela distância entre dois complexos consecutivos (1.500/nº de "quadradinhos"), quando a velocidade de realização do ECG for a habitual – 25 mm/s (Capítulo 3).

No caso da FA, como os intervalos RR são irregulares, não podemos usar essa fórmula para o cálculo da frequência cardíaca/frequência ventricular. Por isso precisamos usar outra técnica.

Para calcular a FC na FA, fazemos o seguinte: contamos o número de complexos QRS que estão inscritos em um período de 3 segundos (15 "quadradinhos") e multiplicamos por 20. Ou seja, se em 3 segundos no ECG encontramos 6 complexos QRS, isso quer dizer, por meio de uma regra de 3 simples, que encontraremos uma frequência ventricular de 120 bpm (Fig. 16-13).

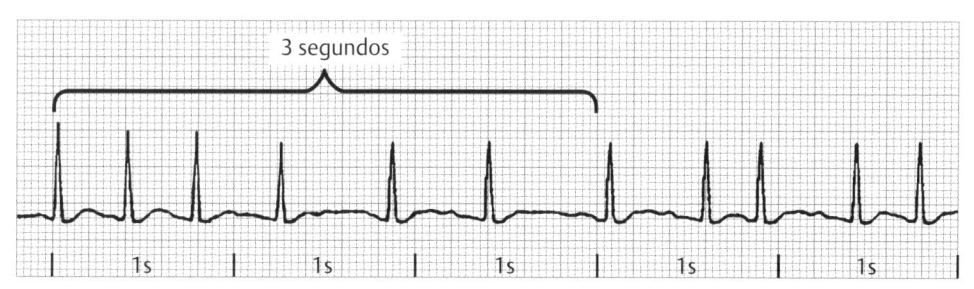

Fig. 16-13. Cálculo de FC na FA: em 3 segundos há 6 complexos QRS. Logo, em 60 segundos, teremos 6 × 20 = 120 complexos QRS = frequência ventricular.

Aprofundando

Para que ocorra a fibrilação atrial é necessário um conjunto de fatores: fatores deflagradores, fatores perpetuadores e fatores catalisadores.

- O fator deflagrador é o responsável pelo início da arritmia e, na FA, pode ser secundário a focos automáticos em veias pulmonares ou em átrios.
- O fator perpetuador envolve dois componentes. O componente anatômico favorece a formação de microrreentradas, compreendendo estruturas normais presentes nos átrios (p. ex.: predominantemente nos óstios das veias pulmonares, mas também das veias cavas e seio coronariano) ou possíveis cicatrizes resultantes de processos isquêmicos ou intervenções como ablações ou cirurgias. O componente eletrofisiológico corresponde ao encurtamento do período refratário dos miócitos atriais e que pode ser induzido por isquemia ou pelo crescimento atrial. Este fenômeno pode ocorrer após um tempo prolongado de estimulação rápida, em qualquer forma de taquiarritmia atrial, o que leva ao remodelamento elétrico atrial, sendo fator importante para desencadear e perpetuar a taquiarritmia. Isso explica porque o *flutter* e a taquicardia atrial são ritmos que podem evoluir para FA e o motivo pelo qual a própria fibrilação se perpetua (FA gera FA).
- O fator catalisador facilita o desenvolvimento dos componentes deflagradores e perpetuadores da arritmia. Sua contribuição é tão importante na fisiopatologia da FA que, muitas vezes, a simples eliminação do fator modulador consegue revertê-la ou pelo menos impede o surgimento de novos episódios. Os fatores catalisadores mais comuns são: distúrbios metabólicos (p. ex.: febre, atividade física), autonômicos ou hormonais (p. ex.: hipertireoidismo), ou o uso de medicamentos (p. ex.: simpaticomiméticos) e drogas (p. ex.: álcool, cocaína).

FA com Ritmo Regular

Apesar da irregularidade do intervalo RR ser dos achados característicos da FA, podem ocorrer situações em que esses intervalos são regulares, como, por exemplo, no caso do bloqueio atrioventricular total (BAVt) e do paciente com marca-passo ventricular.

No caso do BAVt, nenhum estímulo supraventricular passa pelo nódulo AV impedindo sua transmissão aos ventrículos. Sendo assim, há uma dissociação atrioventricular (ver Capítulo 23) e uma região abaixo do nódulo AV assumirá o comando da frequência ventricular. Se o ritmo atrial for o de fibrilação atrial, ela continuará existindo, porém agora com um ritmo ventricular regular comandado por células ventriculares com capacidade de gerar impulsos próprios (células marca-passo) que assumem a responsabilidade pela FC.

No caso de um marca-passo implantado e comandado pelo ventrículo (p. ex.: VVI – ver Capítulo 25), poderá continuar existindo fibrilação atrial sem que essa interfira com a frequência ventricular determinada pelo marca-passo.

CORRELAÇÃO CLÍNICA *FLUTTER* ATRIAL/FIBRILAÇÃO ATRIAL

O aumento do volume atrial pode predispor ao *flutter*/FA, por facilitar a criação de circuitos de reentrada. Portanto, condições frequentes, como cardiopatia reumática e *cor pulmonale* no DPOC, que favorecem o aumento do volume atrial, podem ser um fator de risco para essas arritmias.

Assim como na fibrilação atrial, também no *flutter*, a remora sanguínea no átrio favorece a formação de trombos, sendo os fenômenos tromboembólicos a principal complicação a ser evitada.

O *flutter* atrial é uma arritmia bem menos comum que a FA. Os episódios são geralmente agudos, transitórios e, com frequência, revertem para o ritmo sinusal ou evoluem para FA. A forma crônica do *flutter* atrial não é frequente, e sua prevalência não é referida porque invariavelmente é descrita em associação com a FA. O prognóstico atual do *flutter* atrial é bom porque o tratamento por meio da ablação por radiofrequência tem demonstrado alta efetividade.

A fibrilação atrial é a arritmia sustentada mais frequente na população geral, e sua prevalência aumenta com a idade, chegando a quase 10% naqueles com mais de 80 anos. A FA pode surgir em pessoas sem nenhum problema estrutural no coração, mas geralmente está associada à presença de diabetes, hipertensão e valvulopatias. Indivíduos com FA apresentam maior risco de desenvolver acidente vascular encefálico (AVE), insuficiência cardíaca (IC), e têm maior taxa de mortalidade total (duas vezes maior que aqueles com ritmo sinusal).

Tanto o *flutter* quanto à FA podem desencadear descompensação em pacientes antes estáveis, principalmente naqueles pacientes que apresentem uma função ventricular reduzida ou limítrofe, os quais necessitam da contração atrial e não suportam uma resposta ventricular alta. Isso também pode ocorrer naqueles com disfunção diastólica de VE por hipertensão arterial, cardiomiopatia hipertrófica ou estenose aórtica, pois esses pacientes dependem bastante de contração atrial para o adequado enchimento ventricular.

Na presença dessas arritmias deverá será investigada as funções tireoidiana, renal e hepática, bem como ser realizada a avaliação de eletrólitos e de anemia. O ecocardiograma bidimensional com Doppler será importante para definir as dimensões e espessuras das câmaras cardíacas, além de detectar doença pericárdica, valvular ou cardiomiopatia hipertrófica subclínica. Os trombos atriais esquerdos são mais bem detectados pelo ecocardiograma transesofágico.

Tratamento

O tratamento do *flutter* e da FA deve considerar a existência de fator precipitante para a arritmia e a possibilidade de intervenção sobre esse fator. Outro fator importante a ser considerado é a duração da arritmia e a sua possibilidade de reversão ao ritmo sinusal. E, ainda, o impacto hemodinâmico e fatores de riscos para tromboembolismo.

Podemos dividir os objetivos do tratamento do *flutter*/FA nos seguintes tópicos:

- Controle de frequência ventricular = sempre (betabloqueadores, verapamil, diltiazem)
- Reversão ao ritmo sinusal = nem sempre (propafenona, amiodarona, procainamida)
- Prevenção de eventos embólicos com anticoagulação = quase sempre (anticoagulantes orais)

Para avaliação do risco tromboembólico, utiliza-se o escore CHA_2DS_2VASc (Quadro 16-3).

Quadro 16-3. Escore CHA_2DS_2VASc

C = insuficiência **C**ardíaca
H = **H**ipertensão
A_2 = idade (**A**ge) ≥ 75 anos – contabiliza 2 pontos
D = **D**iabetes
S_2 = episódio embólico prévio (**S**econdary Prevention) – contabiliza 2 pontos
V = doença **V**ascular
A = idade (**A**ge) 65-74anos
Sc = **S**exo feminino (**S**ex **C**ategory)

De acordo com os pontos obtidos, adotamos a seguinte postura:

- $CHA_2DS_2VASc \geq 2 \rightarrow$ anticoagulação oral.

- $CHA_2DS_2VASc = 1 \rightarrow$ considerar anticoagulação oral.

- $CHA_2DS_2VASc = 0 \rightarrow$ nenhuma medicação visando profilaxia de tromboembolismo ou aspirina – de acordo com diferentes diretrizes.

Obs.: O CHA_2DS_2VASc não deve ser utilizado para avaliação de pacientes com doença valvar mitral e FA. Nesses casos, estará sempre indicada a anticoagulação com cumarínico sem a necessidade de utilização do escore.

RESUMINDO *FLUTTER*/FIBRILAÇÃO ATRIAL

Diante de uma paciente com frequência cardíaca de 150 bpm de ritmo regular, devemos pensar no *flutter* atrial como uma das primeiras hipóteses diagnósticas.

	Flutter atrial	Fibrilação atrial
Frequência atrial	300 bpm – ondas F	400 a 600 bpm – ondas f
Frequência ventricular	150 bpm (se taquicardia com BAV 2:1)	90 a 170 bpm
Intervalo RR	Regular	Irregular
QRS	Estreito, exceto se bloqueio de ramo	Estreito, exceto se bloqueio de ramo

VAMOS PRATICAR

1. São consideradas as melhores derivações para a análise do *flutter* atrial, onde as ondas são geralmente negativas:
   A) V1 e aVR
   B) D2, D3 e aVF
   C) V5 e V6
   D) D1 e aVL

2. A fibrilação atrial caracteriza-se, geralmente, pelas seguintes alterações no ECG, EXCETO:
   A) Ausência de onda P
   B) Intervalos RR irregulares
   C) Presença de ondas f
   D) Frequência atrial em torno de 300 bpm

3. O traçado abaixo indica a presença de:

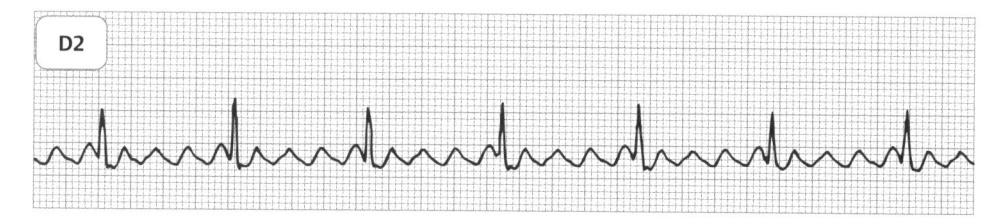

4. O traçado abaixo indica a presença de:

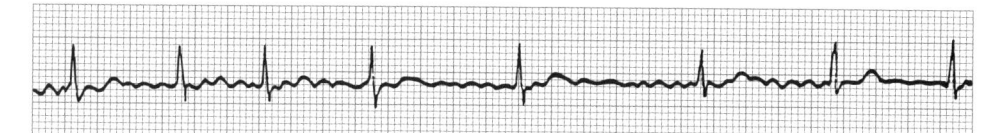

Respostas
1. B
2. D
3. *Flutter* atrial com condução 4:1
4. Fibrilação atrial

TAQUICARDIAS SUPRAVENTRICULARES

CAPÍTULO 17

Guilherme Fernandes Spinelli
Holffam Talon Ferreira
Francine Amaro da Silva
Elizabeth Silaid Muxfeldt

FUNDAMENTAL

Vamos tratar nesse capítulo de uma série de arritmias que se originam acima da divisão do feixe de His e, por isso, chamadas de arritmias supraventriculares.

De uma forma geral, quando falamos em taquicardia supraventricular (TSV), estamos nos referindo a taquicardias regulares que apresentam complexo QRS estreito (exceto nos casos de condução aberrante, como veremos no capítulo 20) e que podem ser secundárias a vários mecanismos, como discutiremos ao longo do capítulo. Apesar do *flutter* atrial e da fibrilação serem arritmias geradas acima da divisão do feixe de His, sendo assim arritmias supraventriculares do ponto de vista conceitual, essas arritmias merecem destaque especial e geralmente não são estudadas em conjunto com as TSV. Da mesma forma, a taquicardia sinusal também é uma arritmia supraventricular.

As taquicardias supraventriculares (TSV) ocorrem muitas vezes de forma paroxística:

- Paroxismo: surto arrítmico cujo início e término ocorrem de forma repentina, em geral de curta duração.
- Taquicardia paroxística indica uma taquiarritmia de início e término súbitos com períodos de ritmo cardíaco regular entre os episódios de arritmia (Fig. 17-1).

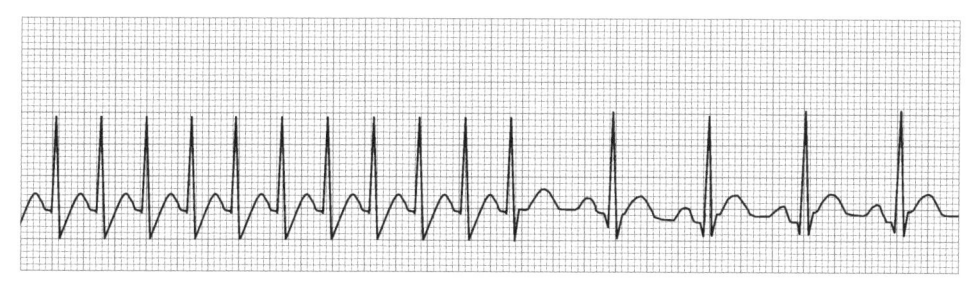

Fig. 17-1. Taquicardia supraventricular paroxística: frequência cardíaca de aproximadamente 214 bpm, QRS estreito e término abrupto com retorno a ritmo sinusal. Note que não conseguimos visualizar a presença de onda P durante o período de taquicardia.

No Quadro 17-1 apresentamos as principais TSV que serão discutidas nesse capítulo.

Quadro 17-1: Principais taquicardias supraventriculares

Arritmia	Mecanismo	FC habitual (bpm)	Característica
Taquicardia atrial focal	Foco atrial ectópico – automatismo –	140-230	Onda P de morfologia única, diferente da P sinusal. P antes do QRS
Taquicardia multifocal	Vários focos ectópicos – automatismo	100-130	Pelo menos 3 morfologias diferentes de onda P em uma mesma derivação. P antes do QRS
TSV por reentrada nodal	Microrreentrada	150-250	P retrógrada (P') coincide com QRS ou imediatamente após QRS
TSV por via acessória	Macrorreentrada	150-250	P retrógrada posterior ao QRS
Taquicardia juncional	Foco ectópico – automatismo	70-130	P negativa antecede o QRS

ENTENDENDO

Vários são os mecanismos responsáveis pelas taquicardias supraventriculares: reentrada ao nível do nódulo AV (NAV), reentrada por via acessória, atividade elétrica de focos ectópicos.

Vamos apresentar, a seguir, as principais arritmias supraventriculares com suas características eletrocardiográficas mais importantes.

Taquicardia Atrial Focal

A origem do estímulo é no átrio, mas não no nódulo sinusal. Sendo assim, encontramos onda P antes dos complexos QRS, que serão semelhantes ao QRS de base (geralmente estreitos). A onda P não será positiva em D1 e D2, que definiria o ritmo sinusal, indicando que o foco ectópico único de disparo (Fig. 17-2) da arritmia encontra-se em algum ponto outro do átrio.

A frequência cardíaca, em geral, encontra-se entre 140 e 230 bpm e as ondas P têm morfologia única numa mesma derivação (Fig. 17-3).

Taquicardia Atrial Multifocal

Nessa taquicardia, encontramos pelo menos 3 morfologias diferentes de onda P em uma mesma derivação (Fig. 17-4). É considerado um ritmo precursor da fibrilação atrial e está relacionado à presença de vários focos ectópicos nos átrios, com o ritmo ligeiramente irregular.

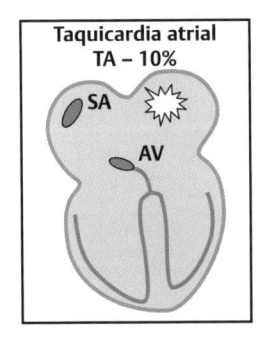

Fig. 17-2. Mecanismo da taquicardia atrial ectópica: um foco ectópico atrial não sinusal. Nesse caso, o foco ectópico encontra-se no AE mas pode ser em qualquer região dos dois átrios.

CAPÍTULO 17 ▪ TAQUICARDIAS SUPRAVENTRICULARES

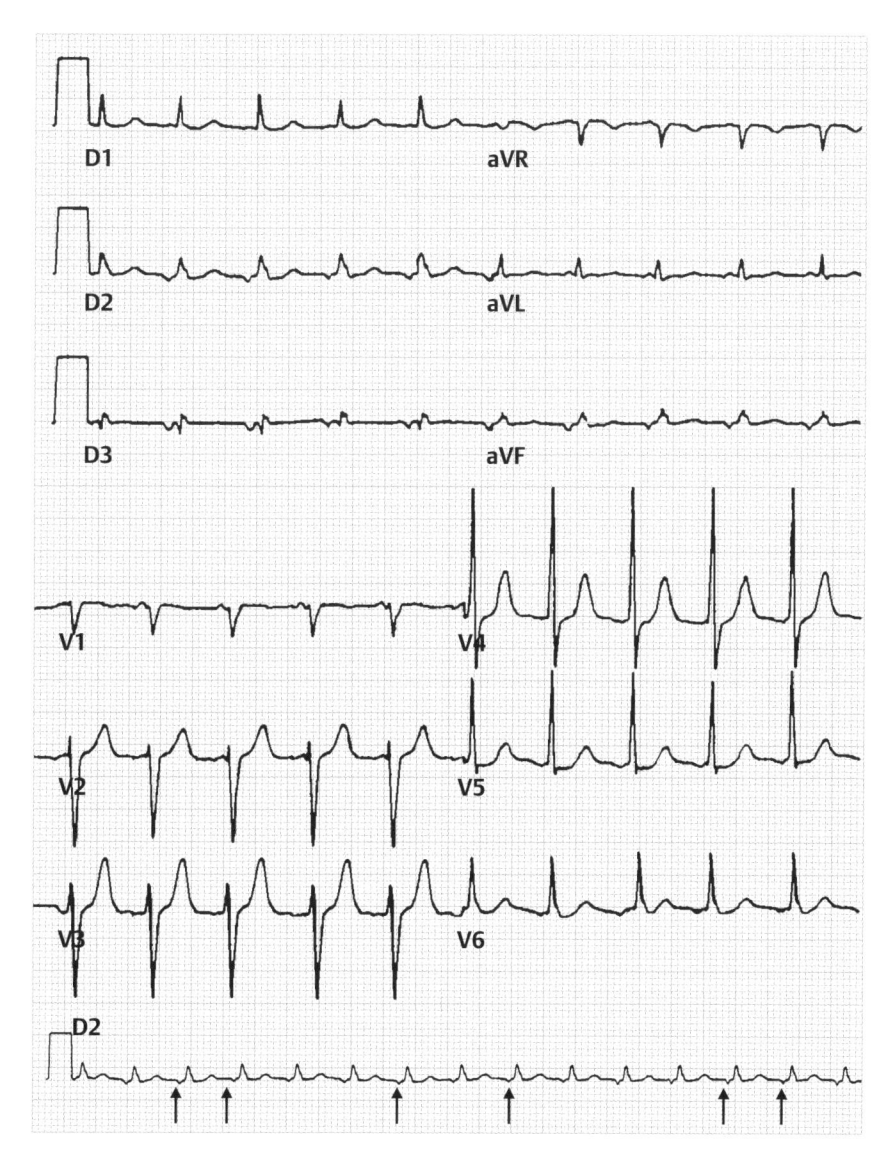

Fig. 17-3. ECG de uma TSV em que a FC é maior que 100 bpm e há onda P regular, porém não sinusal (nesse caso, P negativa em D2). Logo, taquicardia atrial unifocal.

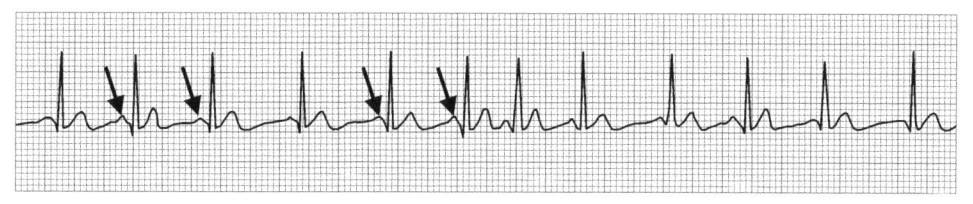

Fig. 17-4. TSV com FC aproximadamente de 115 bpm e morfologias diferentes de ondas P em uma mesma derivação. Taquicardia atrial multifocal.

Taquicardia Supraventricular por Reentrada Atrioventricular – Microrreentrada – Taquicardia AV Nodal

Nesse grupo, encontramos a maioria das chamadas taquicardias supraventriculares paroxísticas. O mecanismo dessa arritmia se dá por reentrada no nódulo AV, onde encontramos duas vias de condução que podem formar um circuito de reentrada (Fig. 17-5a).

Na presença dessas duas vias de condução, uma delas tem condução rápida e período refratário longo, enquanto a outra tem condução lenta, porém período refratário mais curto.

Existem duas formas de TSV por reentrada nodal:

- A mais comum: o impulso desce pela via lenta e sobe pela via rápida.
- A menos comum: o impulso desce pela via rápida e sobe pela via lenta.

Taquicardia AV Nodal (Estímulo Descendo pela Via Lenta)

O circuito de reentrada do NAV é geralmente ativado por uma extrassístole atrial (ESA) que conduza com um intervalo PR prolongado. Com isso, essa ESA encontra a via rápida ainda em seu período refratário (lembrando que a via rápida tem período refratário mais

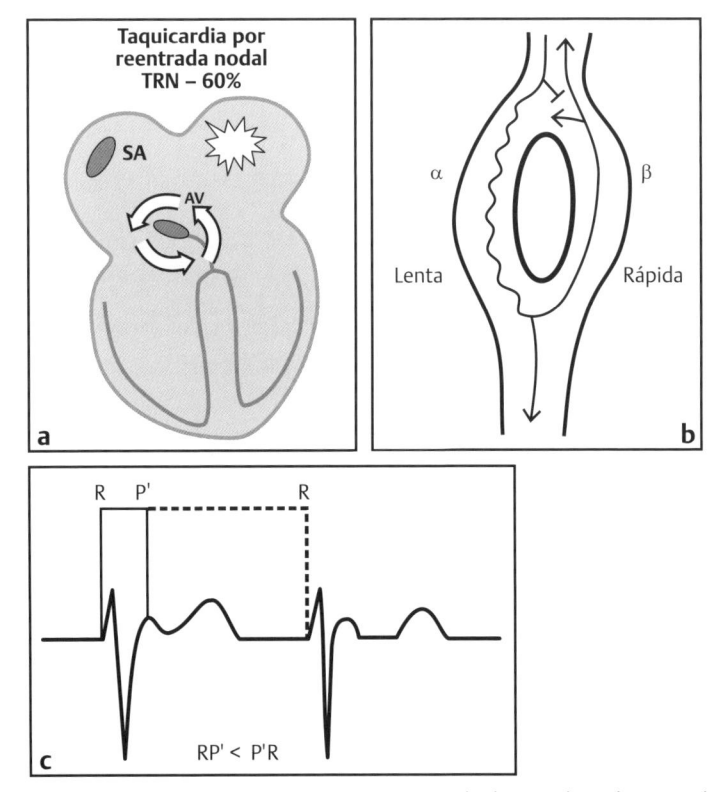

Fig. 17-5. Na TSV por reentrada nodal mais frequente, o estímulo desce pela via lenta e sobe pela via rápida (**a, b**). A ativação retrógrada atrial pela via rápida faz com que a onda P coincida ou ocorra imediatamente após o QRS, fazendo com que o intervalo entre o R e a onda P retrógrada (chamada de P') seja menor que o intervalo entre a P' e o próximo QRS (RP'< P'R) (**c**).

longo), mas a via de condução lenta (e de período refratário mais curto) já disponível para conduzir o impulso para os ventrículos. No momento em que o impulso alcança a porção distal do NAV, a via rápida já saiu do seu período refratário e a reentrada é possível. O estímulo desce pela via lenta e sobe pela via rápida (Fig. 17-5). Esse mecanismo pode resultar em uma taquicardia AV nodal sustentada ou não sustentada.

Durante essa taquicardia supraventricular do tipo AV nodal, a onda P retrógrada, chamada P', vai coincidir como QRS porque o estímulo retrógrado subiu pela via rápida enquanto a ativação ventricular ocorreu pelo sistema His Purkinje (via normal de ativação ventricular). No ECG, a P' pode não ser visualizada ou aparecer próxima à porção terminal do QRS (Fig. 17-6).

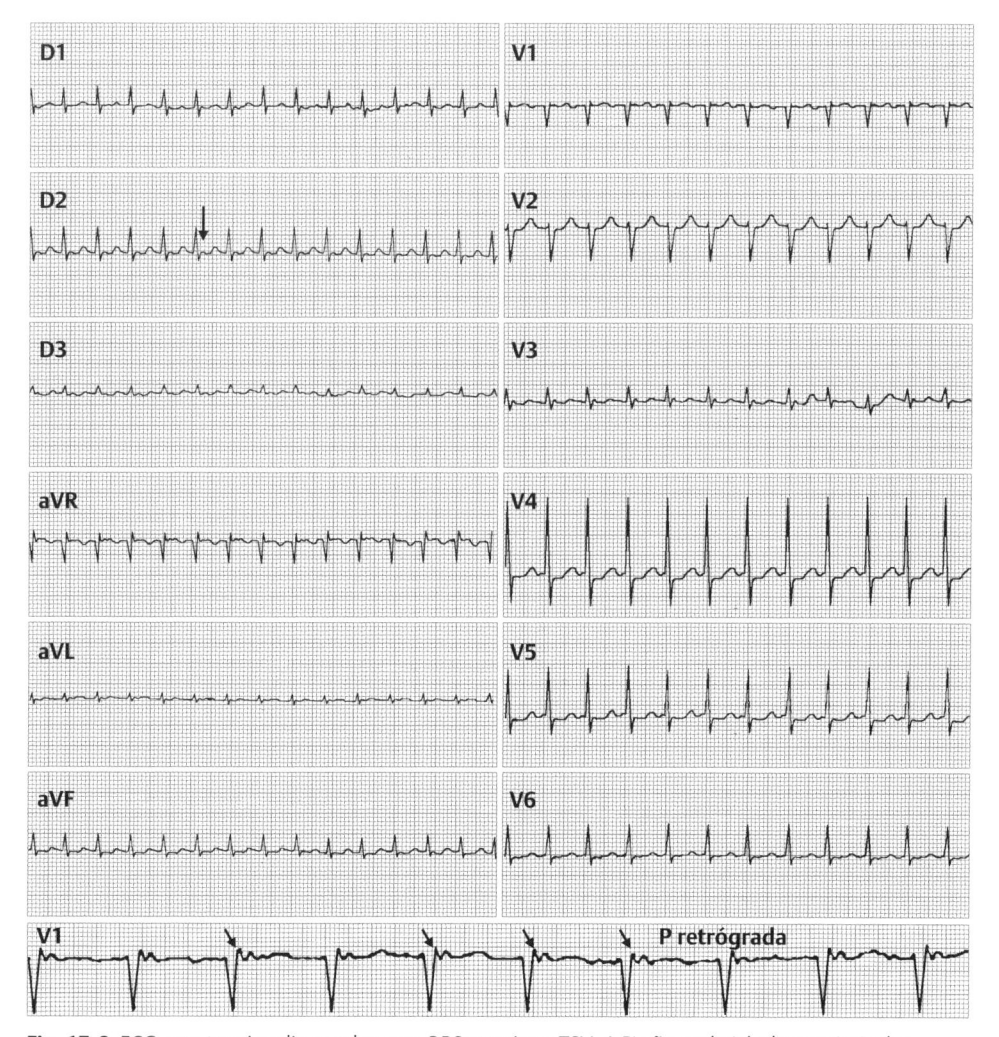

Fig. 17-6. ECG com taquicardia regular com QRS estreito = TSV. A P' não está visível na maioria das derivações, porém, em V1, encontramos um discreto entalhe ao final do QRS, que representa a ativação retrógrada atrial (*setas*).

Mais raramente encontramos uma taquicardia por reentrada nodal com o estímulo descendo pela via rápida e subindo pela via lenta (Fig. 17-7). Nesses casos, no ECG, a P' encontra-se afastada do QRS porque, como o estímulo subiu pela via lenta, houve tempo para se completar a ativação ventricular e a onda P' ocorre mais perto do próximo QRS – dizemos que o intervalo R-P' é maior que o intervalo P'-R, ou seja, a distância entre o QRS e a onda de ativação retrógrada (P') relacionada a essa ativação ventricular é mais longa que o intervalo entre a P' e o próximo QRS.

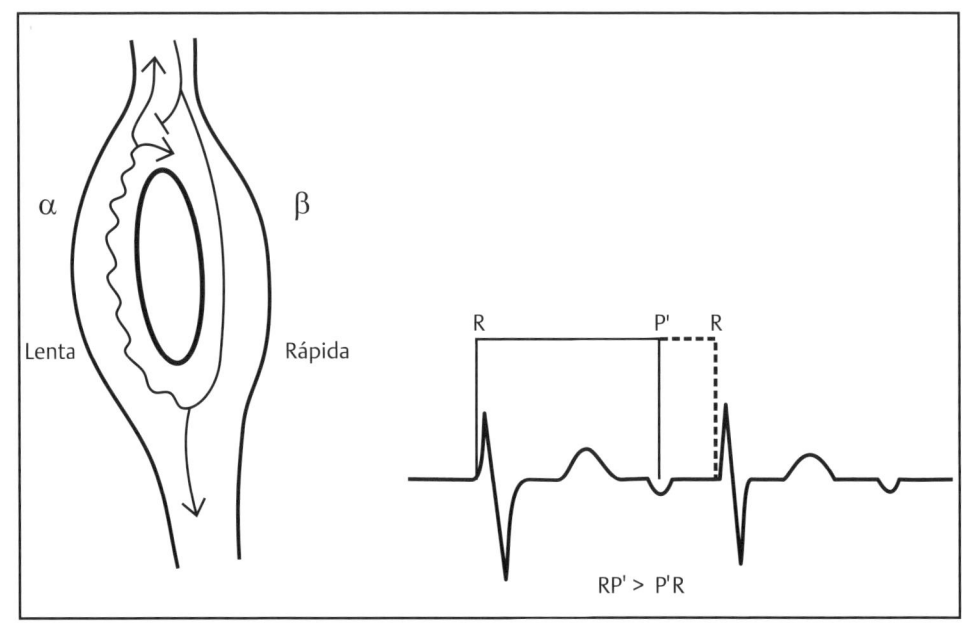

Fig. 17-7. Mecanismo bem menos comum de taquicardia por reentrada AV nodal. O impulso desce pela via rápida e sobe pela via de condução lenta. Como o estímulo desce pela via rápida e sobe pela lenta, a ativação atrial (P') demora a ocorrer – RP' > P'R.

Taquicardia por Reentrada em Via Acessória (Macrorreentrada)

Nesse tipo de TSV, o mecanismo de reentrada ocorre, agora, envolvendo o NAV e um feixe de condução rápida entre o átrio e o ventrículo. A localização dessa via acessória de condução pode ocorrer em qualquer região entre os átrios e ventrículos (Fig. 17-8).

O mecanismo da TSV decorrente da presença da via anômala segue o mesmo princípio da TV por dupla via nodal: o estímulo mais frequentemente desce pela via lenta (nesse caso o NAV) e sobe pela via acessória, de condução rápida e período refratário longo. Essa é a arritmia mais frequente associada à presença de uma via acessória, sendo chamada de taquicardia ortodrômica, e o intervalo R-P' é geralmente mais longo que na TSV por dupla via nodal, sendo ≥ 140 ms.

Achados no ECG:

- Taquicardia regular com QRS estreito.
- FC geralmente entre 150 e 250 bpm.

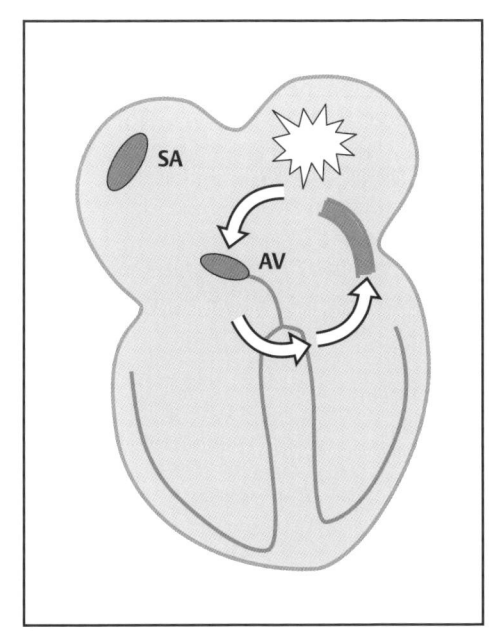

Fig. 17-8. Mecanismo mais comum de arritmia supraventricular na presença de uma via anômala de condução entre átrios e ventrículos: o estímulo desce pelo NAV (a via lenta e de período refratário curto) e sobe pela via acessória (de condução rápida e período refratário longo). Nesse exemplo, a via anômala localiza-se entre o AE e o VE.

- P' quando visualizadas são negativas em D2, D3 e aVF.
- Intervalo R-P' ≥ 140 ms.

Obs.: No caso bem menos frequente de o impulso descer pela via acessória e subir pelo NAV (a via lenta), teremos a chamada taquicardia antidrômica.

Taquicardia Juncional Não Paroxística

Nessa arritmia, há um foco ectópico na junção AV, sendo assim um mecanismo de automatismo alterado, e não decorrente do mecanismo de reentrada, como no caso da taquicardia por dupla via nodal, que, apesar de origem no NAV, depende da presença de uma microrreentrada.

A taquicardia juncional não paroxística (TJNP) e a taquicardia por dupla via nodal são bastante semelhantes no ECG, porém a TJNP tem uma FC mais lenta, entre 70 e 130 bpm. O batimento juncional é conduzido anterogradamente para os ventrículos e retrogradamente para os átrios, gerando um QRS estreito e ondas P' negativas em D2, D3 e aVF, que podem preceder, coincidir ou ocorrer logo após o QRS.

APROFUNDANDO

Do ponto de vista eletrofisiológico, as taquicardias supraventriculares ocorrem por dois mecanismos principais:

1. Por reentrada (mais comum). Geralmente são arritmias paroxísticas, com um substrato elétrico ou anatômico e que precisam de um gatilho que, normalmente, é uma extrassístole atrial (a primeira onda P difere-se das demais).
2. Por um foco ectópico atrial (Fig. 17-9) que possui frequência de disparos mais rápida do que o nódulo sinusal, passando a comandar o ritmo do coração (automatismo

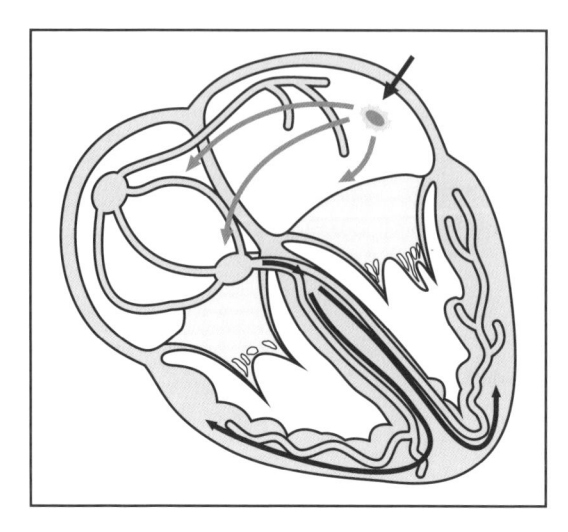

Fig. 17-9. Foco ectópico em átrio esquerdo.

anormal). Nesses casos, ocorre o fenômeno de "aquecimento" ou fenômeno de Treppe – aceleração da frequência cardíaca de forma gradual. Esse mecanismo independe de uma anormalidade cardíaca, estando mais associado a fatores extracardíacos como hipocalemia, hipomagnesemia, libação alcoólica, doença pulmonar obstrutiva crônica.

Podemos dividir as arritmias supraventriculares de acordo com o principal mecanismo a elas relacionado, como visto no Quadro 17-2.

Quadro 17-2. Mecanismos Relacionados às Principais Arritmias Supraventriculares

Reentrada	Automatismo
Taquicardia por reentrada nodal (microrreentrada)	Taquicardia sinusal
Taquicardia por reentrada atrioventricular (macrorreentrada – via anômala)	Taquicardia atrial
Flutter atrial	Taquicardia atrial multifocal
Fibrilação atrial	Taquicardia juncional automática

CAPÍTULO 17 ▪ TAQUICARDIAS SUPRAVENTRICULARES

Algumas particularidades sobre arritmias supraventriculares específicas:

▪ A taquicardia atrial focal está muito relacionada a bloqueios atrioventriculares (BAV), pois a **qualidade** da condução está prejudicada, ou seja, nem todo estímulo do foco ectópico atrial gera condução para os ventrículos (nem toda onda P gera um complexo QRS). Essa condição é clássica da intoxicação digitálica (50-75% dessas arritmias ocorrem por intoxicação digitálica). Quando há taquicardia atrial unifocal com relação P:QRS maior que 1:1, deve-se pensar sempre na possibilidade de **intoxicação digitálica** (Fig. 17-10).

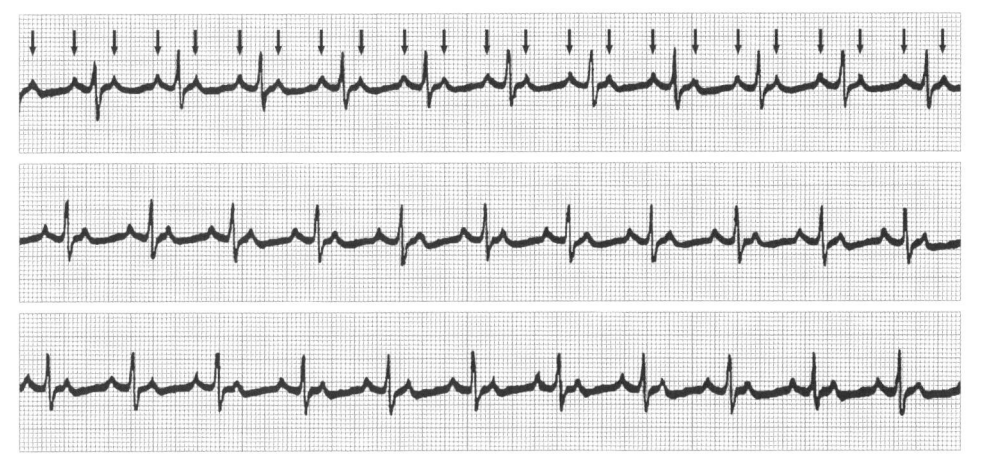

Fig. 17-10. Taquicardia atrial com frequência de P de 150 bpm com QRS normal e bloqueio atrioventricular de 2º grau, 2:1. Fonte: Decacche W. Eletrocardiografia – Revisado e facilitado.

▪ Podemos diferenciar os dois tipos de taquicardia por dupla via nodal, usando os seguintes critérios:

Diferenciação das TSV por reentrada nodal		
	Via lenta-rápida (principal)	Via rápida-lenta
Intervalo PR inicial	prolongado	normal
Incidência	principalmente adultos	especialmente crianças
Relações P'	coincide com QRS	RP' > P'R

- Tanto a TSV por dupla via nodal como a TSV por via acessória apresentam na sua forma mais comum um RP'< P'R.

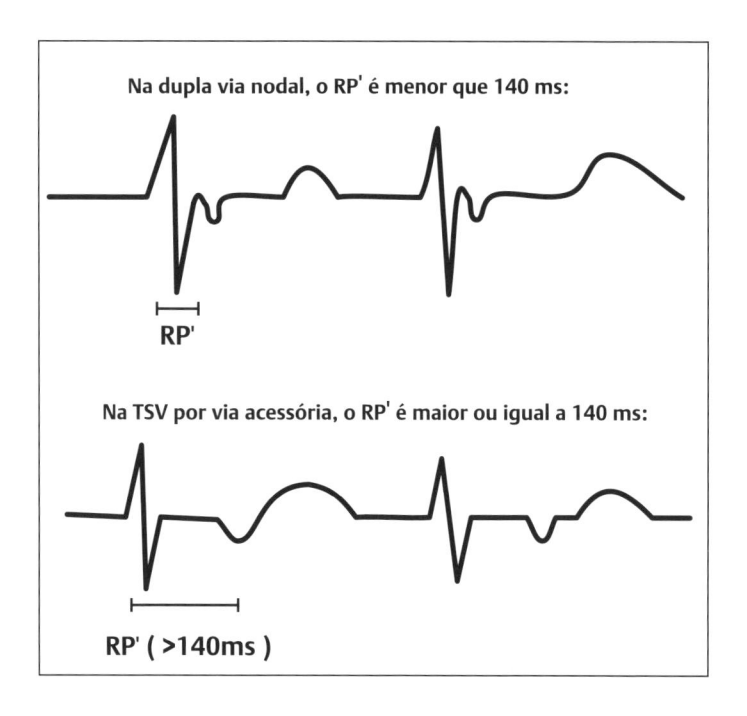

```
Na dupla via nodal, o RP' é menor que 140 ms:
                    RP'

Na TSV por via acessória, o RP' é maior ou igual a 140 ms:
                    RP' ( >140ms )
```

- Quando, na taquicardia juncional não paroxística (TJNP), a onda P coincide ou ocorre logo após o QRS, a diferenciação com a taquicardia por via nodal se faz principalmente pela frequência ventricular, que na TJNP encontra-se entre 70 e 130 bpm enquanto na dupla via nodal entre 150-250 bpm.

CAPÍTULO 17 ▪ TAQUICARDIAS SUPRAVENTRICULARES

- A análise do ECG durante uma taquicardia com QRS estreito pode nos ajudar a definir o diagnóstico específico da TSV segundo o algoritmo abaixo (Fig. 17-11), e, com isso, avaliar as diferentes possibilidades de tratamento.

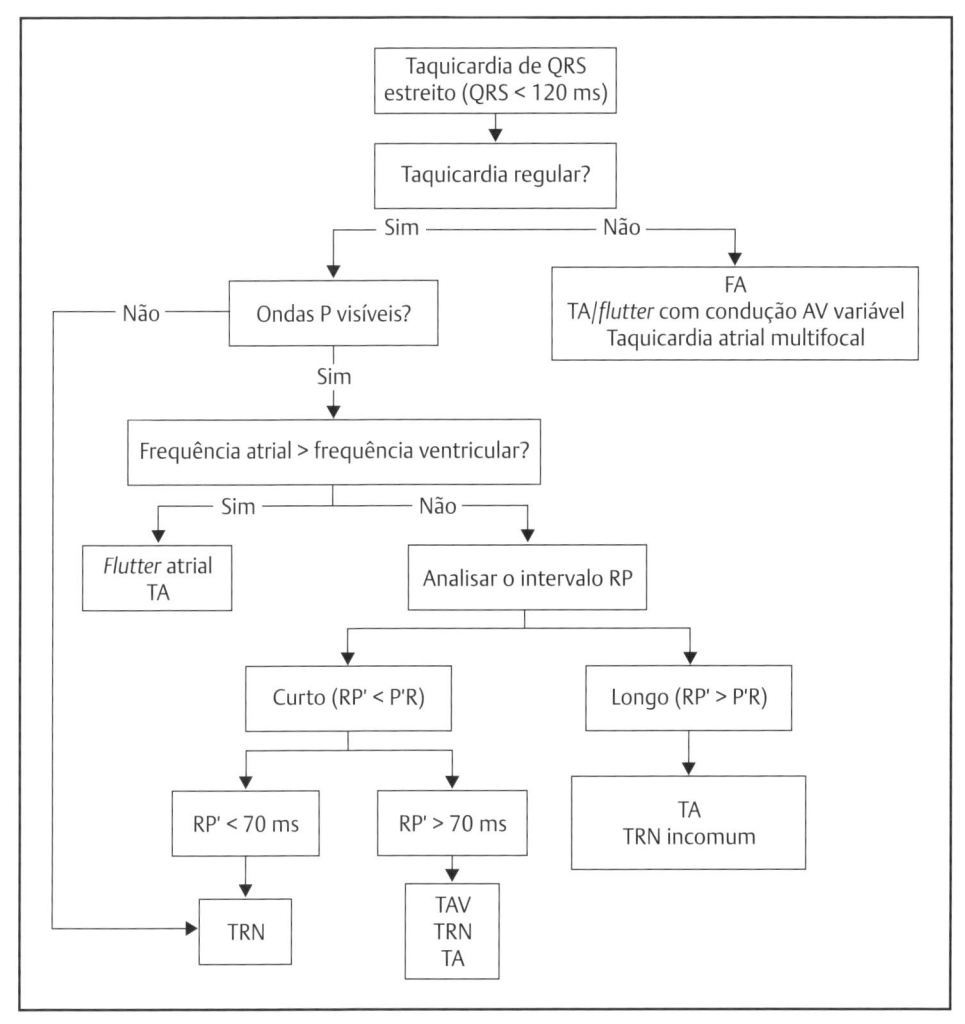

Fig. 17-11. Algoritmo para avaliação da etiologia da TSV. TA = taquicardia atrial; TRN = taquicardia por reentrada nodal; TAV = taquicardia atrioventricular (via anômala); FA = fibrilação atrial.

CORRELAÇÃO CLÍNICA

As arritmias supraventriculares podem estar associadas a substratos anatômicos ou eletrofisiológicos que se manifestam principalmente por meio de arritmias dependentes do fenômeno de reentrada. A presença de um circuito de reentrada que permite o surgimento de arritmias paroxísticas pode ser abordado diretamente pela terapia de ablação do circuito elétrico responsável pela arritmia.

Já nos casos de arritmias desencadeadas por aumento do automatismo, os principais eventos relacionados ao aparecimento das arritmias são eventos extracardíacos. O exemplo clássico é a taquicardia atrial multifocal, relacionada à doença pulmonar obstrutiva crônica, que tem seu tratamento direcionado à causa base da doença e não especificamente à arritmia. Outro exemplo clássico também é a taquicardia atrial com BAV, relacionada à intoxicação digitálica. Ou seja, de uma maneira geral, o tratamento das arritmias supraventriculares relacionadas ao aumento do automatismo dependem do controle do fator extracardíaco que esteja contribuindo para desencadear esta arritmia.

RESUMINDO

As taquicardias supraventriculares são caracterizadas por arritmias com QRS estreito e ritmo geralmente regular (exceção: fibrilação atrial, taquiatrial/*flutter* atrial com condução variável e taquicardia atrial multifocal, que cursam com ritmo irregular).

Uma vez definida a regularidade da arritmia SV, a não visualização de onda P durante o período de arritmia fala a favor de uma arritmia por reentrada AV nodal clássica. Caso haja atividade atrial e ela ocorra em uma frequência maior que a frequência ventricular, as principais hipóteses são de *flutter* atrial e taquicardia atrial.

Sendo a frequência atrial igual à frequência ventricular, passamos a analisar os intervalos RP' e P'R. Essa análise nos permitirá realizar as principais hipóteses para a etiologia dessa arritmia e, assim, definir o tratamento mais adequado.

VAMOS PRATICAR

1. São características da taquicardia supraventricular mais frequente por dupla via nodal, exceto:
   A) Complexos QRS estreitos
   B) Ritmo regular
   C) Intervalo RP' > intervalo P'R
   D) Mecanismo de reentrada

2. São características da TSV mais frequente por presença de via anômala:
   A) Complexos QRS estreitos
   B) Ritmo irregular
   C) Intervalo RP' > intervalo P'R
   D) Mecanismo de aumento de automatismo

3. São exemplos de arritmias SV em que predominam o mecanismo de aumento de automatismo, exceto:
   A) Taquicardia atrial unifocal
   B) Taquicardia atrial multifocal
   C) *Flutter* atrial
   D) Taquicardia juncional não paroxística

4. O ECG abaixo apresenta:

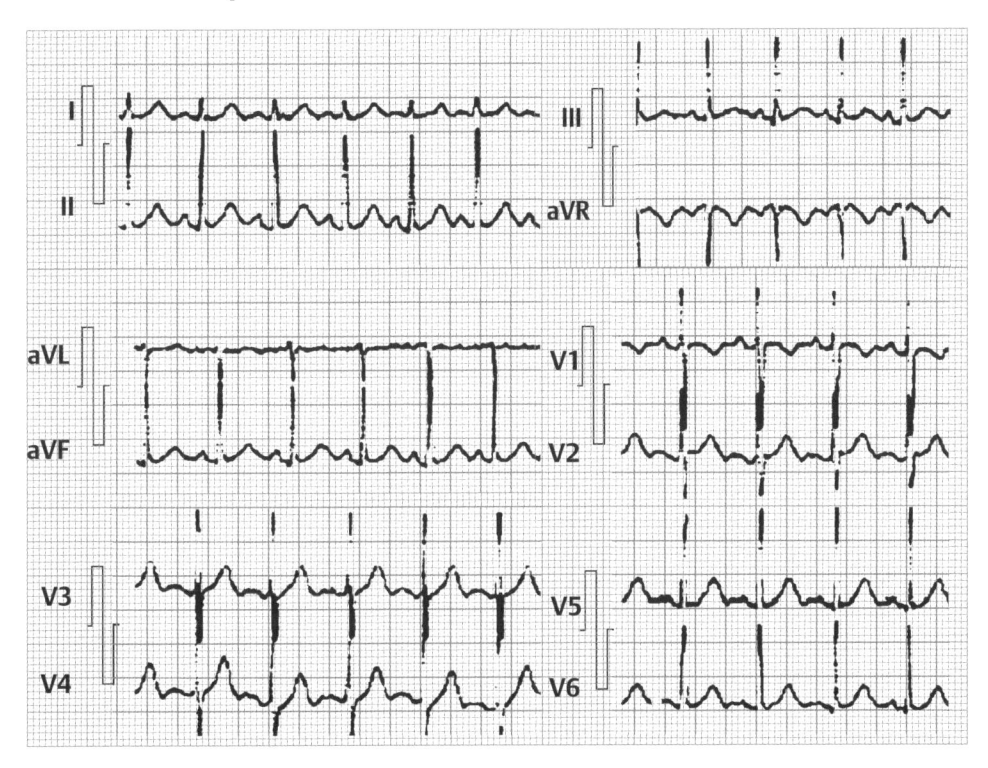

A) Uma taquicardia atrial
B) Uma taquicardia sinusal
C) Uma TSV por dupla via nodal
D) Uma fibrilação atrial

Respostas
1. C
2. A
3. C
4. B

TAQUICARDIAS VENTRICULARES

Laís Oliveira Santana
Paola Franca Serafim do Nascimento
Thaís dos Santos Oliveira
Carlos Roger Lima de Alencar
Elizabeth Silaid Muxfeldt

FUNDAMENTAL

As taquiarritmias ventriculares envolvem um conjunto de arritmias de frequência cardíaca elevada (FC > 100 bpm) com origem nos ventrículos. As principais taquiarritmias ventriculares que serão tratadas nesse capítulo são:

- Taquicardia ventricular monomórfica
- Taquicardia ventricular polimórfica
- Taquicardia ventricular bidirecional
- *Torsade de Pointes*
- Flutter ventricular
- Fibrilação ventricular
- Taquicardia ventricular lenta (ritmo idioventricular acelerado)

A taquicardia ventricular (TV) é caracterizada por, pelo menos, três batimentos ventriculares consecutivos com complexos QRS originados nos ventrículos ocorrendo com uma frequência ventricular elevada.

A taquicardia ventricular é considerada sustentada (TVS) quando tem duração maior que 30 segundos ou quando há repercussão hemodinâmica, mesmo que a duração seja inferior a 30 segundos.

Em 90% dos casos, a TVS está associada à cardiopatia estrutural.

As características da TV estão apresentadas no Quadro 18-1 e na Figura 18-1.

Quadro 18-1. A TV no ECG

- Ritmo cardíaco regular
- Frequência cardíaca elevada
- QRS alargado (> 120 ms)
- Dissociação entre atividade atrial e atividade ventricular

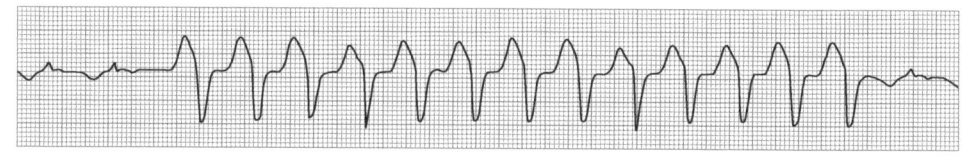

Fig. 18-1. Taquicardia ventricular: FC elevada (136 bpm) com ritmo regular e QRS largo.

ENTENDENDO

A TV ocorre geralmente como consequência de uma alteração cardíaca estrutural, embora, em alguns casos, possa se desenvolver em corações estruturalmente normais.

Na TV, a origem da arritmia encontra-se distal à divisão do feixe de His e inclui as fibras de Purkinje do sistema de condução e as células miocárdicas ventriculares.

O complexo QRS nas TV é alargado (> 120 ms), refletindo a ativação anormal dos ventrículos, e a onda T tem direção inversa ao QRS.

O principal mecanismo envolvido na gênese da taquicardia ventricular é a presença de um foco ectópico ventricular com velocidade de disparo muito elevada. Em alguns casos, são os circuitos de reentrada do impulso que levam à TV.

Quando nos referimos à TV, estamos pensando em sua apresentação clássica, que é a taquicardia ventricular monomórfica (TVM).

Como já apresentado, a taquicardia ventricular (TV) é caracterizada por complexos QRS alargados, mais de três complexos ventriculares sucessivos, e frequência superior a 100 bpm. Quando a morfologia do QRS é relativamente constante, a taquicardia é chamada de monomórfica (Fig. 18-2). Nos casos em que esse complexo se manifesta com morfologias múltiplas, denomina-se taquicardia ventricular polimórfica (TVP).

Obs.: Uma TV com morfologia de bloqueio de ramo direito (BRD) indica que a origem da arritmia está localizada no ventrículo esquerdo, da mesma forma que uma TV com padrão de BRE indica a origem da arritmia no ventrículo direito.

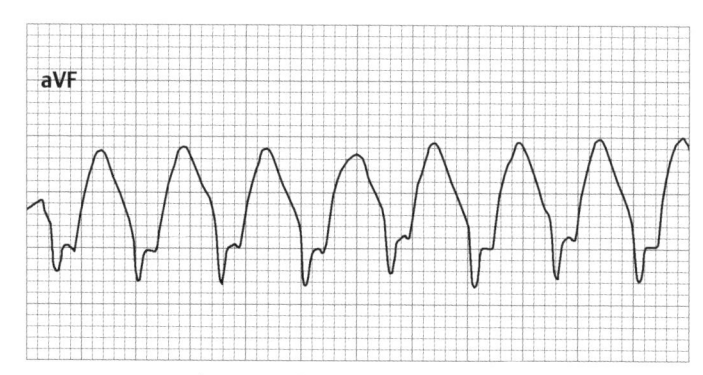

Fig. 18-2. Taquicardia ventricular monomórfica.

APROFUNDANDO
Existem formas menos clássicas de TV, como veremos a seguir.

Taquicardia Ventricular Polimórfica
A taquicardia ventricular polimórfica (TVP) é definida como ritmo ventricular com QRS de morfologia variável e frequência superior a 100 batimentos por minuto. A taquicardia pode ser classificada em sustentada ou não sustentada, se o período da arritmia for superior ou inferior a 30 segundos, respectivamente, lembrando que se houver repercussão hemodinâmica estaremos diante de uma arritmia ventricular sustentada independente da sua duração.

Quando uma TV apresenta QRS de morfologias diferentes em uma mesma derivação do ECG (Fig. 18-3), estamos diante de uma TVP.

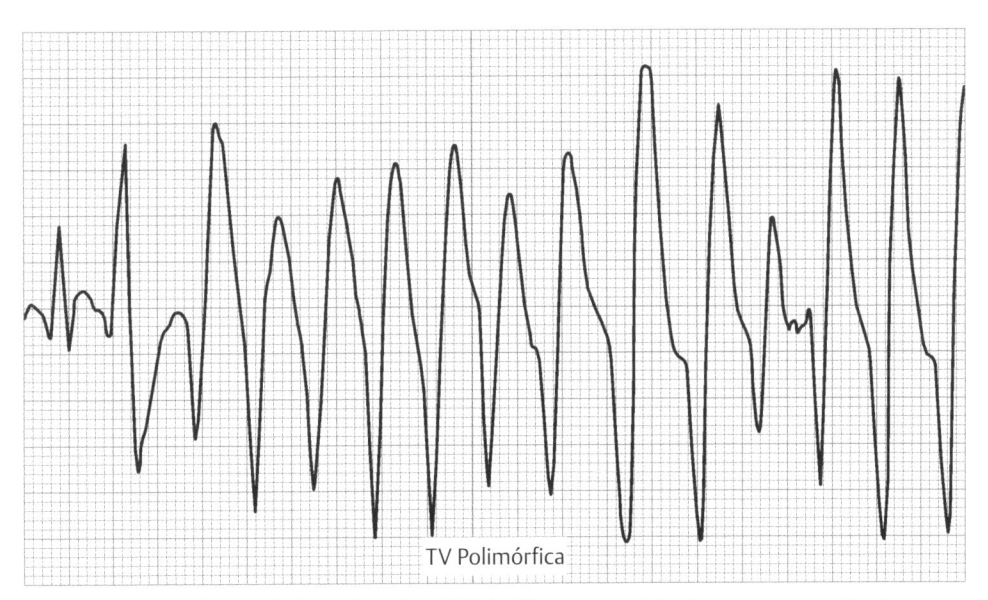

Fig. 18-3. Taquicardia ventricular polimórfica: QRS de diferentes morfologias na mesma derivação.
Fonte: Decacche W. Eletrocardiografia – Revisado e facilitado.

Taquicardia Ventricular Bidirecional

A taquicardia bidirecional é uma forma incomum de taquicardia ventricular em que o ritmo é regular, mas o eixo elétrico muda a cada batimento, uma vez que o impulso é conduzido alternadamente por duas vias diferentes (Fig. 18-4).

A origem dessa taquicardia não está bem estabelecida com várias possibilidades aventadas como sua origem de dois focos ventriculares, de um único foco existindo aberrância da condução, e até de um foco supraventricular e outro ventricular. Uma das hipóteses mais aceitas é a origem juncional para essa taquicardia, explicando as diferentes morfologias do QRS como representando padrões de BRD associado a BDAS (bloqueio divisional anterossuperior) e BDPI (bloqueio divisional posteroinferior) alternadamente.

Na maioria das vezes, a taquicardia bidirecional é observada na intoxicação por digitálicos. Nessa situação, o mecanismo etiológico mais provável é o de reentrada.

É importante salientar que a presença de uma TV bidirecional vem normalmente associada a severo dano miocárdico.

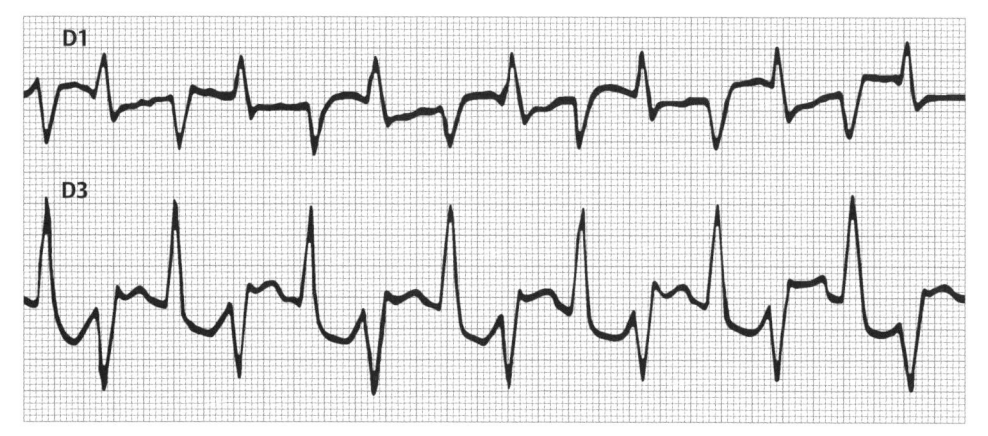

Fig. 18-4. Taquicardia bidirecional: QRS alternando polaridades positivas e negativas. Fonte: Decacche W. Eletrocardiografia – Revisado e facilitado.

Torsade de Pointes

Torsade de pointes é uma forma rara e distinta de TV que pode ter origem genética ou adquirida. Essa arritmia é caracterizada por uma mudança gradual na amplitude e torção dos complexos QRS (Fig. 18-5). Observa-se uma relação do prolongamento do intervalo QT no ECG de base com essa arritmia.

Sobre a origem dessa TV, sabe-se que os fatores genéticos ou adquiridos alteram o fino balanço entre as correntes de entrada e saída dos canais iônicos, prolongando significativamente a duração do potencial de ação.

Parece que esta variedade de TV pode também representar uma fase ondulatória prolongada da fibrilação ventricular: seria uma transição rítmica entre taquicardia ventricular e fibrilação ventricular. A frequência do *torsade de pointes* está geralmente entre 200-250 bpm.

CAPÍTULO 18 ▪ TAQUICARDIAS VENTRICULARES

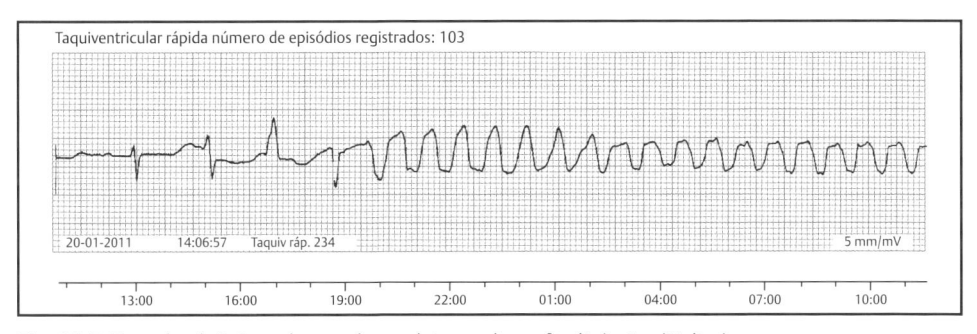

Fig. 18-5. *Torsades de Pointes* detectado na eletrocardiografia dinâmica (Holter).

Flutter Ventricular

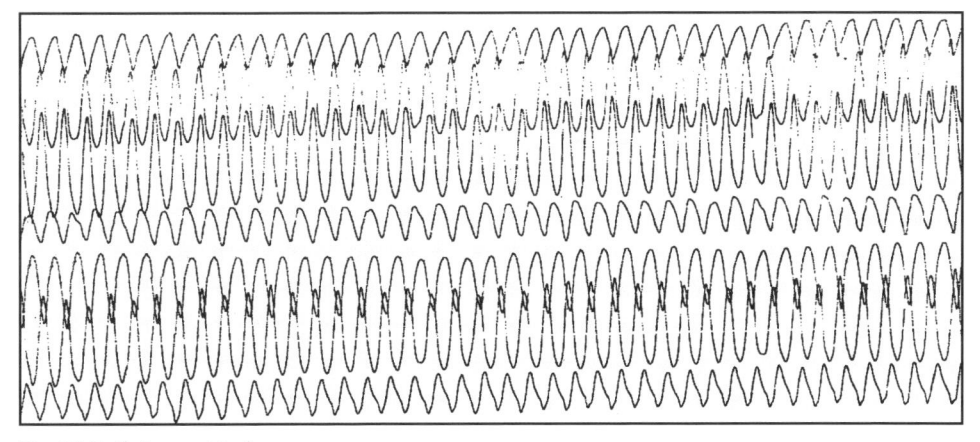

O *flutter* ventricular é uma arritmia produzida por um único foco ventricular ectópico, que se apresenta com aspecto regular. Frequentemente evolui para fibrilação ventricular, condição que requer desfibrilação e ressuscitação cardiopulmonar.

No entanto, ainda que por um tempo limitado, no *flutter* ventricular as contrações ventriculares ainda são capazes de manter algum débito cardíaco.

Critérios diagnósticos para o *flutter* ventricular (Fig. 18-6):

- Modificação morfológica dos complexos QRS/T. Estes se fundem numa única onda larga, de grande amplitude e que mantém alguma semelhança entre si, assumindo os aspectos de onda sinusoidal – "onda em sino".
- A frequência ventricular é muito alta, sendo acima de 200 bpm e, habitualmente, próxima a 300.
- As ondas P estão ocultas nos QRS e, por isso, não são percebidas.
- A amplitude das ondas são grandes.

Fig. 18-6. *Flutter* ventricular.

Fibrilação Ventricular

Na fibrilação ventricular (FV), o traçado é absolutamente irregular (Fig. 18-7), as deflexões são caóticas, sendo impossível a identificação de qualquer uma das ondas do ECG. Às vezes, consegue-se registrar o advento de fibrilação ventricular desencadeada por apenas uma extrassístole ventricular sem que se passe pelo estágio de *flutter* ventricular.

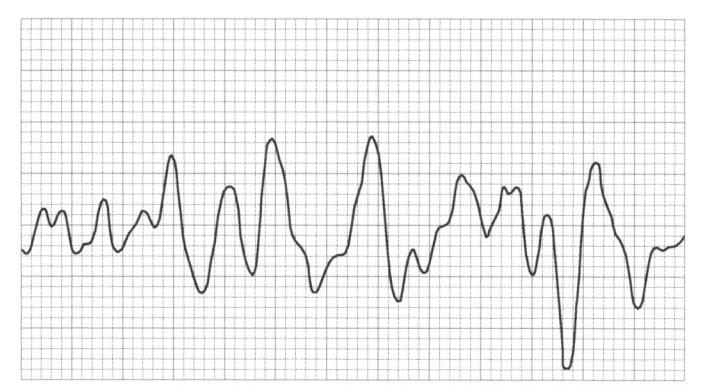

Fig. 18-7. Fibrilação ventricular: ritmo cardíaco irregular, de amplitude variada e ondas grosseiras. Como as contrações não são efetivas, a parada cardiovascular ocorre como consequência.

Ritmo Idioventricular (= Taquicardia Ventricular Lenta)

Essa arritmia, que cursa com frequência entre 70 e 110 bpm, é também conhecida como TV lenta e parece que a origem se deve à foco ectópico ventricular com aumento do automatismo e com frequência apenas ligeiramente mais elevada que frequência do ritmo sinusal. É considerada uma forma não maligna de TV e uma das arritmias associadas ao fenômeno de reperfusão na vigência de um infarto do miocárdio (Fig. 18-8).

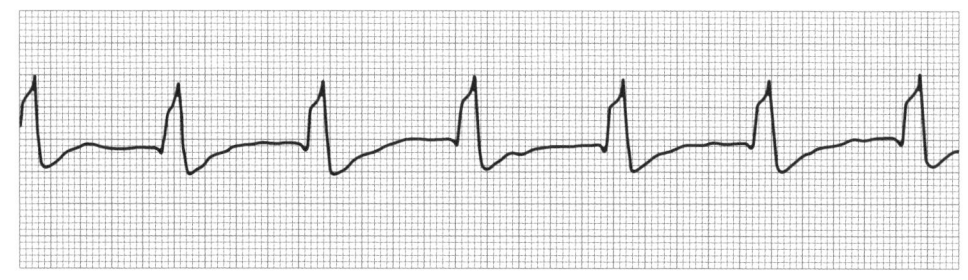

Fig. 18-8. Ritmo idioventricular acelerado (RIVA). Fonte: Decacche W. Eletrocardiografia. Revisado e facilitado.

CORRELAÇÃO CLÍNICA

Dentre as taquicardias, as TV são as de maior morbimortalidade pela alta possibilidade de degeneração para fibrilação ventricular e assistolia. A TV geralmente está associada a risco de morte, especialmente nos pacientes com cardiopatia estrutural. Pré-síncope e síncope, baixo débito, congestão pulmonar e mesmo parada cardiorrespiratória são manifestações clínicas possíveis.

As principais causas de TV em nosso meio são a doença coronariana (infarto do miocárdio, aneurisma ventricular), a dilatação/disfunção de VE e a cardiopatia chagásica.

Em corações normais, as taquicardias ventriculares monomórficas sustentadas (TVMS) correspondem às TV idiopáticas das vias de saída dos ventrículos direito (VD) e esquerdo (VE) e às TVs fasciculares do VE. Em geral, não há risco de morte súbita. Já as TVMS associadas a cardiopatias estruturais, isquêmicas na maioria dos casos, assim como as taquicardias ventriculares polimórficas, podem gerar grave repercussão hemodinâmica e morte súbita.

A taquicardia ventricular polimórfica associa-se à isquemia miocárdica, doenças genéticas dos canais iônicos, efeito pró-arrítmico de drogas e doenças estruturais como as cardiomiopatias hipertrófica e dilatada e a displasia do ventrículo direito.

O *torsade de pointes* é uma arritmia produzida por drogas ou estados que prolongam o QT (p. ex.: hipopotassemia, hipomagnesemia, isquemia). O uso de antiarrítmicos é a causa adquirida mais comum para essa arritmia, sendo o uso de quinidina e de procainamida os principais exemplos. Já a etiologia genética está descrita como mutações em genes específicos que codificam a formação das subunidades dos canais iônicos.

O *torsade de pointes* representa uma condição de alto risco de morte súbita, mesmo quando ocorre em indivíduos com o coração estruturalmente normal, na ausência de isquemia miocárdica ou intervalo QT prolongado, embora muitas vezes possa desaparecer espontaneamente.

De forma resumida, podemos dizer que o tratamento das TV está representado na Figura 18-9.

O tratamento tanto da fibrilação ventricular quanto do *flutter* ventricular é a desfibrilação com 360 J sem sincronização ou 200 J sincronizado.

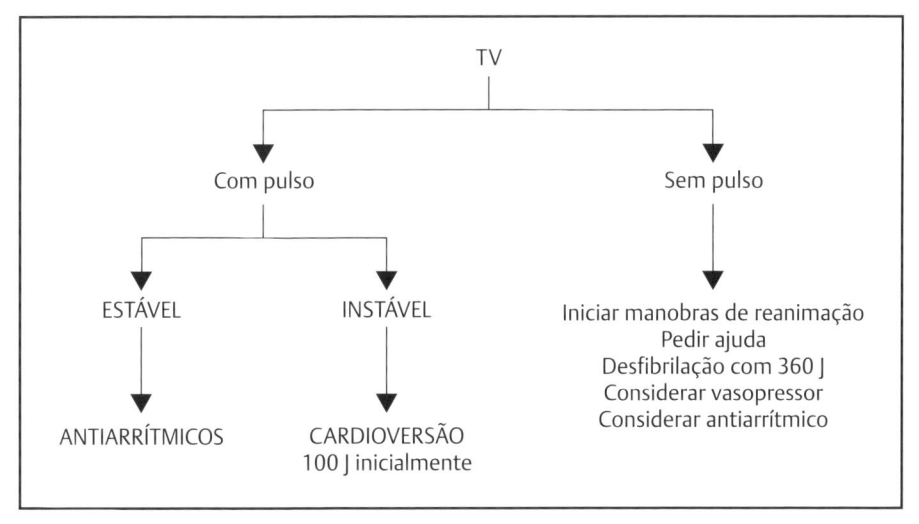

```
                        TV
                        │
            ┌───────────┴───────────┐
         Com pulso                Sem pulso
            │                        │
     ┌──────┴──────┐          Iniciar manobras de reanimação
  ESTÁVEL      INSTÁVEL       Pedir ajuda
     │             │          Desfibrilação com 360 J
     ▼             ▼          Considerar vasopressor
 ANTIARRÍTMICOS CARDIOVERSÃO  Considerar antiarrítmico
               100 J inicialmente
```

Fig. 18-9. Tratamento da TV.

RESUMINDO

As taquicardias são classificadas como taquicardias com QRS estreito e taquicardias com QRS alargado. De forma esquemática as TSV são aquelas que ocorrem com complexo QRS estreito, enquanto as TV acontecem com QRS alargado, embora existam TSV que podem apresentar QRS alargado, caso haja condução aberrante. Veremos essa diferenciação no capítulo 20.

- Taquicardia com QRS estreito = taquicardia de origem supraventricular
- Taquicardia com QRS alargado = taquicardia ventricular ou
   taquicardia supraventricular com condução aberrante

VAMOS PRATICAR

1. O traçado abaixo indica a presença da seguinte arritmia:

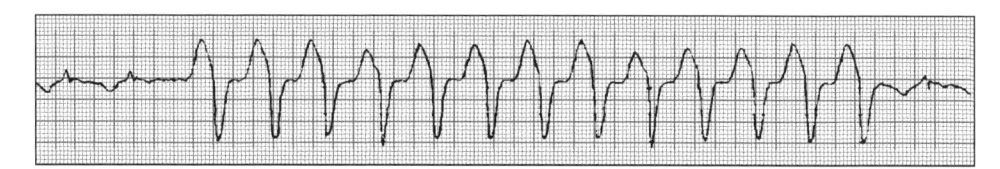

   A) TV monomórfica
   B) TV polimórfica
   C) TV bidirecional
   D) *Torsade de pointes*

2. São características de uma TV, exceto:
   A) Ritmo regular
   B) QRS estreito
   C) Dissociação atrioventricular
   D) FC elevada

3. É um exemplo de TV sustentada:
   A) TV com QRS estreito com duração superior a 30 segundos
   B) TV com QRS largo com instabilidade hemodinâmica
   C) TV com QRS largo com duração inferior a 30 segundos
   D) TV com QRS estreito com instabilidade hemodinâmica

Respostas

1. A
2. B
3. B

PRÉ-EXCITAÇÃO E WOLFF-PARKINSON-WHITE

Guilherme Fernandes Spinelli
Holffam Talon Ferreira
Elizabeth Silaid Muxfeldt

FUNDAMENTAL

A pré-excitação ventricular ocorre quando uma parte do miocárdio ventricular é ativada por vias de comunicação direta entre os átrios e os ventrículos, sendo a principal delas o feixe de Kent, relacionado com a síndrome de Wolff-Parkinson-White (WPW). Como a via anômala tem uma velocidade de condução mais rápida que o sistema que envolve o nódulo atrioventricular (sistema normal de condução), o ventrículo é despolarizado mais precocemente, o que leva a um intervalo PR curto (< 0,12 s) e a presença de um prolongamento na fase inicial do QRS (onda delta) pois o início da ativação ventricular é feito célula a célula e não através do sistema de condução. A onda delta contribui para o alargamento do QRS e para alterações da repolarização ventricular.

No Wolff-Parkinson-White, podemos encontrar no ECG em ritmo sinusal:

- Intervalo PR curto (< 0,12 s)
- QRS prolongado caracterizado pela presença de onda delta, vista como um prolongamento na fase inicial do complexo QRS (Fig. 19-1)
- Alteração secundária da repolarização ventricular

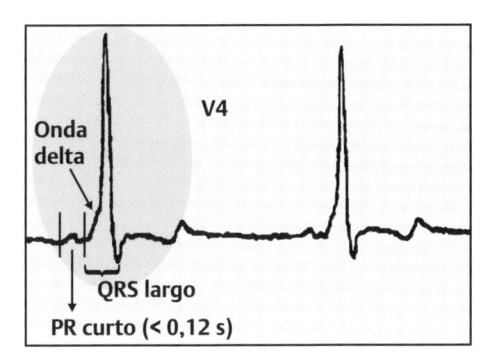

Fig. 19-1. Ativação ventricular no WPW: PR curto com presença de onda delta no início do complexo QRS.

Se os achados do WPW estiverem associados a episódios de taquicardia, podemos então dizer que estamos diante de um paciente com "síndrome de Wolff-Parkinson-White".

A presença da via anômala pode criar um circuito que favoreça a reativação atrial através dos ventrículos. Essa possibilidade favorece a ocorrência de taquicardia supraventricular.

ENTENDENDO

A presença de uma comunicação direta entre átrios e ventrículos através de um feixe de condução rápida permite que a ativação ventricular ocorra numa combinação de estímulo oriundo dessa via anômala com o impulso que atravessa o NAV e chega aos ventrículos pelo sistema de condução. Isso explica o encurtamento do PR, pois o estímulo chega mais precocemente aos ventrículos. O alargamento inicial do QRS é explicado pela condução intramiocárdica lenta em decorrência do impulso que chega diretamente ao miocárdio ventricular pelo feixe anômalo e não pelo sistema normal de condução. Os ventrículos são ativados em sequência e não mais simultaneamente: o ventrículo pré-excitado pelo feixe de Kent e o outro ventrículo pelo sistema normal de condução AV e His-Purkinje. O complexo QRS anormal resultante é considerado um batimento de fusão (Fig. 19-2).

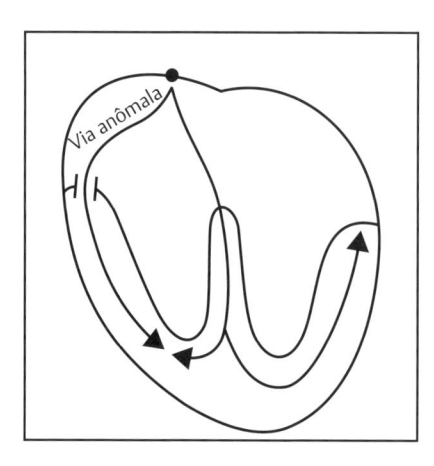

Fig. 19-2. Ativação ventricular por via anômala existente entre o átrio direito e o ventrículo direito e também pelo sistema de condução normal.

APROFUNDANDO

Acredita-se que feixes de comunicação atrioventricular existam na vida fetal e que desapareçam ao nascimento. Caso algum permaneça, há a chance potencial de ocorrer a pré-excitação ventricular. Por outro lado, pode haver a expressão eletrocardiográfica de pré-excitação sem que a síndrome de Wolff-Parkinson-White se desenvolva.

Nem sempre há manifestação eletrocardiográfica da pré-excitação no ECG de repouso. Como a ativação ventricular ocorre por duas frentes de onda, o ECG de repouso vai depender dessa relação entre a condução AV e a condução pela via anômala: se predominar a condução pelo NAV, o ECG será normal; se predominar a condução pela via anômala, o PR será curto e haverá a presença de onda delta no início do QRS, que será alargado e com onda T invertida em relação ao QRS.

A onda delta pode ter sua expressão mais nítida em determinadas derivações dependendo de sua localização. Existe a possibilidade de se identificar a localização da via acessória por meio do ECG, embora essa correspondência não seja perfeita devido, por exemplo, à presença de mais de uma via acessória (múltiplas vias acessórias ocorrem em 10% dos casos) ou a alterações prévias do QRS decorrentes de infarto, bloqueios de ramo ou sobrecarga ventricular.

De uma forma resumida, se analisarmos a derivação V1, podemos saber em que ventrículo está localizada a via anômala:

- V1 com onda delta positiva e QRS positivo com padrão de BRD = via acessória em VE.
- V1 com onda delta negativa e QRS negativo com padrão de BRE = via acessória em VD.

A via acessória mais comum é a lateral esquerda (entre AE e VE), e, nesse caso, a onda delta é positiva em V1, assim como o QRS. Além disso, a onda delta é negativa em D1, aVL, V5 e V6.

A presença da onda delta pode simular uma série de achados eletrocardiográficos. Por exemplo, a presença de um complexo QRS alargado, positivo em V1 e V2 pode simular uma SVD, um BRD ou mesmo um infarto posterior. Por outro lado, se o complexo QRS em V1 ou V2 for negativo e alargado, pode simular um BRE ou SVE. Uma onda delta negativa pode parecer uma onda Q simulando infartos prévios nas derivações envolvidas.

Obs.: Existe uma outra condição em que ocorre um PR curto, porém com QRS normal e parece estar associada a apenas uma retardo menor que o esperado no NAV e não à presença de uma via anômala de condução rápida entre átrios e ventrículos. Essa combinação é chamada de Long Ganong Levine.

CORRELAÇÃO CLÍNICA

A presença de via anômala pode não ter qualquer expressão no ECG de repouso. Por outro lado, com ou sem expressão no ECG de repouso, a via acessória pode estar associada a episódios de arritmia com QRS estreito – taquicardia supraventricular – na chamada síndrome de Wolff-Parkinson-White.

A principal arritmia relacionada com WPW é a taquicardia supraventricular ortodrômica (vista no Capítulo 17).

Diante de uma taquicardia supraventricular, a identificação de que o mecanismo responsável pela arritmia é a presença de via acessória entre átrio e ventrículo poderá definir como tratamento definitivo a ablação dessa via anômala.

A existência de uma via anômala pode representar um risco para que uma fibrilação atrial (FA) atinja frequências muito elevadas com potencial de desencadear instabilidade hemodinâmica. Como há uma via de condução rápida entre o átrio e o ventrículo, perde-se o retardo protetor do NAV (Fig. 19-3). A suspeita clínica é importante para que a situação não seja agravada pela administração de drogas habitualmente utilizadas no controle da frequência ventricular na FA, como betabloqueadores, verapamil, diltiazem ou digital.

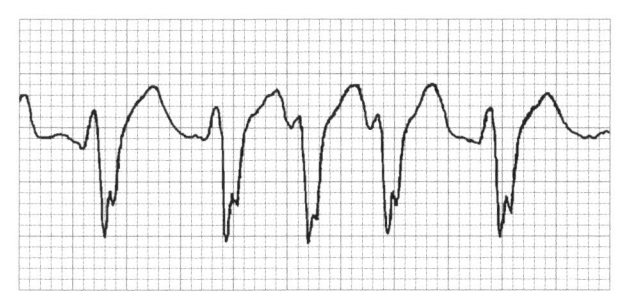

Fig. 19-3. FBI = *F*ast, *B*road and *I*rregular.

A utilização dessas drogas, nesse caso, alentecendo ainda mais a condução no NAV, facilitará ainda mais a condução pela via anômala, aumentando a frequência ventricular. As drogas utilizadas na presença de uma FA em paciente com via acessória são a procainamida ou a amiodarona. E, caso o paciente encontre-se instável, deve ser realizada a cardioversão elétrica.

Na presença de fibrilação atrial, a frequência ventricular pode ser bastante elevada pelo fato dos ventrículos não estarem mais "protegidos" pelo retardo da condução AV. Devemos suspeitar da existência de via anômala na presença de uma taquiarritmia com as seguintes características:

> - Frequência muito elevada (*Fast*)
> - Complexos QRS alargados (*Broad*)
> - Ritmo irregular (*Irregular*)
>
> (**Obs.:** Em inglês, a arritmia FBI – *Fast, Broad and Irregular*)

RESUMINDO

A síndrome de Wolff-Parkinson-White ocorre quando pacientes com substrato anatômico desenvolvem episódios de taquiarritmia secundários à presença de uma via acessória.

A via acessória pode se manifestar no ECG de repouso pela presença de:

- PR curto (< 120 ms).
- QRS prolongado com alargamento em sua porção inicial – a onda delta.
- Alteração secundária da repolarização ventricular.

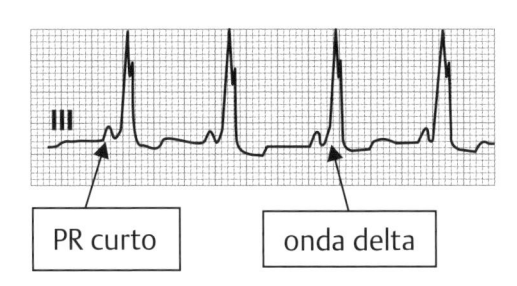

Deve-se ter um cuidado especial na presença de taquiarritmias irregulares, de QRS alargados e ritmo irregular pela possibilidade de estarmos diante de uma fibrilação atrial em presença de via anômala, com risco de desenvolvimento de uma arritmia ventricular grave.

VAMOS PRATICAR

1. Na presença de uma arritmia irregular, com frequência de 250 bpm e um QRS com duração de 140 ms, podemos estar diante de uma:
   A) Taquicardia supraventricular
   B) Taquicardia ventricular
   C) Fibrilação atrial com via anômala
   D) *Torsade de pointes*

2. Em um paciente com a presença de via anômala com expressão no ECG de repouso, encontramos:
   A) QRS estreito
   B) PR de 140 ms
   C) Alargamento da porção final do QRS
   D) Alargamento da porção inicial do QRS
3. É verdadeiro em relação à localização das vias anômalas:
   A) É sempre possível identificar sua localização por meio do ECG
   B) A maior parte das vias anômalas ocorrem entre o AE e o VE
   C) A maior parte das vias anômalas ocorrem entre o AD e o VD
   D) A maior parte das vias anômalas ocorrem entre o AD e o VE

Respostas
1. C
2. D
3. B

DIFERENCIAÇÃO ENTRE TAQUICARDIA SUPRAVENTRICULAR E TAQUICARDIA VENTRICULAR

Guilherme Fernandes Spinelli
Holffam Talon Ferreira
Elizabeth Silaid Muxfeldt

FUNDAMENTAL

Como visto anteriormente, nos capítulos 17 e 18, as taquicardias podem ser classificadas em taquicardias supraventriculares (TSV) e taquicardias ventriculares (TV). As TSV cursam com QRS estreito na maioria das situações enquanto as TV cursam com QRS alargado.

Uma outra forma bastante comum de divisão das taquiarritmias é aquela que divide essas arritmias entre taquicardias com QRS estreito e taquicardias com QRS alargado.

Nessa divisão entre taquicardias com QRS estreito *versus* taquicardias com QRS alargados, não temos dificuldade em classificarmos as taquicardias com QRS estreito como taquicardias supraventriculares, ou seja, taquicardias com origem acima do feixe de His.

A dificuldade surge quando estamos diante de uma taquicardia com QRS alargado. Nesses casos, cerca de 80% têm origem ventricular, mas 20% podem se originar em região supraventricular com condução aberrante e, consequentemente, gerando um QRS alargado.

Ou seja:

- Taquicardia com QRS estreito = taquicardia supraventricular, mas
- Taquicardia com QRS alargado = taquicardia ventricular ou
    taquicardia supraventricular com condução aberrante

ENTENDENDO

O alargamento do QRS na condução nas TSV pode ocorrer em decorrência da presença de um bloqueio de ramo prévio ou a um bloqueio de ramo que ocorre devido à chegada de um estímulo no período refratário de um dos ramos.

Quando diante de uma taquicardia com QRS largo, alguns achados sugerem uma origem ventricular para esse distúrbio do ritmo, como, por exemplo:

- Dissociação atrioventricular.
- Presença de batimentos de fusão (ver adiante no capítulo).
- Presença de batimentos de captura (ver adiante no capítulo).

Na tentativa de facilitar um pouco essa diferenciação, foi desenvolvido um algoritmo por Brugada *et al.*, com sensibilidade e especificidade bastante elevadas (em torno de 96%).

Nesse algoritmo de Brugada, devemos responder três perguntas simples que podem, por si só, definir a origem da arritmia como ventricular. Caso nenhuma dessas três perguntas definam essa etiologia, na 4ª fase há análise do QRS com base na morfologia do QRS (se morfologia de bloqueio de ramo esquerdo ou direito), como veremos a seguir (Fig. 20-1).

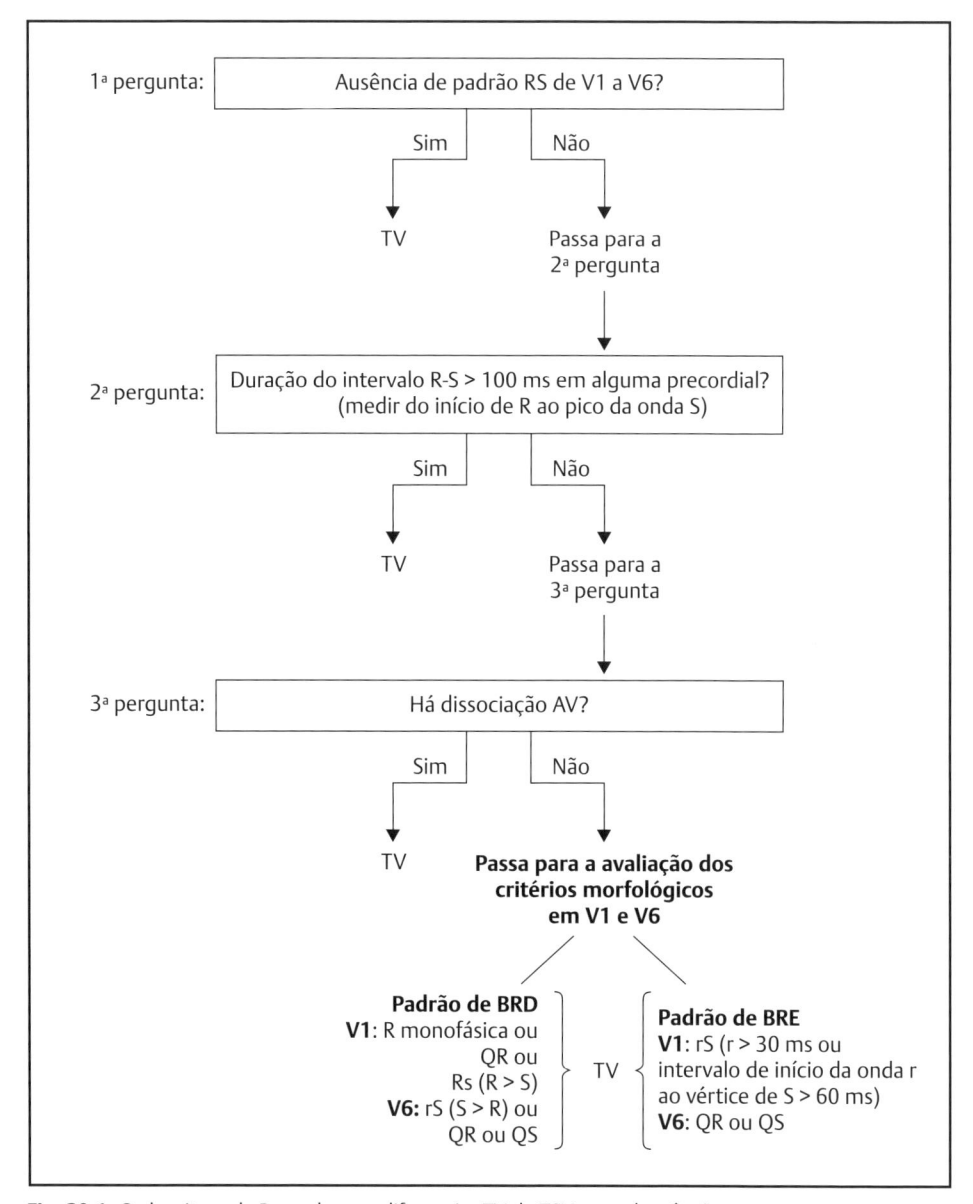

1ª pergunta: Ausência de padrão RS de V1 a V6?
- Sim → TV
- Não → Passa para a 2ª pergunta

2ª pergunta: Duração do intervalo R-S > 100 ms em alguma precordial? (medir do início de R ao pico da onda S)
- Sim → TV
- Não → Passa para a 3ª pergunta

3ª pergunta: Há dissociação AV?
- Sim → TV
- Não → Passa para a avaliação dos critérios morfológicos em V1 e V6

Padrão de BRD
V1: R monofásica ou QR ou Rs (R > S)
V6: rS (S > R) ou QR ou QS
→ TV

Padrão de BRE
V1: rS (r > 30 ms ou intervalo de início da onda r ao vértice de S > 60 ms)
V6: QR ou QS
→ TV

Fig. 20-1. O algoritmo de Brugada para diferenciar TV de TSV com aberrância.

APROFUNDANDO

A presença de batimentos de fusão e/ou de captura, se identificados em um traçado de uma taquicardia com QRS largo, indicam que essa taquicardia tem origem ventricular.

Tanto o batimento de fusão quanto o batimento de captura parecem ocorrer em razão de um sucesso na condução de um estímulo sinusal para o ventrículo. Se esse avanço do estímulo atrial ocorre junto com o batimento ventricular, o resultado é um batimento de fusão (Fig. 20-2). Se essa condução sinusal ocorre antes que o batimento ventricular tenha se iniciado, o resultado é a presença de um batimento de captura (Fig. 20-3). No batimento de captura, toda a ativação ventricular ocorre a partir do estímulo de origem supraventricular.

Havendo a presença de qualquer um desses eventos – fusão ou captura – o diagnóstico de TV pode ser feito. No entanto, eles são raramente vistos e apenas quando a frequência da arritmia não é tão elevada (geralmente < 160 bpm).

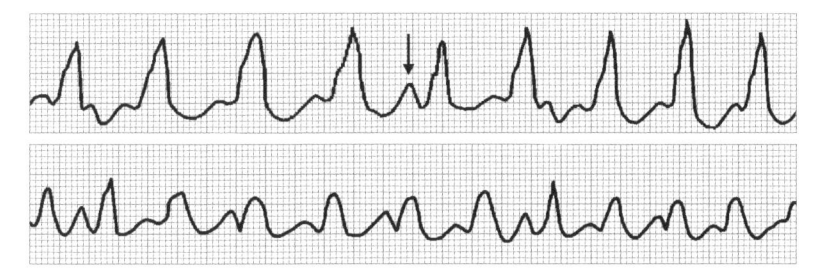

Fig. 20-2. Batimento de fusão durante um taquicardia com QRS largo indicando tratar-se de uma TV.

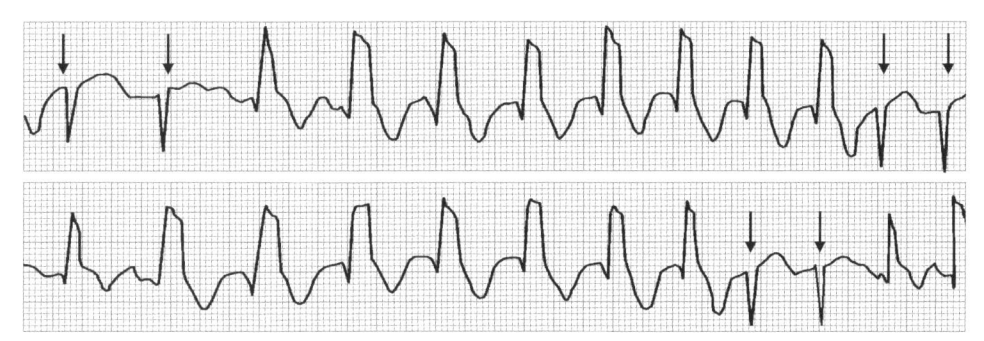

Fig. 20-3. Batimento de captura durante um taquicardia com QRS largo indicando tratar-se de uma TV.

RESUMINDO

Enquanto as taquicardias com QRS estreito são taquicardias supraventriculares, as taquicardias com QRS largo geralmente têm origem ventricular – TV (80% dos casos), mas também podem estar relacionadas com TSV conduzidas com padrão de bloqueio de ramo (condução aberrante). O algoritmo de Brugada está consagrado como a melhor forma de tentar diferenciar as taquicardias com QRS largo.

VAMOS PRATICAR

1. São achados que praticamente asseguram a etiologia ventricular de uma taquicardia com QRS largo, exceto:
   A) Batimentos de fusão
   B) Batimentos de captura
   C) Dissociação AV
   D) Padrão de BRD da taquiarritmia

2. No ECG abaixo, podemos identificar uma:

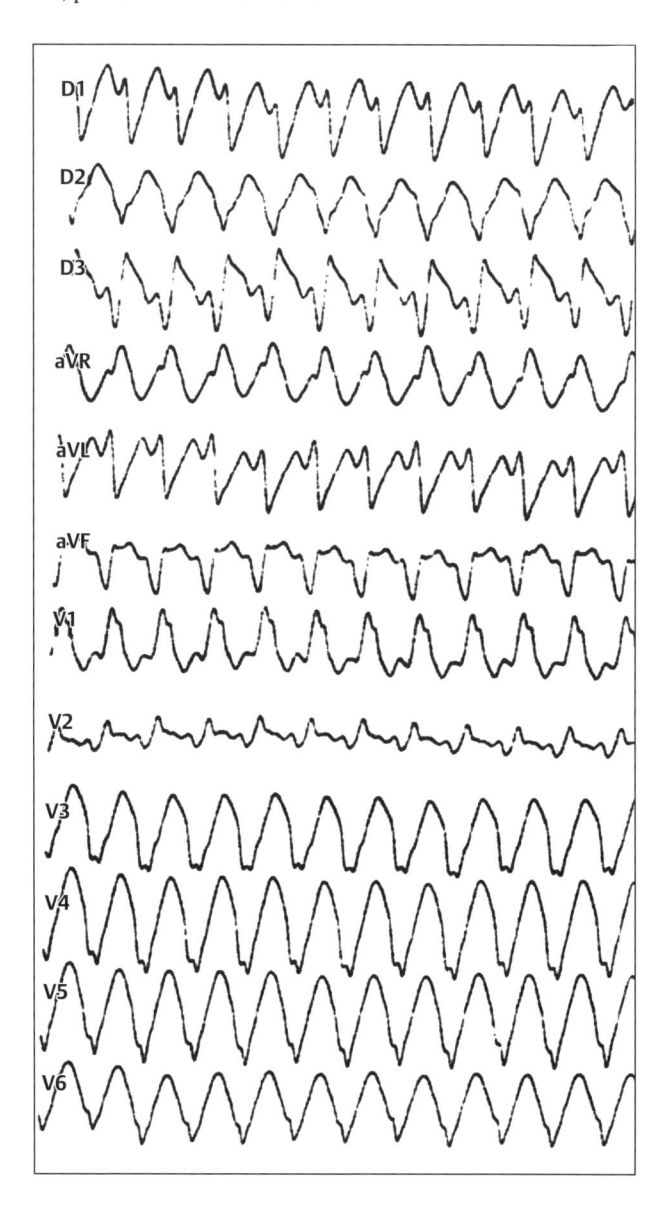

A) Taquicardia supraventricular
B) Fibrilação atrial
C) Taquicardia ventricular
D) Taquicardia supraventricular com aberrância

3. Os seguintes critérios são utilizados no algoritmo de Brugada para a diferenciação das taquicardias com QRS alargado, exceto:
A) Dissociação AV
B) Duração do intervalo RS nas precordiais
C) Ausência de RS em derivações precordiais
D) Eixo elétrico do QRS no plano frontal

Respostas
1. D
2. C
3. D

BRADIARRITMIA: BRADICARDIA SINUSAL E PAUSA/PARADA SINUSAL

CAPÍTULO 21

Daiany Batista de Oliveira
Francine Amaro da Silva
Ana Luisa Rocha Mallet

BRADIARRITMIA

Introdução

Quando há um ritmo cardíaco associado a alteração da frequência cardíaca (FC) que cursa com baixa resposta ventricular (< 50 batimentos por minuto [bpm]), caracteriza-se uma bradiarritmia.

A bradicardia pode ser definida como absoluta ou relativa. A bradicardia absoluta ocorre quando há uma frequência cardíaca menor que 50 bpm. A bradicardia relativa refere-se a situações de maior demanda, como choque séptico e insuficiência cardíaca descompensada em que se esperaria uma FC mais elevada, mas em que isso não ocorre, ou seja, quando há incompetência cronotrópica relativa à condição apresentada.

Vale ressaltar que FC mais baixas podem estar relacionadas com alterações fisiológicas, como, por exemplo, durante o sono, em decorrência da ativação do sistema nervoso parassimpático. Outro exemplo clássico é a bradicardia fisiológica durante o repouso em atletas.

Nunca é demais reforçar a necessidade de analisarmos e interpretarmos o contexto clínico. Assim como a bradicardia pode estar relacionada com alterações fisiológicas, pode também ocorrer em situações clínicas que demandem intervenção específica, como na doença do nódulo sinusal, no hipotireoidismo e no bloqueio atrioventricular, por exemplo.

Classificação

Uma divisão para as bradiarritmias leva em consideração o fato de estarmos diante de um distúrbio do automatismo sinusal ou de um distúrbio de condução (Fig. 21-1). O distúrbio do automatimo sinusal pode se expressar por meio da depressão ou supressão desse automatismo – bradicardia sinusal e parada sinusal, respectivamente (como veremos neste Capítulo). Os distúrbios na condução do estímulo elétrico ocorrem por depressão da condução sinoatrial – bloqueios sinoatriais (Capítulo 22) ou por depressão da condução atrioventricular – bloqueios atrioventriculares (Capítulo 23).

```
Bradiarritmias
├── Distúrbios do automatismo sinusal
│   ├── Depressão do automatismo: **Bradicardia sinusal**
│   └── Supressão do automatismo: **Parada sinusal**
└── Distúrbios da condução
    ├── Depressão da condução sinoatrial: **Bloqueios sinoatriais**
    └── Depressão da condução atrioventricular: **Bloqueios atrioventriculares**
```

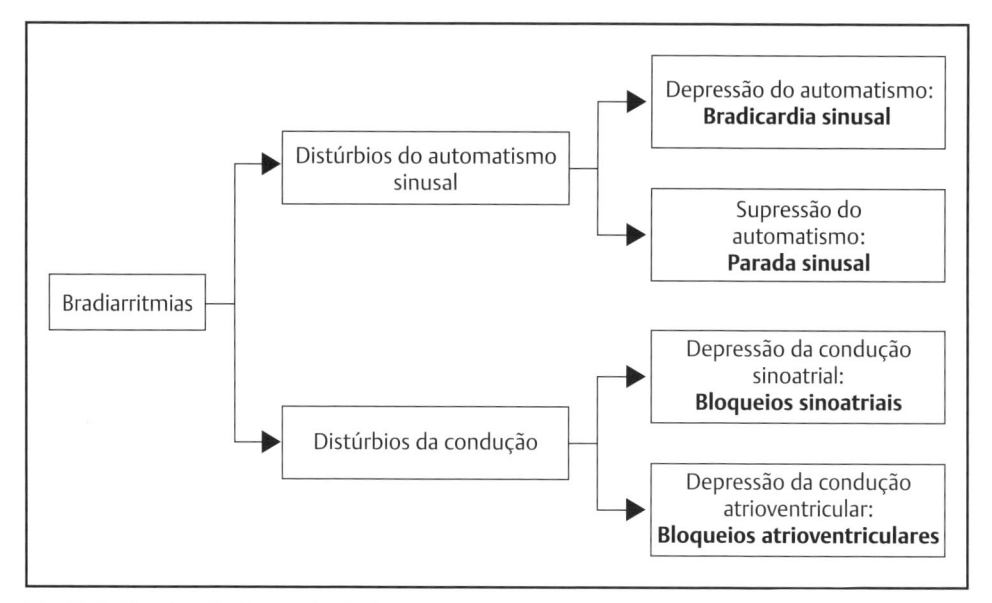

Fig. 21-1. Classificação das bradiarritmias.

BRADICARDIA SINUSAL E PAUSA/PARADA SINUSAL
Fundamental
Como visto na apresentação das bradiarritmias, a diminuição da frequência cardíaca (FC) pode estar associada tanto a alterações no automatismo sinusal quanto na condução do impulso, seja a nível sinoatrial ou a nível atrioventricular. Neste capítulo trataremos das alterações relacionadas com os distúrbios do automatismo sinusal.

> O automatismo sinusal pode encontrar-se:
> 1. deprimido → gerando uma bradicardia sinusal ou
> 2. suprimido → gerando uma pausa/parada sinusal

Bradicardia Sinusal (Fig. 21-2)

> FC < 50 bpm
> Onda P normal, ou seja, de amplitude menor que 2,5 mm e positiva em D1 e D2

Pausa/Parada Sinusal
Ocorre quando o nódulo sinusal (NSA) para de estimular o coração. Essa parada pode ser transitória, com o NSA reassumindo o controle do ritmo cardíaco – pausa sinusal (Fig. 21-3). Uma parada mais prolongada, geralmente acima de 3 segundos, é chamada por alguns autores de parada sinusal (Fig. 21-4). Nesses casos, um outro local com capacidade de atividade de marca-passo pode assumir o ritmo, gerando o chamado ritmo de escape.

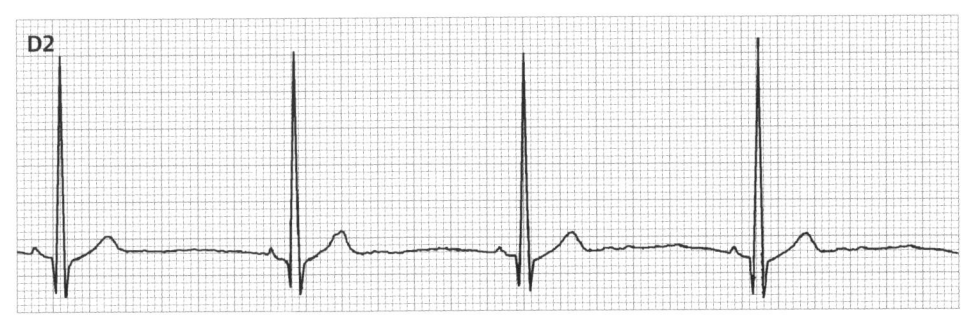

Fig. 21-2. Traçado com bradicardia sinusal – D2. Frequência cardíaca = 1.500/32 = 47 bpm.

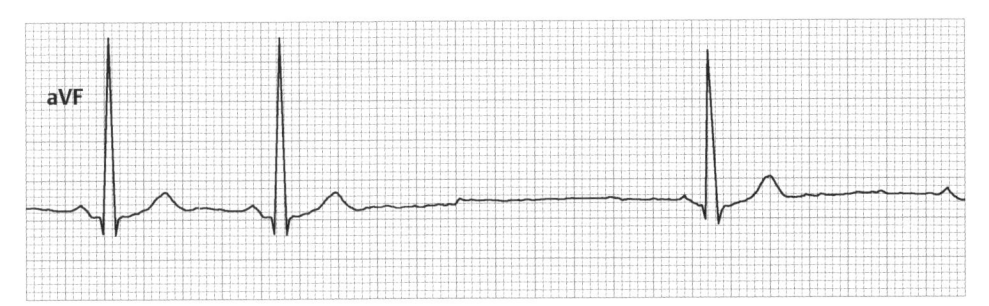

Fig. 21-3. Traçado com pausa sinusal com nódulo sinusal reassumindo depois ritmo sinusal.

Batimento juncional

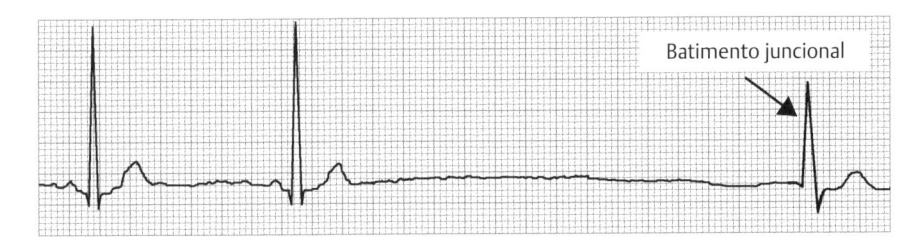

Fig. 21-4. Traçado com parada sinusal seguida de batimento de escape juncional.

Entendendo

A bradicardia sinusal é uma arritmia caracterizada por uma frequência cardíaca menor que 50 bpm por uma depressão do automatismo sinusal, ou seja, por algum motivo há o predomínio do sistema nervoso autônomo parassimpático (aumento do tônus vagal). A bradicardia sinusal também pode surgir na dependência de alguma ação medicamentosa (p. ex.: betabloqueadores). No entanto, se a FC se reduzir a valores inferiores a 30 bpm, deve-se pensar em outros mecanismos para o seu surgimento.

O nódulo sinusal é o principal marca-passo do coração, pois sua frequência de "disparo" é maior que a frequência de outras células marca-passo existentes. O estímulo elétrico gerado parece ser conduzido por vias internodais – despolarização atrial, gerando a onda P no eletrocardiograma. Chegando ao nódulo atrioventricular, ocorrerá um retardo fisiológico do impulso elétrico – intervalo PR no eletrocardiograma, antes de prosseguir para os ventrículos.

Posteriormente, esse impulso segue em direção ao feixe de His e, consecutivamente, aos ramos direito e esquerdo das fibras de Purkinje, que levam à despolarização ventricular, com a formação do complexo QRS no eletrocardiograma (Capítulo 11 – Fig. 11-1). Em consequência disso, há a contração ventricular e geração do débito cardíaco a cada novo ciclo.

A despolarização promovida pelo nódulo sinusal é influenciada pelo sistema nervoso autônomo (SNA). Quando o sistema nervoso simpático predomina, há o aumento do automatismo, elevando assim a FC. Ao contrário, quando predomina o sistema nervoso parassimpático, há diminuição do automatismo com consequente redução da FC.

Podemos caracterizar a automaticidade como deprimida quando o nódulo sinusal gera estímulo elétrico com uma frequência menor do que o esperado; ou quando a frequência é tão baixa que um outro grupo de células marca-passo, geralmente as células do nódulo AV, assumem o comando de geração do estímulo elétrico. Estaremos então diante de um ritmo de escape juncional que se seguirá à parada sinusal (Fig. 21-4).

Aprofundando

O nódulo sinusal é uma estrutura pequena, em forma de vírgula, localizada na parede lateral do átrio direito, próximo à veia cava superior. Essa estrutura é constituída de células especializadas chamadas células marca-passo.

O que diferencia uma célula marca-passo das demais células do coração?

As células marca-passo são aquelas que possuem capacidade intrínseca de despolarização, ou seja, capacidade de autoestimulação, pois não necessitam de um estímulo externo para se despolarizarem, diferente da maioria das células miocárdicas.

As estruturas que possuem capacidade marca-passo e suas frequências de "disparo" são:

- Nódulo sinusal – marca-passo principal (50 a 100 bpm).
- Porção distal do nódulo AV (40 a 60 bpm).
- Regiões do anel tricúspide e do anel mitral (40 a 60 bpm).
- Sistema His-Purkinje (30 a 50 bpm).

Diminuição progressiva da frequência de "disparos" das células marca-passo

A frequência natural de "disparos" dos marca-passos diminui do nódulo sinusal para os ventrículos, ou seja, o marca-passo principal do coração é o nódulo sinusal. Caso esse diminua sua frequência de disparo, entrará em ação o marca-passo da junção AV e, assim progressivamente, os outros marca-passos secundários.

Diferente das células com capacidade marca-passo, as células do sistema de condução, após sua despolarização e repolarização, apresentam um período de repouso. Isso acontece geralmente na presença de uma diferença de potencial de –90 mV (Fig. 21-5). Ao serem novamente estimuladas, essas células geram um potencial de ação de resposta rápida. Essas células possuem um período em que se encontram inexcitáveis, o chamado período refratário absoluto (PRA).

As células marca-passo não possuem o período de repouso estável. Assim que a repolarização termina, elas começam a se despolarizar lentamente, um período denominado despolarização diastólica, e geram um impulso elétrico a partir do momento que atinjam um limiar de –65 mV (Fig. 21-6). Isso ocorre quando a diferença de potencial dos meios externo e interno das células marca-passo é de –65 mV e os canais lentos de cálcio se abrem com esse íon entrando na célula lentamente (potencial de ação de resposta lenta).

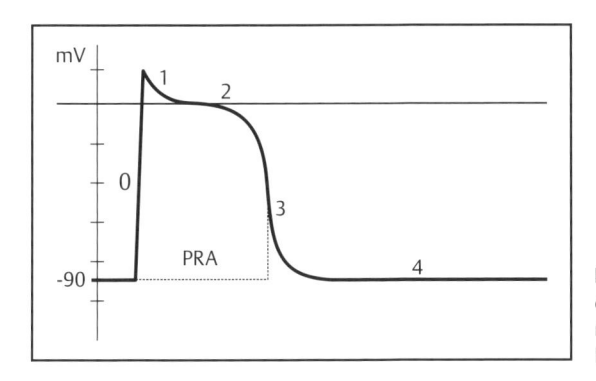

CAPÍTULO 21 ▪ BRADIARRITMIA: BRADICARDIA SINUSAL E PAUSA/PARADA SINUSAL   **213**

Fig. 21-5. Potencial de ação da maioria das células miocárdicas de resposta rápida. 0 a 4 = fases do potencial de ação; PRA = período refratário absoluto.

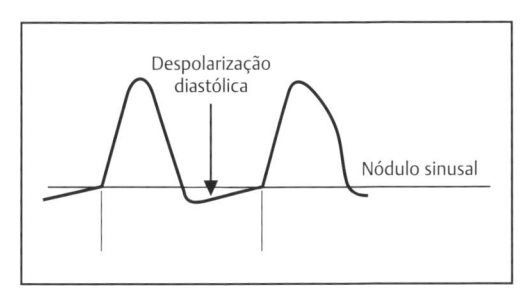

Fig. 21-6. Potencial de ação das células marca-passo onde não há um período de repouso estável e sim um período chamado de despolarização diastólica.

Resumindo
- Bradicardia sinusal: onda P seguida de QRS com FC < 50 bpm.
- Pausa sinusal: ausência de onda P por curto período de tempo com nódulo sinusal reassumindo o ritmo.
- Parada sinusal: ausência de onda P geralmente acima de 3 segundos com batimento de escape assumindo o ritmo.

Vamos Praticar
1. Correlacione os traçados abaixo com os diagnósticos:
   A) Bradicardia sinusal
   B) Pausa sinusal
   C) Parada sinusal

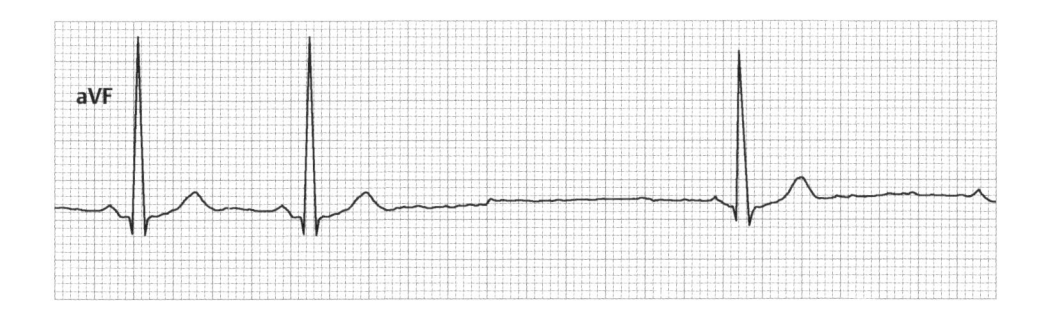

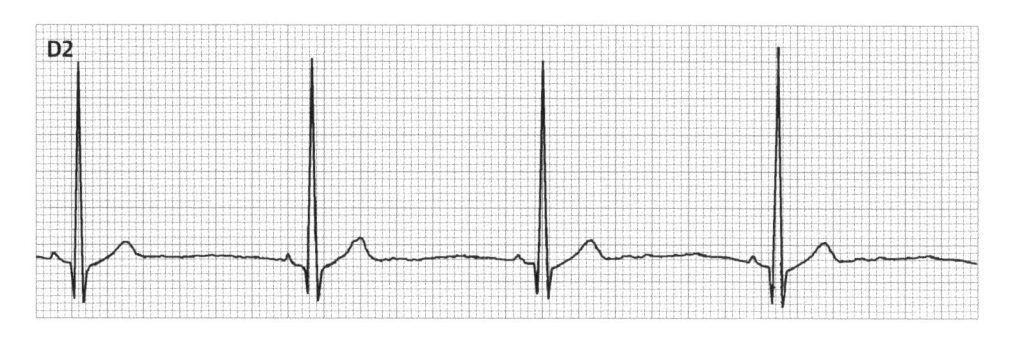

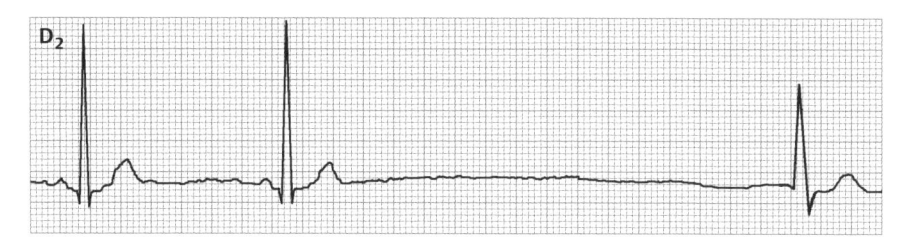

2. Nas seguintes situações é esperada uma bradicardia sinusal, EXCETO:
   A) Atleta
   B) Uso de amlodipina
   C) Durante o sono
   D) Hipotireoidismo

Respostas
   1. B, A, C
   2. B

BLOQUEIOS SINOATRIAIS

Francine Amaro da Silva
Daiany Batista de Oliveira
Ana Luisa Rocha Mallet

FUNDAMENTAL

Os distúrbios da condução sinoatrial (Quadro 22-1) são definidos de acordo com o grau de alentecimento da passagem do estímulo elétrico do nódulo sinusal até a junção sinoatrial (Fig. 22-1).

A) Bloqueio sinoatrial de primeiro grau (BSA de 1º grau).
- Não há como identificar o BSA de 1º grau por meio de um ECG de superfície.

B) Bloqueio sinoatrial de segundo grau (BSA de 2º grau).
- Caracterizado pela ausência de um ciclo sinusal: sem onda P, não haverá complexo QRS e nem onda T. No ECG, não será visualizado um ciclo completo P-QRS-T.
    1. BSA de 2º grau Mobitz I:
        - Intervalos entre uma onda P e a onda P do próximo ciclo (intervalo P-P) encurtam-se progressivamente até o bloqueio total da condução sinoatrial, ou seja, ausência de uma onda P.
        - O intervalo P-P que inclui a pausa é menor que o dobro do menor intervalo P-P do ciclo cardíaco.
    2. BSA de 2º grau Mobitz II:
        - Intervalos PP constantes até haver interrupção súbita da condução sinoatrial com ausência de um ciclo P-QRS-T.
        - A pausa gerada entre a última P conduzida e a P seguinte à pausa será exatamente o dobro do último intervalo P-P conduzido.

C) BSA de 3º grau:
- Ausência de ondas P em todos os ciclos.
- Um ritmo de escape assume o comando elétrico do coração.

Quadro 22-1. Condução sinoatrial

Depressão da condução sinoatrial		
Bloqueio sinoatrial de 1º grau		
Bloqueio sinoatrial de 2º grau		
Mobitz I	Mobitz II	2:1
Bloqueio sinoatrial de 3º grau		

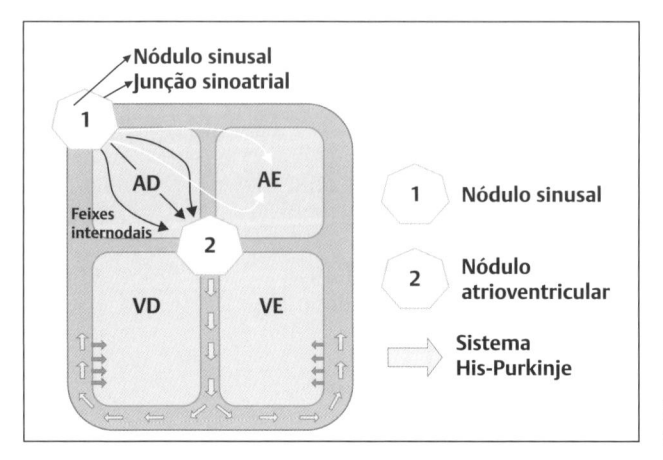

Fig. 22-1. Transmissão unidirecional do impulso elétrico.

ENTENDENDO/APROFUNDANDO

O BSA é caracterizado por ser um distúrbio da condução que ocorre ao nível da junção sinoatrial. O estímulo, ao sair do nódulo sinusal, não consegue alcançar os átrios; sendo assim, não haverá onda P no eletrocardiograma.

O diagnóstico é feito a partir do comportamento dos intervalos de uma onda P até a onda P seguinte. Essa distância é denominada de intervalo P-P.

Os BSA são subdivididos em: BSA de 1º grau, BSA de 2º grau e BSA de 3º grau. O BSA de 2º grau é subdividido em Mobitz I e Mobitz II.

Bloqueio Sinoatrial de Primeiro Grau (BSA de 1º Grau)

Não há como identificar o BSA de 1º grau por meio de um ECG de superfície. O alentecimento da condução ocorre ao nível da junção sinoatrial, havendo um atraso na saída do estímulo gerado pelo nódulo sinusal para os átrios. Como todos os estímulos se atrasam, todas as ondas P estão atrasadas. Mas não temos como saber se houve esse atraso na saída do estímulo ou se, na realidade, houve uma diminuição na geração desse estímulo (não temos como saber se há uma alteração no automatismo sinusal – bradicardia sinusal – ou se há um alentecimento na condução sinoatrial).

Como todas as ondas P estão atrasadas, todas se inscrevem regularmente, ou seja, o intervalo P-P é constante, porém atrasado em relação ao que seria considerado normal, caso não houvesse um alentecimento da condução no nível da junção sinoatrial. Mas como não é possível esse registro no ECG, não temos como saber. Para se fazer o diagnóstico de BSA de 1º grau, é necessário um estudo eletrofisiológico.

Bloqueio Sinoatrial de Segundo Grau (BSA de 2º Grau)

O BSA de 2º grau é caracterizado pela ausência de um ciclo sinusal, ou seja, não haverá onda P. Sem onda P, não haverá despolarização atrial; consequentemente, não haverá estímulo atravessando o nódulo atrioventricular e chegando aos ventrículos. Logo, não haverá complexo QRS e nem onda T. No ECG, não será visualizado um ciclo completo P-QRS-T.

Esses bloqueios são divididos em dois subtipos: BSA de 2º grau Mobitz I e BSA de 2º grau Mobitz II.

BSA de 2º Grau Mobitz I

A condução sinoatrial é definida pelo tempo que o estímulo gerado pelo nódulo sinusal percorre até a junção sinoatrial e chega aos átrios. Quando há um BSA de 2º grau Mobitz I, a dificuldade para o estímulo sair do nódulo sinusal e penetrar no átrio aumenta progressivamente a cada ciclo cardíaco até que, em um determinado momento, o impulso elétrico é bloqueado. Quando isso ocorre, nota-se uma ausência de onda P no eletrocardiograma.

Então, no BSA de 2º grau Mobitz I, o tempo de condução sinoatrial aumenta progressivamente a cada ciclo cardíaco até que existe um momento em que não haverá a condução sinoatrial e com isso não haverá onda P no ECG. Esse aumento do tempo de condução sinoatrial, a cada ciclo é menor, ou seja, ocorre aumento do tempo de condução, porém esse aumento é cada vez menor em relação ao ciclo anterior (sendo assim, a câmara atrial tem sua frequência acelerada, logo, intervalos PP mais curtos) até ocorrer o bloqueio sinoatrial e, consequentemente, a onda P estar ausente (Fig. 22-2). Esse mecanismo de condução decrescente é chamado de fenômeno de Wenckebach.

> **Características do BSA de 2º grau Mobitz I:**
> - Os intervalos entre uma onda P e a onda P do próximo ciclo (intervalo P-P) encurtam-se progressivamente até o bloqueio total da condução sinoatrial, ou seja, ausência de uma onda P
> - O intervalo P-P que inclui a pausa é menor que o dobro do menor intervalo P-P do ciclo cardíaco

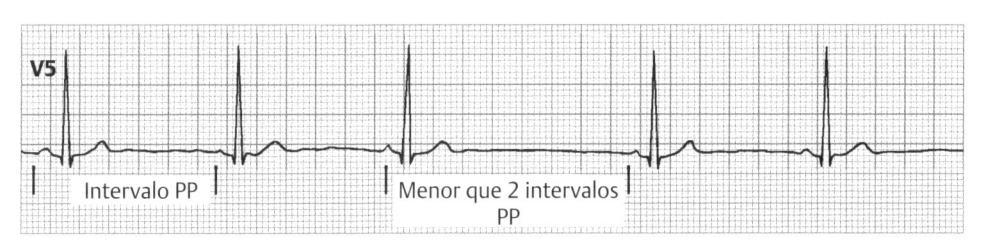

Fig. 22-2. BSA de 2º grau Mobitz I: no traçado, observamos que o intervalo P-P diminui a cada ciclo cardíaco até o momento do bloqueio, quando não há onda P. Após a ausência da onda P surge uma pausa e logo em seguida começa um novo ciclo: a onda P reaparecerá e haverá a mesma sequência com o tempo de condução sinoatrial aumentando, mas aumentando cada vez menos, até que, em um determinado momento, não haverá onda P e assim sucessivamente.

BSA de 2º Grau Mobitz II

No BSA de 2º grau Mobitz II, o tempo de condução sinoatrial é constante até que subitamente ocorre um bloqueio nessa condução. Ou seja, o bloqueio acontece sem que haja uma redução progressiva dos intervalos PP, como ocorre no BSA de 2º grau Mobitz I.

No ECG, a ausência de uma onda P será seguida de uma pausa, sendo que essa pausa é exatamente o dobro do último intervalo P-P (Fig. 22-3). E o próximo estímulo elétrico só será gerado quando for o momento de iniciar o próximo ciclo; o nódulo sinusal não vai antecipar como ocorre no BSA de 2º grau Mobitz I. Além disso, os intervalos P-P são fixos, assim como a pausa é fixa também, não sendo verificado o fenômeno de Wenckebach.

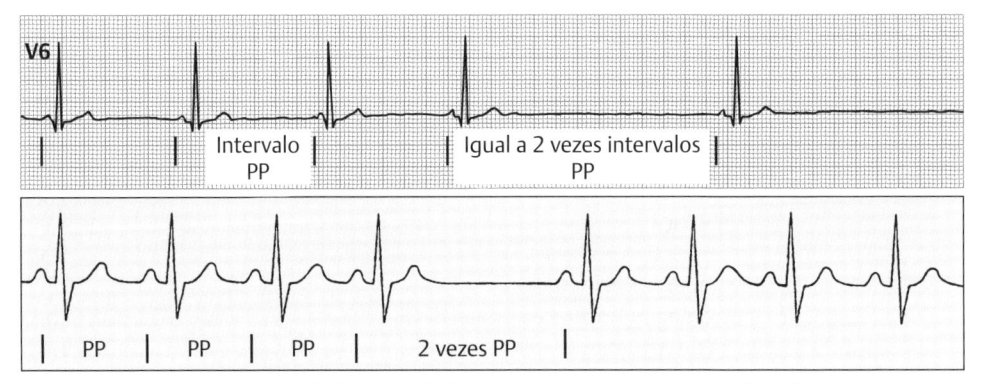

Fig. 22-3. BSA de 2º grau Mobitz II: intervalos P-P constantes seguidos de pausa sinusal e retorno ao ritmo sinusal com pausa igual a 2 intervalos P-P.

Características do BSA de 2º grau Mobitz II:

- A pausa gerada será exatamente o dobro do último intervalo P-P (isso ocorre porque o nódulo sinusal está extremamente doente, assim ele não consegue se recuperar nem durante a pausa).
- Os intervalos P-P são constantes com um bloqueio súbito da condução sinoatrial.

BSA de 2º Grau 2:1 – Um Tipo Especial de BSA de 2º Grau

No BSA de 2º grau 2:1 há um ciclo sinusal normal intercalado com ausência de um novo ciclo sinusal, ou seja, em decorrência do bloqueio da condução sinoatrial não haverá onda P e consequentemente não haverá o complexo QRS. No ECG, teremos um ciclo sinusal normal seguido de ausência de um ciclo cardíaco (não aparecerá onda P e nem o complexo QRS). Posteriormente surgirá mais um ciclo sinusal normal, seguido de mais uma ausência de geração da onda P e assim sucessivamente. No ECG de superfície não teremos como diferenciar essa situação de uma bradicardia sinusal, embora possamos suspeitar desse bloqueio em situações em que uma bradicardia sinusal não seja esperada.

O nome 2:1 significa que, para cada dois estímulos elétricos que são gerados pelo nódulo sinusal, apenas um estímulo conseguirá ser conduzido pela junção sinoatrial, chegar através dos tratos internodais e percorrer o sistema His-Purkinje até os ventrículos com consequente contração cardíaca.

Bloqueio Sinoatrial de Terceiro Grau (BSA de 3º Grau)

No BSA de 3º grau, os impulsos sinusais, oriundos do nódulo sinusal, não conseguem ultrapassar a junção sinoatrial e chegar nos átrios para haver a despolarização atrial. Logo, não haverá onda P no ECG não sendo possível sua diferenciação pelo ECG de superfície de outros ritmos sem onda P. Essa pausa extremamente elevada pode ser chamada de parada sinusal.

Características do BSA de 3º grau:

- Ausência de ondas P em todos os ciclos.
- Um ritmo de escape assume o comando elétrico do coração.

O nódulo sinusal está doente definitivamente, e, com isso, a junção atrioventricular assume a função de marca-passo do coração.

CORRELAÇÃO CLÍNICA

O BSA de 2º grau Mobitz I é benigno e reversível: o nódulo sinusal não está definidamente doente visto que, diante de uma pausa, ele consegue se recuperar e antecipar-se. Isso é um indício de que ainda não há indicação de marca-passo.

Já no BSA de 2º grau Mobitz II há indicação de marca-passo, pois esse tipo de bloqueio acontece subitamente; o nódulo sinusal está extremamente doente e o bloqueio é fixo, não havendo recuperação de sua atividade nem após uma pausa, por isso é indicado o marca-passo. A pausa gerada pode durar até 2-3 segundos, e o indivíduo apresentará síncope como uma das queixas principais.

Um diagnóstico diferencial importante para o BSA 2:1 é a bradicardia sinusal, sendo fundamental a avaliação do contexto clínico. Por exemplo, em jovens e atletas, a bradicardia não é considerada uma condição clínica grave, mas, se houver uma bradicardia no idoso ou em indivíduos com fatores de risco, como uma doença arterial coronariana, deve-se avaliar com mais cautela, pois essa bradicardia pode representar não só uma alteração do automatismo, ou seja, uma bradicardia sinusal, mas sim uma alteração na condução sinoatrial. A realização de um Holter de 24 h pode ajudar na detecção de arritmias que indiquem a presença de doença do nódulo sinusal. Caso o Holter não apresente qualquer tipo de bloqueio sinoatrial e o paciente ainda apresente sintomas, como síncope, pode ser indicado um estudo eletrofisiológico para melhor estudo da função do nódulo sinusal. Por isso, o contexto clínico é muito importante: uma bradicardia sinusal considerada inesperada pode, na verdade, ser um BSA de 2º grau 2:1.

Um diagnóstico diferencial na presença de bloqueio sinoatrial de 3º grau é a condução sinoventricular, que ocorre na hiperpotassemia. Na condução sinoventricular, os átrios ficam inexcitáveis (não sendo detectada onda P no ECG), porém o estímulo partindo do nódulo sinusal chega ao NAV e, posteriormente, aos ventrículos. Outros diagnósticos diferenciais do BSA de 3º grau são o ritmo juncional e a fibrilação atrial (FA) com bloqueio atrioventricular total (BAVt) quando as ondas f são muito finas e não detectadas no ECG.

Doença do Nódulo Sinusal

O nódulo sinusal (NSA) é o marca-passo dominante do coração com uma frequência normal da despolarização espontânea de 50 a 100 batimentos/minuto.

A disfunção/doença do NSA pode estar relacionada com áreas de descontinuidade nodal-atrial, alterações inflamatórias ou degenerativas nos nervos e gânglios em torno do nódulo e alterações patológicas na parede atrial.

A doença do nódulo sinusal ocorre com maior prevalência com o envelhecimento, sendo mais comum em indivíduos a partir dos 60 anos e ambos os sexos são afetados igualmente. É responsável por cerca de 50% dos implantes de marca-passo definitivo. Quando a disfunção do NSA ocorre em indivíduos jovens, há geralmente associação com doença cardíaca congênita ou adquirida, particularmente após cirurgia cardíaca.

O curso da doença do nódulo sinusal é frequentemente intermitente e imprevisível, sendo influenciado pela gravidade da doença cardíaca subjacente. A etiologia pode ser classificada como intrínseca ou extrínseca. Na disfunção intrínseca, a fibrose degenerativa do tecido nodal (síndrome do nódulo sinusal doente) é a causa mais comum. Já, na disfunção extrínseca, a causa mais comum é o uso de fármacos. A diferenciação entre os dois grandes grupos de etiologias é importante, uma vez que a disfunção extrínseca, com frequência, é reversível (Quadro 22-2).

Quadro 22-2. Etiologias da Disfunção do Nódulo Sinusal

Extrínsecas	Intrínsecas
Autonômicas	Síndrome do nódulo sinusal doente
▪ Hipersensibilidade do seio carotídeo ▪ Estimulação vasovagal (cardioinibitória)	Doença arterial coronariana (infarto do miocárdio agudo ou antigo)
Fármacos	**Inflamatórias**
▪ Betabloqueadores ▪ Bloqueadores dos canais de cálcio ▪ Digoxina ▪ Antiarrítimicos (classes I e III) ▪ Adenosina ▪ Clonidina (outros simpaticolíticos) ▪ Carbonato de lítio ▪ Cimetidina ▪ Amitriptilina ▪ Fenotiazínicos ▪ Narcóticos (metadona) ▪ Pentamidina	▪ Pericardite ▪ Miocardite (incluindo a viral) ▪ Cardiopatia reumática ▪ Doença de Lyme ▪ Amiloidose senil
	Cardiopatia congênita
	▪ Transposição de grandes artérias ▪ Cirurgias de Mustard e Fontan
	Iatrogênicas
	▪ Radioterapia ▪ Pós- cirúrgica
Outros	Traumatismo torácico
▪ Hipotireoidismo ▪ Apneia do sono ▪ Hipóxia ▪ Aspiração endotraqueal (manobra vagal) ▪ Hipotermia ▪ Elevação na pressão intracraniana	**Familiar** ▪ Síndrome de Kearns-Sayre ▪ Distrofia miotônica – Tipo 1 e Tipo 2 ▪ Ataxia de Friedreich

Eletrocardiograma na Doença do Nódulo Sinusal

A doença do nódulo sinusal engloba um conjunto de arritmias que tem como aspecto comum a capacidade diminuída do NSA, independente da etiologia, de comandar o ritmo cardíaco.

Dentre as arritmias que podem estar relacionadas com doença do nódulo sinusal encontramos:

A) Bradicardia sinusal persistente não causada por drogas e inapropriada para a circunstância fisiológica. Surge por falhas no automatismo do nódulo sinusal ou por alterações na transmissão do impulso do próprio nódulo sinusal. É definida como um ritmo sinusal (ondas P seguidas por um complexo QRS e positiva em D1 e D2) com frequência cardíaca menor que 50 batimentos por minuto (Fig. 22-4).
Obs.: Lembrar que a bradicardia sinusal não pode ser diferenciada do BSA de 2º grau 2:1.

B) Pausa/parada sinusal: quando ocorrem pausas maiores que 3 segundos na atividade atrial, sendo o ritmo de base sinusal. Os sintomas só são percebidos quando os episódios forem longos e não houver surgimento de um ritmo de escape.
Pausas sinusais superiores a 3 segundos durante as horas de vigília devem ser consideradas anormais e, geralmente, indicam implante de marca-passo. Pausas que ocorrem

durante o sono são mais difíceis de categorizar (pela influências vagal, muitas pessoas normais exibem pausas mais longas que 3 segundos durante o sono) (Fig. 22-5).
C) Bloqueio sinoatrial (BSA) (geralmente de 2° grau Mobitz II) (Fig. 22-6): no bloqueio sinoatrial de 2° grau Mobitz II, ocorre interrupção súbita na condução sinoatrial, sendo a pausa um múltiplo exato do intervalo PP.
D) Síndrome de bradicardia-taquicardia: é caracterizada por alternância de períodos de taquiarritmia e bradiarritmia. Esta entidade pode ter diversas apresentações, sendo que a taquiarritmia mais frequentemente associada é a fibrilação atrial. A síndrome é mais prevalente em pacientes idosos que têm disfunção do nódulo sinusal avançada.

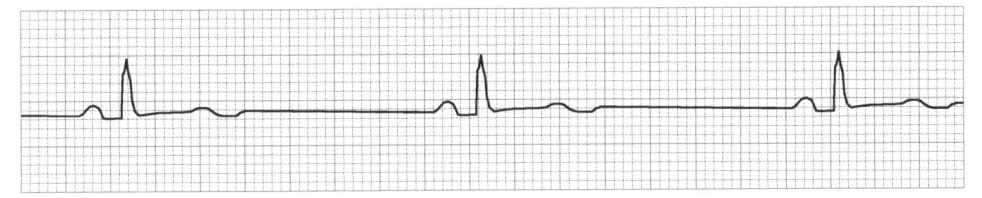

Fig. 22-4. Bradicardia sinusal – ritmo sinusal com FC < 50 bpm.

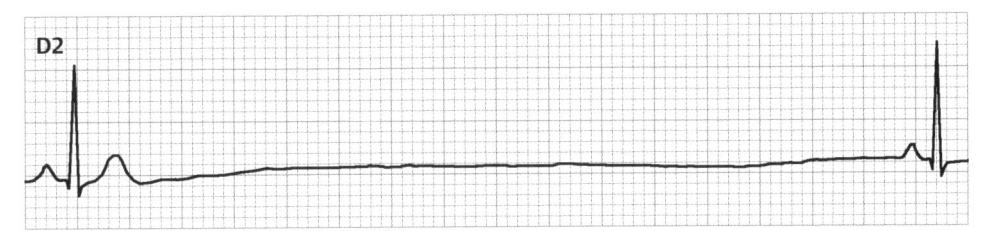

Fig. 22-5. Pausa/parada sinusal – mais de 3 segundos sem atividade atrial.

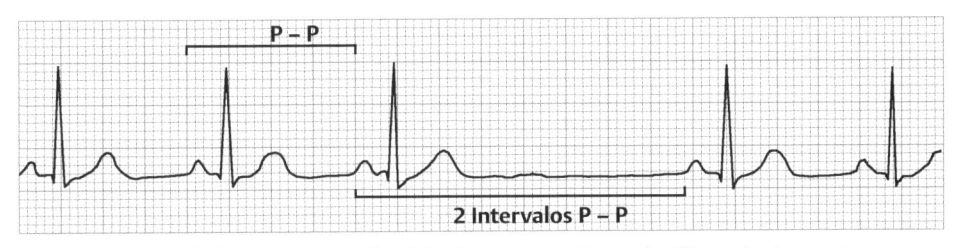

Fig. 22-6. Ausência de batimento sinusal após batimentos com intervalos PP constantes e retorno ao ritmo sinusal. No caso, BSA de 2° grau Mobitz II, porque a pausa é igual a dois intervalos P-P.

Classicamente, após o período de fibrilação atrial, segue-se uma pausa sinusal prolongada ou bradicardia. A síndrome de taquicardia-bradicardia manifesta-se como alternância entre bradicardia sinusal e taquiarritmia atrial (Fig. 22-7).

Curiosidade: Síndrome bradi-taqui

Manifestação clínica
Pacientes com disfunção do NSA podem ser assintomáticos ou apresentar sintomas leves e inespecíficos. Outros sintomas podem estar associados à síndrome bradi-taqui, como palpitações, *angina pectoris* e insuficiência cardíaca

Diagnóstico
O diagnóstico exige não só a documentação eletrocardiográfica, mas também correlação com os sintomas associados à disfunção do NSA. Os exames complementares, como ECG, Holter ou monitoramento de eventos, podem permitir a correlação de eventuais sintomas com o ritmo cardíaco registrado. Outros testes podem ser solicitados para certificar de que nenhuma outra doença está presente, porque os sintomas são inespecíficos e podem estar relacionadas a diferentes condições clínicas

Tratamento
A terapia deve ter como objetivo o alívio dos sintomas. Para o início do tratamento, é de extrema importância a exclusão das causas extrínsecas. O implante de marca-passo é a principal intervenção terapêutica nos pacientes com disfunção sintomática do NSA. Em pacientes com a síndrome bradi-taqui é necessário combinação do marca-passo (para resolução da bradicardia) e terapia com drogas. Nesses pacientes, terapia apenas com drogas (para tratamento da taquiarritimia), sem o implante do marca-passo, pode agravar a bradicardia

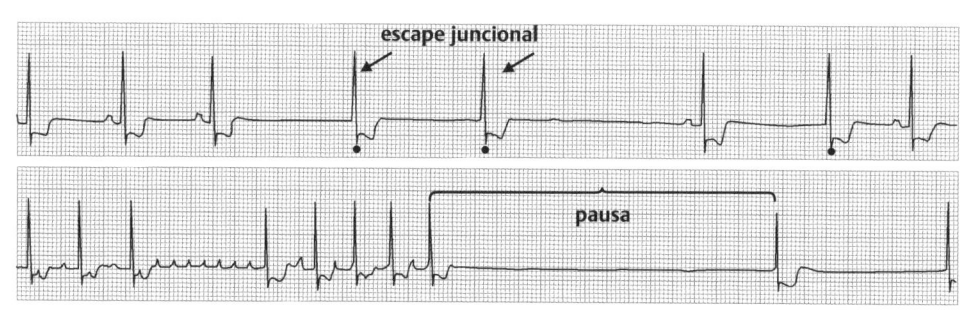

Fig. 22-7. Doença do nódulo sinusal com síndrome bradi-taqui. No traçado superior, parada sinusal seguida de batimentos de escape juncional. No traçado inferior, curto período de taquicardia supraventricular seguido de uma pausa > 3 segundos (> 3 segundos de assistolia) com posterior ritmo juncional.

RESUMINDO
- BSA de 1º grau: não identificado no ECG de superfície.
- BSA de 2º grau: caracterizado pela ausência de um ciclo sinusal. Sem onda P, não haverá complexo QRS e nem onda T. No ECG, não será visualizado um ciclo completo P-QRS-T.
  - BSA de 2º grau Mobitz I:
    - Encurtamento progressivo do intervalo P-P até o bloqueio na condução sinoatrial. O intervalo P-P que inclui a pausa é menor que o dobro do menor intervalo P-P do ciclo cardíaco.
  - BSA de 2º grau Mobitz II:
    - Intervalos PP constantes com interrupção súbita da condução sinoatrial. A pausa gerada entre a última P conduzida e a P seguinte à pausa será exatamente o dobro do último intervalo P-P conduzido.
- BSA de 3º grau: não identificado no ECG de superfície.

VAMOS PRATICAR
1. A causa mais comum de doença do nódulo sinusal de origem extrínseca é:
   A) Hipotireoidismo
   B) Apneia do sono
   C) Uso de fármacos
   D) Hipotermia

2. Qual o diagnóstico desse ECG:

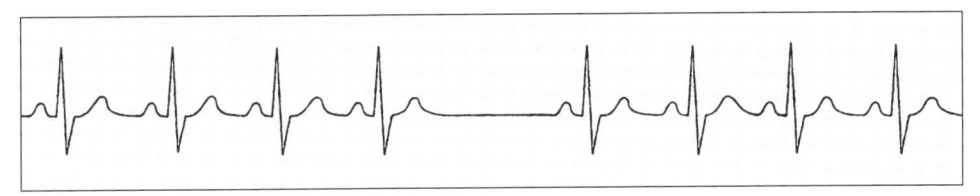

3. Dos BSA, qual dos abaixo é possível de reconhecimento no ECG de superfície?
   A) BSA de 1º grau
   B) BSA de 2º grau
   C) BSA de 3º grau
   D) Nenhum dos anteriores

Respostas
1. C
2. BSA de 2º grau Mobitz II
3. B

BLOQUEIOS ATRIOVENTRICULARES

CAPÍTULO 23

Francine Amaro da Silva
Daiany Batista de Oliveira
Carlos Roger Lima de Alencar
Julianna Fonseca Marcelino Queres
Ana Luisa Rocha Mallet

FUNDAMENTAL

Os bloqueios atrioventriculares (BAV) são divididos em BAV de 1º grau, BAV de 2º grau (Mobitz I e Mobitz II) e BAV de 3º grau (BAV total) com as seguintes características descritas no Quadro 23-1.

Quadro 23-1. Bloqueios Atrioventriculares

	ECG	Condução AV	Relação número de P e número de QRS
BAV 1º grau	Intervalo PR > 200 ms (> 5 "quadradinhos") (Fig. 23-1)	Toda P conduz	Número de P é igual a número de QRS (nº P = nº QRS)
BAV 2º grau	■ Aumento progressivo do intervalo PR até que uma P não conduz (Mobitz I) (Fig. 23-2) ■ Intervalos PR iguais com interrupção abrupta da condução AV (Mobitz II) (Fig. 23-3)	Nem toda P conduz	Número de P maior que o número de QRS (nº P > nº QRS)
BAV 3º grau	Dissociação AV (Fig. 23-4)	Nenhuma P conduz	Número P bem maior que o número de QRS (nº P > nº QRS)

Obs.: No BAV de 2º grau existem ainda dois tipos que serão discutidos posteriormente no capítulo – o BAV 2:1 e o BAV avançado.

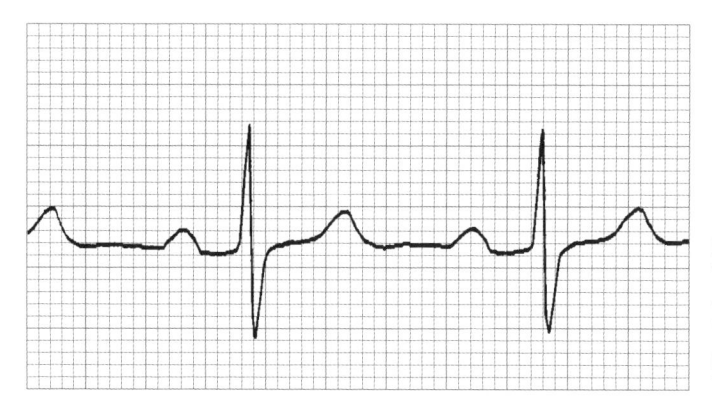

Fig. 23-1. BAV de 1º grau: Toda onda P é seguida de complexo QRS (toda onda P conduz) com intervalo PR prolongado (> 0,20 s). No traçado, PR = 0,28 s.

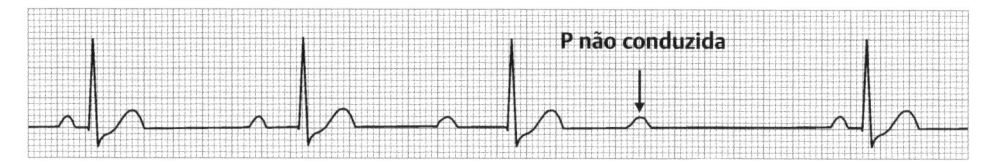

Fig. 23-2. BAV de 2º grau Mobitz I: nem toda onda P é seguida de complexo QRS (nem toda onda P conduz) com aumento progressivo do intervalo PR até que onda P não seja seguida de complexo QRS.

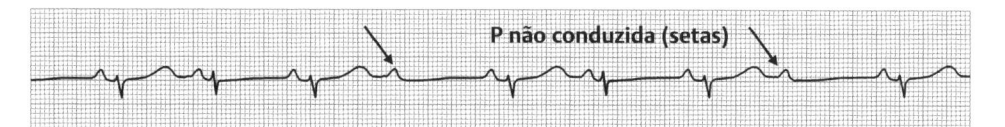

Fig. 23-3. BAV de 2º grau Mobitz II: nem toda onda P é seguida de complexo QRS (nem toda onda P conduz) com intervalos PR constantes até que onda P abruptamente não seja seguida de complexo QRS.

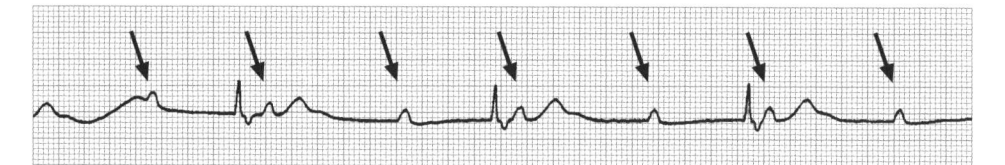

Fig. 23-4. BAV de 3º grau: nenhuma onda P (setas) é seguida de complexo QRS (nenhuma onda P conduz).

ENTENDENDO

Existe um alentecimento fisiológico na condução AV, que protege o coração de frequências ventriculares muito elevadas na vigência de frequências atriais muito altas. Por exemplo, um *flutter* atrial com uma frequência de 300 batimentos atriais por minuto seria uma condição bastante grave caso o nódulo AV conduzisse todos esses estímulos aos ventrículos. Isso também seria verdade no caso de uma fibrilação atrial, com frequências atriais de 400 a 600 bpm. Ou seja, o alentecimento fisiológico no nódulo AV é protetor no caso de arritmias supraventriculares com frequências elevadas.

O intervalo PR, no ECG, é definido como o período do início da onda P ao início do complexo QRS, variando de 0,12 s a 0,20 s. Havendo um bloqueio atrioventricular, a condução do estímulo elétrico está alentecida e pode chegar a ficar completamente bloqueada.

Há diferentes graus de acometimento da capacidade de condução do NAV, sendo os bloqueios atrioventriculares classificados em:

- BAV de primeiro grau: condução atrioventricular prolongada.
- BAV de segundo grau: condução atrioventricular intermitente.
  - Mobitz I.
  - Mobitz II.
  - 2:1.
  - de alto grau ou avançado.
- BAV de terceiro grau ou BAV total (BAVt): condução atrioventricular ausente.

Bloqueio Atrioventricular de Primeiro Grau (BAV de 1º Grau)

É o mais simples dos bloqueios atrioventriculares, existindo uma relação de uma onda P associada a um complexo QRS, ou seja, para cada onda P gerada, há formação de um complexo QRS. No entanto, o intervalo PR é maior que 0,20 s. (Fig. 23-5).

Quanto maior for o intervalo PR, mais grave é o BAV de 1º grau. Devemos lembrar que esse tipo de bloqueio pode ser secundário a um aumento do tônus vagal ou ao uso de medicamentos, como verapamil, diltiazem, digoxina, betabloqueador.

Geralmente, o BAV de 1º grau não exige tratamento, embora, caso o intervalo PR > 0,24 s seja secundário à ação medicamentosa, a droga deverá ser reduzida ou mesmo suspensa.

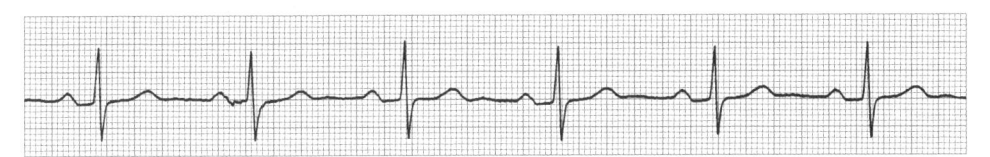

Fig. 23-5. BAV de 1º grau: toda onda P é seguida de complexo QRS (toda onda P conduz) com intervalo PR prolongado (> 0,20 s). No exemplo, intervalo de PR = 0,28 s.

Bloqueio Atrioventricular de Segundo Grau (BAV de 2º Grau)

O BAV de 2º grau é mais grave que o BAV de 1º grau e pode se subdividido em dois tipos que são chamados de Mobitz I e Mobitz II.

Bloqueio Atrioventricular de Segundo Grau – Mobitz I

O cientista Mobitz descreveu esse BAV de 2º grau, no qual há uma falha intermitente da condução atrioventricular. Neste caso, a relação de uma onda P gerando um complexo QRS é quebrada e não haverá mais uma sequência ininterrupta de onda P gerando complexo QRS.

Uma característica importante do BAV de 2º grau Mobitz é o aumento progressivo do intervalo PR. O grau de bloqueio vai aumentando até que, em um determinado momento, o estímulo não é conduzido pelo nódulo AV, e encontraremos uma onda P isolada, sem a geração do complexo QRS. Essa falha intermitente da condução AV é refletida por um intervalo PR que vai aumentando gradativamente até uma onda P não ser conduzida.

Do ponto de vista eletrofisiológico, há uma perda progressiva da complacência do nódulo atrioventricular (NAV) em acomodar o estímulo e transmiti-lo aos ventrículos, até o momento em que há um bloqueio. O intervalo PR aumenta sempre, mas aumenta menos a cada ciclo, até seu bloqueio, pois o NAV está refratário (Fig. 23-6).

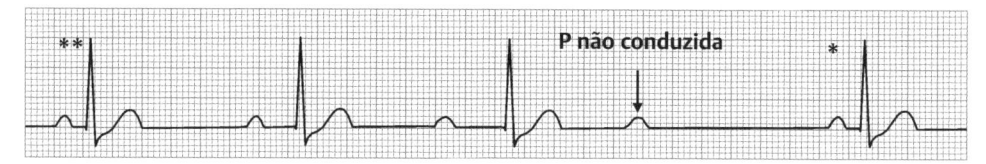

Fig. 23-6. BAV de 2º grau Mobitz I: nem toda onda P é seguida de complexo QRS (nem toda onda P conduz) com aumento progressivo do intervalo PR até que onda P não seja seguida de complexo QRS. Notar que, após o bloqueio, a onda P subsequente (*) conduz com um PR igual ao mais curto das ondas P conduzidas antes do BAV (**).

> **As características fundamentais do BAV de 2º grau Mobitz I são:**
> - Nem toda onda P conduz (logo, há um número de ondas P superior ao número de QRS).
> - Aumento progressivo do PR (o intervalo PR é cada vez maior até que, em um momento, há o bloqueio da condução pelo NAV).
> - Encurtamento discreto entre os intervalos do complexo QRS (aumento menor do PR a cada ciclo).

Bloqueio Atrioventricular de Segundo Grau – Mobitz II

O BAV de 2º grau Mobitz II é mais grave que o BAV de 1º grau e que o BAV de 2º grau Mobitz I, ocorrendo uma interrupção súbita da condução AV. A agressão ao NAV faz com que ele perca a propriedade de aumentar o intervalo PR, havendo interrupção intermitente e súbita na sua condução. Por isso, os intervalos PR dos estímulos conduzidos são iguais e fixos, ocasionalmente ocorrendo uma onda P incapaz de conduzir o estímulo (Fig. 23-7).

A lesão do BAV de 2º grau Mobitz II está geralmente próxima ao feixe de His, sendo o complexo QRS alargado em 75% das vezes, progredindo geralmente para BAV total.

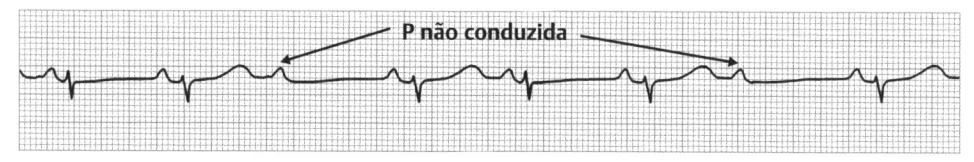

Fig. 23-7. BAV de 2º grau Mobitz II: nem toda onda P é seguida de complexo QRS (nem toda onda P conduz) com intervalos PR constantes até que onda P abruptamente não seja seguida de complexo QRS.

> **As características fundamentais do BAV de 2º grau Mobitz II são:**
> - Nem toda onda P conduz (logo, há um número de ondas P superior ao número de QRS).
> - Intervalos PR dos estímulos conduzidos são iguais.
> - Ondas P bloqueadas de forma súbita (sem aumento progressivo do PR).
> - QRS alargados em 75% dos casos.

Bloqueio Atrioventricular de Terceiro Grau (BAV de 3º Grau)

No BAV de 3º grau, todos os estímulos advindos dos átrios são bloqueados, não conseguem atravessar o NAV e, assim, não chegam aos ventrículos para a despolarização ventricular. Como o nódulo sinusal origina estímulo elétrico, ocorre a despolarização atrial e consequente formação da onda P. Mas, quando o estímulo tenta passar pelo NAV, não consegue, porque este está bloqueado.

Por conta do bloqueio total no NAV, haverá necessidade de um novo estímulo para comandar a despolarização ventricular, ou seja, um marca-passo secundário deverá assumir. Se o bloqueio total for na parte superior do NAV, o marca-passo do NAV abaixo do local do bloqueio poderá assumir com uma frequência inferior ao do ritmo sinusal normal, mas o estímulo vai percorrer quase todo o sistema de condução, gerando um complexo QRS estreito (estaremos diante de um ritmo juncional). Caso o bloqueio total seja localizado na parte inferior do NAV, o marca-passo secundário a assumir será um marca-passo provavelmente ventricular, gerando um complexo QRS alargado e com uma frequência de disparo ainda menor que o ritmo juncional (nesse caso, estaremos diante de um ritmo ventricular – também chamado idioventricular – Fig. 23-8).

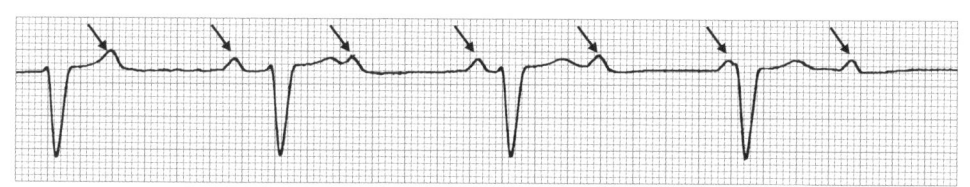

Fig. 23-8. BAV 3º grau. Há dissociação entre as ondas P e os complexos QRS, ou seja, o estímulo gerado no nódulo sinusal não atravessa o NAV e não despolariza os ventrículos – as ondas P e os QRS ocorrem sem qualquer relação entre si (nenhuma P conduz). As ondas P ocorrem a intervalos regulares entre si assim como os QRS sendo a frequência de P maior que a frequência dos QRS. Note que a 1ª onda P ocorre junto com a onda T modificando seu formato, já a 6ª onda P ocorre praticamente dentro do QRS.

As características fundamentais do BAV de 3º grau – BAV total são:
- Nenhuma onda P conduz (logo, há um número de ondas P superior ao número de QRS) = dissociação total AV
- QRS estreitos ou alargados na dependência do marca-passo que assuma
- se QRS estreito, provavelmente marca-passo secundário ao nível de NAV – ritmo juncional
- se QRS alargado, provavelmente marca-passo secundário ao nível de ventrículo – ritmo idioventricular

---

Obs.: Em todo BAVt há dissociação atrioventricular, ou seja, nenhuma onda P é capaz de conduzir o estímulo pelo sistema de condução. Mas nem toda dissociação AV ocorre por BAVt, ou seja, podemos encontrar dissociação AV em outras situações como veremos ao final do capítulo.

APROFUNDANDO
BAV 1º Grau

O BAV de 1º grau apresenta uma característica fundamental que é o intervalo PR prolongado. Esse retardo da condução em nível do NAV pode se dar em três níveis: no intervalo átrio-His (A-H), no intervalo His-Purkinje (H-P) ou em ambos. Quando o atraso é no intervalo A-H, ele ocorre na parte superior no NAV, sendo mais benigno; quando o atraso é no intervalo H-P, a parte distal do NAV, próximo do sistema His-Purkinje, isso é mais grave.

Não conseguimos identificar com certeza, por meio do ECG, em que ponto está o alentecimento da condução. Apenas o estudo eletrofisiológico (EEF) poderá revelar onde exatamente está o atraso, que, na grande maioria das vezes, encontra-se no intervalo A-H, sendo condição benigna. O ECG pode, no entanto, fornecer uma pista sobre a localização do alentecimento da condução: se o complexo QRS tem duração normal, o atraso geralmente ocorre no nível nodal e raramente no feixe de His-Purkinje ou abaixo dele. Quando o complexo QRS é largo, com duração maior que 0,12 s e com morfologia de bloqueio de ramo, o nível de atraso pode ser no intervalo H-P e, com isso, existe uma possibilidade de progressão para BAV de segundo grau e até terceiro grau.

BAV de 2º Grau Mobitz I – Fenômeno de Wenckebach

No BAV de 2º grau Mobitz I há um aumento progressivo nos intervalos PR, como já vimos. Mas o aumento do PR é menor a cada ciclo, como vemos no ECG da Figura 23-9.

No exemplo, o intervalo PR sempre aumenta, mas aumenta cada vez menos a cada ciclo. É interessante observar que, no ciclo seguinte ao que encontramos uma P bloqueada, o intervalo PR é o menor de todos e igual ao intervalo PR dos primeiros batimentos conduzidos dos ciclos anteriores.

Uma dica prática para a detecção do BAV de 2º grau Mobitz I é compararmos o intervalo do primeiro PR conduzido com o do último conduzido, porque as diferenças entre eles ficam mais nítidas, como vemos na Figura 23-9, quando o primeiro intervalo PR (0,20 s) é bem inferior ao terceiro intervalo PR (0,44 s).

Existe uma explicação para esse aumento progressivo PR, mas um aumento cada vez menor: isso está relacionado com a precocidade com que o estímulo chega ao NAV. Como o bloqueio de condução encontra-se no NAV, a condução a partir desse momento é normal e assim também um novo estímulo elétrico originado no nódulo sinusal. Como o NAV está com sua condução alentecida, e também sua recuperação, cada estímulo elétrico sucessivo vindo do nódulo sinusal chega cada vez mais precocemente durante o período refratário do NAV. Quanto mais precoce o estímulo chega ao NAV, maior o tempo de condução, o que

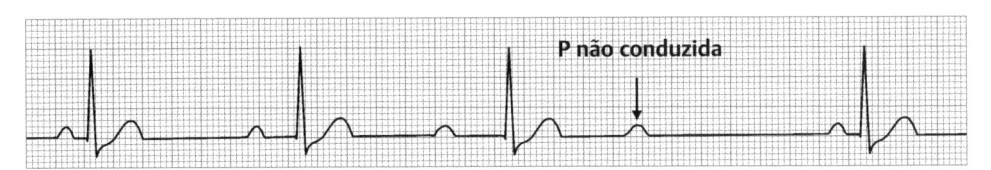

Fig. 23-9. BAV de 2º grau Mobitz I. Há aumento progressivo do intervalo PR, sendo esse aumento progressivamente menor: o 1º intervalo é de 0,20 s; o 2º intervalo PR é de 0,36 s (aumento de 0,16 s); o 3º intervalo PR é de 0,44 s (aumento de 0,08 s do 2º para o 3º intervalo PR). E a 4ª onda P é bloqueada. Note que a 5ª onda P (ou seja, a 1ª onda P após a P bloqueada, conduz com o PR mais curto, igual ao da 1ª onda P).

acarretará um intervalo PR maior, até que esse estímulo chega durante o período refratário absoluto e não consegue conduzir, ocorrendo o bloqueio. Depois o NAV se recupera e o novo estímulo chegando do átrio conduz com um PR menos alargado e inicia-se um novo ciclo. Esse tipo de condução variável é chamado fenômeno de Wenckebach, cientista que descreveu essa condução decremental do estímulo e que pode ocorrer em outras arritmias.

Além do BAV de 2º grau Mobitz I e o BAV de 2º grau Mobitz II, encontramos dois tipos especiais de BAV de 2º grau que descreveremos a seguir.

Bloqueio Atrioventricular de 2º Grau – 2:1 (ou Simplesmente BAV 2:1)

No BAV 2:1, a cada 2 ondas P, uma delas conduz para os ventrículos e uma delas não conduz, como vemos abaixo (Fig. 23-10).

O BAV 2:1 está localizado entre o BAV de 2º grau Mobitz I e o BAV de 2º grau Mobitz II. Como o BAV 2:1 apresenta ondas P que conduzem intercaladas com ondas P que não conduzem, não temos como definir se estamos diante de um BAV de 2º grau Mobitz I ou Mobitz II, porque, antes do batimento bloqueado, só temos um batimento que é conduzido, por isso não há como definir se o intervalo PR aumenta ou não. Ou seja, não há dois intervalos PR em sequência para analisarmos se houve prolongamento do PR antes de ocorrer o bloqueio de P ou se os intervalos PR estavam constantes e o bloqueio ocorreu subitamente.

A dúvida ocorre porque, para darmos o diagnóstico e classificarmos o tipo de bloqueio de 2º grau, necessitamos analisar pelo menos dois batimentos antes do batimento bloqueado para ver se há aumento ou não do intervalo PR. Caso houvesse aumento progressivo do intervalo PR, seria classificado como BAV de 2º grau Mobitz I e, se isso não ocorresse, seria classificado como BAV de 2º grau Mobitz II. Como não há essa possibilidade, esse bloqueio é chamado de BAV de 2º grau 2:1. No pulso, percebe-se uma bradicardia, e só com o ECG podemos diferenciar uma bradicardia sinusal (condição benigna) de um BAV 2:1.

Apesar de não se poder definir com certeza se, diante de um BAV de 2º grau 2:1, estamos frente de um BAV de 2º grau Mobitz I ou Mobitz II, há um achado que oferece 75% de acerto:

- Se os intervalos PR são maiores que 200 ms (5 "quadradinhos") e o QRS é estreito, provavelmente o sítio de lesão no NAV é mais alto. Nesse caso, o BAV 2:1 é um subtipo de BAV de 2º grau Mobitz I.
- Se os intervalos PR são normais e o QRS é largo, isso reflete um nível de bloqueio mais baixo no NAV. Nesse caso, a maior probabilidade é tratar-se de um BAV 2:1 como subtipo do BAV de 2º grau Mobitz II. Nesses casos, geralmente há necessidade de implante de marca-passo.

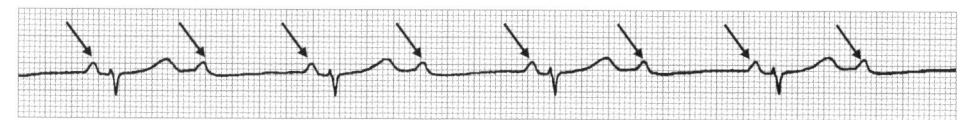

Fig. 23-10. BAV 2:1: Para cada onda P conduzida (seguida de complexo QRS), há uma onda P não conduzida (não seguida de complexo QRS).

Bloqueio Atrioventricular Avançado ou de Alto Grau

O BAV avançado ou de alto grau situa-se entre o BAV de 2º grau Mobitz II e BAV de 3º grau, ou seja, mais grave que o BAV de 2º grau Mobitz II e menos grave que o BAV total.

O diagnóstico de BAV avançado, para alguns autores, pode ser feito quando houver pelo menos dois batimentos atriais consecutivos com falha em conduzir (Fig. 23-11). Ou seja, na presença de duas ondas P bloqueadas, poderíamos, então, chamar de BAV de alto grau. Para outros haveria necessidade de ondas P não conduzindo, no mínimo, em 50% do traçado do ECG.

No BAV avançado, mais de um nível anatômico está comprometido, ou seja, várias regiões do NAV estão lesadas, sendo também chamado de BAV multinível. O nível de bloqueio também pode ocorrer nos ramos do feixe de His. Os intervalos PR, nos batimentos conduzidos, são geralmente constantes. O bloqueio de alto grau ou avançado é quase um BAV total, também com indicação de marca-passo.

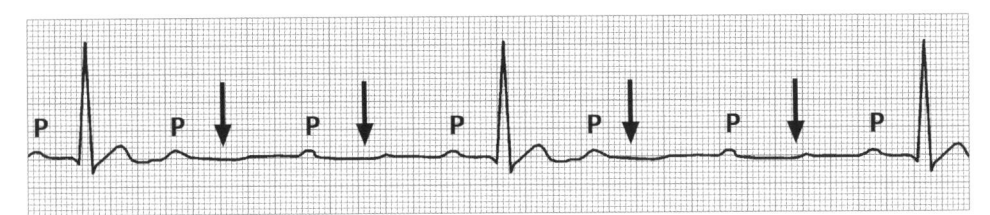

Fig. 23-11. BAV avançado: existem duas ondas P consecutivas que não são seguidas de complexo QRS (as setas apontam onde deveriam estar os complexos QRS).

CORRELAÇÃO CLÍNICA

No BAV, o comprometimento na transmissão do estímulo elétrico dos átrios para os ventrículos pode ser estrutural e permanente, ou pode ser reversível.

A agressão mais frequente é decorrente de isquemia, ou seja, ocorre em virtude de doença arterial coronariana que prejudica o suprimento sanguíneo do nódulo atrioventricular. Outras condições associadas ao BAV: degenerativa por calcificação do NAV, metabólica, endócrina, farmacológica, infecciosa, congênita, inflamatória, infiltrativa, neoplásica, traumática. Dessa forma, a busca por causas reversíveis deve ser persistente com o objetivo de se traçar o melhor plano terapêutico.

Os BAV têm uma importância clínica fundamental porque culminam, muitas vezes, com a necessidade de implante de marca-passo, principalmente, se houver a evolução para o BAV de 3º grau, também chamado de BAV total (BAVt).

O BAV de 1º grau é, na grande maioria das situações, benigno; o cuidado que se deve ter é o acompanhamento do intervalo PR e a suspensão de drogas que possam aumentar ainda mais esse intervalo, quando o PR estiver > 0,24 s.

O BAV de 2º grau Mobitz I é, em geral, benigno, sendo relativamente comum na prática clínica. O NAV não está totalmente doente; ele consegue aumentar progressivamente o intervalo PR, ou seja, aumentar progressivamente o tempo de condução até o momento em que é bloqueado. E consegue recuperar-se e permitir a passagem do estímulo novamente.

Essa alteração merece os mesmos cuidados do BAV de 1º grau, não sendo necessário implante de marca-passo.

O BAV de 2º grau Mobitz II não é comum no infarto agudo do miocárdio, sendo sua frequência menor que 1% dos casos. Quando ocorre no IAM, é indicação absoluta de marca-passo profilático, porque a probabilidade de evolução para bloqueio atrioventricular de 3º grau é grande, em torno de 60%. E, quando o BAV de 2º grau Mobitz II ocorre em situações não relacionadas ao IAM, geralmente representa lesões mais distais no nódulo atrioventricular, necessitando, na maioria das vezes, de implante de marca-passo definitivo, desde que excluídas condições reversíveis responsáveis pelo distúrbio de condução.

Em relação à isquemia, a artéria coronária direita (ACD) nutre o nódulo AV em 90% dos casos. Quando há uma obstrução na ACD que leve à isquemia ou lesão do NAV, podemos encontrar a associação de infarto de parede inferior, nutrida pela ACD, com BAVt. No caso do BAVt associado ao IAM de parede inferior, em geral, há regressão desse bloqueio com a melhora do quadro isquêmico.

Em cerca de 10% dos casos, a irrigação é dada pela artéria descendente anterior (ACDA). Sendo assim, quando um paciente com IAM desenvolve BAV de 3º grau (BAVt), geralmente o IAM é de parede inferior com lesão na coronária direita. Caso esse BAVt surja na vigência de um IAM anterior, logo, lesão de ACDA, representa um quadro muito mais grave, tendo indicação de marca-passo, ainda que temporário inicialmente.

Observação

Como observado, anteriormente, no BAV total há uma dissociação entre a onda P e o complexo QRS, ou seja, um foco ectópico tem que assumir o comando para que permaneça havendo atividade elétrica ventricular. Mas existem situações em que a dissociação AV pode ocorrer não por BAVt e sim por um aumento de automatismo de um foco ectópico. Quando dois focos de disparos apresentam frequências muito parecidas, estamos diante de uma dissociação isorrítmica.

Na dissociação isorrítmica, há dissociação entre as ondas P e os QRS, ou seja, as ondas P não conduzem, mas o número de P é praticamente igual ao número de QRS (diferente do que acontece no BAVt, onde o número de ondas P é bem superior ao número de QRS) (Fig. 23-12). Isso ocorre porque existe uma exacerbação de um foco de marca-passo secundário, com frequência de disparo quase igual à frequência de disparos de P, por isso o nome de dissociação isorrítmica, ou seja, dissociação com o mesmo ritmo (iso).

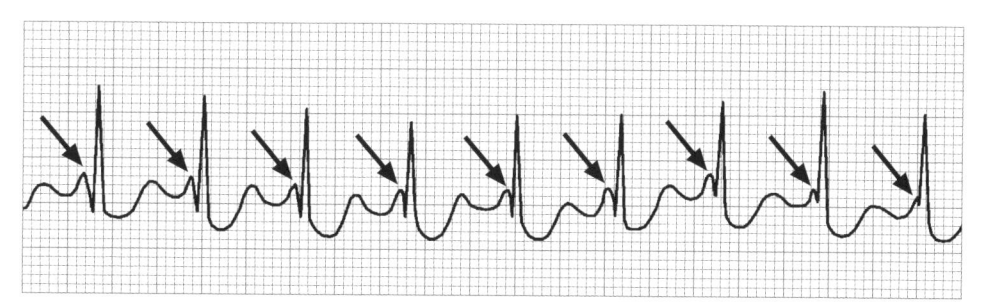

Fig. 23-12. Traçado com dissociação AV por usurpação por um ritmo juncional. Há dissociação AV sem haver BAVt. A frequência atrial é muito próxima à frequência ventricular, mas não há condução AV – os dois focos são autônomos. As setas indicam as ondas P.

RESUMINDO

Podemos classificar os BAV de acordo com a relação da onda P com o QRS, levando em conta o intervalo PR de acordo como vemos no Quadro 23-2.

Quadro 23-2. Resumindo os Bloqueios Atrioventriculares

Grau de bloqueio	Intervalo PR	Relação Nº P/Nº QRS
BAV de 1º grau	PR > 0,20 s	P:QRS = 1
BAV de 2º grau Mobitz I	Aumento progressivo do PR até que uma onda P não conduz	P:QRS > 1
BAV de 2º grau Mobitz II	PR iguais e, subitamente, uma P não conduz	P:QRS > 1
BAV de alto grau ou BAV avançado	Mais de uma P seguida não conduz	P:QRS >>> 1
BAV de 3º grau ou BAVT	Nenhuma P conduz	P:QRS >>>>>1

VAMOS PRATICAR

1. Relacione cada um dos traçados abaixo com o BAV existente:
    A) BAV de 1º grau
    B) BAV de 2º grau Mobitz I
    C) BAV de 2º grau Mobitz II
    D) BAV de 3º grau

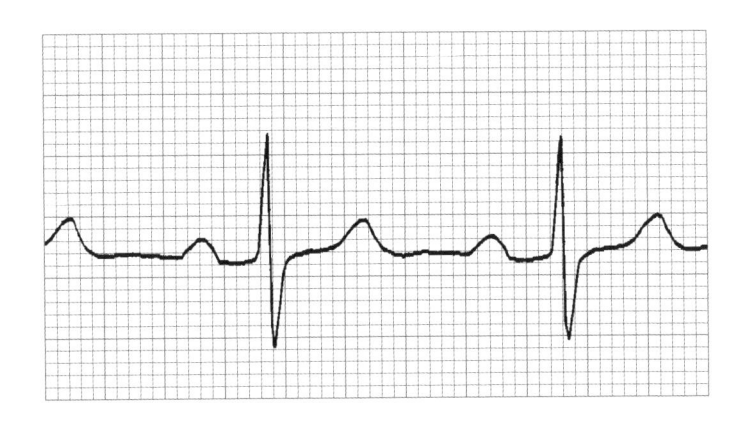

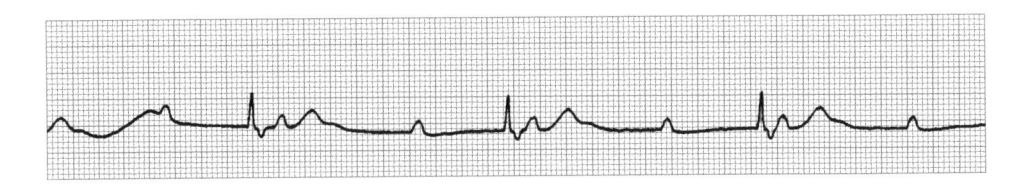

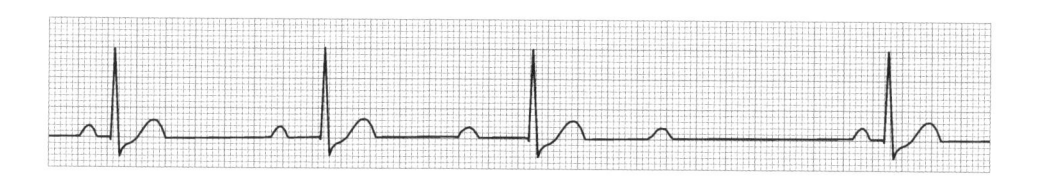

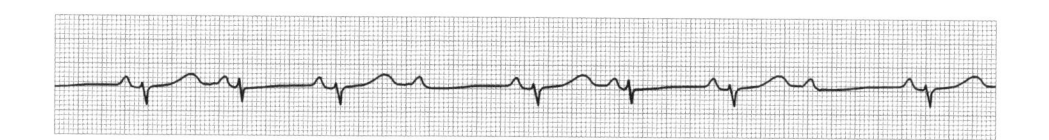

2. Se em um ECG observamos intervalos PR progressivamente maiores com intervalos RR progressivamente menores e a cada 5 ondas P encontrarmos 4 QRS, estamos provavelmente diante de um:
   A) BAV de 1º grau
   B) BAV de 2º grau Mobitz I
   C) BAV de 2º grau Mobitz II
   D) BAV de 3º grau

3. Se em um ECG observamos intervalos PR de 0,16 s com intervalos RR iguais e a cada 5 ondas P encontrarmos 4 QRS, estamos provavelmente diante de um:
   A) BAV de 1º grau
   B) BAV de 2º grau Mobitz I
   C) BAV de 2º grau Mobitz II
   D) BAV de 3º grau

Respostas
1. A, D, B, C
2. B
3. C

HOLTER – REGISTRO AMBULATORIAL DO ECG

CAPÍTULO 24

Elizabeth Silaid Muxfeldt
Ana Luisa Rocha Mallet

FUNDAMENTAL

O sistema que permite o registro contínuo do ECG pode ser chamado de eletrocardiografia dinâmica ou sistema Holter.

A solicitação de Holter ocorre principalmente na investigação de arritmias. As queixas de palpitação, tonteira e síncope/pré-síncope são as que mais frequentemente levam o médico a solicitar o exame.

São achados frequentes no Holter e não necessariamente representam anormalidades:

- Bradicardia sinusal: ocorre principalmente durante o sono.
- BAV de 1º grau: ocorre principalmente durante o sono.
- BAV de 2º grau, Mobitz I: ocorre principalmente durante o sono.
- Extrassístoles atriais (ESA) e ventriculares (ESV).

Algumas alterações são consideradas anormais se encontradas ao Holter:

- BAV de 2º grau, Mobitz II.
- BAV de 3º grau (ou BAV total).
- Taquicardia ventricular.
- Fibrilação atrial.
- *Flutter* atrial.

ENTENDENDO

O método de monitorização contínua do eletrocardiograma foi desenvolvido por Holter nos anos de 1950-1960, podendo a monitorização Holter ser descrita como um ECG portátil com uma memória – a chamada eletrocardiografia dinâmica ou sistema Holter. Por 24 horas (ou até 48, 72 horas), o paciente pode ter seu ritmo monitorado e armazenado, sendo instruído a manter um diário de suas atividades nesse período, o que permitirá a correlação entre a queixa clínica apresentada e a alteração eletrocardiográfica. Obviamente, quanto maior o tempo de duração dessa monitorização, maior a chance de se detectar a potencial causa arrítmica da queixa apresentada pelo paciente. O Holter pode detectar, além das anormalidades de ritmo, anormalidades de morfologia sugestivas de isquemia.

Umas das grandes vantagens desse método é a possibilidade de correlacionar as alterações eletrocardiográficas com os sintomas do paciente, já que, muitas vezes, o sintoma ocorre sem qualquer alteração no ECG de repouso, sendo o inverso também verdadeiro, ou seja, alterações no ECG podem ocorrer sem qualquer sintomatologia associada.

Como o registro é apenas de 24 horas, pode acontecer do paciente não apresentar qualquer sintomatologia nesse período, já que seus sintomas são esporádicos. Nesse caso, temos a possibilidade de repetir o exame ou de solicitar um Holter com duração de 48 ou 72 horas.

Muitas vezes vemos que as queixas de palpitações ocorrem sem qualquer alteração no ECG. Em outras situações, as queixas apresentadas estão relacionadas com arritmias benignas, como taquicardia sinusal ou extrassístoles isoladas, sejam elas extrassístoles ventriculares ou supraventriculares.

APROFUNDANDO

Para eventos que ocorrem muito esporadicamente, temos a possibilidade do Holter de eventos: esse dispositivo permite a captação do traçado eletrocardiográfico alguns minutos antes e alguns minutos após ser acionado. Por exemplo, o paciente aciona o aparelho a partir do momento que apresenta a sintomatologia que está sendo investigada e o aparelho é capaz, assim, de registrar vários períodos que podem ajudar a esclarecer a queixa clínica. A solicitação desse Holter de eventos, ou *looper*, como é chamado, fica geralmente restrita à investigação de síncopes que não têm seu diagnóstico esclarecido por outros exames realizados.

Existe ainda o monitor de eventos implantável, que pode ser solicitado em casos especiais, quando os eventos são raros e de difícil caracterização. Esse monitor, com implante subcutâneo, permanece por um período bem mais prolongado, até mais de um ano. Ele pode ter seu registro deflagrado espontaneamente (dependendo de uma programação prévia realizada) ou acionado pelo paciente. Esse aparelho recupera o registro de vários minutos antes do evento.

Sendo assim, a eletrocardiografia dinâmica nos permite os seguintes exames:

- Holter de 24 h.
- Holter de 48 h.
- Holter de 72 h.
- Monitor de eventos – geralmente 30 dias.
- Gravador de eventos implantado no subcutâneo.

Algumas observações sobre o Holter:

1. Apesar da presença de ESV não identificar uma população de maior risco de eventos cardiovasculares, a presença de ESV com uma frequência maior de 15% do total de batimentos pode provocar cardiomiopatia (a taquicardiomiopatia) e insuficiência cardíaca em alguns pacientes.
2. A presença de ESV frequentes e complexas em um paciente com doença arterial coronariana, principalmente após um evento isquêmico agudo, está associada com um maior risco de morte súbita em pacientes pós-IAM, embora o tratamento específico com antiarrítmicos nem sempre esteja indicado pela incerteza sobre melhorar o prognóstico.

RESUMINDO

O Holter é utilizado basicamente na tentativa de detectar alterações no ritmo cardíaco que ocorram de forma transitória e que, por esse motivo, não tenham sido diagnosticadas em consulta médica.

Alterações no Holter que são consideradas anormais:

- BAV de 2º grau, Mobitz II.
- BAV de 3º grau (ou BAV total).
- Taquicardia ventricular.
- Fibrilação atrial.
- *Flutter* atrial.

VAMOS PRATICAR

1. Paciente de 72 anos, hipertenso, com queixa de palpitações, com ECG basal em ritmo sinusal realiza um Holter que apresenta o traçado abaixo. Durante o registro do Holter, o paciente não apresentou qualquer sintomatologia.

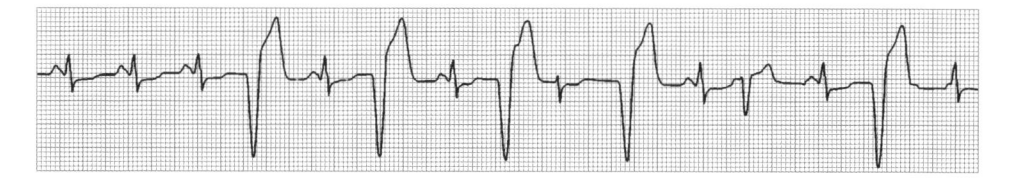

A) Qual a alteração encontrada no traçado?
B) As alterações encontradas explicam a queixa apresentada pelo paciente?

2. Paciente de 66 anos, hipertenso e diabético queixa-se de palpitações frequentes durante o dia. Seu ECG de repouso é normal. É indicada a realização de um Holter que revela ritmo sinusal durante a maior parte do tempo, porém com períodos, como o apresentado abaixo, que coincidiram com o relato de palpitações referidas pelo paciente:

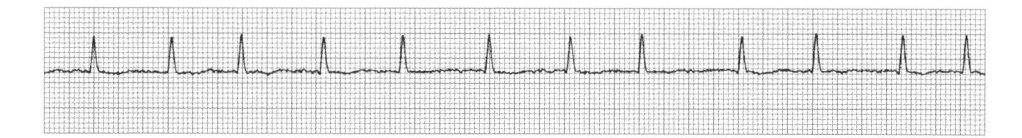

A) Qual a alteração observada?
B) Essa alteração pode ser responsável pela queixa do paciente?
C) Esse achado muda a conduta desse paciente?

3. Paciente de 72 anos refere três episódios de síncope no último mês. Seu ECG de repouso apresenta uma bradicardia sinusal apesar da não utilização de nenhuma droga que interfira na condução AV. É indicada a realização de um Holter que revela o seguinte traçado:

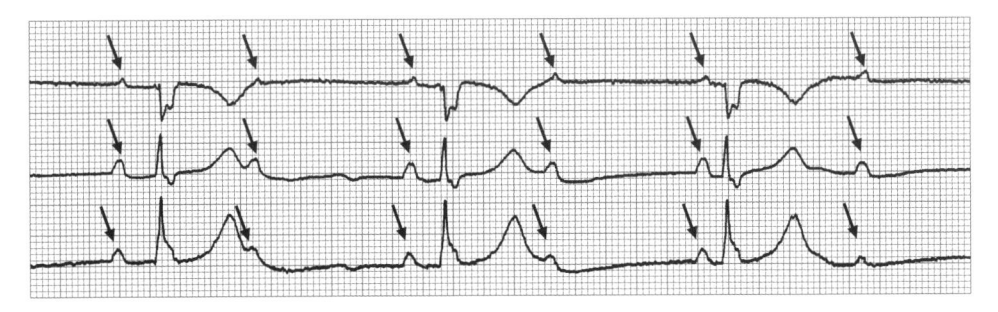

A) Qual a alteração observada?
B) Essa alteração pode ser responsável pela queixa do paciente?
C) Esse achado muda a conduta desse paciente?

Respostas
1. A) Extrasssístoles ventriculares bigeminadas
   B) Provavelmente não porque o paciente não apresentou nenhuma queixa durante a realização do Holter.

2. A) Fibrilação atrial
   B) Sim
   C) Sim, pois terá que ser minimamente realizado um ecocardiograma e a avaliação da função tireoidiana desse paciente. Além disso, será avaliada a anticoagulação nesse caso, pois o paciente possui três pontos pelo escore CHA_2DS_2VASc (HAS, 66 anos e diabetes).

3. A) BAV de 3º grau.
   B) Sim
   C) Sim. Deverá ser encaminhado para implante de marca-passo definitivo.

MARCA-PASSOS – NOÇÕES BÁSICAS

Felipe Kessler Pereira
Julio César Albuquerque Rangel

FUNDAMENTAL

Os marca-passos (MP) geram estímulos elétricos capazes de estimular o coração. Esse sistema é composto por uma unidade geradora de pulsos, também chamada de fonte, e por eletrodos que conectam essa fonte às câmaras cardíacas.

Os marca-passos podem ter 1 ou 2 eletrodos, sendo o MP bicameral o mais utilizado (um eletrodo no átrio direito – AD – e um eletrodo no ventrículo direito – VD).

A atividade do MP no ECG é identificada pela presença de uma espícula fina vertical no traçado que pode ocorrer antes da onda P e/ou antes do QRS. O complexo QRS estimulado pela espícula do MP tende a ser alargado e com padrão de bloqueio de ramo esquerdo (BRE). Isso ocorre porque, como o eletrodo ventricular está situado no VD, este é estimulado primeiramente, havendo uma ativação tardia do ventrículo esquerdo (VE) e gerando o padrão semelhante ao de um BRE.

Quando há uma espícula antes da onda P, isso significa que existe o eletrodo do MP situado no AD, que está em funcionamento. Da mesma forma, quando a espícula ocorre antes do complexo QRS, quer dizer que a atividade elétrica ventricular está sendo comandada por esse eletrodo situado no VD (Fig. 25-1).

Muitas vezes o paciente tem um marca-passo mas sua atividade não é detectada no ECG. Isso ocorre, geralmente, porque o paciente, no momento de registro do ECG, está com seu ritmo próprio, ou seja, ele está gerando uma atividade elétrica capaz de comandar seus batimentos e não está precisando que o aparelho assuma o ritmo. O MP é capaz de perceber quando a frequência cardíaca do paciente está adequada e não "dispara" seu estímulo. Isso é bom, porque não há competição entre MP e atividade elétrica própria, e também porque "economiza" a bateria do MP. Outra possibilidade para a não detecção da atividade do marca-passo no ECG é a presença de disfunção do dispositivo.

Por meio da análise do ECG podemos, muitas vezes, definir o tipo de marca-passo, a localização do(s) eletrodos e avaliar o seu funcionamento.

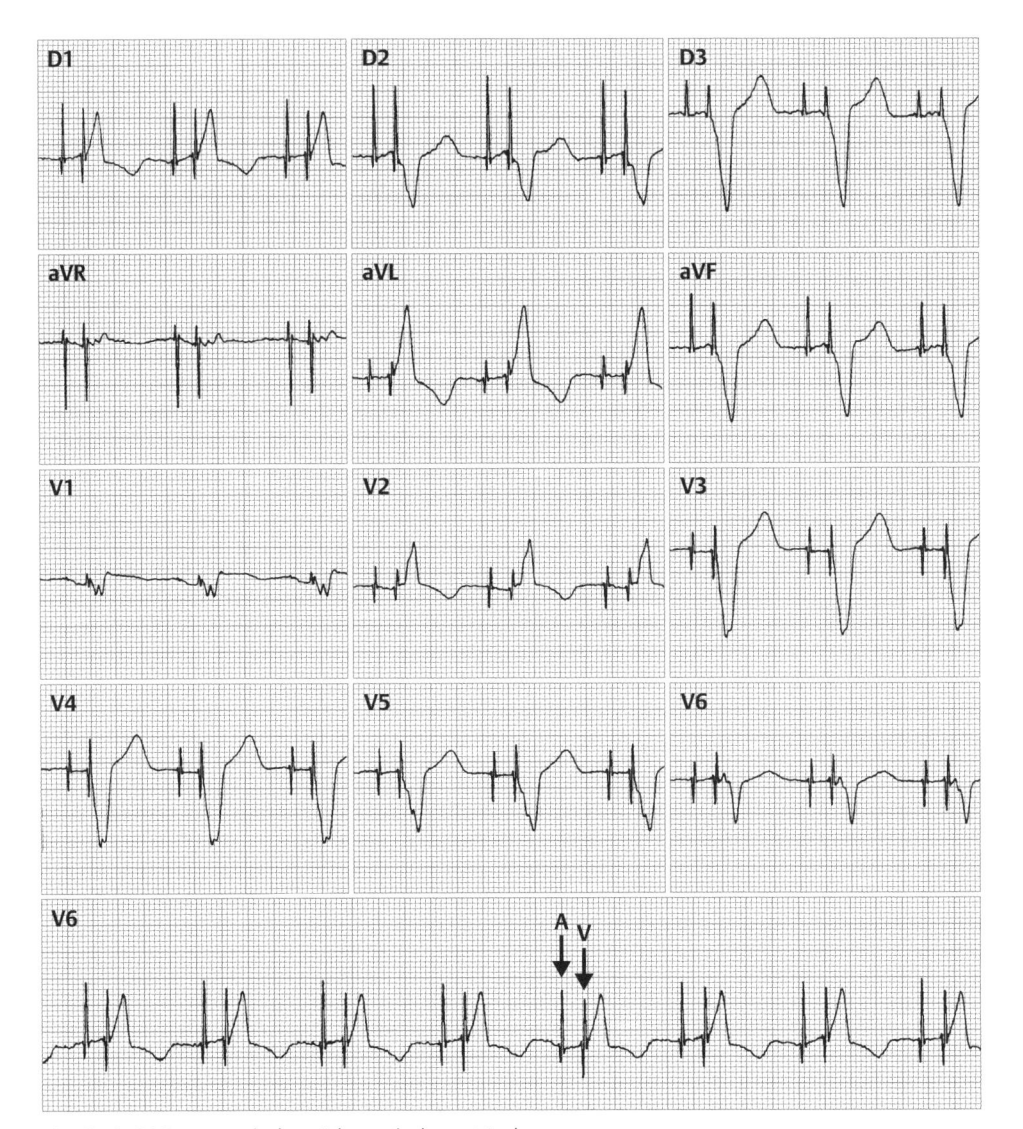

Fig. 25-1. ECG com espícula atrial e espícula ventricular.

ENTENDENDO

Os marca-passos são dispositivos que geram estímulos elétricos capazes de estimular o coração a partir de eletrodos em contato com as cavidades. Estes eletrodos podem atuar tanto como transmissores do estímulo quanto como sensores da atividade elétrica intrínseca do órgão.

A informação captada por meio desses eletrodos é levada à fonte, que é dotada de um processador computadorizado capaz de modular a atividade de geração dos impulsos de modo a interagir com o ritmo detectado. A ideia é corrigir a ausência, ou deficiência, de estímulos próprios (déficit cronotrópico) e aproveitar, de modo inteligente, aqueles que eventualmente estiverem presentes, numa atuação integrada. Ou seja, na programação do MP, a estimulação pelo aparelho só será realizada no caso de uma bradicardia excessiva.

Os modos de estimulação são descritos de forma normatizada por uma nomenclatura, de até cinco letras iniciais de palavras da língua inglesa, feita da seguinte forma:

- A primeira letra designa a câmara que é estimulada, podendo ser **A** (átrio), **V** (ventrículo), **D** (*dual* = dupla, **A + V**) ou **0** (zero, nenhuma).
- A segunda letra designa a câmara que é lida, ou sentida, pelo sistema, seguindo a mesma convenção anterior (**A, V, D** ou **0**).
- A terceira letra designa o estado que o sistema assume como resposta à informação sentida, que pode ser **I** (*inhibited* = inibido), **T** (*triggered* = provocado, acionado), **D** (duplo, isto é, inibido ou acionado) ou **0**.
- A quarta letra, **R** ou **0**, informa se o sistema é dotado ou não da capacidade de responder às necessidades fisiológicas de aumento da frequência cardíaca (*rate*, em inglês), por meio de sensores específicos.
- A quinta letra diz respeito à estimulação de múltiplos sítios (câmaras), também podendo ser **A, V, D** ou **0**, significando que os dois átrios e/ou os dois ventrículos podem ou não estar sendo estimulados.

O Quadro 25-1 resume essas informações sobre o código de letras.

Quadro 25-1. Nomenclatura dos Marca-Passos

1ª	2ª	3ª	4ª	5ª
Câmara estimulada	**Câmara "sentida"**	**Resposta**	**Variação de frequência**	**Estimulação multissítio**
A = átrio	A = átrio	I = inibido	R = presente	A = átrio
V = ventrículo	V = ventrículo	T = acionado	0 = ausente	V = ventrículo
D = dupla	D = dupla	D = dupla		D = dupla
0 = nenhuma	0 = nenhuma	0 = nenhuma		0 = nenhuma

Como exemplo, de acordo com esta convenção, um modo de estimulação do tipo VVI significa que a câmara estimulada é o ventrículo, a câmara sentida também é o ventrículo e a resposta ao que é percebido pelo sistema é uma inibição do marca-passo.

As ausências da quarta e quinta letras neste exemplo equivalem ao 0, isto é, o sistema não é dotado dos parâmetros que elas designam.

APROFUNDANDO

Os tipos mais utilizados de MP são apresentados no Quadro 25-2.

Quadro 25-2. Principais Tipos de Marca-Passos

	Localização do eletrodo	Câmara estimulada (1ª letra)	Câmara sentida (2ª letra)	Caso atividade nativa (3ª letra)	Variação de FC (4ª letra)
AAIR	AD	AD	AD	Inibição do MP caso atividade de AD	Sim
VVIR	VD	VD	VD	Inibição do MP caso atividade de VD	Sim
VDDR	VD	VD	AD e VD	Se sentir, um estímulo atrial vai inibir o MP e o evento atrial pode deflagrar a atividade ventricular. Caso esta não ocorra dentro de um intervalo AV programado pelo MP, o MP estimula o VD	Sim
DDDR	AD e VD	AD e VD	AD e VD	Se sentir, um estímulo atrial vai inibir o MP e o evento atrial pode deflagrar a atividade ventricular. Caso a estímulo atrial não ocorra, o MP atrial entra em funcionamento. Caso depois de um intervalo AV programado pelo MP não ocorra um evento ventricular próprio (que será sentido inibindo a atividade ventricular do MP), o eletrodo do VD dispara	Sim

Às vezes, o sistema de estimulação de um marca-passo pode ser reprogramado para funcionar em um modo de estimulação diferente da sua programação habitual. O exemplo mais frequente na prática clínica é a programação de um MP para funcionar no modo VOO durante a realização de cirurgias com utilização de eletrocautério. No modo VOO, o MP vai estimular o VD e não vai sentir qualquer outra atividade em AD, VD ou a interferência externa. Com isso, evita-se que a ação do eletrocautério seja sentida como uma atividade elétrica do coração, o que faria com que o MP não emitisse seu impulso.

Quando o aparelho é reprogramado no modo VOO, ele passa a funcionar no modo assincrônico, ou seja, sua sensibilidade está desligada e o dispositivo vai gerar uma frequência fixa de disparos. Para que o MP passe a funcionar nesse modo assincrônico, um imã é aplicado sobre a unidade geradora durante a cirurgia.

O marca-passo geralmente entra em funcionamento quando há uma bradicardia, ou seja, é definida uma FC mínima a partir da qual o MP deflagra sua atividade, que poderá ser detectada pela presença de espícula no ECG. Mas é importante também que seja definida, na programação do MP, uma frequência máxima para que a atividade atrial não seja seguida por uma atividade ventricular muito elevada. Por exemplo, se o paciente tem um *flutter* atrial com frequência atrial de 240 bpm e não houver um limite pré-definido de FC, esses 240 bpm poderiam ser transmitidos ao ventrículo. Por isso, há também um limite máximo de FC para evitar que, independente de uma frequência atrial muito elevada, não ocorra estimulação ventricular mais rápida do que os valores predefinidos na programação do MP.

A espícula pode não ser percebida no ECG quando a FC intrínseca do paciente estiver acima da FC mínima estipulada para deflagração do estímulo do MP, pois o MP não gerou estímulo já que a FC do paciente está adequada e "comandando" o ritmo. Nesses casos, pode-se realizar a manobra da Valsalva, que diminuindo a FC do paciente, poderá permitir, assim, o reaparecimento da espícula. Caso isso não ocorra, pode-se aplicar um imã sobre o gerador para passá-lo para o modo assincrônico, ou seja, com a frequência fixa.

Disfunção do MP
As principais alterações na função do MP são:
A) Relacionadas à sensibilidade do MP, podendo ser divididas em:
- *Undersensing* (diminuição de sensibilidade do MP): o MP, por não perceber a atividade elétrica própria do paciente, deflagra espículas do MP inapropriadamente (Fig. 25-2), podendo, inclusive, levar a arritmias, como taquicardia ventricular/fibrilação ventricular.
- *Oversensing* (aumento da sensibilidade do MP): o MP passa a perceber uma atividade inapropriada como atividade elétrica apropriada e não emite a espícula do MP. Isso pode ocorrer, por exemplo, no caso de tremores musculares ou pela percepção inadequada de onda T, como atividade de despolarização ventricular. Esses eventos podem, no caso do *oversensing*, ser percebidos erroneamente ao nível do eletrodo ventricular, que não deflagra sua espícula (Fig. 25-3).

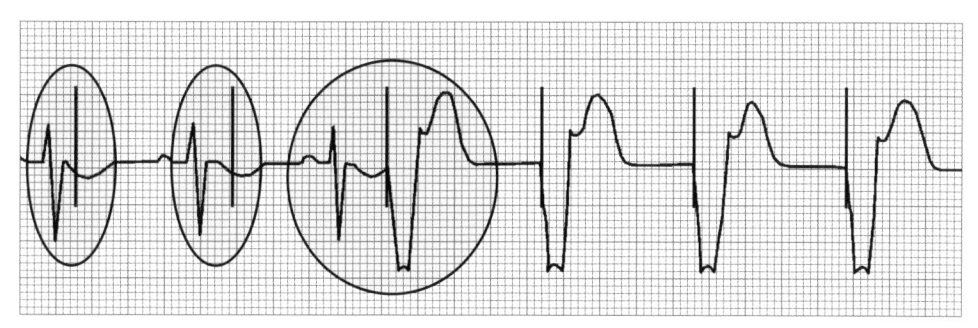

Fig. 25-2. *Undersensing*: O marca-passo não percebeu a atividade própria do paciente e "disparou" a espícula de marca-passo de forma inapropriada por não "sentir" a atividade intrínseca do paciente.

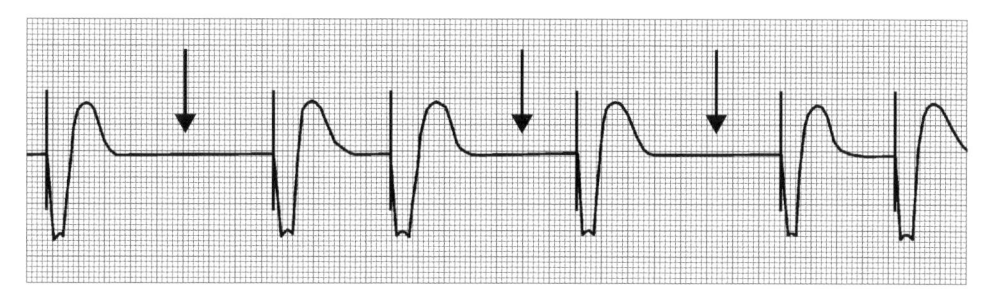

Fig. 25-3. *Oversensing*: a espícula ventricular não ocorre no intervalo que deveria ocorrer porque o marca-passo parece ter percebido algum deslocamento da linha de base, como um batimento próprio do paciente, e, assim, inibiu a atividade do marca-passo. As setas mostram onde deveria ter sido disparado um estímulo do marca-passo.

B) Perda de captura:
  - Ocorre espícula que não é seguida de atividade atrial ou ventricular (Fig. 25-4). Algumas causas: posição incorreta do cabo, depressão da bateria, cabo perfurado, perfuração do miocárdio, fibrose, distúrbios eletrolíticos, acidose.
C) Desgaste da bateria – falha no estímulo:
  - Ocorre diminuição progressiva da frequência de estimulação do MP (espículas no ECG) até sua falência completa. O momento de indicação de troca de gerador do MP é facilmente definido por meio de avaliações regulares do dispositivo.

Obs.: Se o QRS altera de padrão de BRE para padrão de BRD, pode ter ocorrido perfuração do septo interventricular com estimulação, agora, do VE.

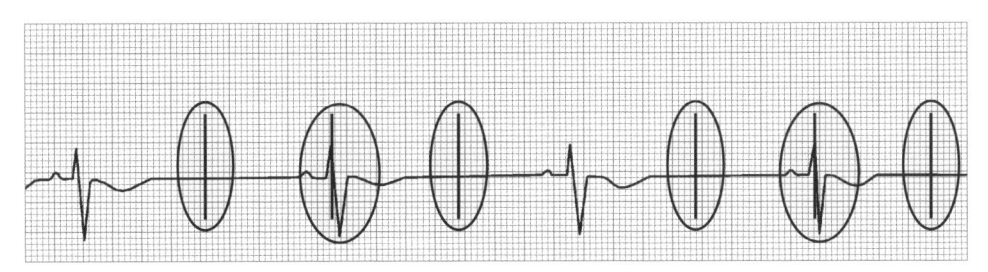

Fig. 25-4. Perda de captura. Após batimento próprio do paciente, a espícula de marca-passo ocorre, mas não é capaz de "capturar" o ventrículo.

Ressincronizadores ou Marca-passo Biventricular

São dispositivos que mimetizam a sequência natural de ativação das câmaras cardíacas, de modo a corrigir dissincronismos contráteis secundários ao BRE com QRS com duração superior a 150 ms. Esse distúrbio de condução pode resultar num agravamento ainda maior de uma disfunção sistólica já presente, em geral causada por uma cardiomiopatia com fração de ejeção inferior a 35%.

No ressincronizador temos eletrodos estimulando três câmaras:

- AD – eletrodo no AD.
- VD – eletrodo no VD.
- VE – eletrodo no seio coronário (mais comum, por via endovascular).

Essa ativação biventricular busca corrigir a dissincronia existente no BRE, melhorando, assim, o prognóstico dos pacientes. No ECG, podemos, muitas vezes, visualizar as duas espículas ventriculares (Fig. 25-5).

Obs.: Não se demonstrou que a correção da dissincronia decorrente do BRD leve à melhora prognóstica.

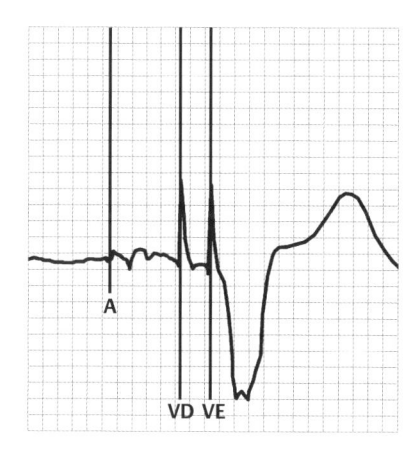

Fig. 25-5. Ressincronizador: 3 espículas: espícula atrial, espícula de VD e espícula de VE.

RESUMINDO

A avaliação do ECG de um paciente com MP pode ou não mostrar a espícula do MP. Sendo um MP bicameral (AD e VD), podemos encontrar uma espícula antes da onda P e uma espícula antes do QRS, se ambas as câmaras estiverem dependentes do funcionamento do MP.

O padrão do QRS mais frequentemente encontrado na presença de MP é o padrão de BRE, pois, como o eletrodo se encontra no VD, a despolarização do VE encontra-se atrasada.

VAMOS PRATICAR

1. Quando dizemos que o paciente tem um marca-passo bicameral, os eletrodos encontram-se nas seguintes cavidades cardíacas:
   A) AD e VE
   B) AD e VD
   C) VD e VE
   D) AE e VE

2. Na denominação de um marca-passo VVI, podemos dizer que a câmara ativada pelo eletrodo do marca-passo é o:
   A) AD
   B) VD
   C) AE
   D) VE

3. No traçado abaixo, estamos diante de um marca-passo bicameral com funcionamento:

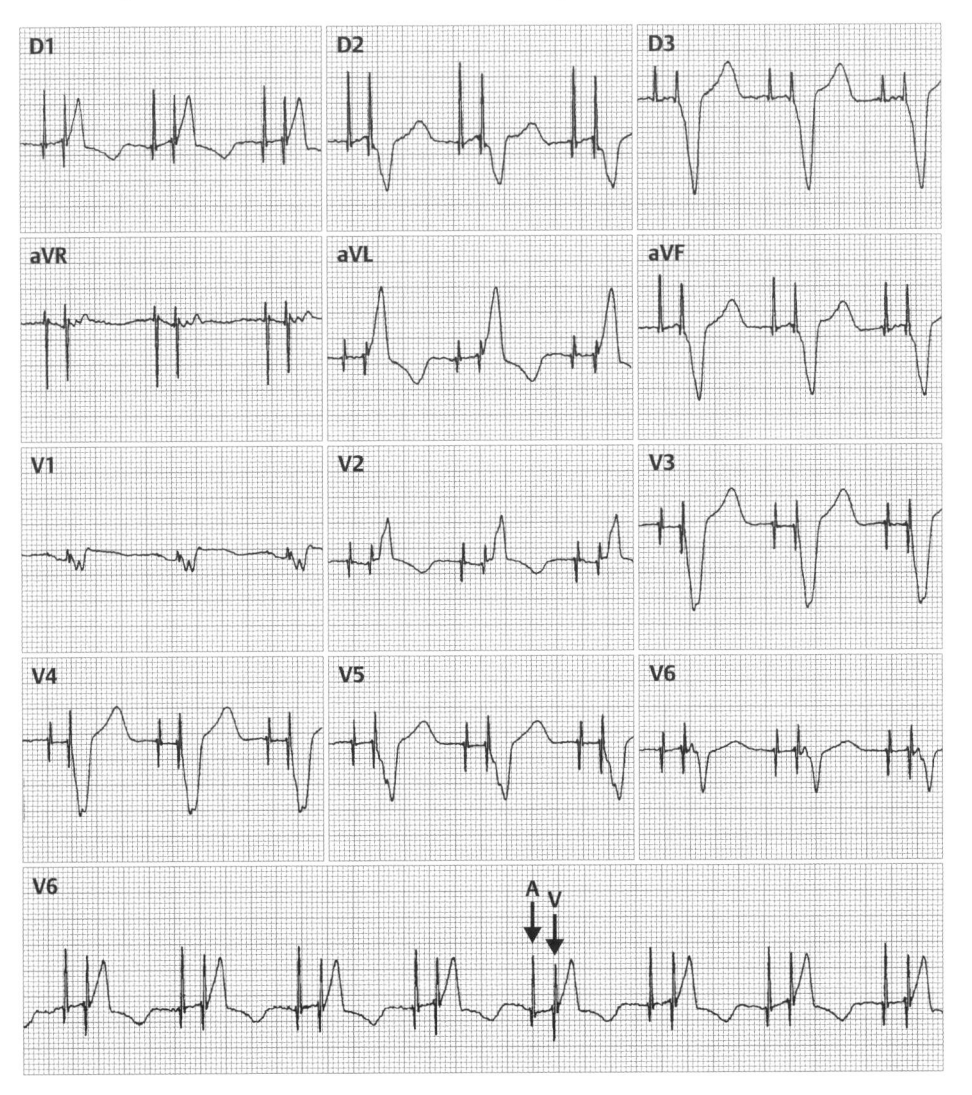

A) Normal
B) *Undersensing*
C) *Oversensing*
D) Perda de captura

Respostas
1. B
2. B
3. A

Parte V Doença Isquêmica

ISQUEMIA, LESÃO E NECROSE

Thaís Nunes Chicralla
Elaine da Silva Aguiar
Eliane Mendonça Mansur

INTRODUÇÃO

A síndrome coronariana aguda (SCA) é resultante do desequilíbrio entre a oferta e a demanda de oxigênio para o miocárdio. O tempo e a intensidade da redução do suprimento sanguíneo determinam os diferentes e progressivos graus de acometimento, classificados como: isquemia, corrente de lesão ou injúria e necrose, esta última com alterações histológicas irreversíveis.

ISQUEMIA

A isquemia é uma consequência da redução ou interrupção do fluxo coronariano, produzindo, no miocárdio, alterações bioquímicas, elétricas e funcionais, porém sem lesões histológicas, o que lhe confere um caráter reversível.

Na área de isquemia miocárdica, ocorre um atraso na repolarização ventricular, com aumento na duração do potencial de ação transmembrana (PTA), representado no eletrocardiograma (ECG) por alterações na forma e amplitude da onda T.

A região subendocárdica é fisiologicamente mais isquêmica que a subepicárdica, isso faz com que a repolarização ventricular normal comece no epicárdio, gerando um vetor apontado para essa região já repolarizada (carga positiva). Dessa maneira, um eletrodo colocado no epicárdio verá a extremidade do vetor e registrará uma onda T positiva, arredondada e assimétrica, com ascensão lenta e descenso rápido (Fig. 26-1).

O vetor de repolarização ventricular normal caminha para o endocárdio, mas aponta para o epicárdio, ou seja, "caminha de marcha à ré".

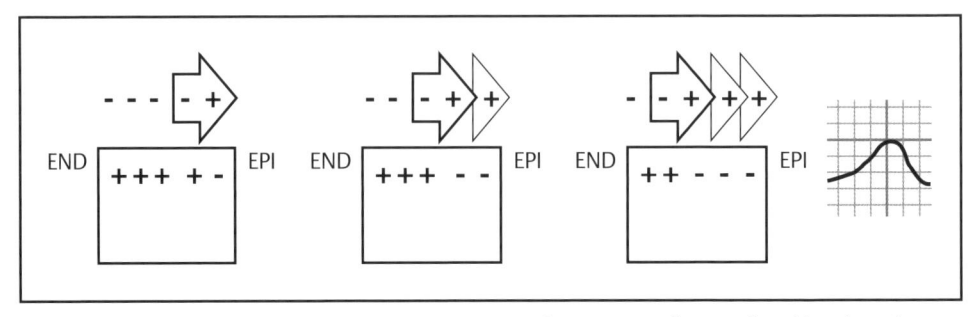

Fig. 26-1. Esquema representativo da repolarização normal e o registro eletrocardiográfico da onda T.

Isquemia Subendocárdica

Na isquemia aguda subendocárdica, ocorre um maior atraso na repolarização dessa área, gerando, da mesma forma, um vetor apontado para o epicárdio, o que mantém a onda T positiva, porém, neste caso, apiculada e simétrica (Figs. 26-2 e 26-3).

Em resumo, o vetor de isquemia afasta-se da área isquêmica.

A apresentação da onda T na forma ampla e apiculada ocorre, geralmente, por breve período, durante a fase hiperaguda da isquemia, refletindo o início do processo isquêmico pela região subendocárdica.

A soma dos potenciais de ação do subendocárdio e subepicárdio pode, também, explicar o padrão da onda T no processo isquêmico. Durante a isquemia subendocárdica, o prolongamento do potencial de ação dessa região determinará uma onda T positiva com as características já descritas (Fig. 26-4).

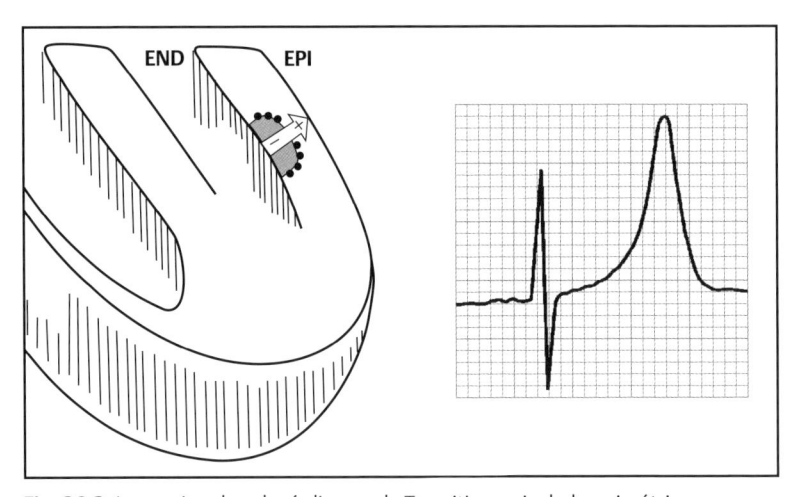

Fig. 26-2. Isquemia subendocárdica: onda T positiva, apiculada e simétrica.

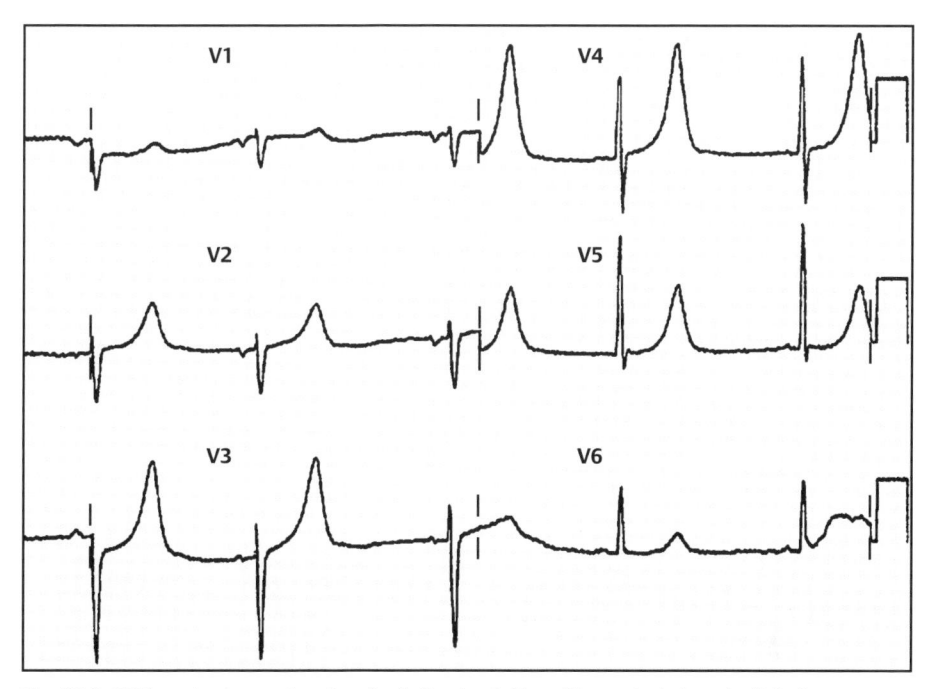

Fig. 26-3. ECG mostra isquemia subendocárdica (onda T positiva, apiculada e simétrica) em paciente com dor precordial.

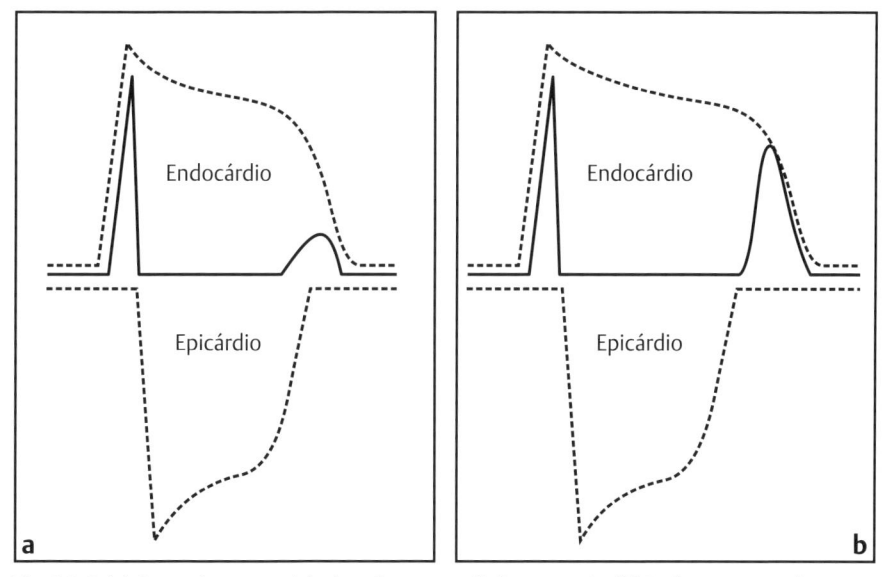

Fig. 26-4. (**a**) Soma dos potenciais de ação em condições normais. (**b**) Prolongamento do potencial de ação subendocárdico, resultante da isquemia dessa região, originando onda T positiva, apiculada e simétrica.

Isquemia Subepicárdica

Segundo a definição baseada em estudos experimentais, a isquemia subepicárdica caracteriza-se por onda T negativa, apiculada e simétrica. Esse padrão pode ser explicado pelo atraso da repolarização dessa região, o que fará com que o vetor aponte para o endocárdio já repolarizado (carga positiva). Dessa forma, um eletrodo colocado no epicárdio registrará uma onda T negativa (Figs. 26-5 e 26-6).

De acordo com a teoria da soma dos potenciais de ação, é demonstrado um potencial de ação subepicárdico prolongado pela isquemia, determinando uma polaridade negativa para onda T (Fig. 26-7).

Atualmente, considera-se que a onda T negativa não corresponde a uma isquemia aguda subepicárdica e sim a um estado pós-reperfusão coronariana ou a uma fase evolutiva pós-IAM.

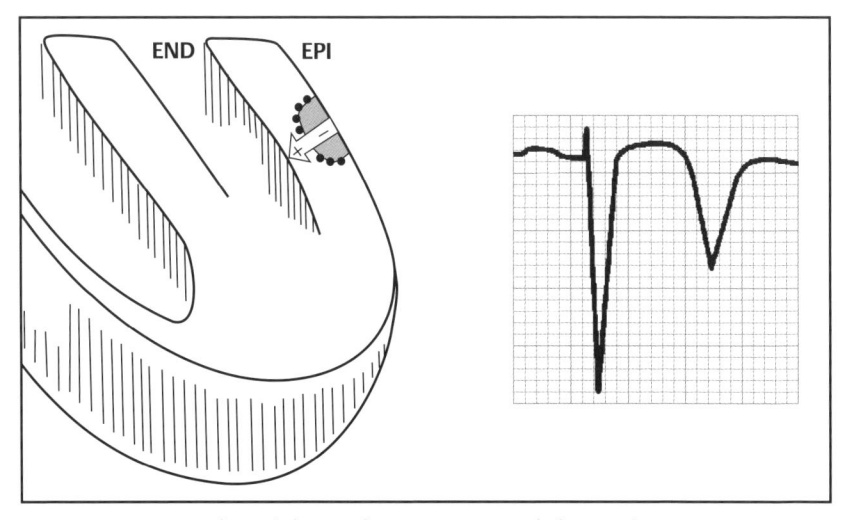

Fig. 26-5. Isquemia subepicárdica: onda T negativa, apiculada e simétrica. O vetor afasta-se da área isquêmica.

CAPÍTULO 26 • ISQUEMIA, LESÃO E NECROSE   255

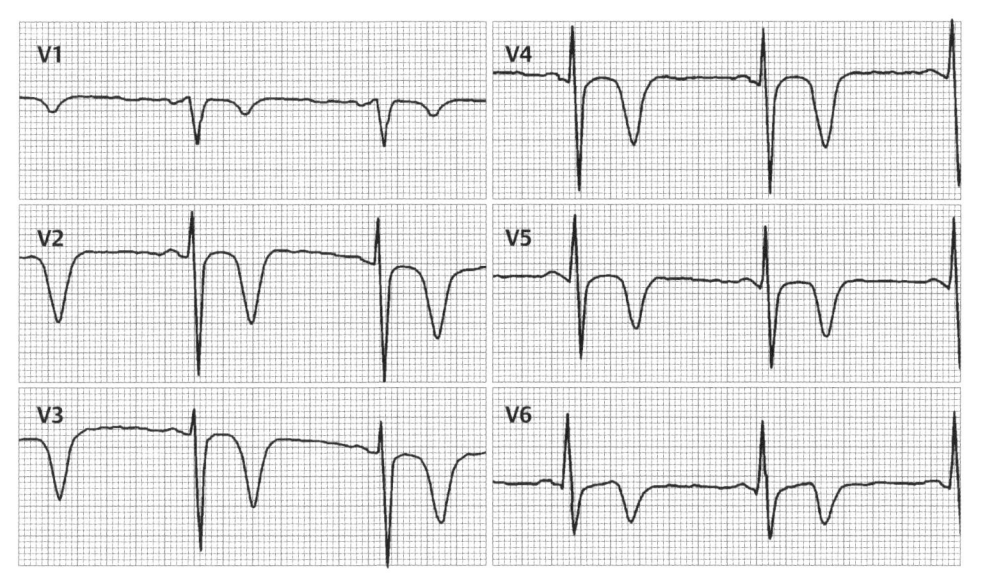

Fig. 26-6. ECG mostra onda T negativa, apiculada e simétrica nas derivações precordiais.

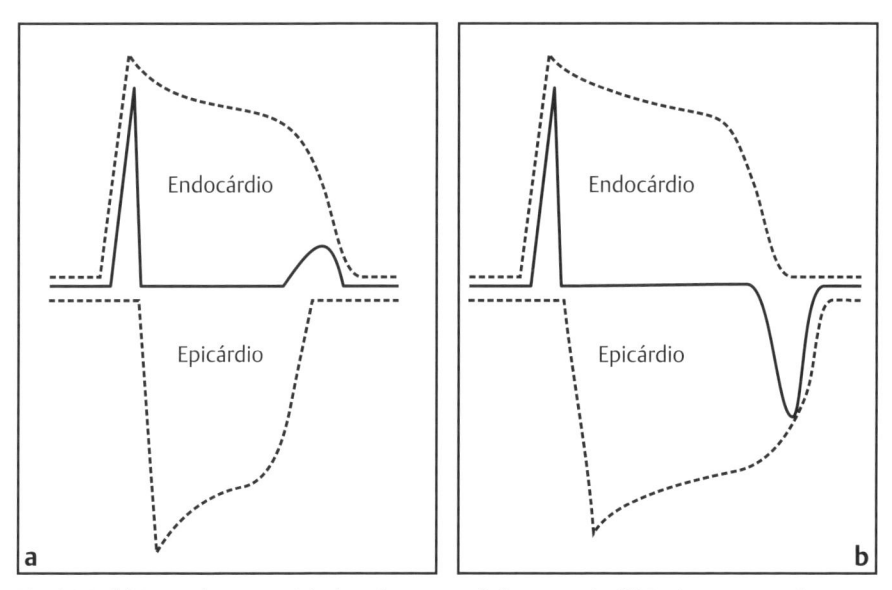

Fig. 26-7. (**a**) Soma dos potenciais de ação em condições normais. (**b**) Prolongamento do potencial de ação subepicárdico, resultante da isquemia dessa região, originando onda T negativa, apiculada e simétrica.

CORRENTE DE LESÃO OU INJÚRIA

A corrente de lesão ou injúria é resultado de alterações mais intensas e prolongadas no fluxo coronariano, determinando comprometimento miocárdico mais acentuado que o da isquemia, porém ainda reversível.

As células da área comprometida apresentam redução do potencial de repouso transmembrana, assim como um potencial de ação com menor velocidade de ascensão, menor amplitude e duração (Fig. 26-8). A despolarização é atrasada na área com injúria.

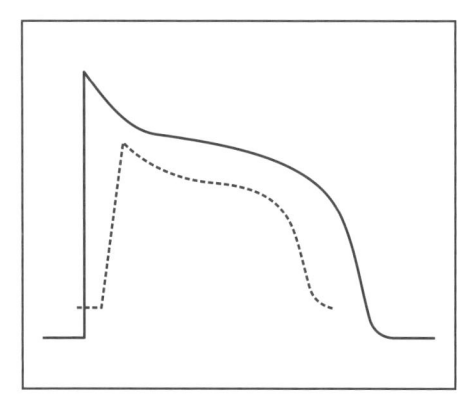

Fig. 26-8. Potencial de ação na injúria (linha pontilhada) com menor área e velocidade de ascensão que o potencial de ação normal (linha contínua).

Corrente de Lesão ou Injúria Subepicárdica/Transmural

Observa-se, no repouso, na área com lesão, alteração na permeabilidade da membrana a diversos íons, com destaque para a importante redução do K+ no interior da célula. Essas modificações iônicas tornam os miócitos, dessa região, parcialmente despolarizados e o exterior da célula menos positivo que o da área sadia. Desse modo, é gerada, no repouso, uma corrente entre as duas regiões, representada pelo vetor diastólico de lesão, que, no caso da lesão subepicárdica/transmural, aponta para o endocárdio (cargas positivas). Ocorre, então, uma depressão da linha de base (x para y), fenômeno demonstrado, experimentalmente, mas, em geral, não registrado no ECG convencional (Fig. 26-9).

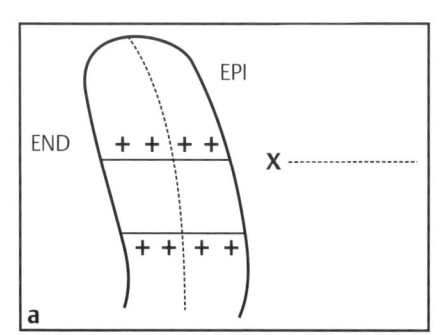

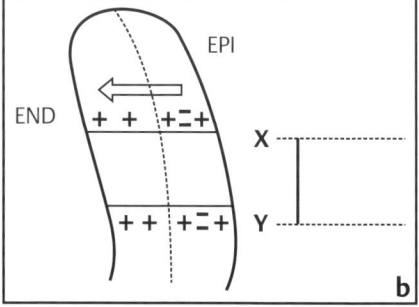

Fig. 26-9. (**a**) Repouso normal. Regiões subendocárdica e subepicárdica sem diferença de potencial no meio extracelular. (**b**) Repouso com lesão. Diferença de potencial entre as regiões, no meio extracelular, resultando em uma corrente diastólica de lesão e consequente depressão da linha de base (x para y).

Em seguida, o retardo na despolarização da área com lesão, faz com que a região subepicárdica permaneça com cargas positivas, enquanto o subendocárdio, já despolarizado, apresenta cargas negativas. Existe agora uma corrente sistólica de lesão representada por um vetor que aponta para o epicárdio (área com lesão), provocando ascensão da linha até o nível inicial (y para x) e além dele. No ECG, registra-se, então, supradesnivelamento do segmento ST que é, assim, resultante tanto do vetor diastólico quanto do vetor sistólico de lesão. Ao final da despolarização, a diferença elétrica desaparece e a linha de base permanece no nível original (x), voltando a ser infradesnivelada (nível y) no repouso (Fig. 26-10).

Pode-se dizer, então, que o vetor de lesão aponta para a área comprometida (Fig. 26-11).

Os fenômenos descritos anteriormente foram baseados em estudos experimentais. Na clínica, todo processo isquêmico tem início no subendocárdio e estende-se em direção ao epicárdio, não existindo, portanto, injúria subepicárdica isolada. O supradesnível do ST representa, na verdade, injúria transmural.

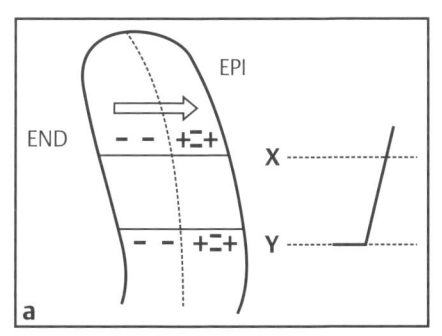

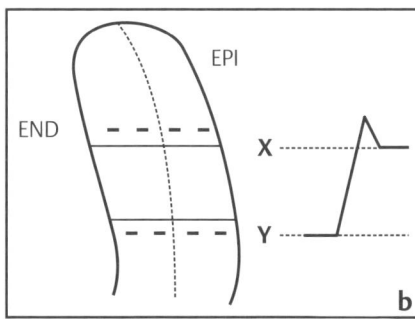

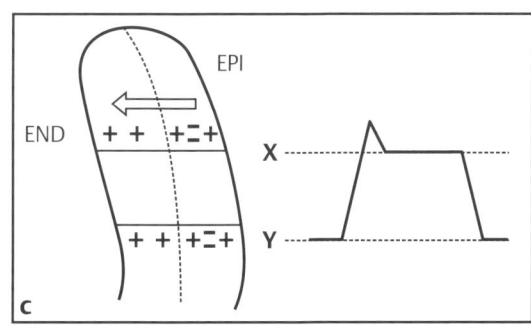

Fig. 26-10. (**a**) Início da despolarização com o vetor (vetor sistólico de lesão) apontando para o epicárdio e ascensão da linha de y para x e além dele. (**b**) Final da despolarização: novamente sem diferença de potencial entre as duas regiões. (**c**) Retorno ao repouso mais uma vez com diferença de potencial, produzindo infradesnivelamento da linha de base de x para y.

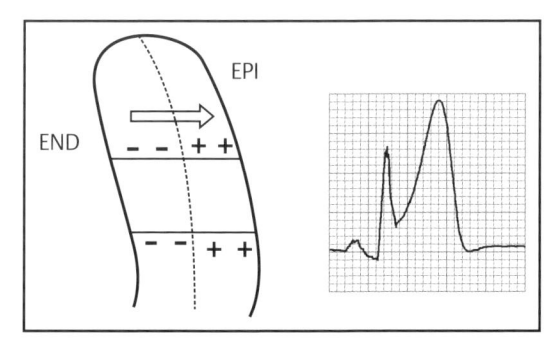

Fig. 26-11. Lesão subepicárdica/transmural: supradesnivelamento do segmento ST.

Corrente de Lesão ou Injúria Subendocárdica

Na lesão subendocárdica, ocorrem fenômenos inversos ao da subepicárdica. Nesse caso, o vetor sistólico de lesão aponta para o endocárdio (cargas ainda positivas em decorrência do atraso da despolarização), determinando, assim, infradesnivelamento do segmento ST (Fig. 26-12).

Em pacientes com SCA, a presença de infradesnivelamento do ST em 6 ou mais derivações, mais acentuado de V3 a V6, associada a supradesnivelamento do segmento ST em aVR (injúria/isquemia circunferencial subendocárdica) sugere suboclusão de tronco de coronária esquerda ou lesão grave de múltiplos vasos (Fig. 26-13).

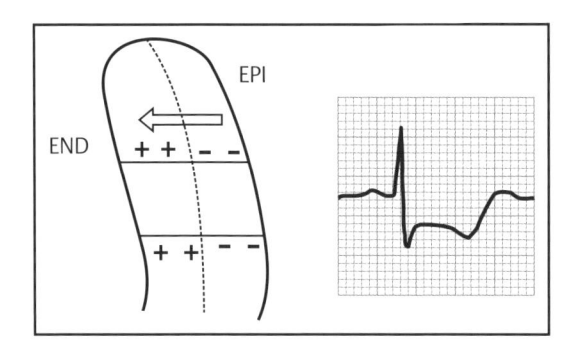

Fig. 26-12. Lesão subendocárdica: infradesnivelamento do segmento ST. O vetor aponta para a área comprometida.

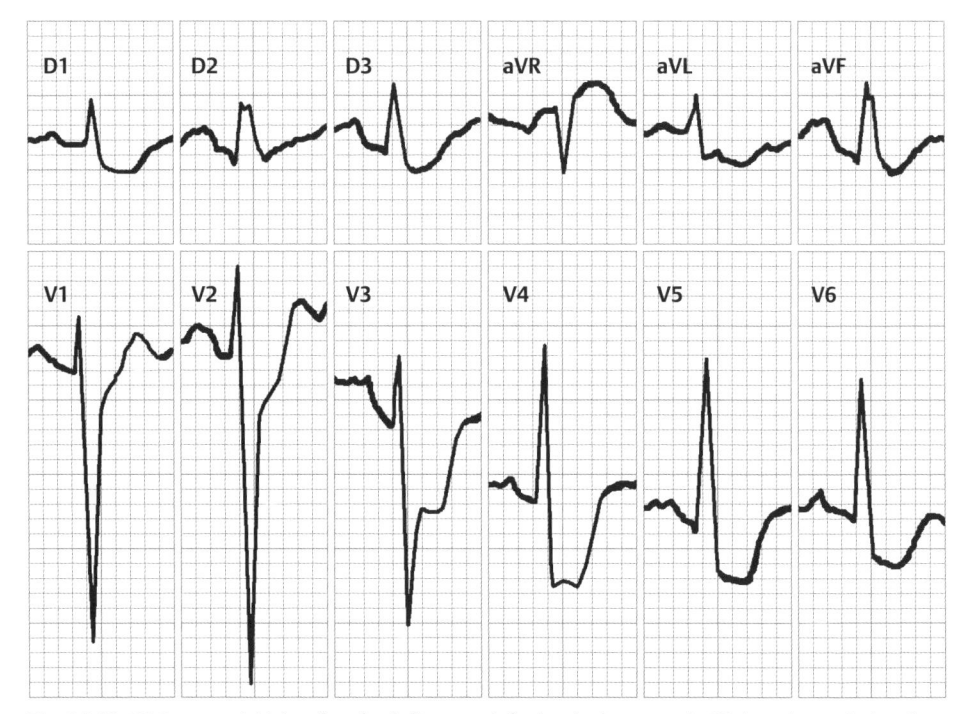

Fig. 26-13. ECG mostra injúria subendocárdica com infradesnivelamento de ST de todas as derivações exceto aVR, que apresenta supradesnível em paciente com lesão multivascular. Imagem cedida pelo Dr. Eduardo Andrea.

As alterações do segmento ST observadas durante a injúria miocárdica também podem ser explicadas pela teoria da soma dos potenciais de ação das regiões subendocárdica e subepicárdica. Como descrito anteriormente, a área de injúria apresenta um potencial de ação com menor velocidade de ascensão e menor área. Portanto, na injúria subendocárdica, a menor curva do potencial de ação dessa região resulta em infradesnível do segmento ST (Fig. 26-14). Já na injúria subepicárdica/transmural, ocorre supradesnível do segmento ST (Fig. 26-15).

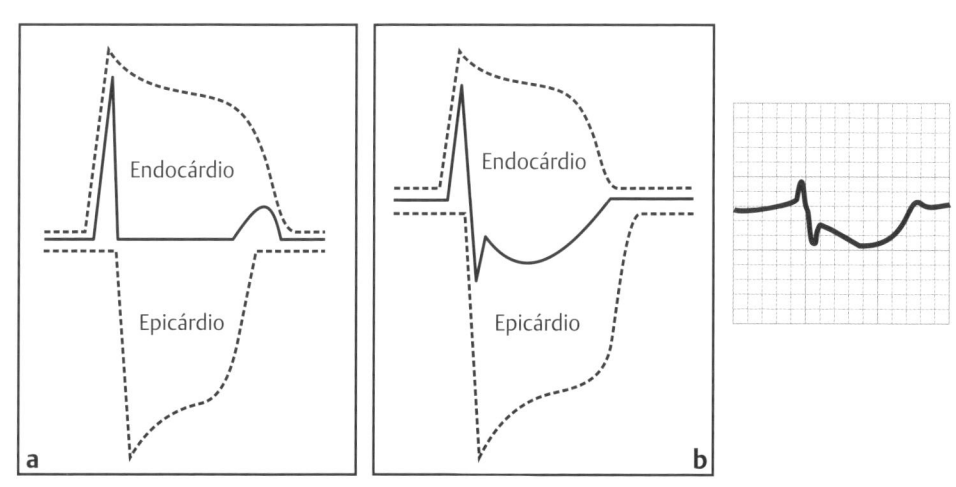

Fig. 26-14. (**a**) Soma dos potenciais de ação em condições normais. (**b**) Injúria subendocárdica gerando um potencial de ação com menor área e consequente infradesnível do segmento ST.

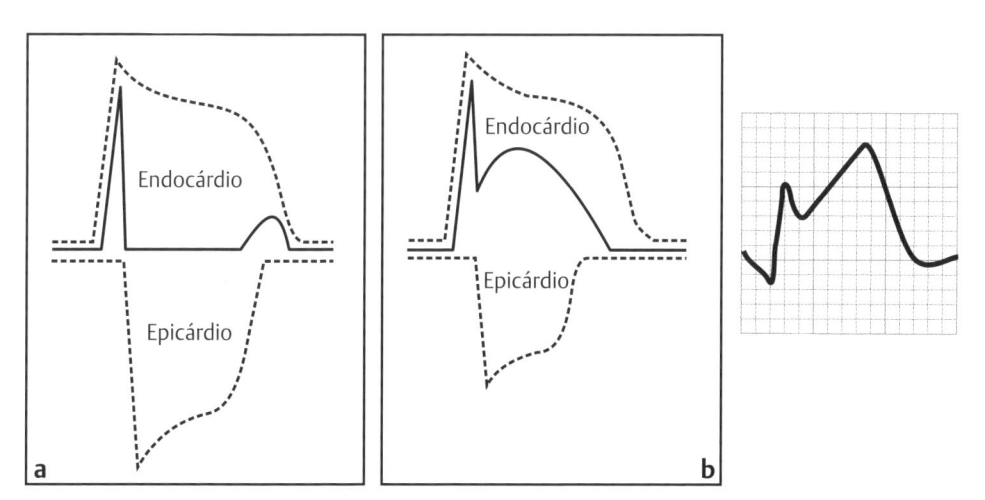

Fig. 26-15. (**a**) Soma dos potenciais de ação em condições normais. (**b**) Injúria subepicárdica/transmural gerando um potencial de ação com menor área e consequente supradesnível do segmento ST.

IMAGEM EM ESPELHO OU EFEITO RECÍPROCO

No miocárdio com injúria, regiões diametralmente opostas apresentam, simultaneamente, registros eletrocardiográficos inversos. Um eletrodo, colocado em frente a uma região com lesão, registra supradesnivelamento do segmento ST, enquanto, na região oposta, observa-se infradesnivelamento (imagem em espelho ou efeito recíproco – Figs. 26-16 e 26-17).

Fig. 26-16. Injúria subepicárdica/transmural representada pelo supradesnivelamento do segmento ST e sua respectiva imagem em espelho (infradesnivelamento do segmento ST).

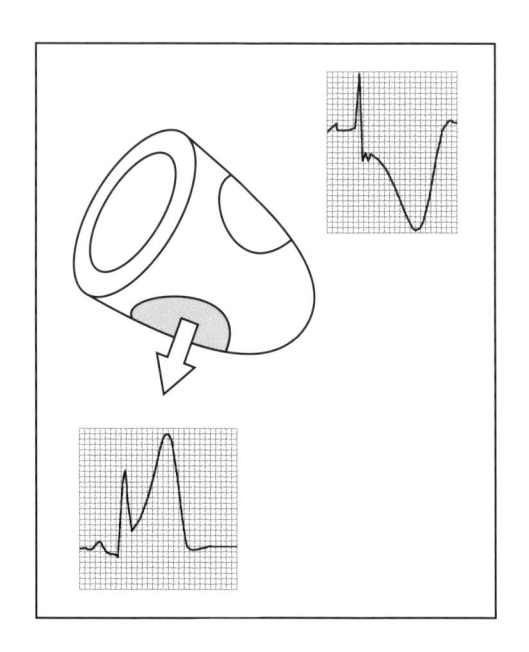

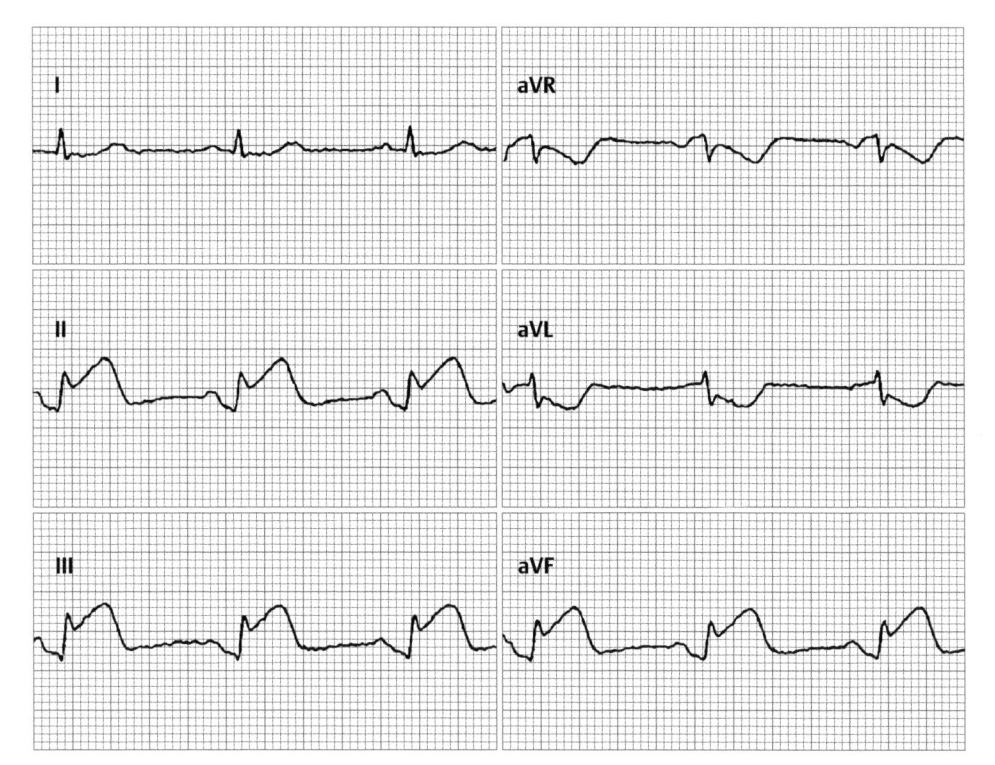

Fig. 26-17. Exemplo de injúria subepicárdica/transmural (supradesnível do ST) em D2, D3 e aVF com imagem em espelho (infradesnível do ST) em D1 e aVL.

NECROSE

Na necrose miocárdica, ocorrem alterações histológicas irreversíveis, impossibilitando a despolarização da região comprometida. Dessa forma, a área com necrose deixa de gerar potenciais de ação durante a ativação celular, perdendo sua representação vetorial e, por isso, alterando a morfologia do complexo QRS. Um eletrodo colocado em frente a uma região eletricamente inativa passa a observar um rearranjo das forças vetoriais com predomínio dos vetores resultantes das áreas opostas viáveis, vetores estes que se afastam da área de necrose e que provocam o registro de uma onda negativa, onda Q. Portanto, no traçado eletrocardiográfico, a principal característica da necrose é a presença de onda Q, que se apresenta com maior amplitude e principalmente maior duração que a do traçado normal (Fig. 26-18).

Segundo a teoria de Wilson, em um infarto transmural, a área inativa funciona como uma janela elétrica (janela elétrica de Wilson), o que permite que um eletrodo colocado em frente a esta região registre o potencial intracavitário, traduzido no eletrocardiograma como padrão QS (Fig. 26-19).

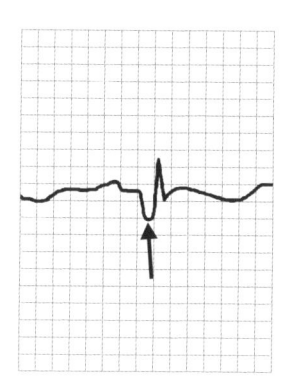

Fig. 26-18. Registro eletrocardiográfico de uma onda Q patológica (maior amplitude e maior duração).

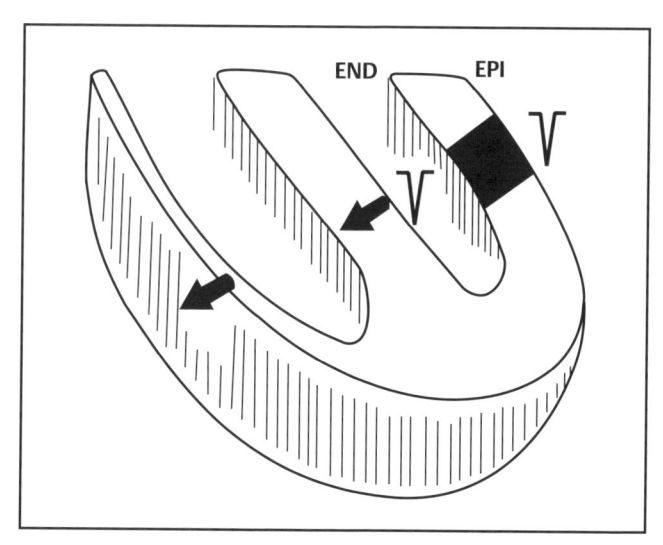

Fig. 26-19. Janela elétrica de Wilson: registro do potencial intracavitário.

Diferentes alterações podem ser observadas na morfologia do complexo QRS, dependendo da localização e extensão da área necrótica, como:

- Padrão QS – Necrose transmural (Fig. 26-20).
- Padrão QR – Necrose não transmural (Fig. 26-21).
- Desaparecimento da onda q (Fig. 26-22).
- Redução na amplitude da onda R.
- Onda R ampla em V1 – Imagem em espelho de necrose de parede lateral.

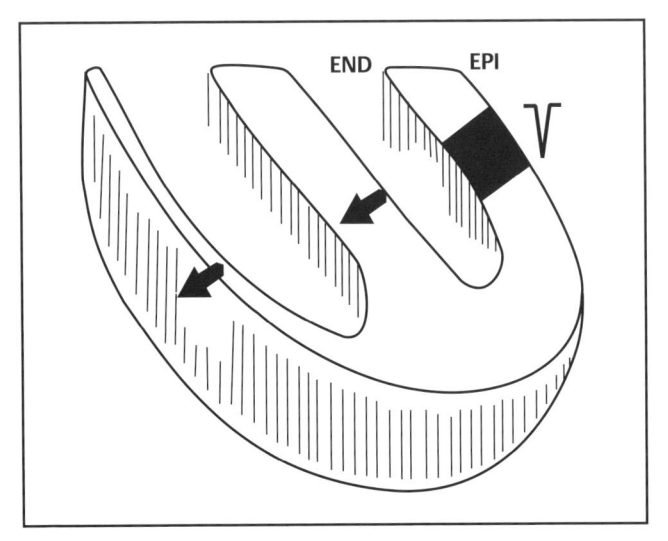

Fig. 26-20. Necrose transmural.

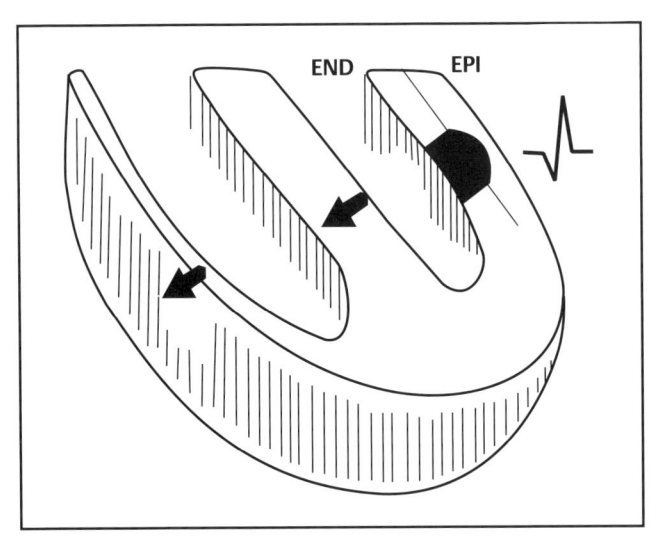

Fig. 26-21. Necrose subendocárdica com extensão para o epicárdio.

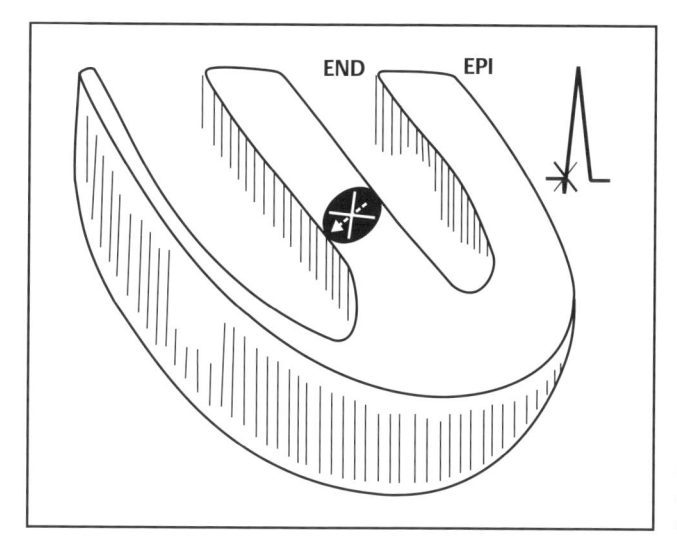

Fig. 26-22. Necrose do septo com desaparecimento da onda q em V6.

Segundo a Quarta Definição Universal de Infarto Agudo do Miocárdio, a necrose miocárdica caracteriza-se por:

- Onda Q nas derivações V2-V3 ≥ 0,02 s ou complexo QS em V2 e V3
- Onda Q ≥ 0,03 s e ≥ 1mm de profundidade ou complexo QS nas derivações D1, D2, aVL, aVF, V4-V6 em quaisquer duas derivações contíguas de um grupo de derivações (D1, aVL; V1-V6; D2, D3, aVF)
- Onda R ≥ 0,04 s nas derivações V1-V2 e R/S ≥ 1 com uma onda T positiva concordante na ausência de distúrbio de condução

A presença de uma onda R proeminente em V1 representa, na doença isquêmica, imagem em espelho da onda Q de um infarto do miocárdio de parede lateral.

Vale ressaltar que, nas derivações D3, aVF, aVL e aVR, pode-se observar onda Q com maior duração e/ou amplitude, assim como padrão QS em V1 e V2, sem significar necessariamente necrose miocárdica, sendo também encontrado em coração normal, rotação cardíaca e outras condições não isquêmicas.

Necrose Subendocárdica

Acreditava-se que o subendocárdio, por ser rico em fibras de Purkinje e apresentar alta velocidade de ativação, não permitia o registro eletrocardiográfico de sua despolarização e não contribuía, assim, para a inscrição do complexo QRS no traçado normal. Portanto, na necrose subendocárdica, não seriam observadas onda Q e outras alterações que permitissem o diagnóstico preciso do envolvimento dessa área, sendo esse, muitas vezes, suposto, de forma indireta, pela presença de isquemia, injúria e alterações enzimáticas. No entanto, estudos com patologia e ressonância magnética demonstraram que a onda Q de necrose pode estar presente também em infartos subendocárdicos, assim como os infartos transmurais podem evoluir sem onda Q. A onda Q, para alguns autores, está relacionada com infarto agudo do miocárdio com maior extensão.

Após o surgimento das novas estratégias terapêuticas de reperfusão, a incidência de IAM com onda Q tem reduzido substancialmente. Além disso, em 5 a 30% dos casos, observa-se a redução ou desaparecimento da onda Q, que pode ser resultante de novo infarto em região oposta, presença de colaterais, aparecimento de distúrbios de condução intraventricular ou restauração da atividade elétrica.

ISQUEMIA, LESÃO, NECROSE

No infarto agudo do miocárdio, em determinado tempo de sua evolução, pode-se registrar concomitantemente os padrões eletrocardiográficos relacionados com os diversos graus de comprometimento do fluxo coronariano. Nesse caso, na parede afetada, observa-se, do centro para a periferia, áreas de necrose, lesão e isquemia (Fig. 26-23).

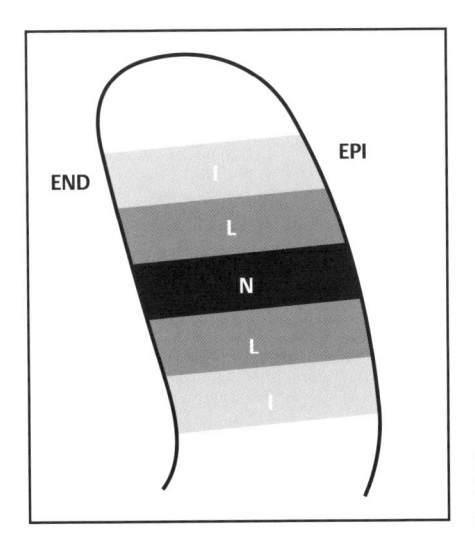

Fig. 26-23. Áreas de necrose (N), lesão (L) e isquemia (I) do centro para a periferia.

VAMOS PRATICAR

1. Correlacione:
   ( ) Isquemia subendocárdica
   ( ) Onda T normal
   ( ) Isquemia subepicárdica

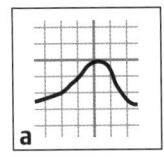

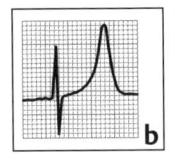

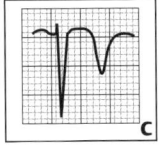

CAPÍTULO 26 ▪ ISQUEMIA, LESÃO E NECROSE

2. O traçado abaixo caracteriza uma:

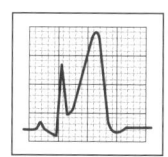

   A) Isquemia subepicárdica
   B) Isquemia subendocárdica
   C) Injúria-corrente de lesão subepicárdica
   D) Injúria subendocárdica

3) O seguinte achado eletrocardiográfico sugere a presença de necrose miocárdica:
   A) Onda R amplas em V5 e V6
   B) Onda Q com amplitude e duração aumentadas
   C) Infradesnível de segmento ST
   D) Onda T apiculada, simétrica e negativa

Respostas
1. B/A/C
2. C
3. B

INFARTO AGUDO DO MIOCÁRDIO

Thaís Nunes Chicralla
Elaine da Silva Aguiar
Eliane Mendonça Mansur

INTRODUÇÃO

O infarto agudo do miocárdio (IAM) é uma das principais causas de morte no Brasil. A morte ocorre, em sua maioria, na primeira hora de manifestação da doença, o que torna fundamental o reconhecimento e intervenção precoces a fim de reduzir a morbimortalidade.

Apesar de todo avanço proporcionado pelas novas estratégias diagnósticas e terapêuticas, o eletrocardiograma (ECG) e quadro clínico permanecem como as principais ferramentas para identificação e tratamento da síndrome coronariana aguda (SCA), exigindo, assim, que o profissional de saúde seja capaz de interpretar corretamente os sintomas e as alterações eletrocardiográficas.

VASCULARIZAÇÃO DO LEITO CORONARIANO

A aorta dá origem a duas artérias coronarianas: direita e esquerda.

A artéria coronária direita é responsável, principalmente, pela irrigação do ventrículo direito (VD), região inferior do septo interventricular e parede inferior do ventrículo esquerdo, incluindo o segmento inferobasal, antigamente denominado de parede posterior.

A artéria descendente posterior é originada, em 90% dos casos, da coronária direita e, em 10% dos casos, da coronária esquerda, sendo importante na caracterização da dominância coronariana.

A artéria coronária esquerda dá origem às artérias descendente anterior e circunflexa.

A artéria descendente anterior e seus ramos irrigam principalmente a parede anterior, o septo interventricular, o ápice e parte da parede inferior.

A artéria circunflexa emite ramos marginais, irrigando a parede lateral do ventrículo esquerdo (VE), o segmento basal da parede anterior e, quando dominante, a parede inferior e parte do ventrículo direito.

DIAGNÓSTICO

O diagnóstico do IAM baseia-se na história clínica de dor torácica característica de isquemia miocárdica, associada a alterações eletrocardiográficas e elevação dos marcadores de necrose miocárdica.

A identificação do supradesnivelamento do segmento ST em uma SCA é de grande importância, uma vez que a sua presença interfere diretamente na conduta terapêutica, direcionando para a necessidade imediata de terapia de reperfusão na tentativa de reduzir a extensão da necrose miocárdica.

Vale ressaltar que efeitos resultantes da isquemia, como déficit de relaxamento e de contratilidade miocárdica, aumento nas pressões de enchimento e alterações eletrocardiográficas, precedem a sintomatologia.

ALTERAÇÕES ELETROCARDIOGRÁFICAS

O eletrocardiograma de 12 derivações é um exame acessível para avaliação inicial de dor torácica e deve ser realizado e interpretado nos primeiros minutos de atendimento e repetido quando a dor com características isquêmicas não é inicialmente acompanhada de alterações eletrocardiográficas que confirmem o diagnóstico.

Conforme a Quarta Definição Universal do Infarto Agudo do Miocárdio, os critérios para o diagnóstico de IAM na ausência de bloqueio de ramo esquerdo (BRE) e hipertrofia ventricular esquerda são os seguintes:

Supradesnivelamento do Segmento ST

Nova elevação do segmento ST no ponto J em duas derivações contíguas ≥ 1 mm para todas as derivações, exceto nas precordiais V2-V3, em que é necessário: supra ≥ 1,5 mm em mulheres, ≥ 2 mm em homens ≥ 40 anos e ≥ 2,5 mm em homens < 40 anos; e nas derivações V3R e V4R ≥ 0,5 mm (≥ 1 mm em homens < 30 anos) (Quadro 27-1).

Infradesnivelamento do Segmento ST e Alterações da Onda T

Nova depressão no ponto J e do segmento ST, descendente ou horizontal, ≥ 0,5 mm em duas derivações contíguas e/ou inversão da onda T ≥1 mm em duas derivações contíguas com onda R proeminente ou R/S > 1 (Quadro 27-1).

Quadro 27-1 – Definição do supra e do infradesnível de ST

Supradesnível do segmento ST
■ Nova elevação do segmento ST no ponto J em duas derivações contíguas ≥ 1 mm para todas as derivações, exceto nas precordiais V2-V3 e V3R-V4R
Em V2 e V3 ■ Mulheres: necessário supra de ST ≥ 1,5 mm ■ Homens ≥ 40 anos: necessário supra de ST ≥ 2 mm ■ Homens < 40 anos: necessário supra de ST ≥ 2,5 mm
Em V3R e V4R ■ Mulheres e homens ≥ 30 anos: ≥ 0,5 mm ■ Homens < 30 anos: ≥ 1 mm
Infradesnível do segmento ST
■ Nova depressão do ponto J e do segmento ST, descendente ou horizontal, ≥ 0,5 mm em duas derivações contíguas e/ou ■ Inversão da onda T ≥ 1 mm em duas derivações contíguas com onda R proeminente ou R/S > 1

É relevante enfatizar que o que determina a parede afetada no IAM são as derivações com supradesnivelamento do segmento ST. A presença de infradesnível, no mesmo ECG, é considerada imagem em espelho.

INFARTO AGUDO DO MIOCÁRDIO E SUAS PAREDES
IAM de Parede Inferior

O IAM de parede inferior é resultante da oclusão da coronária direita ou da artéria circunflexa.

O diagnóstico se dá pela presença de supradesnível do segmento ST nas derivações D2, D3 e aVF, com imagem em espelho (infradesnível) em D1, aVL e parede anterior (Fig. 27-1).

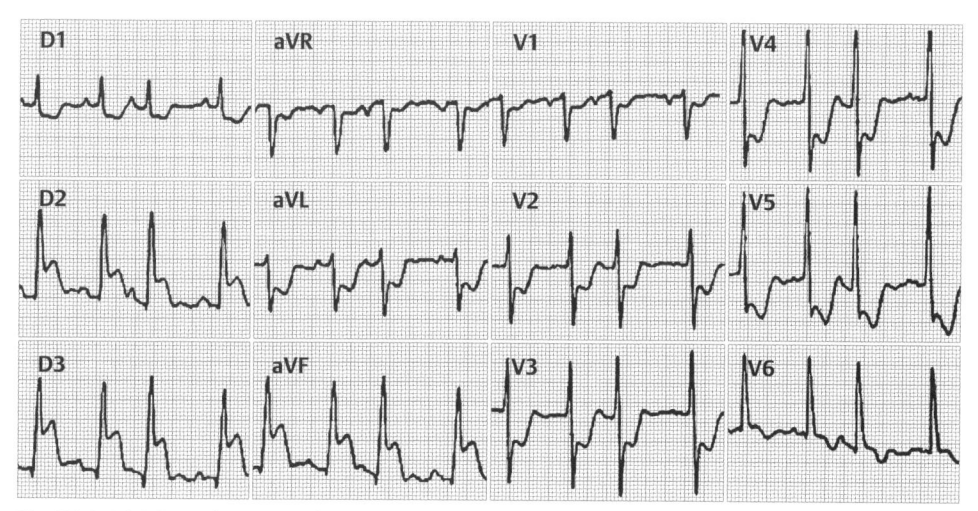

Fig. 27-1. ECG de 12 derivações demonstrando IAM de parede inferior com supradesnivelamento do ST em D2, D3 e aVF e imagem em espelho em D1, aVL e V1 a V5. O infradesnível do ST em D1 e aVL e o supradesnível em D3 > D2 sugerem comprometimento de coronária direita.

No IAM de parede inferior, as alterações eletrocardiográficas que sugerem obstrução da coronária direita são:

- Supradesnível do segmento ST em V4R.
- Supradesnível do segmento ST em D3 > D2.
- Infradesnível do segmento ST em D1 e aVL.

Em contrapartida, na obstrução da artéria circunflexa, observa-se:

- Supradesnível do segmento ST em D1 e aVL.
- Supradesnível do segmento ST em D2 ≥ D3.
- Infradesnível do segmento ST de V1 a V3 maior que o supradesnível da parede inferior.

IAM de Parede Anterior

O IAM de parede anterior decorre da oclusão da artéria descendente anterior.

A parede anterior é representada por sua subdivisão com alterações nas derivações precordiais (V1 a V6), incluindo D1 e aVL, no caso da parede anterior extensa. A imagem em espelho (infradesnível do ST) é encontrada na parede inferior (Fig. 27-2).

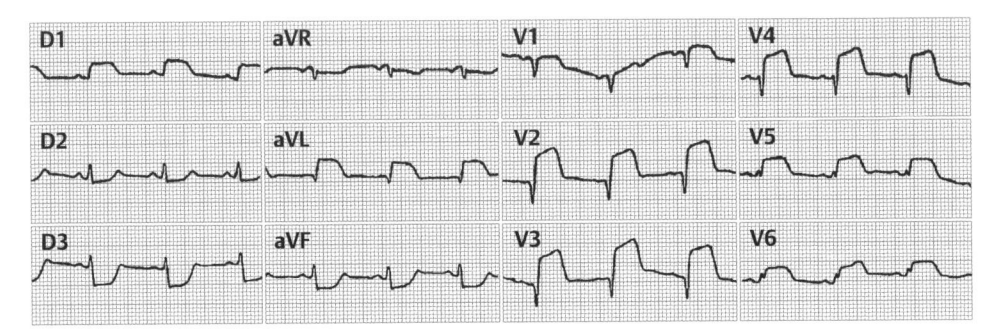

Fig. 27-2. Traçado de 12 derivações demonstrando IAM de parede anterior extensa com supradesnivelamento do ST em V1 a V6, D1 e aVL e imagem em espelho em D2, D3 e aVF (parede inferior).

IAM de Parede Lateral

O IAM de parede lateral geralmente é resultante da oclusão da artéria circunflexa.

O diagnóstico se dá pela presença de supradesnivelamento do segmento ST nas derivações D1, aVL, V5 e V6, com imagem em espelho em D2, D3 e aVF (Fig. 27-3).

Nos casos com depressão do segmento ST nas derivações V1 a V3, principalmente com onda T positiva, é importante registrar as derivações V7 a V9 em que um supradesnível do segmento ST ≥ 0,05 mV (≥ 0,1 mV para homens < 40 anos) pode, segundo novas evidências, diagnosticar IAM de parede lateral (antigo infarto posterior).

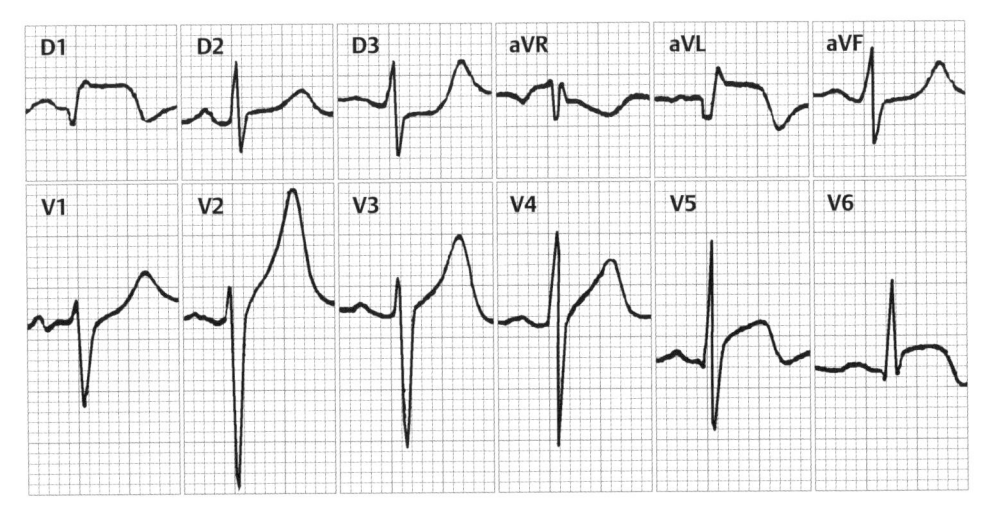

Fig. 27-3. Exemplo de IAM de parede lateral com supradesnivelamento do segmento ST nas derivações D1, aVL, V5, V6 e imagem em espelho em D3 e aVF. Imagem cedida pelo Dr. Eduardo Andrea.

A relação entre as paredes e derivações do ventrículo esquerdo, na fase aguda do infarto do miocárdio, segundo a III Diretriz da Sociedade Brasileira de Cardiologia sobre análise e emissão de laudos eletrocardiográficos, está demonstrada no Quadro 27-2.

Quadro 27-2. Relação entre as Paredes do VE e Derivações no ECG

Parede ventricular	Derivações de ECG
Anterosseptal	V1, V2, V3
Anterior	V1, V2, V3, V4
Anterior localizada	V3, V4 ou V3-V5
Anterior extensa	V1-V6, D1 e aVL
Lateral baixa	V5-V6
Lateral alta	D1, aVL
Inferior	D2, D3, aVF

Segundo novas evidências, os registros de V7 a V9, derivações classicamente conhecidas como parede posterior, referem-se, na verdade, à parede lateral. Essa nova classificação foi baseada em estudos com ressonância magnética que demonstraram que o coração possui uma inclinação oblíqua da direita para esquerda, e não uma posição estritamente posteroanterior como se acreditava anteriormente.

IAM de Ventrículo Direito

O IAM de ventrículo direito ocorre usualmente por causa da obstrução proximal da artéria coronária direita.

No diagnóstico eletrocardiográfico, encontra-se supradesnível do segmento ST em V3R, V4R, V5R, V6R e V1, com imagem em espelho em aVL, D1 (Fig. 27-4).

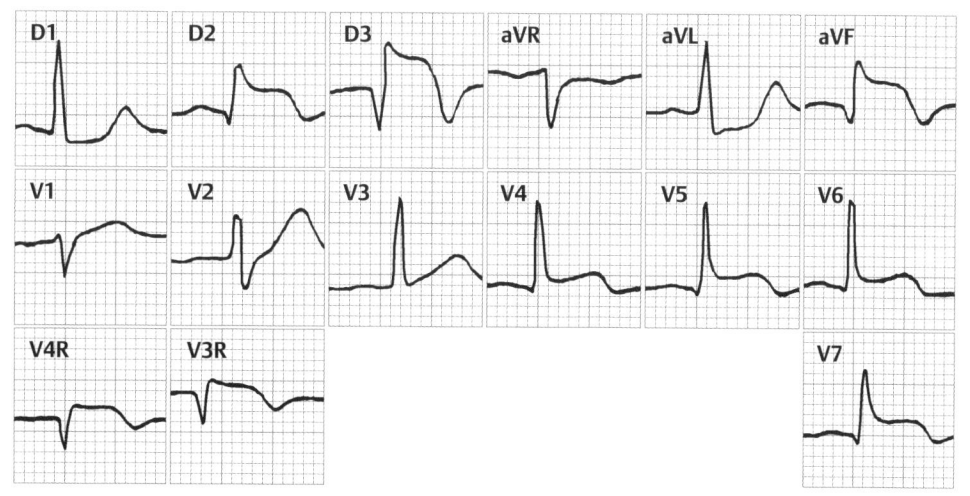

Fig. 27-4. ECG mostra supradesnivelamento do ST nas derivações D2, D3 e aVF, V3R e V4R, V4, V5, V6 e V7, configurando o acometimento da parede inferolateral e ventrículo direito. Imagem cedida pelo Dr. Eduardo Andrea.

O IAM de parede inferior está associado, em 30 a 50% dos casos, ao infarto de VD, portanto, quando ocorre comprometimento dessa parede, devem ser registradas também as derivações V3R e V4R. O comprometimento isquêmico isolado de VD é raro.

INFARTO ATRIAL
O infarto atrial ocorre, em geral, em razão da oclusão da artéria coronária direita, acometendo principalmente o átrio direito. Pode estar associado a arritmias atriais.

O diagnóstico eletrocardiográfico é feito pelo desnivelamento do intervalo PR > 0,5 mm (reflexo das alterações da repolarização atrial) e de entalhes na onda P.

INFARTO AGUDO DO MIOCÁRDIO NA PRESENÇA DE BLOQUEIO DE RAMO

Infarto Agudo do Miocárdio e Bloqueio de Ramo Direito
A presença de bloqueio de ramo direito não impossibilita a identificação de IAM associado.

Infarto Agudo do Miocárdio e Bloqueio de Ramo Esquerdo
A presença de bloqueio de ramo esquerdo prejudica a análise do ECG em decorrência das acentuadas alterações da repolarização ventricular, já presentes nesse distúrbio de condução. Para o diagnóstico de IAM na presença de bloqueio de ramo esquerdo, a III Diretriz da Sociedade Brasileira de Cardiologia sobre análise e emissão de laudos eletrocardiográficos utiliza os seguintes critérios de Sgarbossa:

- Elevação do segmento ST ≥ 1 mm em concordância com o complexo QRS (supradesnível do ST com QRS positivo).
- Depressão do segmento ST ≥ 1 mm em concordância com o complexo QRS em V1, V2, V3 (infradesnível do ST com QRS negativo).
- Elevação do segmento ST ≥ 5 mm em discordância com o complexo QRS (supradesnível do ST com QRS negativo).

O supra e infradesnivelamento do ST concordantes demonstraram maior especificidade. Em virtude da baixa sensibilidade dos critérios, o quadro clínico sugestivo de SCA, na vigência de bloqueio de ramo esquerdo, torna-se de grande relevância para a decisão da conduta terapêutica.

VAMOS PRATICAR
1. Ao realizarmos um ECG e encontrarmos uma supradesnível de ST nas derivações D2, D3 e aVF podemos considerar que estamos diante de uma infarto de parede:
    A) Anterior
    B) Inferior
    C) Anterosseptal
    D) Anterior extensa

2. As seguintes alterações de supradesnível de segmento são consideradas significativas:
    A) Supradesnível de ST no ponto J em 2 derivações contíguas > 1 mV (1 mm) em todas as derivações, exceto em V5 e V6
    B) Supradesnível de ST no ponto J em 2 derivações contíguas > 1 mV (1 mm) em todas as derivações, exceto em V2, V3, V3R e V4R

C) Supradesnível de ST no ponto J em 2 derivações contíguas > 1 mV (1 mm) em todas as derivações, exceto em homens
D) Supradesnível de ST no ponto J em 2 derivações contíguas > 1 mV (1 mm) em todas as derivações, exceto em mulheres

3. A seguinte afirmação é verdadeira em relação aos bloqueios de ramos na presença de infarto agudo do miocárdio:
   A) A presença de bloqueio de ramo direito impossibilita a identificação do infarto associado
   B) A presença de bloqueio de ramo esquerdo facilita a identificação do infarto associado
   C) No bloqueio de ramo esquerdo associado ao infarto agudo do miocárdio, um supradesnível do segmento ST de 2 mm, em discordância com o QRS, favorece o diagnóstico das duas condições associadas
   D) No bloqueio de ramo esquerdo associado ao infarto agudo do miocárdio, um infradesnível do segmento ST em concordância com o QRS favorece o diagnóstico das duas condições associadas

Respostas

1) B

2) B

3) D

TESTE DE ESFORÇO

Ana Luisa Rocha Mallet
Elizabeth Silaid Muxfeldt

FUNDAMENTAL

- O teste de esforço (TE) é um dos exames complementares mais solicitados em cardiologia. É importante conhecer suas principais indicações, assim como as alterações mais significativas que o exame possa apresentar.
- O TE pode ser realizado em esteira ou em bicicleta ergométrica, ocorrendo um esforço físico progressivamente maior com pressão arterial e frequência cardíaca acompanhadas, assim como o registro eletrocardiográfico.
- Antes de solicitar o TE deve ser verificada sua possibilidade de realização, bem como se existe alguma contraindicação ao exame.
- As principais indicações para o TE são:
  - Investigação diagnóstica de cardiopatia isquêmica.
  - Investigação prognóstica de cardiopatia isquêmica (p. ex., em paciente pós-IAM ou em pacientes com angina estável em uso de medicamentos).
  - Avaliação de capacidade funcional (p. ex., nas valvopatias, nas cardiomiopatias, nas cardiopatias congênitas).
- São contraindicações à realização do TE:

Absolutas	Relativas
▪ Insuficiência cardíaca descompensada ▪ IAM – 2 primeiros dias ▪ Angina instável de alto risco ▪ Estenose aórtica (EAo) grave sintomática ▪ Miocardite ou pericardite aguda ▪ HAS grave não controlada ▪ Embolia pulmonar aguda ou infarto pulmonar ▪ Doenças sistêmicas agudas ▪ Arritmias cardíacas não controladas com comprometimento hemodinâmico ▪ Endocardite infecciosa ativa ▪ Incapacidade física impedindo teste seguro e adequado	▪ Doença de tronco de coronária esquerda ▪ EAo moderada com incerteza sobre sintomas ▪ Taquiarritmias com frequência ventricular não controlada ▪ BAVt adquirido ▪ Cardiomiopatia hipertrófica com gradiente de repouso intraventricular elevado ▪ Dificuldade de cooperação do paciente para o exame

Análise do ECG no TE

Para uma análise padronizada do TE é importante a correta identificação do ponto J no ECG (Fig. 28-1).

Devemos lembrar que a linha de base do ECG interliga as junções PR e PQ de um grupo de complexos QRS alinhados.

Durante o TE, podemos encontrar normalmente um infradesnível do ponto J, porém com segmento ST ascendente rápido. Essa alteração pode persistir alguns minutos após o término do exercício, não sendo indicativa de isquemia (Fig. 28-2).

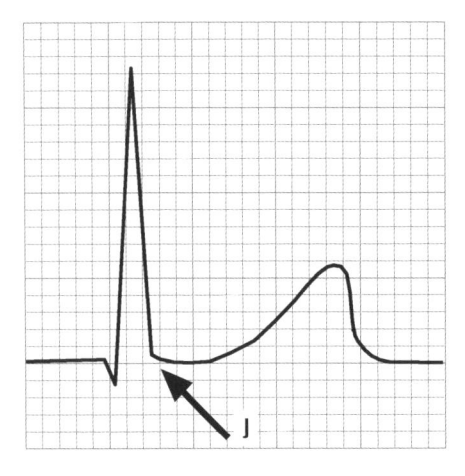

Fig. 28-1. Ponto J no ECG. Ponto J: identificado pela angulação que marca o fim do QRS e o início do segmento ST.

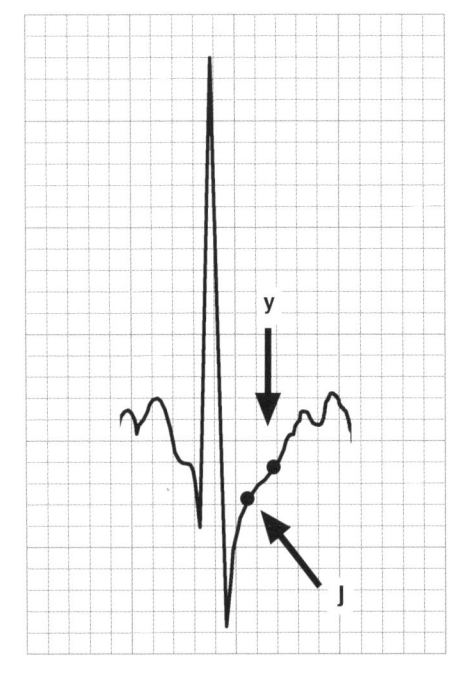

Fig. 28-2. Infradesnível do ponto J com segmento ST com ascensão rápida; após 80 ms do ponto J (o chamado ponto Y) já não há infradesnível de ST. Essa é uma resposta normal durante a realização de um teste de esforço.

Alterações no TE que Sugerem Isquemia

A principal alteração eletrocardiográfica indicativa de isquemia miocárdica desencadeada pelo esforço físico é o infradesnível (ou depressão) do segmento ST > 1 mm, horizontalizado, descendente ou ascendente lento. O ponto de medida do infradesnível de ST é realizado após 80 ms (2 "quadradinhos") do ponto J (o chamado ponto Y), como vemos abaixo (Figs. 28-3 a 28-5).

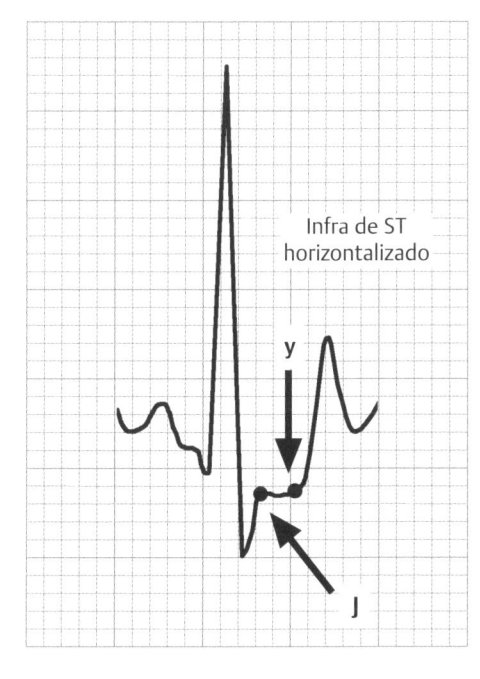

Fig. 28-3. Infradesnível do segmento ST horizontalizado é dado a partir do ponto Y, a 80 ms do ponto J. Como o infradesnível está horizontalizado, o grau de infradesnível de ST é igual como se fosse medido a partir do ponto J ou no ponto Y.

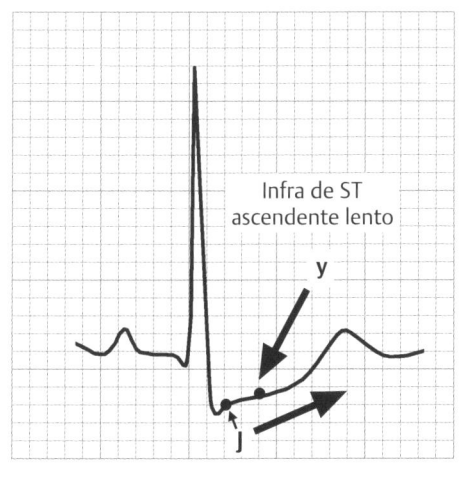

Fig. 28-4. Infradesnível do segmento ST ascendente lento é dado a partir do ponto Y, a 80 ms do ponto J. Como o infradesnível é do tipo ascendente lento, o grau de infradesnível de ST nesse ponto é menor do que se fosse medido na altura do ponto J.

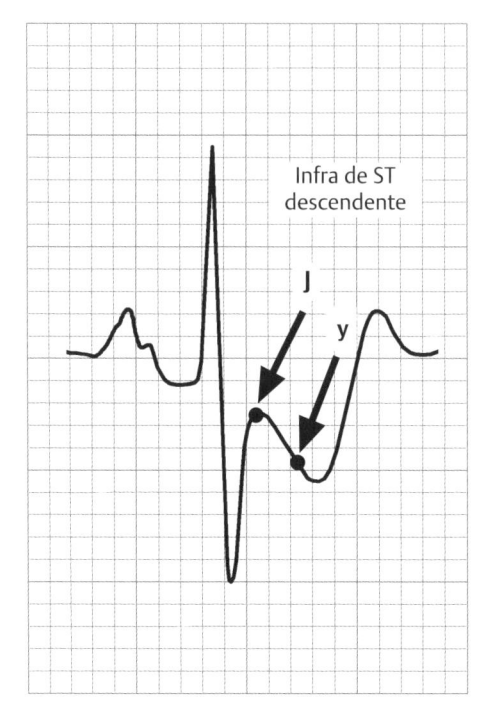

Fig. 28-5. Infradesnível do segmento ST descendente é dado a partir do ponto Y, a 80 ms do ponto J. Como o infradesnível é do tipo descendente, o grau de infradesnível de ST nesse ponto é maior do que se fosse medido na altura do ponto J.

São considerados achados eletrocardiográficos de um TE positivo:

- Infradesnível do segmento ST ≥ 1 mm com duração ≥ 0,08 s do tipo retilíneo ou com inclinação ascendente lenta ou descendente (quanto maior o desnível, maior a chance desse achado ser secundário a uma doença arterial coronariana – DAC – obstrutiva).
- Supradesnível de segmento ST ≥ 1 mm.

> **IMPORTANTE**
> Quando essas alterações ocorrem na fase inicial do esforço, com baixa carga, indicam maior gravidade (provavelmente doença arterial coronariana multivascular ou doença de tronco).

Além das alterações no ECG, algumas informações deverão estar presentes no resultado do exame. É importante que o laudo forneça informações sobre:

- A duração do exercício realizado.
- A carga de trabalho atingida (esse resultado é dado geralmente em METs*).
- A FC máxima atingida.

---

*O resultado do TE é dado em METs (*metabolic equivalents*): um MET é igual ao gasto de energia em repouso e é definido como aproximadamente 3,5 mL Oxigênio/kg de peso/minuto. O gasto aproximado de energia de qualquer atividade é dado em relação a esse gasto em repouso. Por exemplo: uma atividade de 5 METs requer 5 vezes maior gasto de energia que o gasto em repouso.

- A curva de PA.
- A razão pela qual o exame tenha sido descontinuado.
- A descrição de qualquer arritmia.

Juntando a descrição do ECG no TE e as informações clínicas e hemodinâmicas, os critérios abaixo são considerados de mau prognóstico quando presente:

- Isquemia com baixa carga de trabalho.
- Isquemia com pequena elevação de PA ou FC.
- Isquemia em 5 ou mais derivações.
- Isquemia persistente por mais de 5 minutos no período pós-esforço.
- Queda da PA ou da FC durante o esforço.
- Depressão do segmento ST ≥ 2 mm.
- Elevação do segmento ST.
- Angina, induzida pelo esforço, em baixa carga de trabalho.
- Arritmias ventriculares complexas em baixa carga de trabalho.

Obs.: Um TE em que não se atinge 85% da FC máxima é considerado um teste inadequado e o termo *TE não diagnóstico* é utilizado caso não seja observada nenhuma alteração diagnóstica até esse momento.

Na impossibilidade da realização de exercício físico ou caso o exame seja inconclusivo, a cintilografia é o exame normalmente solicitado para a investigação de isquemia miocárdica.

COMO É FEITO O TESTE DE ESFORÇO
- Antes do TE é sempre realizado um ECG basal de 12 derivações
- É importante que sejam registrados os medicamentos que o paciente está fazendo uso
- O ECG é registrado continuamente durante todo o exame
- Existem vários protocolos para a realização do exame, todos eles têm uma fase inicial de repouso, uma fase de exercício e a fase pós-esforço (recuperação). Há um aumento progressivo da carga de exercício (no caso do exercício em esteira, há aumento da velocidade e da inclinação da esteira). Na esteira, o protocolo de Bruce é o mais utilizado. Há registro da PA e da FC a intervalos regulares durante a realização do exame, sendo o registro do ECG realizado continuamente
- Complicações são muito pouco frequentes, mas podem ocorrer. Sendo assim, um equipamento de reanimação em funcionamento é exigido para a realização do exame

COMPLICAÇÕES MAIORES:
- IAM e outros eventos necessitando hospitalização: 1 em 5.000 a 10.000 exames
- Morte: 0,5 em 10.000 exames

> **INDICAÇÃO DE INTERRUPÇÃO DO EXAME**
>
> **Clínicas**
> - Angina crescente
> - Lipotimia, confusão mental, tontura
> - Sinais de baixa perfusão
> - Queda da pressão arterial sistólica (PAS) superior a 10 mmHg acompanhada ou não de qualquer outra evidência de isquemia
> - Solicitação do paciente para parar
> - Dificuldades técnicas em monitorar ECG ou PAS
> - Fadiga, dispneia, sibilância, claudicação, cãibras
> - Aumento da PAS > 250 mmHg ou PAD > 115 mmHg
>
> **No ECG**
> - Elevação de ST (>1 mm) em derivações que não apresentam onda q em razão de IAM prévio
> - Aparecimento de infradesnivelamento de ST em qualquer derivação > 4 mm
> - Infradesnivelamento de ST > 2 mm acompanhado de depressão horizontal ou dor precordial
> - Taquicardia ventricular (TV) sustentada ou outra arritmia que interfira com manutenção do DC no esforço
> - Arritmias outra, incluindo ESV multifocais, TSV, bradiarritmias, BAVs
> - Desenvolvimento de bloqueio de ramos que não pode ser diferenciado de TV

ENTENDENDO

Na presença de doença arterial coronariana, as manifestações clínicas e eletrocardiográficas de isquemia podem ocorrer apenas durante a realização de esforço físico, não estando presentes em repouso quando o ECG realizado pode estar completamente normal. O TE, é, em geral, o primeiro exame solicitado quando há necessidade de se investigar uma dor torácica não esclarecida pela anamnese e exame clínico.

Espera-se que haja um aumento gradual da frequência cardíaca e da PA sistólica do paciente durante o exame, enquanto a PA diastólica não se altera ou diminui um pouco. O duplo produto (DP = PAS × FC) é uma boa medida do consumo de oxigênio do miocárdio e seu aumento é um índice confiável da demanda de O_2. Esse aumento de demanda, havendo doença coronariana obstrutiva, pode desencadear uma isquemia miocárdica que poderá se expressar por dor ou por alteração no ECG. O TE tenta provocar essa alteração.

A presença do infradesnível de ST tem uma sensibilidade de 60 a 70% e uma especificidade de 70-80% para DAC obstrutiva, sendo importante considerar alterações de ST no contexto de outras alterações clínicas.

O supradesnível do segmento ST ocorre em frequência bastante inferior ao infradesnível. Geralmente o supradesnível está associado a lesões graves e proximais nas artérias coronárias. Quando essa alteração ocorre em uma derivação em que há a presença de uma onda q patológica, o supradesnível perde esse significado prognóstico de gravidade, podendo estar, nesses casos, associado à presença de uma área discinética.

Existem situações em que alterações prévias de ST no ECG basal dificultam a avaliação da isquemia miocárdica como bloqueio de ramo esquerdo, a presença de marca-passo, entre outras situações. Isso pode ocorrer também na presença de sobrecargas ventriculares importantes com padrão de *strain*. Isso não quer dizer que o TE não possa ser solicitado para a avaliação de outros aspectos, como a presença de angina, para a avaliação de capacidade funcional, para a resposta hemodinâmica do paciente. Essas alterações de base podem ocorrer ainda na presença de Wolff-Parkinson-White, em alguns distúrbios eletrolíticos e com drogas que alteram o ST (digital, amiodarona). Em relação às alterações do ST, essas situações diminuem a especificidade dos achados eletrocardiográficos, ou seja, podemos encontrar infradesnível do segmento ST sem que estejam relacionados com a isquemia miocárdica.

Ao solicitarmos um TE devemos nos certificar da possibilidade do paciente realizar o exame. Não são poucas as vezes em que o paciente é encaminhado para o exame sem ter condições de realizar o TE, por exemplo, por ter uma sequela de um AVE em membro inferior.

APROFUNDANDO

A principal indicação do TE é, sem dúvida, na avaliação de dor torácica. O exame é mais bem indicado para o esclarecimento da dor nos pacientes com probabilidade intermediária de doença arterial coronariana (DAC).

Caso o paciente tenha uma alta probabilidade de DAC e apresente uma dor torácica típica (ou seja, uma dor anginosa), o TE não acrescentará muito do ponto de vista diagnóstico: se o teste for positivo você apenas confirmará o que já sabia, ou seja, que um paciente com alta probabilidade de DAC (p. ex., paciente hipertenso, diabético, fumante, com angina típica) tem um TE compatível com DAC. E, por outro lado, se esse mesmo paciente faz um TE negativo para isquemia miocárdica, provavelmente estaremos diante de um teste falso-negativo, e não mudaremos o nosso tratamento para a DAC deste paciente.

No caso de um paciente com baixa probabilidade de DAC pela história clínica e pelas características da dor, o teste de esforço também não auxilia o diagnóstico: se ele for negativo apenas confirma o que você já sabia, ou seja, que a dor não tinha origem isquêmica. E, se o TE for positivo para isquemia, você estará diante de um teste falso-positivo. Um resultado falso-positivo poderá fazer com que erroneamente a investigação prossiga, chegando, muitas vezes, ao cateterismo cardíaco, exame invasivo, de alto custo e não desprovido de riscos para o paciente.

O TE pode ser usado tanto para a avaliação diagnóstica quanto para a prognóstica. No caso do TE com indicação diagnóstica, o exame deverá ser realizado sem a utilização de medicamentos com ação no sistema cardiovascular. Se a indicação for a avaliação prognóstica de pacientes com DAC, o exame deverá ser realizado em vigência de medicação, pois o intuito é saber se esses medicamentos estão protegendo o paciente da isquemia miocárdica.

O TE pode ser utilizado na investigação de palpitações. Outra utilização ocorre para a avaliação funcional de um paciente com lesão valvar em que os sintomas são pouco claros quanto a estarem relacionados ou não com a condição cardíaca.

O TE está também indicado para pacientes com insuficiência cardíaca em que haja a possibilidade de encaminhamento para transplante cardíaco. Nesse caso, o TE é realizado junto com a medida de gases (o exame é chamado de ergoespirometria). De acordo com o resultado, é confirmada ou não a indicação para o transplante cardíaco.

Como já vimos, as principais alterações do ECG no TE que auxiliam na avaliação de isquemia miocárdica estão relacionadas com o segmento ST. Mas existem outras alterações esperadas com o aumento da FC: onda P mais apiculada, diminuição dos intervalos PR e QT, ondas q mais profundas, ondas R com diminuição de amplitude e ondas S com aumento de amplitude. A significância clínica dessas alterações ainda é controversa.

Distúrbios de condução e de ritmo podem ocorrer durante o TE, com variável importância clínica, como vemos no Quadro 28-1.

Quadro 28-1. Correlação Clínica de Alterações de Ritmo Durante TE

- Extrassítoles supraventriculares – alterações mais encontradas, geralmente benignas e sem significado clínico
- Taquicardia supraventricular, fibrilação atrial, *flutter* atrial – podem ocorrer tanto em indivíduos normais quanto em cardiopatias, hipertireoidismo e doença pulmonar
- Extrassístoles ventriculares – comum, sem significado patológico. Serão mais valorizadas se polimórficas, pareadas, em salva ou mais de 10 por minuto
- Taquicardia ventricular – pode ocorrer em indivíduos normais ou estar associada à DAC ou outra doença cardíaca
- BAV 1º grau e BAV 2 º grau Mobitz 1 – geralmente desaparecem com exercício. Achados benignos
- BAV 2º grau Mobitz 2 ou BAV 3 º grau – se ocorrem em repouso, ou desencadeados por esforço, são relacionados com importante comprometimento do sistema de condução
- BRE ou BRD – significado controverso: isquemia? Outra cardiopatia não isquêmica? Apenas fenômeno frequência-dependente?

A pressão sistólica eleva-se no TE e a pressão diastólica tende a diminuir um pouco. É considerada resposta hipertensiva caso a PAS ultrapasse 200 mmHg ou a PAD > 100 mmHg. Também é anormal que a PAS não se eleve, geralmente 20 mmHg na passagem de um estágio a outro do exercício, ou que ocorra uma queda na PA durante o exercício.

Espera-se que a FC aumente até a FC submáxima esperada (195 bpm menos a idade), exceto se o paciente estiver em uso de alguma medicação que cause bradicardia.

RESUMINDO

O TE é um método não invasivo que busca avaliar a presença e a gravidade da doença coronariana, sendo o exame mais utilizado na abordagem inicial. É importante não só para o diagnóstico, mas também para a avaliação prognóstica da DAC.

O teste de esforço não deve ser considerado apenas como sendo positivo ou não para isquemia miocárdica; as informações possíveis de serem obtidas pelo exame são bem mais ricas que essa resposta dicotômica.

- Principal indicação do TE: investigação de cardiopatia isquêmica
- Principais alterações indicativas de isquemia miocárdica:
  - infradesnível do segmento ST a 0,08 segundos do ponto J do tipo retilíneo, ascendente lento ou descendente
  - supradesnível de ST em derivação sem Q

VAMOS PRATICAR

1. Relacione os traçados:
   ( ) Infradesnível de ST ascendente – normal
   ( ) Infradesnível de ST retilíneo – isquemia
   ( ) Infradesnível de ST ascendente lento – isquemia
   ( ) Infradesnível de ST descendente – isquemia

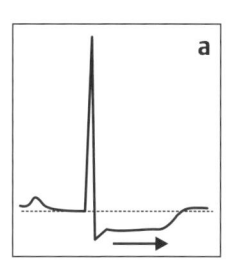

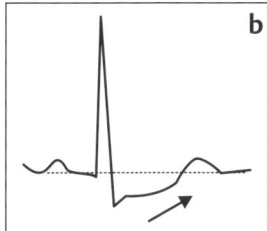

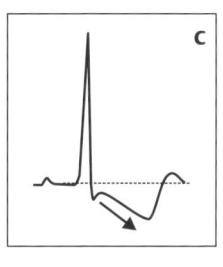

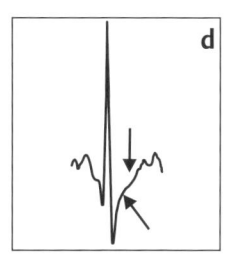

2. Qual das alterações abaixo NÃO é considerada de mau prognóstico como resultado de um TE:
   A) Infradesnível de ST de 4 mm, retilíneo, com 3 minutos de esforço
   B) Infradesnível de 1 mm, ascendente, com 12 minutos de esforço
   C) Queda da pressão arterial sistólica com 7 minutos de esforço
   D) Dor torácica anginosa crescente com 3 minutos de esforço

3. É considerada uma contraindicação absoluta à realização de TE:
   A) Estenose aórtica moderada em paciente assintomático
   B) Angina estável
   C) IAM em paciente assintomático no 7º dia de evolução
   D) Miocardite aguda

Respostas

1. D/A/B/C
2. B
3. D

Parte VI ECG na Criança

O QUE O CLÍNICO DEVE SABER

CAPÍTULO 29

Julianna Fonseca Marcelino Queres
Luiza Fonseca Brandão
Luciana Bruno Matoso
Eliane Lucas

FUNDAMENTAL

O principal objetivo ao se analisar o ECG de uma criança é definir se o padrão encontrado está **relacionando com a** idade da criança ou se os achados eletrocardiográficos merecem uma investigação adicional em razão da possibilidade da existência de uma cardiopatia.

> **ACHADOS DE UM ECG NORMAL NA CRIANÇA**
> - O ritmo normal na criança é o sinusal, assim como no adulto
> - A frequência cardíaca (FC) é mais elevada nas crianças. No nascimento, a FC média é de 130 bpm, atingindo 140 bpm no 1º mês e diminuindo com o aumento da idade da criança – Quadro 29-1 (no final do capítulo).
> - Logo ao nascer, o recém-nato apresenta características semelhantes às características fetais com predomínio das forças direitas, eixo da onda P e eixo do QRS desviados para a direita, ou seja, há uma nítida sobrecarga ventricular direita (SVD) (Fig. 29-1)
> - A avaliação da onda T é muito importante na criança: a onda T é positiva em V1-V2 nas primeiras 24-72h de vida e passa a ser negativa após esse período, permanecendo negativa nessas derivações até a adolescência (por volta dos 16 anos)
> - Se houver onda T positiva em V1-V2 após a primeira semana de vida, estamos diante de uma SVD e devemos continuar a investigação de uma cardiopatia **ou hipertensão pulmonar**
> - A presença de "q" em V1 é sempre considerada patológica, enquanto, em V6, está presente em 90% das crianças com mais de 1 mês
> - A onda R em V1 é predominante no 1º mês e depois diminui lentamente durante vários anos

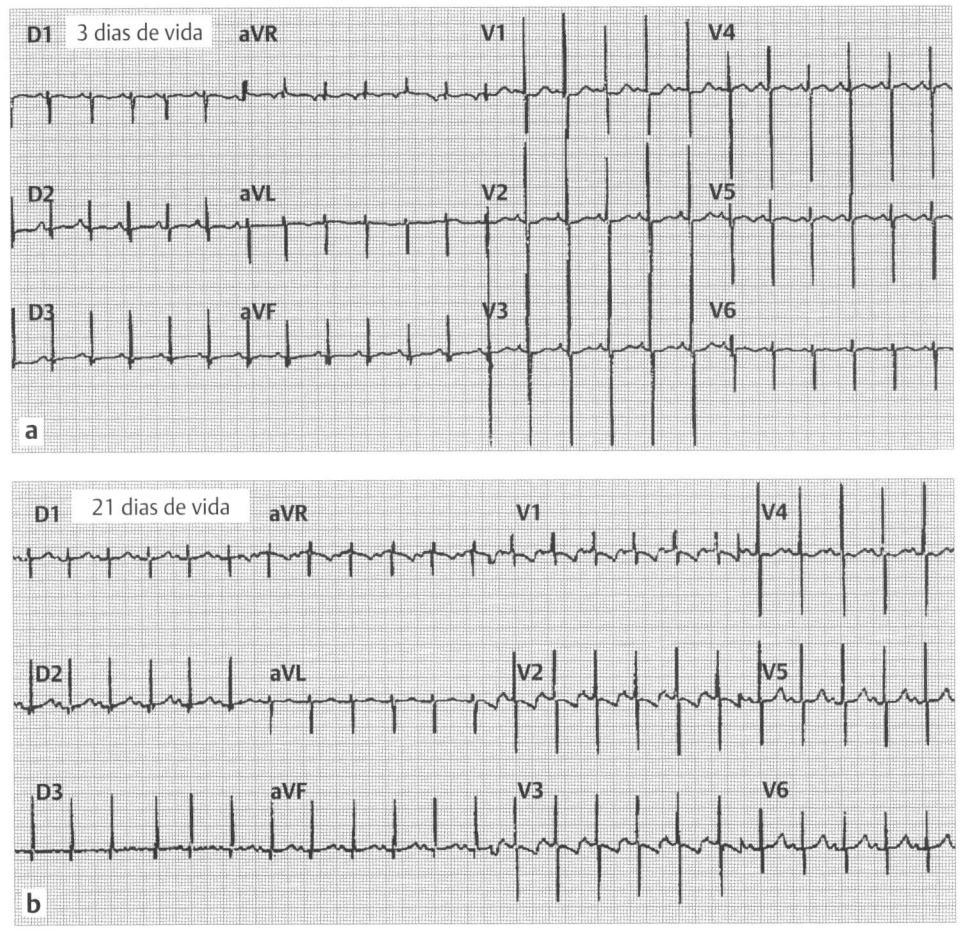

Fig. 29-1. (**a-d**) A evolução do ECG na criança. (**a**) Ritmo sinusal. FC 125 bpm; eixo elétrico médio (EEM) do QRS entre +120 e +150; PR 0,15; R > S em V1; onda T em V1 é POSITIVA. (**b**) Ritmo sinusal. FC 125 bpm; EEM do QRS entre +90 e +120; PR 0,12; R > S em V1; T neg V1-V3.

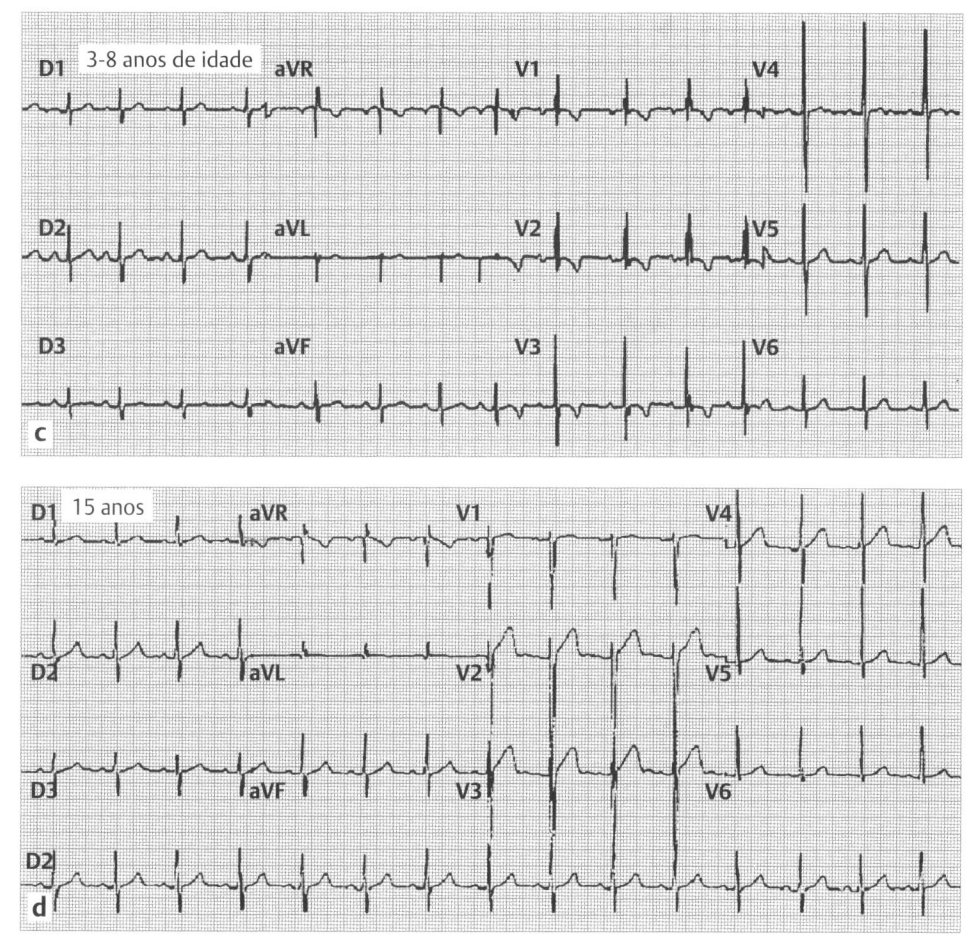

Fig. 29-1. *(Cont.)* (**c**) Ritmo sinusal. FC 80 bpm; EEM do QRS entre +60 e +90; PR 0,18; rSR' em V1; T negativa V1-V3. (**d**) Ritmo sinusal. FC 80 bpm; EEM do QRS entre 0 e +30 graus; PR 0,18; R << S em V1; VE predominante; onda T em V1-V6 é positiva.

ENTENDENDO

Desde o nascimento existem alterações esperadas no ECG da criança distintas do ECG do adulto. A partir da puberdade, os achados eletrocardiográficos são semelhantes aos achados de um adulto.

Assim como no adulto, devemos seguir uma rotina na avaliação do ECG:

- Ritmo.
- FC.
- Onda P (duração, morfologia e eixo de P).
- Condução AV.
- QRS (eixo, duração e morfologia).
- Medida QT (e QTc).
- Avaliação do ST.
- Onda T.
- Onda U quando presente.

Obs.: Como esses parâmetros variam com a idade, muitas vezes consultamos tabelas para avaliar sua normalidade (Quadro 29-1).

Vamos nos deter, nesse capítulo, às principais alterações que nos fariam pensar em uma cardiopatia presente na criança e que justificariam uma investigação adicional.

Na vida intrauterina, as resistências nas arteríolas pulmonares são mais elevadas que as da placenta, por isso as cavidades direitas funcionam em regime de alta pressão, o que leva ao predomínio das forças elétricas das cavidades direitas em relação às cavidades esquerdas.

Ao nascer, VD e VE assemelham-se em peso e espessura, e as arteríolas pulmonares têm luz estreita e espessamento da camada média (padrão fetal), aumentando, assim, as pressões do território pulmonar e do VD. Isso explica porque o ECG reflete domínio do VD. Evolutivamente, vamos observando na criança uma diminuição progressiva do predomínio do VD até atingir padrão característico de predomínio fisiológico do VE, observado no ECG do adolescente e adulto.

O ECG nesse período (primeiras horas de vida) revela:

- Eixo do QRS com desvio acentuado para a direita (D) (+110 a +180) com R amplas das precordiais D (R puro, Rs ou RS, com R > S) e ondas S dominantes em V5- V6.
- Em cerca de 15%, apesar do eixo para D, podemos ter rS em V1-V2.
- Em V3-V4 é frequente o registro de QRS amplos (pela parede torácica delgada) e difásicos, do tipo RS.

Nas primeiras 24 a 72 horas, a onda T DEVE ser positiva em V1. Já a partir do 3º dia, a onda T torna-se negativa, geralmente de baixa voltagem, nas derivações precordiais direitas.

A presença de onda T positiva em V1-V2, após a primeira semana de vida e até 6-7 anos de idade, indica a existência de uma condição clínica com sobrecarga de VD. Nas precordiais esquerdas (E), a onda T é predominantemente positiva.

A onda P do recém-nato chama a atenção por ser alta e pontiaguda, mas não simétrica; isso ocorre provavelmente pela taquicardia. A onda P não ultrapassa 2,5 mm em D2 e 2 mm em V1, sendo sempre positiva em V5-V6. O vetor da onda P encontra-se entre –30 e +80 graus (média 60 graus).

No 1º ano de vida, a morfologia do QRS em V1 assemelha-se à de SVD: encontramos o padrão Rs em 55% e RS em 45% dos casos em vez do padrão rS do adulto normal. Nesse período, entretanto, é raro encontrar-se rS em V5-V6, sendo que, com mais de 1 ano, a onda R é predominante. A presença de padrão qR em V1 é sugestivo de SVD.

Dos 4 aos 8 anos, já se observa nítida modificação do padrão "R amplo" em V1-V2, 60% com rS. Além disso, 80% das crianças nessa idade possuem o padrão Rs em V5-V6.

APROFUNDANDO

No próximo capítulo, apresentaremos, de forma prática e resumida, algumas cardiopatias congênitas e suas principais alterações no ECG, relembrando, uma vez mais, que não se espera que o clínico faça o diagnóstico da cardiopatia específica, mas sim que detecte alterações que possam representar alguma cardiopatia subjacente, geralmente, com encaminhamento ao especialista.

Vamos, nesse capítulo, discutir apenas uma dúvida frequente sobre a presença ou não de dextrocardia.

Dextrocardia

Na dextrocardia, que acompanha o *situs inversus totalis*, o fígado está à esquerda e o coração à direita, sendo a imagem no ECG uma imagem em espelho do normal, ou seja, todas as imagens do ciclo cardíaco invertidas.

Os achados abaixo são encontrados na dextrocardia e podemos identificá-los na Figura 29-2.

1. Nas derivações precordiais, há diminuição do R de V1 a V6, que diminui de amplitude (contrário do normal).
2. Onda P negativa em D1 e positiva em aVR.
3. QRS negativo em D1 e aVL.

O uso das derivações precordiais D é muito útil no diagnóstico de dextrocardia: para confirmar a dextrocardia, devemos registrar no precórdio direito de V3R até V6R e, assim, veremos a progressão das ondas R, que crescerá de V1R a V6R. Podemos, ainda, trocar os eletrodos dos braços e, assim, reproduzir D1 com seu padrão sinusal normal.

Observação:

1. O termo dextroposição é utilizado quando há alteração na posição do coração em decorrência de fatores extrínsecos (p. ex.: atelectasia pulmonar ou derrame pleural volumoso). Nesses casos, não há basicamente alteração no ECG.
2. A definição de *situs* atrial é baseada na localização do nó sinusal. No *situs solitus*, o eixo da onda P está ao redor de +60 graus e, no *situs inversus*, o eixo de P é de +120 graus, sendo, portanto, a onda P negativa em D1.

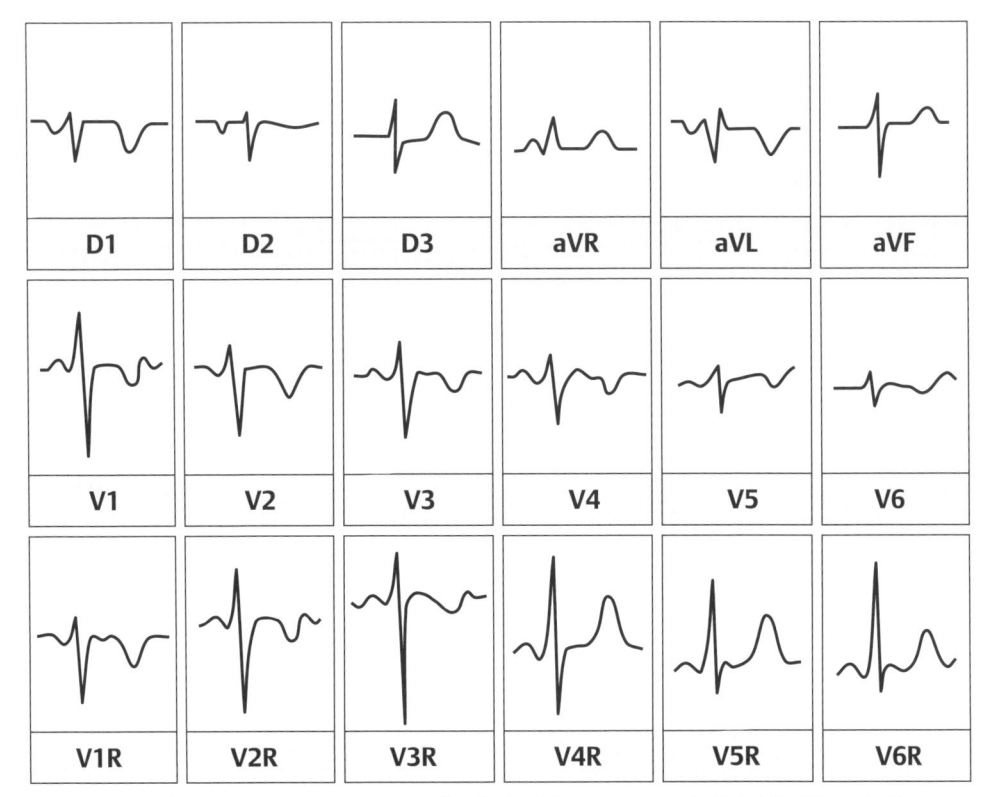

Fig. 29-2. ECG de uma criança com dextrocardia: diminuição progressiva do R de V1 a V6, onda P negativa em D1 e positiva em aVR.

RESUMINDO
- O ECG depende da idade e da FC da criança e pode ser alterado por alguma deformidade torácica que a criança apresente.
- Presença de q em V1 é considerada patológica, enquanto, em V6, ocorre em 90% das crianças com mais de um mês de idade.
- O segmento ST é geralmente isoelétrico, mas pode ter infradesnível de até 3 mm nas precordiais e de 2 mm nas derivações do plano frontal.
- A presença de onda T positiva em V1-V2 após a primeira semana de vida geralmente indica uma sobrecarga ventricular direita.

   Obs.: Às vezes temos que registrar um traçado mais longo, no caso da criança se movimentar muito, produzindo artefatos no ECG.

Quadro 29-1. Critérios para a Caracterização dos Eletrocardiogramas Pediátricos

	0-1 dia		1-3 dias		3-7 dias		7-30 dias		1-3 meses		3-6 meses	
FC	94	155	91	158	90	166	106	182	120	179	105	185
ÂQRS	59	189	34	197	76	191	70	160	30	115	7	105
PR D2 (s)	0,08	0,12	0,08	0,14	0,07	0,15	0,07	0,14	0,07	0,13	0,07	0,15
QRS V5 (s)	0,02	0,07	0,02	0,07	0,02	0,07	0,02	0,08	0,02	0,08	0,02	0,08
P D2 (mV)	0,005 / 0,01	0,28 / 0,34	0,03 / 0,01	0,28 / 0,33	0,07 / 0,01	0,29 / 0,35	0,07 / 0,01	0,30 / 0,35	0,07 / 0,01	0,26 / 0,34	0,04 / 0,00	0,27 / 0,32
RV1 (mV)	0,50	2,60	0,50	2,70	0,30	2,50	0,30	1,20	0,30	1,90	0,30	2,00
RV6 (mV)	0,00	1,20	0,00	1,20	0,10	1,20	0,30	1,60	0,50	2,10	0,60	2,20
SV1 (mV)	0,10	2,3	0,10	2,00	0,10	1,70	0,00	1,10	0,00	1,30	0,00	1,70
SV6 (mV)	0,00	1,00	0,00	0,90	0,00	1,00	0,00	1,00	0,00	0,70	0,00	1,00
TV1 (mV)	−0,30	0,40	−0,40	0,40	−0,50	0,30	−0,50	−0,10	−0,60	−0,10	−0,60	−0,10
TV6 (mV)	−0,05	0,35	0,00	0,35	0,00	0,40	0,10	0,50	0,10	0,50	0,10	0,60
R/S V1	0,1	9,9	0,1	6	0,1	9,8	1	7	0,3	7,4	0,1	6
R/S V6	0,1	9	0,1	12	0,1	10	0,1	12	0,2	14	0,2	18

	6-12 meses		1-3 anos		3-5 anos		5-8 anos		8-12 anos		12-16 anos	
FC	108	169	89	152	73	137	65	133	62	130	60	120
ÂQRS	6	98	7	102	6	104	10	139	6	116	9	128
PR D2 (s)	0,07	0,16	0,08	0,15	0,08	0,16	0,09	0,16	0,09	0,17	0,09	0,18
QRS V5 (s)	0,03	0,08	0,03	0,08	0,03	0,07	0,03	0,08	0,04	0,09	0,04	0,09
P D2 (mV)	0,06 / 0,00	0,25 / 0,33	0,07 / 0,00	0,25 / 0,32	0,03 / 0,00	0,25 / 0,29	0,04 / 0,00	0,25 / 0,25	0,03 / 0,00	0,25 / 0,27	0,03 / 0,00	0,25 / 0,24
QV6 (mV)	0,00	0,30	0,00	0,28	0,01	0,33	0,01	0,46	0,01	0,28	0,00	0,29
RV1 (mV)	0,20	2,00	0,20	1,80	0,10	1,80	0,10	1,40	0,10	1,20	0,10	1,00
RV6 (mV)	0,60	2,30	0,60	2,30	0,80	2,50	0,80	2,60	0,90	2,50	0,70	2,30
SV1 (mV)	0,10	1,80	0,10	2,10	0,20	2,20	0,30	2,30	0,30	2,50	0,30	2,20
TV1 (mV)	−0,60	−0,20	−0,60	−0,10	−0,60	0,00	−0,50	0,20	−0,40	0,30	−0,04	0,30
TV6 (mV)	0,10	0,55	0,10	0,60	0,15	0,70	0,20	0,75	0,20	0,70	0,10	0,70
R/S V1	0,1	4	0,1	4,3	0,03	2,7	0,02	2	0,02	1,9	0,02	1,8
R/S V6	0,2	22	0,3	27	0,6	30	0,9	30	1,5	33	1,4	39

Diretrizes de Interpretação de Eletrocardiograma de Repouso Arq Bras Cardiol volume 80, (supl II), 2003.

VAMOS PRATICAR

1. Complete as lacunas:
   Na criança, devemos esperar que o ritmo seja _____, com uma frequência cardíaca mais _____ que a do adulto e que tende a _____ com a idade.

2. Falso ou verdadeiro
   A) Ao nascer o recém-nato apresenta características fetais de predomínio de forças esquerdas, justificadas pela circulação fetal
   B) A onda T é positiva em V1-V2 nas primeiras 24-72 h no ECG
   C) A onda T passa a ser negativa após as primeiras 72 h e permanece negativa até a adolescência nessas derivações
   D) A presença de "Q" em V1 é considerada patológica em V6

Respostas

1. sinusal/elevada/diminuir
2. A) F; B) V; C) V; D) F

ECG NAS CARDIOPATIAS CONGÊNITAS MAIS FREQUENTES

Luiza Fonseca Brandão
Julianna Fonseca Marcelino Queres
Luciana Bruno Matoso
Eliane Lucas

FUNDAMENTAL

Ao encontrarmos alterações no ECG que sugiram a presença de uma cardiopatia na criança, podemos separá-las, de acordo com as alterações em cardiopatias com:

Predomínio de sobrecarga de volume
- Comunicação interatrial (CIA)
- Comunicação interventricular (CIV)
- Persistência do canal arterial (PCA)
- Insuficiências valvares

Predomínio de sobrecarga de pressão
- Estenose pulmonar
- Estenose aórtica
- Coarctação de aorta

Sobrecarga mista
- Cardiopatias complexas
- Evolução de cardiopatias congênitas com hiperfluxo pulmonar e que evoluem com hipertensão arterial pulmonar

---

Obs.: Devemos lembrar que essas são generalizações e que um percentual de casos pode fugir aos padrões esperados. E, também, vale lembrar que um ECG pode ser normal mesmo na presença de uma anomalia cardíaca. Portanto, um ECG normal não exclui uma cardiopatia.

Geralmente as alterações no ECG estarão relacionadas com a repercussão hemodinâmica do defeito, como veremos a seguir.

UM POUCO SOBRE AS CARDIOPATIAS CONGÊNITAS MAIS FREQUENTES

As cardiopatias congênitas (CC) mais frequentes são acianóticas com normofluxo ou hiperfluxo pulmonar. As mais prevalentes com hiperfluxo são a CIA, CIV, DSAV (defeito do septo atrioventricular) e o PCA. No segundo grupo, com normofluxo pulmonar, destacam-se a coartação da aorta, a estenose pulmonar e a valva aórtica bicúspide.

Nas cardiopatias com hiperfluxo pulmonar em decorrência do *shunt* esquerdo-direito (E-D), observamos um aumento do retorno para as cavidades esquerdas e geralmente, no ECG, vemos sinais de sobrecarga atrial esquerda (SAE) e sobrecarga ventricular esquerda (SVE). Evolutivamente, pode haver progressão para hipertensão arterial pulmonar significativa e, assim, ocorrer a inversão do fluxo para D-E e predominância das cavidades direitas.

Em algum momento da evolução pode haver crescimento biventricular, que se pode verificar pelo grande difasismo das derivações do meio do precórdio (sinal de Katz-Wachtel), padrão que pode desaparecer após a correção cirúrgica.

Vamos falar um pouco sobre as principais cardiopatias congênitas.

Comunicação Interatrial (CIA)

O defeito no septo atrial é bastante prevalente e ocorre em 10% das CC. Evidencia-se um *shunt* do átrio esquerdo, onde a pressão é maior, para o átrio direito (Fig. 30-1). A criança é geralmente assintomática ou oligossintomática; tornando-se mais sintomática com o aumento progressivo do *shunt*, por exemplo, com intolerância ao exercício.

O achado clínico clássico da CIA é o desdobramento amplo e fixo na segunda bulha por atraso do componente pulmonar por causa do aumento de volume no ventrículo direito. O ecocardiograma com Doppler confirma e quantifica o *shunt*.

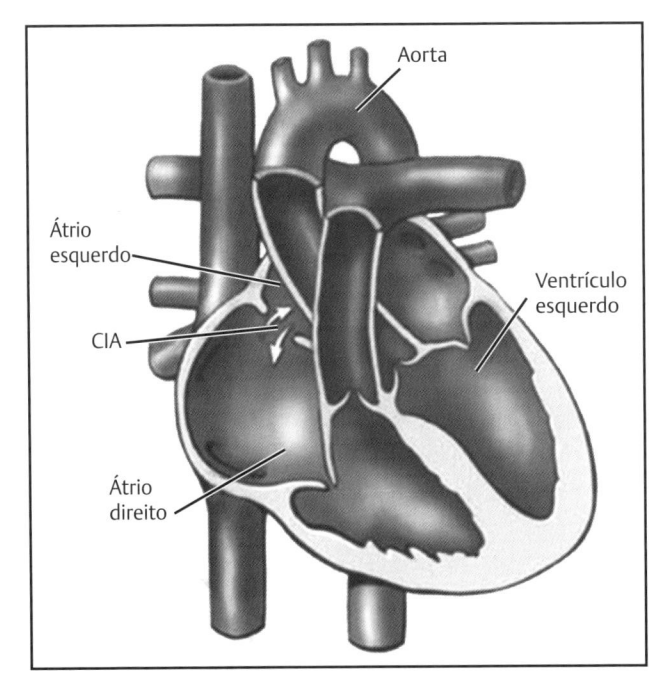

Fig. 30-1. CIA – Comunicação entre os átrios com predomínio do fluxo do átrio esquerdo para o átrio direito.

O ECG pode ser normal inicialmente apresentando, nas fases mais avançadas, a repercussão sobre o VD (Fig. 30-2) com:

- Desvio do eixo elétrico médio (EEM) do QRS para a direita.
- Padrão rsR' nas derivações precordiais (principalmente V1), onda S profunda em V6.
- Ritmo geralmente sinusal, aumentando a incidência de FA com a idade adulta.

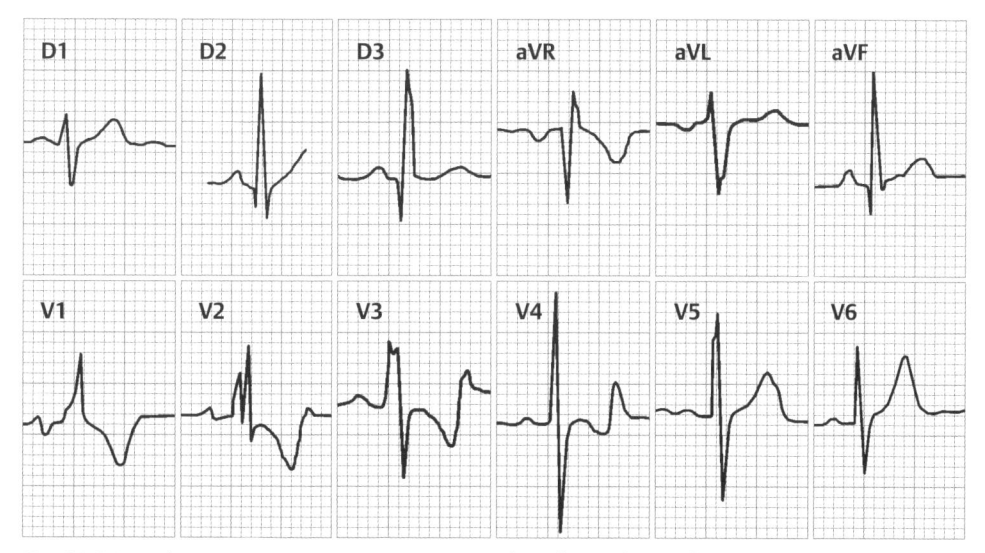

Fig. 30-2. ECG de paciente com CIA tipo *ostium secundum*: desvio do eixo do QRS para a direita (QRS negativo em D1 e positivo em aVF), com sinais de SVD.

Comunicação Interventricular (CIV)

A CIV (Fig. 30-3) é a cardiopatia congênita acianótica mais frequente (25 a 30% das CC). Cerca de 50 a 60% dos pacientes podem evoluir para o fechamento espontâneo. O ecocardiograma com Doppler confirma e quantifica o *shunt*.

As manifestações no ECG (Fig. 30-4) têm relação com a repercussão hemodinâmica do defeito. Por exemplo:

- Na CIV pequena (CIV restritiva): ECG geralmente normal.
- Na CIV moderada: sinais de SAE e de SVE (porque o fluxo pulmonar aumentado/hiperfluxo pulmonar aumenta o retorno venoso para as câmaras esquerdas).
- Na CIV grande: pode haver sobrecarga biventricular com amplo isodifasismo do QRS de V1 a V6.
- CIV já com hipertensão arterial pulmonar: pode haver padrão de SVD isolada com R grande em V1.

No exame físico, o achado clássico é de um sopro holossistólico na borda paraesternal esquerda, no 4º e 5º espaços intercostal, em decorrência do *shunt* VE-VD.

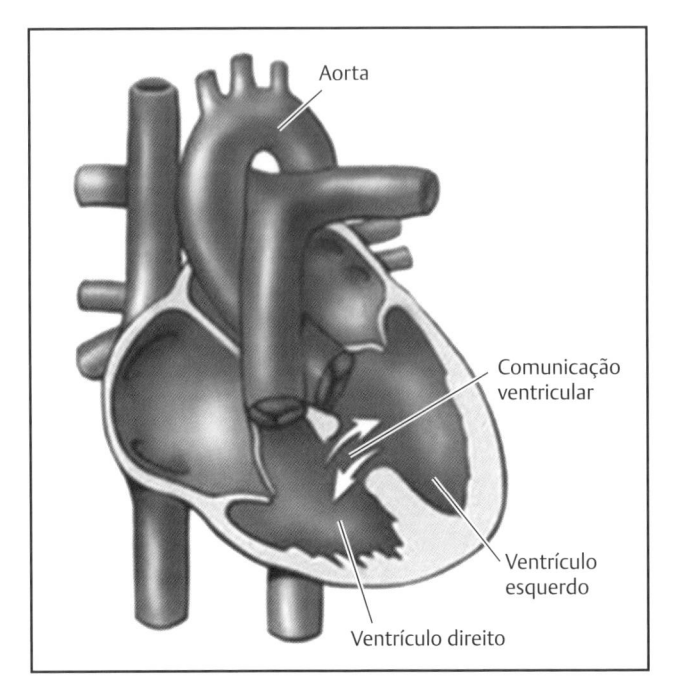

Fig. 30-3. CIV – Comunicação entre os ventrículos com o fluxo predominante do ventrículo esquerdo para o ventrículo direito.

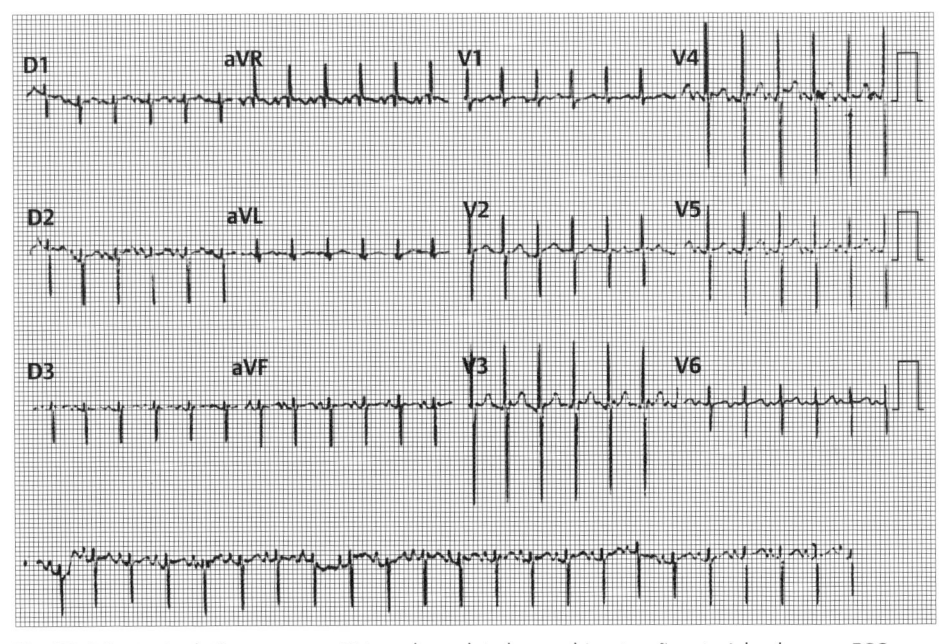

Fig. 30-4. Lactente de 3 meses com CIV amplo evoluindo com hipertensão arterial pulmonar. ECG com desvio importante do eixo elétrico médio (EEM) para a direita (eixo entre -90 e -120) e sobrecarga ventricular direita (R amplo em V1 e S amplas em V5 e V6).

Persistência do Canal Arterial

O canal arterial liga a artéria pulmonar com a aorta na vida intrauterina: o sangue sai do coração direito, através da artéria pulmonar, e chega na aorta descendente e daí para o corpo fetal, retornando para a placenta através das artérias umbilicais. O canal arterial protege os pulmões da sobrecarga circulatória fazendo com que a circulação pulmonar seja baixa, por causa da alta resistência vascular pulmonar na vida fetal.

Logo após o nascimento, fecha-se o canal arterial, deixando de existir, assim, essa comunicação entre a circulação pulmonar e sistêmica. Porém, em 30-40% dos recém-nascido, principalmente os prematuros e aqueles com peso inferior a 1.750 g, há a persistência desse canal arterial. Com isso, há passagem através desse canal, mas agora em sentido contrário, da aorta para a circulação pulmonar, que fica sobrecarregada.

O achado clássico no exame físico é a presença de um sopro contínuo a nível do 1º e 2º espaço intercostal à esquerda, acompanhado de uma pressão arterial divergente.

O melhor exame para diagnosticar o ducto arterial patente é o ecocardiograma, no qual há visualização do diâmetro do canal arterial e a confirmação do padrão de fluxo na aorta descendente e na artéria pulmonar.

O tratamento da persistência do canal arterial é feito com um inibidor da síntese de prostaglandina (indometacina e ibuprofeno), para estimular sua auto-obliteração, e, se não houver um bom resultado, faz-se o fechamento hemodinâmico ou cirúrgico.

As alterações de ECG na PCA (Fig. 30-5) dependem da magnitude do *shunt* e diâmetro do defeito, e podemos de forma esquemática considerar que:

1. Se PCA com diâmetro pequeno: ECG geralmente normal.
2. Se PCA com diâmetro moderado: padrão de SAE e SVE. Em razão do fluxo E-D ao nível da artéria pulmonar, haverá aumento do fluxo para cavidades esquerdas, que estarão aumentadas.

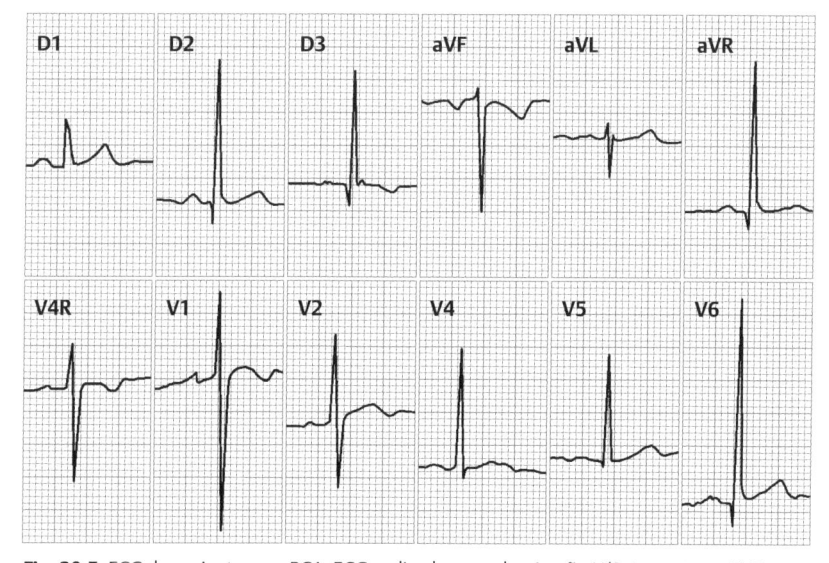

Fig. 30-5. ECG de paciente com PCA. ECG realizado na padronização N/2. Importante SVE em paciente com PCA. Sokolow: amplitude de R em V1 + S V6 = 108 (S em V1 = 23 × 2 = 46 e R em V6 = 31 × 2 = 62. Multiplicamos a amplitude por 2 porque o ECG está em padrão N/2).

3. Se PCA grande: poderá ser encontrada SAE e sobrecarga biventricular. A SVD acontece agora em virtude do aumento da pressão na artéria pulmonar (pelo aumento do fluxo pulmonar e também pela transmissão da pressão da aorta).

Coartação da Aorta

Definição: estreitamento localizado na aorta descendente geralmente abaixo da saída da artéria subclávia esquerda (Fig. 30-6).

- Corresponde a 7 a 8% das anomalias congênitas cardiovasculares.
- Uma das causas de insuficiência cardíaca (IC) no recém-nato, quando é frequente a associação com outros defeitos como CIV e/ou PCA, e que, por haver aumento do fluxo pulmonar, pode levar à IC. ECG: padrão de SVD é o mais frequente, às vezes junto com SVE.
- Em crianças maiores e adultos, é menos frequente a associação com outros defeitos. Devemos pesquisar sempre a CoAo no caso de HAS em crianças e pacientes jovens. O mais característico ao exame físico é encontrarmos HAS em membros superiores e pulsos em membros inferiores diminuídos ou abolidos. ECG, nesses casos, com SAE e SVE (nem sempre as alterações de ECG têm relação com a gravidade).

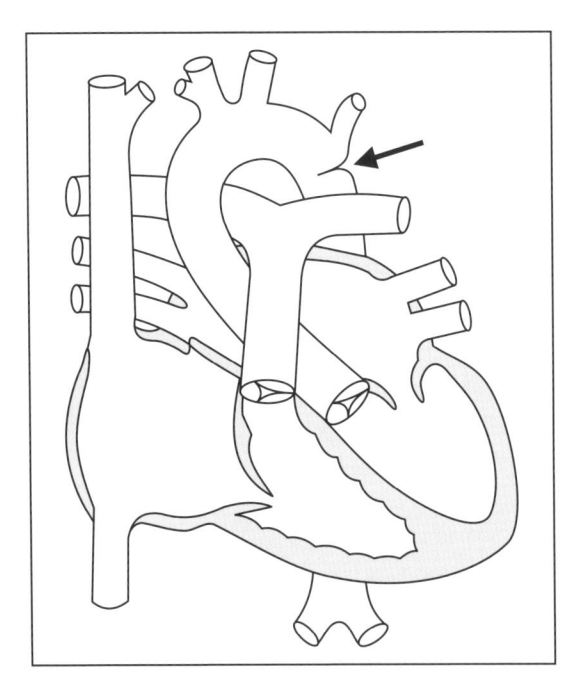

Fig. 30-6. Coarctação da aorta.

Estenose Aórtica Congênita

Corresponde a 2 a 6% das cardiopatias congênitas, podendo a obstrução se localizar em nível valvar (Fig. 30-7), subvalvar ou supravalvar. As alterações encontradas no ECG não permitem a diferenciação quanto ao local da obstrução.

No ECG, encontramos sinais de SVE, com EEM na maioria dos casos normal, não havendo relação entre a SVE e os níveis pressóricos.

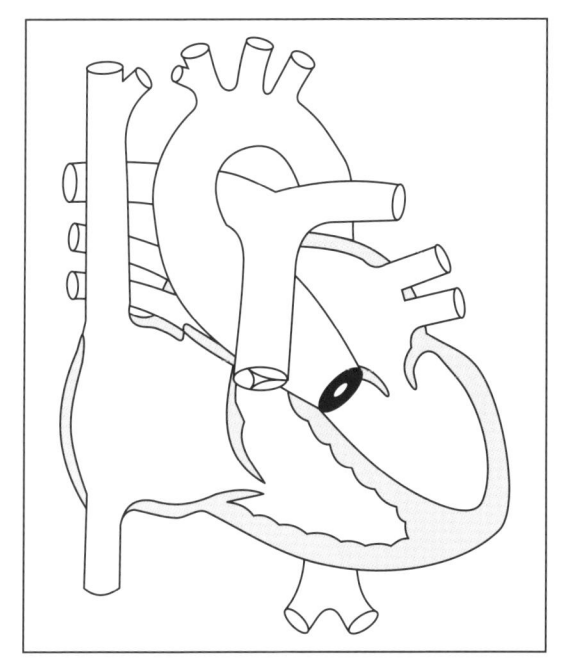

Fig. 30-7. Estenose aórtica valvar.

APROFUNDANDO
Apresentaremos algumas CC não tão frequentes, mas que merecem destaque por sua importância clínica.

Tetralogia de Fallot
Na tetralogia de Fallot, encontramos os seguintes defeitos básicos (Fig. 30-8):

1. Estenose pulmonar (EP) infundibular-valvar.
2. CIV grande.
3. Dextroposição da aorta (de pequena importância).
4. SVD – como consequência da EP.

A EP e a CIV comandam a fisiopatologia da doença e as alterações hemodinâmicas dependem do grau de EP.
Alterações no ECG na tetralogia de Fallot (Fig. 30-9):

- Padrão frequente de SVD com peculiaridade: em V1 predomínio de Rs ou qR ou R pura com mudança súbita (transição precoce) para Rs ou RS em V2, que segue até V5-V6 (conhecido como "VD sistêmico").
- O EEM do QRS geralmente encontra-se desviado para a direita (+120 graus).
- Nos pacientes com bom fluxo pulmonar, presença de qR em V5-V6, o que pode indicar uma SVE associada.
- Ritmo geralmente sinusal.
- Em 80% das crianças mais desenvolvidas, encontramos aumento de AD.

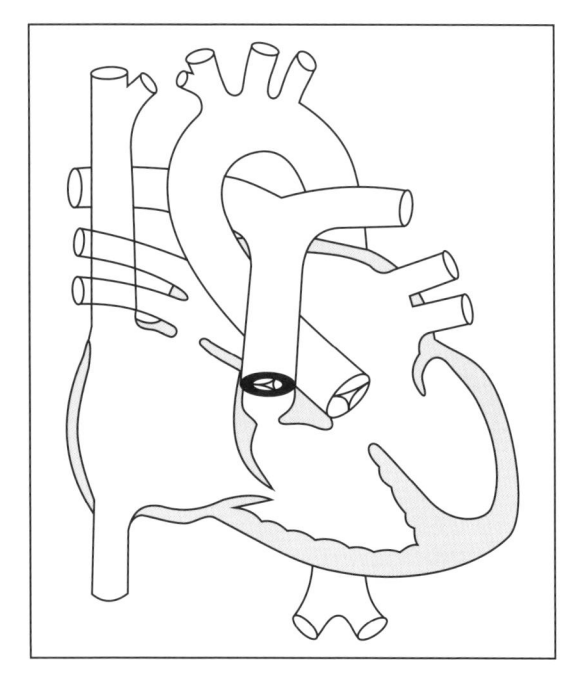

Fig. 30-8. Tetralogia de Fallot com CIV ampla e estenose pulmonar.

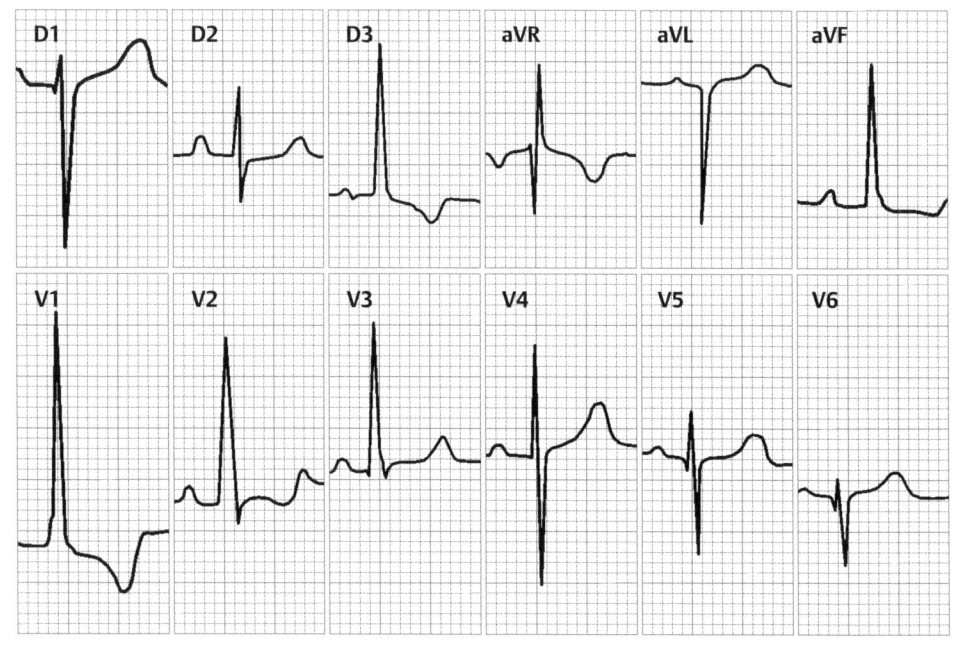

Fig. 30-9. ECG de criança com tetralogia de Fallot com eixo elétrico médio desviado para a direita (entre +120 e +150 graus) e sobrecarga ventricular direita.

Tronco Comum (*Truncus Arteriosus*)

O tronco arterial comum, que sai de ambos os ventrículos, por falha embriológica, não é dividido em aorta e pulmonar (Fig. 30-10). O fluxo pulmonar elevado ou pobre dessa condição vai determinar as alterações no ECG, como vemos abaixo:

A) Com grande fluxo pulmonar: achados de ECG similares ao CIV:
- Aumento biatrial.
- QRS com EEM entre + 90 e + 150 graus.
- RsR' em V1 e qR em V6.

B) Com fluxo pulmonar diminuído: similar ao Fallot:
- SAD.
- SVD (R ou Rs ou qR em V1).

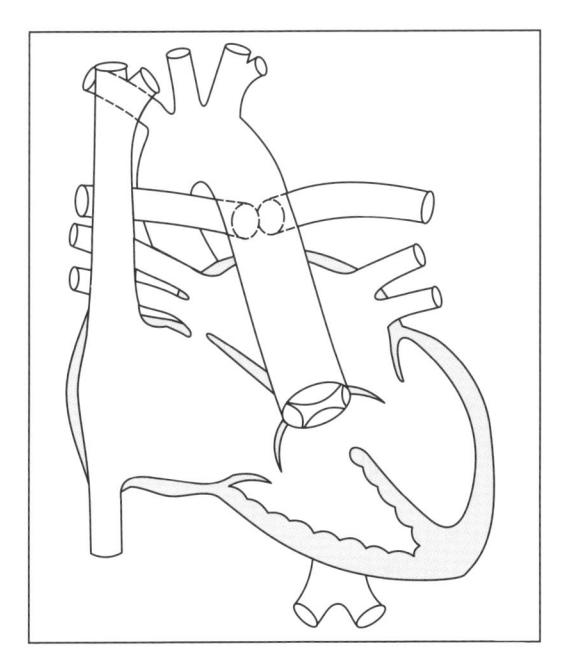

Fig. 30-10. Tronco arterial comum (*truncus arteriosus*) saindo de ambos os ventrículos.

Transposição Corrigida dos Grandes Vasos

Nessa cardiopatia, a aorta sai do VD e a artéria pulmonar sai do VE, havendo conexão AV normal e uma circulação em paralelo com os ventrículos invertidos, sendo necessário uma CIA, ou CIV ou PCA para que seja possível a sobrevivência (Fig. 30-11).

No ECG temos:

- Geralmente ritmo sinusal.
- SVD persistente no ECG com inversão do padrão precordial: QRS com positividade no precórdio D e negatividade no E.
- Pode haver SVE associada.
- EEM desviado para a direita.
- T positiva em V1-V2.

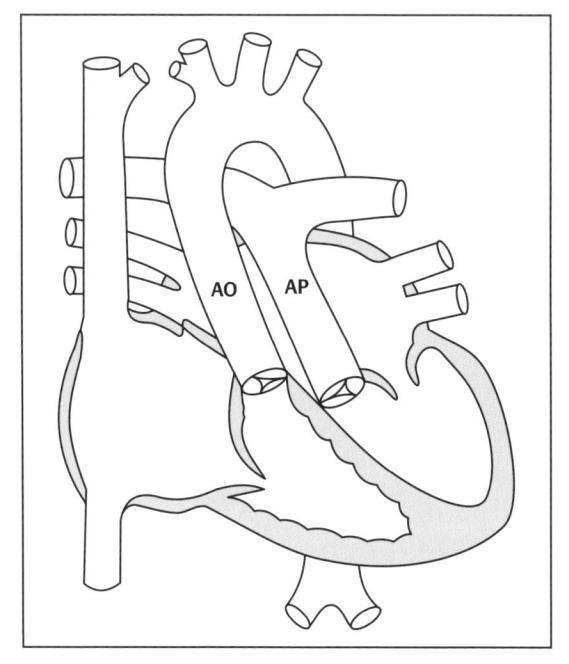

Fig. 30-11. Transposição dos grandes vasos: a aorta sai do VD e a artéria pulmonar sai do VE.

- Outras alterações estarão presentes na dependência dos defeitos associados. Por exemplo, se uma CIV ampla estiver presente, com hiperfluxo pulmonar importante, podemos encontrar uma SVE isolada.
- 10% dos pacientes podem apresentar ECG normal.

Atresia de Tricúspide

A atresia de tricúspide é a terceira cardiopatia cianótica mais frequente e consiste na completa agenesia da VT e, portanto, não há conexão atrioventricular direita. O VD, na maioria das vezes, encontra-se hipoplásico (Fig. 30-12). É necessário haver uma comunicação entre os lados do coração: CIA, CIV ou PCA para manter o fluxo pulmonar.

No ECG encontramos:

- O eixo do QRS, no plano frontal, é desviado superiormente e para esquerda (EEM do QRS situa-se entre 0 e – 90 graus).
- Aumento de AD (eventualmente aumento biatrial – quando há fluxo pulmonar aumentado).
- SVE com importante desvio do EEM em 90% dos casos para E e rS com S aumentado no precórdio D e qR (às vezes de baixa voltagem) em V5 e V6.
- Ocasionalmente QRS para D (quando associado a outros defeitos congênitos) – ST deprimido e T achatada ou invertida em D1, aVL, V5 e V6.

Anomalia de Ebstein

Nessa cardiopatia há inserção anormal da VT para dentro do VD e parte da entrada do VD passa a pertencer ao átrio: o VD fica dividido num segmento atrializado proximal e outro distal pequeno (Fig. 30-13). É muito frequente a presença de displasia severa da valva tricúspide, podendo apresentar graus diversos de insuficiência valvar.

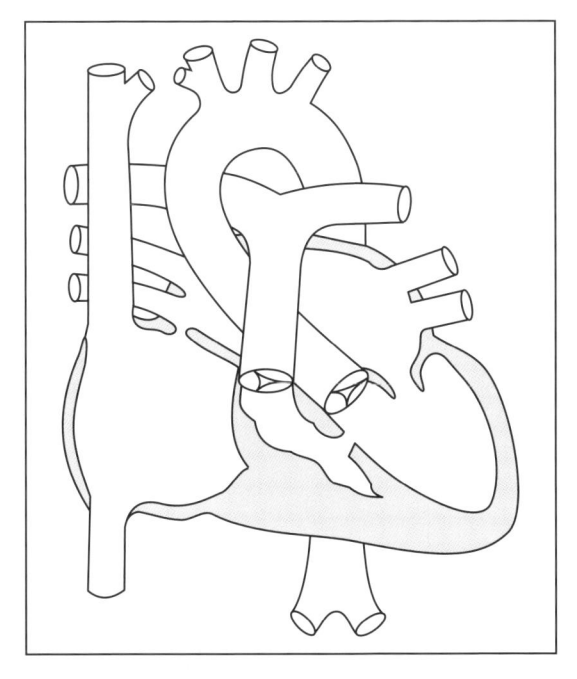

Fig. 30-12. Atresia de tricúspide.

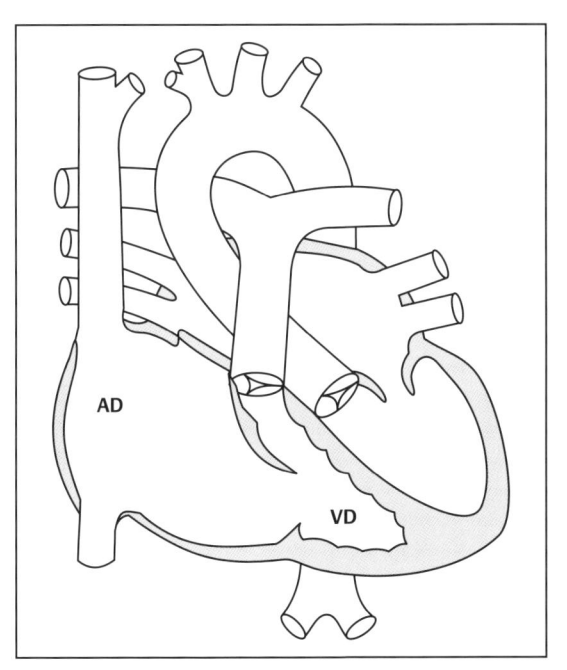

Fig. 30-13. Anomalia de Ebstein: inserção anormal da VT para dentro do VD e parte da entrada do VD passa a pertencer ao átrio D.

No ECG encontramos:

- Aumento de AD.
- Espaço PR aumentado (em cerca de 20% dos casos).
- QRS ligeiramente alargado, de baixa voltagem, eixo normal ou desviado para a D (com padrão de BRD em mais de 80%).
- Padrão de pré-excitação (WPW) em cerca de 10%, sendo também mais frequente o *flutter* e a fibrilação atrial.

Estenose Pulmonar

Na estenose pulmonar, há relação estreita entre o gradiente transvalvar e os sinais que encontramos no ECG.

- Na EP leve: ECG normal em mais de 50% dos casos (Gradiente VD-AP < 50 mmHg).
- NA EP moderada: sinais de SAD e SVD com EEM QRS para a D (aumento do R em V1 e aumento do S em V6).
- Na EP grave (pressão do VD maior que pressão sistêmica) (Fig. 30-14): SAD, EEM do QRS desviado para a D (entre +90 e +120 graus) com padrão qR ou R puro em V1 e RS em V5-V6. Nesses casos, intervalo PR aumentado em 30%.

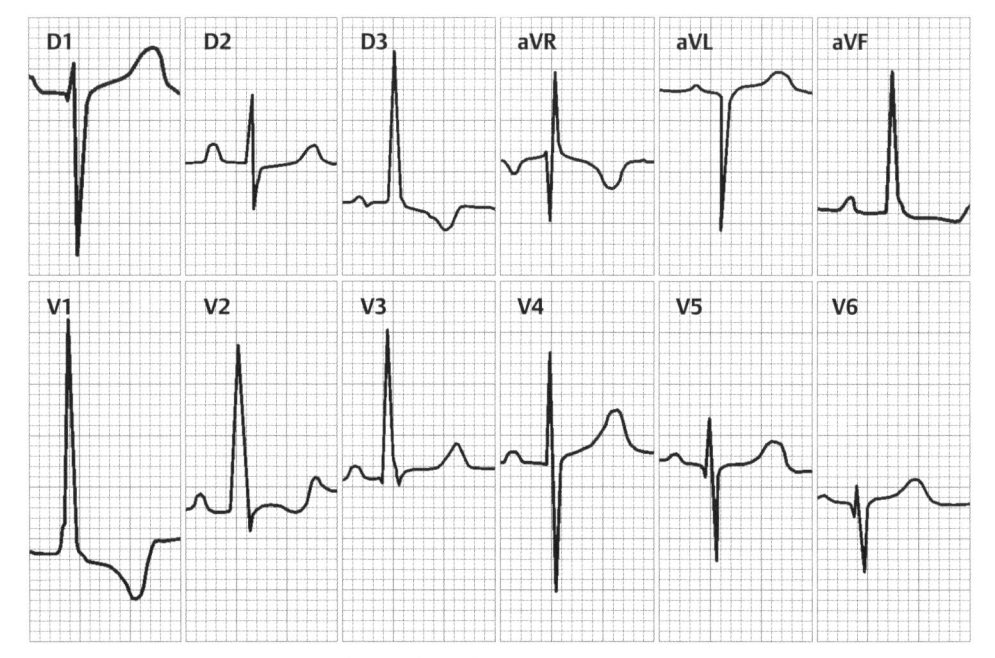

Fig. 30-14. EP severa: Eixo elétrico do QRS desviado para a direita (entre +120 e +150), com SVD (R puro em V1 com padrão de *strain* e S profundos em V5 e V6).

RESUMINDO

Mais uma vez lembramos que o principal objetivo ao se analisar o ECG de uma criança não é diagnosticar uma cardiopatia específica, mas definir se o padrão detectado está relacionado com a idade da criança ou se esses achados merecem uma investigação adicional pela possibilidade da existência de uma cardiopatia.

Uma vez definida a necessidade de investigação, o exame físico será particularmente importante na definição quanto à presença de uma cardiopatia acianótica ou cianótica, sendo o ecocardiograma com Doppler o exame fundamental não só para o diagnóstico da cardiopatia quanto para a definição de sua repercussão hemodinâmica.

VAMOS PRATICAR

1. São cardiopatias congênitas acianóticas EXCETO:
   A) CIA
   B) Coarctação da aorta
   C) Tetralogia de Fallot
   D) PCA

2. São cardiopatias congênitas que cursam com sobrecarga de volume EXCETO:
   A) CIA
   B) Coarctação da aorta
   C) CIV
   D) PCA

3. Em relação ao ECG na presença de CIV podemos afirmar que:
   A) O ECG será normal, exceto se houver hipertensão arterial pulmonar
   B) Os sinais de SAE e de SVE ocorrem mesmo na CIV pequena
   C) Na CIV grande podemos encontrar sinais de SVE e SVD
   D) Na CIV moderada predominam os sinais de SVD

Respostas
   1. C
   2. B
   3. C

Parte VII ECG em Outras Condições

DISTÚRBIOS ELETROLÍTICOS

Ramon Freire Bastos
Ilana Benchimol
Ana Paula Chaves de Oliveira
Claudia Roberta de Miranda
Luisa Toscano

FUNDAMENTAL
O eletrocardiograma pode ser muito importante na detecção de anormalidades de eletrólitos, em especial os relacionados ao potássio e ao cálcio, como veremos nesse capítulo.

Potássio
O nível sérico normal de potássio varia de 3,5 a 5,5 mEq/L e alterações no ECG podem ser detectadas tanto quando esses níveis encontram-se abaixo do normal quanto acima, interferindo, especialmente, na repolarização ventricular, como veremos a seguir.

Hiperpotassemia (ou Hipercalemia)
As alterações do ECG na hiperpotassemia podem levar à fibrilação ventricular e morte. A importância de se observar o ECG é que essas alterações geralmente ocorrem de forma progressiva, sendo possível tratá-las se identificadas precocemente, evitando, assim, um desfecho desfavorável.

Alterações relacionadas com a hiperpotassemia:

1. Encurtamento da repolarização: por isso, inicialmente, a hiperpotassemia leva a alterações na onda T, que se torna apiculada em todas as derivações (o que ajuda no diagnóstico diferencial de doenças isquêmicas que geralmente afetam, na sua manifestação aguda, uma determinada região do miocárdio).
2. Alteração na despolarização com o aumento mais significativo do potássio sérico, levando a:
- Aumento do intervalo PR e achatamento de onda P, que termina por desaparecer.
- Por último, alargamento do complexo QRS até se juntar à onda T, podendo gerar a FV.

Então, na hiperpotassemia (Fig. 31-1), encontramos:

- K ≥ 5,5 mEq/l – ondas T apiculadas com base estreita (em tenda) com consequente diminuição do QT
- K > 7 mEq/l – aumento do intervalo PR e achatamento da onda P, que pode não ser vista no ECG (K > 8 mEq/L)
- K > 9 mEq/l – alargamento do QRS que se junta com a onda T podendo levar à fibrilação ventricular (K > 11 mEq/L). Podemos encontrar nessa situação um padrão de pseudoinfarto, em razão da presença de supradesnível de segmento ST

Obs.: Essas alterações geralmente se desenvolvem de acordo com o aumento progressivo dos níveis de K, mas nem sempre obedecem essa ordem, podendo ocorrer a FV subitamente. Logo, qualquer alteração no ECG que possa estar relacionada com a hiperpotassemia requer cuidado imediato.

São causas possíveis de hipercalemia: insuficiência renal, excessiva reposição de potássio, acidose (p. ex., acidose diabética, acidose lática), insuficiência de corticoide – síndrome de Addison, abuso de diuréticos poupadores de potássio (principalmente na presença de insuficiência renal, queimaduras extensas, uso prolongado de penicilina potássica em associação aos antagonistas do SRAA), feridas com esmagamento.

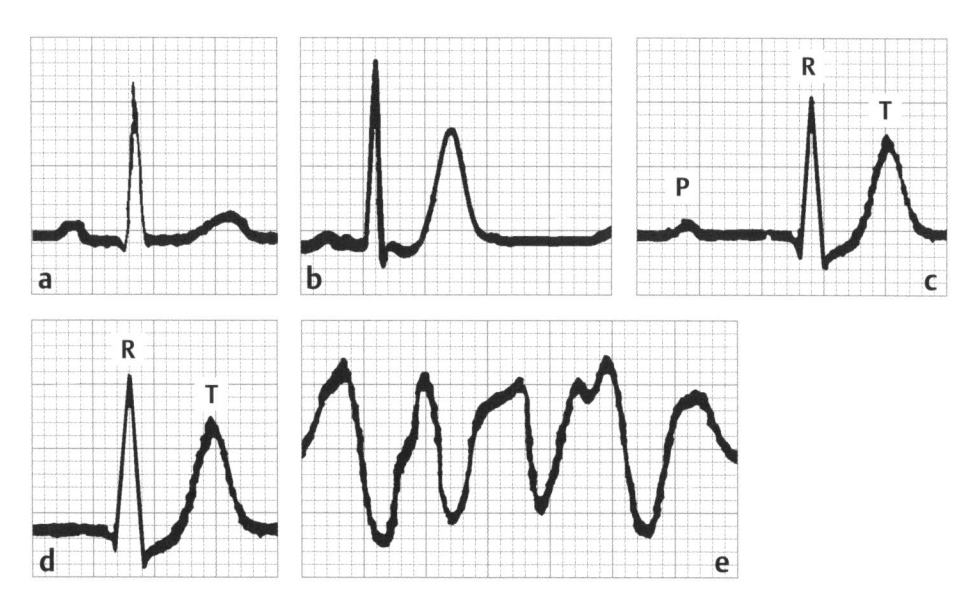

Fig. 31-1. Alterações eletrocardiográficas na hipercalemia. (**a**) ECG normal; (**b**) onda T apiculada; (**c**) aumento do intervalo PR e onda T apiculada; (**d**) desaparecimento de onda P e T apiculada; (**e**) fibrilação ventricular.

Hipopotassemia (ou Hipocalemia)

Também na hipopotassemia (K < 3,5 mEq/l), as alterações no ECG podem ser mais confiáveis de sua gravidade que os níveis séricos de potássio, por tratar-se de um íon predominantemente intracelular.

Achados eletrocardiográficos na hipopotassemia (Fig. 31-2):

> - K de 2,5 a 3,5 mEq/L – depressão do segmento ST (semelhante à lesão subendocárdica)
> - K de 1,5 a 2,5 mEq/L – achatamento da onda T, com duração aumentada*
> - K ≤ 1,5 mEq/L – aparecimento de onda U proeminente, prolongamento do QRS*
>
> *Essa inversão entre as amplitudes das ondas T e U, isto é, a predominância da onda U sobre a onda T é a alteração mais característica na morfologia da repolarização. Essa proeminência da onda U pode levar a arritmias graves, como o *torsades de pointes*

Observação:

1. As alterações podem ocorrer sem que essa ordem específica seja respeitada.
2. A hipocalemia potencializa as taquiarritmias produzidas na intoxicação digitálica.

São causas possíveis de hipocalemia: cirrose hepática, diarreia e vômitos, diurese excessiva, excessiva secreção ou administração de corticoide, uso de diuréticos ou laxativos, vigorosa ressuscitação cardiopulmonar.

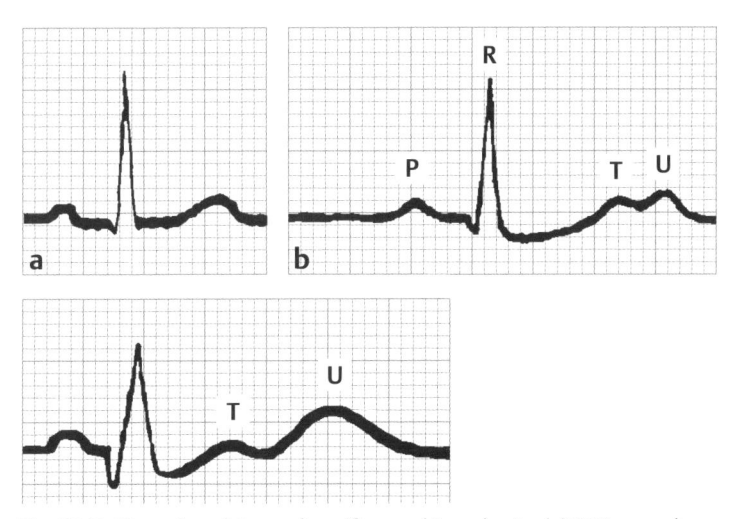

Fig. 31-2. Alterações eletrocardiográficas na hipocalemia. (**a**) ECG normal; (**b**) onda T achatada e aumento de onda U; (**c**) alargamento do QRS e onda U muito proeminente.

Cálcio

O nível de cálcio sérico normal encontra-se entre 8,5 e 10,5 mg%

As alterações do cálcio sérico interferem principalmente na fase 2 do potencial de ação e, com isso, alteram o intervalo QT.

Hipercalcemia – Cálcio > 10,5 mg%

Do ponto de visto eletrofisiológico, aumenta o inotropismo, aumenta a excitabilidade e aumenta a despolarização diastólica.

A hipercalcemia encurta o intervalo QT, sendo a onda T normal.

Obs.: Na vigência de hipercalcemia severa ou de mudanças muito rápidas na concentração de cálcio, podem ocorrer sérios distúrbios de ritmo: nesses casos, é descrito um aumento da duração do QRS e do intervalo PR, chegando até a BAV de 2º ou 3º grau.

Causas de hipercalcemia: hiperparatireoidismo, hipervitaminose D, mieloma múltiplo, sarcoidose, metástases ósseas.

Hipocalcemia – Cálcio < 8,5 mg%

A hipocalcemia prolonga o intervalo QT, que pode desencadear arritmias potencialmente fatais. O sinal clássico da hipocalcemia é o aumento do intervalo QT às custas do segmento ST, com uma onda T de duração normal. Esse achado ajuda a diferenciar da hipocalemia, onde também há aumento do QT, mas, nesse caso, aliado a um aumento na duração da onda T (com onda U proeminente).

O prolongamento do QT é proporcional à hipocalcemia e reversível com sua correção.

Causas de hipocalcemia: hipoparatireoidismo, uremia, síndromes de má-absorção intestinal, pancreatite aguda, deficiência de vitamina D.

No diagnóstico diferencial de hipocalcemia, devemos pensar em hipopotassemia e insuficiência coronariana.

Resumindo (Fig. 31-3):

- Hipocalcemia – prolonga QTc
- Hipercalcemia – encurta o QTc

Obs.: Alterações na concentração de sódio e de magnésio não levam a alterações significativas no ECG.

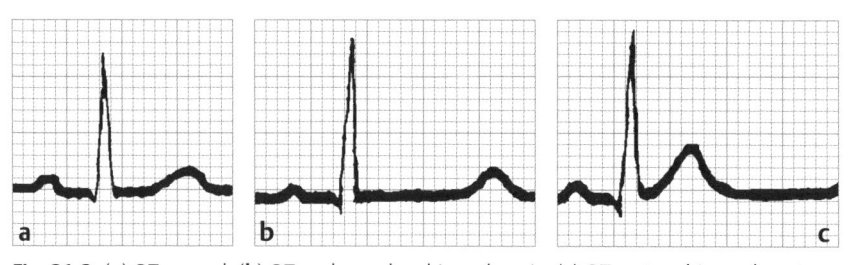

Fig. 31-3. (a) QT normal; (b) QT prolongado – hipocalcemia; (c) QT curto – hipercalcemia.

ENTENDENDO (OU... TENTANDO ENTENDER)

Para melhor compreender as alterações eletrocardiográficas apresentadas pelos distúrbios eletrolíticos, vale a pena relembrarmos como é gerado o potencial de ação da célula e as contribuições dos diferentes íons para esse potencial.

O potencial de repouso da célula depende das concentrações e dos fluxos de íons intra e extracelular. Os principais íons envolvidos são o sódio e o potássio. Normalmente, a célula é rica em íons potássio e o meio externo é rico em sódio.

Concentrações de K e Na aproximadamente:

	Intracelular	Extracelular
K+	116 mEq/L	4,5 mEq/L
Na+	20 mEq/L	142 mEq/L

Na célula em repouso (Fig. 31-4), o meio interno é negativo em relação ao meio externo, existindo uma diferença de potencial entre o meio intracelular e o meio extracelular da ordem de 80 a 90 mV. Essa diferença de potencial é mantida ativamente pela bomba sódio-potássio.

Nessa situação, podemos notar que não há diferença de potencial entre dois pontos intracelulares (A e B) e nem entre dois pontos extracelulares (C e D). Mas, se colocarmos um eletrodo dentro da célula e outro fora da célula (A × C), perceberemos que há uma diferença de potencial nessa célula em repouso, o chamado potencial de repouso (também chamado de potencial transmembrana de repouso, que é, geralmente, de –80 a –90 milivolts (mV). Por convenção, consideramos o potencial intracelular menos o extracelular e, como já tínhamos visto, o intracelular é negativo em relação ao extracelular.

Diante dessas diferenças de concentração desses íons, a tendência seria dos íons potássio saírem da célula e os íons de sódio entrarem. E isso ocorre, porém há uma particularidade que devemos considerar: a permeabilidade ao potássio é cerca de 10 vezes maior

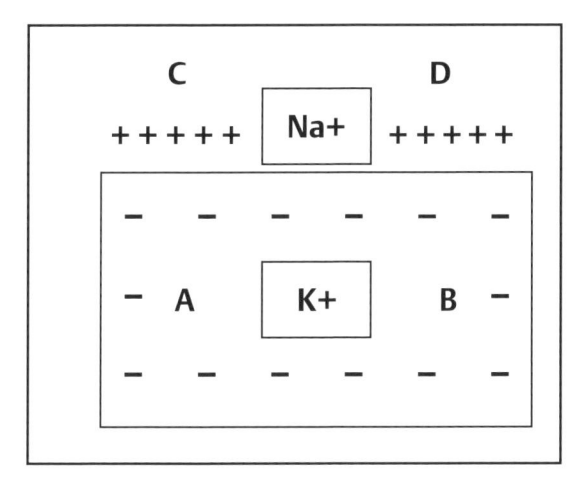

Fig. 31-4. Célula em repouso: meio interno negativo em relação ao meio externo.

que a permeabilidade ao sódio; ou seja, sai mais potássio que entra sódio, ficando a célula mais negativa em relação ao meio extracelular.

Como a positividade extracelular vai aumentado, progressivamente passa a acontecer uma diminuição da saída de potássio até o momento em que se iguala a quantidade de potássio que sai e o sódio que entra. Alcançamos, nesse momento, o potencial de repouso, com uma negatividade intracelular de 80 a 90 mV em relação ao extracelular e que é mantida pela bomba Na-K, que reconduz ativamente o potássio para dentro da célula e o sódio para fora da célula.

Potencial de Ação

Quando a célula é estimulada, muda temporariamente a permeabilidade aos íons Na e K, ou seja, a permeabilidade ao sódio torna-se maior que a permeabilidade ao potássio, entrando mais sódio na célula. Assim, o meio intracelular fica positivo em relação ao extracelular durante a despolarização ventricular, como vemos a seguir (Fig. 31-5).

Podemos, por meio da figura a seguir, identificar o que está acontecendo do ponto de vista iônico dentro da célula, bem como o que essas alterações representam no eletrocardiograma.

Vamos lá:

- Fase 0: potencial intracelular negativo passa a positivo, em decorrência de um aumento da permeabilidade ao sódio = despolarização (no ECG, o registro do QRS).
- Fase 1: inativada entrada de sódio e há saída de potássio = fase inicial de repolarização rápida.
- Fase 2: entrada lenta de sódio e cálcio e diminuição da permeabilidade ao potássio = fase do platô (no ECG, o ST).
- Fase 3: relacionada basicamente com a saída de potássio = fase final de repolarização.

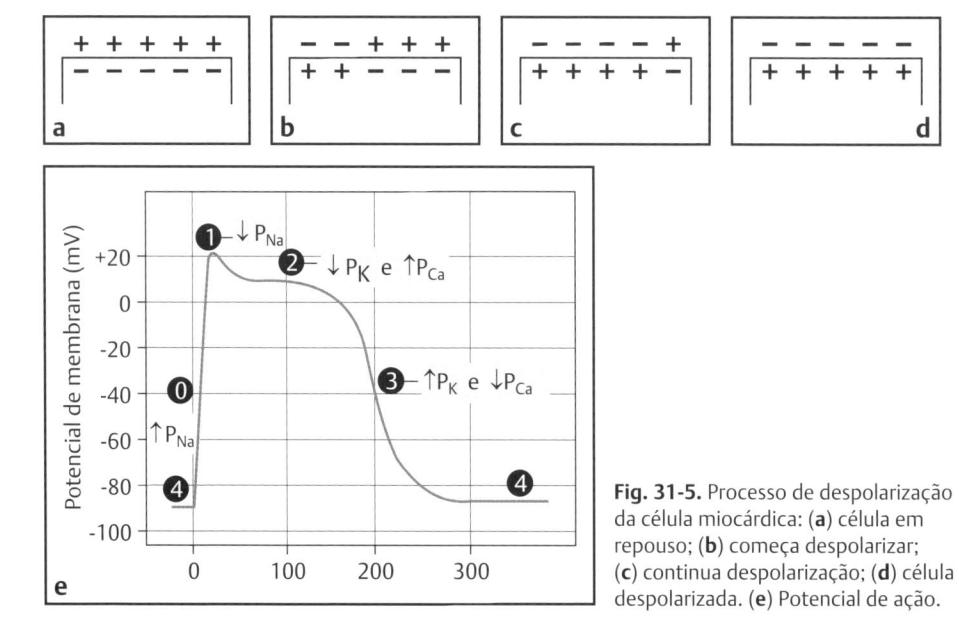

Fig. 31-5. Processo de despolarização da célula miocárdica: (**a**) célula em repouso; (**b**) começa despolarizar; (**c**) continua despolarização; (**d**) célula despolarizada. (**e**) Potencial de ação.

- Fase 4: período de repouso elétrico entre dois potenciais de ação e que depende da bomba de sódio-potássio, com saída de sódio e entrada de potássio na célula, que volta a ficar negativa em relação ao meio extracelular.

Podemos tentar resumir essas alterações da seguinte forma:

Fase 0	Entra sódio rapidamente	QRS
Fase 1	Sai potássio (pouco)	
Fase 2	Entra lentamente sódio e cálcio	ST
Fase 3	Saída de potássio	T
Fase 4	Saída de sódio e entrada de potássio	Repouso

A partir desse entendimento, vamos tentar compreender as alterações eletrocardiográficas relacionadas com os distúrbios eletrolíticos, embora, em algumas situações, esperássemos que a alteração fosse diferente do que a que encontramos (ver hiperpotassemia abaixo), o que mostra que ainda há muito o que se aprender sobre a eletrogênese do potencial de ação e suas alterações.

Vamos discutir agora as alterações decorrentes do potássio.

Apesar de o potássio ser um íon basicamente intracelular (98% do K encontra-se dentro da célula), podemos encontrar, no ECG, alterações que nos ajudem a ter uma ideia do grau de distúrbio desse íon.

Hiperpotassemia

As alterações iniciais da hiperpotassemia ocorrem na fase 3: com mais potássio no meio extracelular, há, **paradoxalmente**, e por mecanismo não explicado, uma maior velocidade de saída do potássio da célula, gerando uma onda T mais ampla, estreita e simétrica e, consequentemente uma diminuição do QT. Essa alteração é percebida em todas as derivações (diferente das alterações isquêmicas, que ocorrem nas paredes relacionadas com a artéria comprometida).

Com o aumento progressivo dos níveis de potássio, passa a existir uma menor diferença entre a concentração intracelular e extracelular de potássio, o que faz com que o potencial de repouso seja menos negativo, isto é, mais próximo de zero. Com isso, poderá haver uma menor entrada de sódio na fase zero do potencial de ação, o que levará a um alargamento do QRS. Poderá ocorrer também diminuição da condução no sistema His-Purkinje e, com isso, aumento do intervalo PR, além de poder acontecer bloqueio na condução sinoatrial, chegando até o desaparecimento da onda P, embora os ventrículos sigam o ritmo sinusal (o chamado ritmo sinoventricular).

Hipopotassemia

Geralmente vamos encontrar alterações inversas às encontradas na hiperpotassemia por meio de ação, predominantemente, na fase 3 do potencial de ação.

Inicialmente há diminuição da velocidade da fase 3, o que leva a uma diminuição da amplitude da onda T com aumento de sua duração e aparecimento da onda U.

O aparecimento da onda U parece estar associado a um maior tempo de repolarização ventricular, permitindo que seja visualizada, no ECG, a repolarização das fibras de Purkinje. Havendo diminuição da amplitude de T e aparecimento de U, esta pode ter amplitude até maior que a onda T.

Ao contrário da hiperpotassemia, na hipopotassemia haverá uma maior diferença entre o K+ intracelular e o K+ extracelular, sendo a célula ainda mais negativa em relação ao meio extracelular. Assim, o potencial de repouso se afastará mais ainda do zero e, após a estimulação da célula, haverá um aumento da amplitude do QRS. Poderá também ocorrer aumento da amplitude da onda P.

No entanto, se a concentração de potássio cai muito (abaixo de 2,7 mEq/L) o potencial de repouso (já em torno de –100 mV) não aumenta mais e, paradoxalmente, começa a diminuir. Nas células automáticas, tende a haver um aumento do automatismo.

A onda U não tem seu significado fisiológico muito bem explicado e outras condições podem levar a uma onda U proeminente, como, por exemplo, doenças do sistema nervoso central e certos antiarrítmicos. As ondas U podem ocorrer, muitas vezes, em corações normais, como vimos no capítulo sobre o ECG normal (nesse caso, menos proeminentes que a onda T).

RESUMINDO
Hiperpotassemia

- K ≥ 5,5 mEq/L – ondas T apiculadas com base estreita (em tenda) com consequente diminuição do QT
- K > 7 mEq/L – aumento do intervalo PR e achatamento da onda P que pode não ser vista no ECG (K > 8 mEq/L)
- K > 9 mEq/L – alargamento do QRS que se junta com onda T podendo levar à fibrilação ventricular (K > 11 mEq/L)

Hipopotassemia

- K de 2,5 a 3,5 mEq/L – depressão do segmento ST
- K de 1,5 a 2,5 mEq/L – achatamento da onda T, com duração aumentada
- K ≤ 1,5 mEq/L – aparecimento de onda U proeminente, prolongamento do QRS

Hipercalcemia e Hipocalcemia

- Hipocalcemia – prolonga QTc
- Hipercalcemia – encurta o QTc

VAMOS PRATICAR

1. A seguinte afirmação é verdadeira em relação à eletrofisiologia da célula miocárdica:
   A) O meio intracelular é rico em potássio e o extracelular é rico em sódio
   B) O potencial de ação da célula de resposta rápida está relacionado principalmente com a movimentação dos íons potássio
   C) Existe uma diferença de potencial entre diferentes pontos da célula quando esta encontra-se em repouso
   D) Durante o repouso, a permeabilidade da célula é 10 vezes maior ao sódio que ao potássio

2. São alterações relacionadas com a hiperpotassemia, EXCETO:
   A) Ondas T apiculadas e com base estreita
   B) Achatamento de onda P
   C) Alargamento do QRS
   D) Aumento do intervalo QT

3. O distúrbio eletrolítico mais caracteristicamente associado ao aparecimento de uma onda U proeminente é a:
   A) Hipercalcemia
   B) Hipocalcemia
   C) Hiperpotassemia
   D) Hipopotassemia

4. Encontramos o intervalo QT nos distúrbios de hipercalcemia, hipocalcemia e hiperpotassemia, respectivamente:
   A) Encurtado, encurtado, prolongado
   B) Encurtado, prolongado, prolongado
   C) Encurtado, prolongado, encurtado
   D) Prolongado, prolongado, encurtado

Respostas
1. A
2. D
3. D
4. C

HIPOTERMIA, DIGITAL, QT LONGO

Ana Paula Chaves de Oliveira
Rogério Pessanha Fádel
Anne Miranda Capaccia
Luisa Toscano

INTRODUÇÃO

O ECG pode, muitas vezes, apresentar alterações em seu traçado que forneçam pistas para vários diagnósticos lembrando que o ECG é um exame complementar, devendo ser avaliado sempre dentro do contexto clínico em que nos encontramos. Nesse capítulo, discutiremos três situações que podem alterar o eletrocardiograma: a hipotermia, o uso de digitálicos e o QT longo.

HIPOTERMIA

À medida que a temperatura corporal diminui, podemos encontrar alterações no ECG, sendo estas alterações tanto mais proeminentes quanto menor a temperatura corporal (Quadro 32-1).

Quadro 32-1. Principais Alterações Relacionadas com a Hipotermia

1. Bradicardia sinusal (com prolongamento de todos os segmentos e intervalos: PR, QRS, QT)
2. Aparecimento da onda J ou onda de Osborne (Fig. 32-1)
    - Mais frequente em D2, D3, aVF, V5 e V6
    - Amplitude parece ter relação com o grau de hipotermia
3. Fibrilação atrial com baixa resposta ventricular é a arritmia mais comum

Obs.: Um paciente com hipotermia pode apresentar tremores e isso gerar alterações na linha de base. Cuidado para que essa alteração na linha de base não seja interpretada como *flutter* atrial.

A bradicardia sinusal é frequente na hipotermia e vem acompanhada de um aumento de duração de todos os segmentos e intervalos. Isso acontece em razão de uma diminuição na velocidade do potencial de ação.

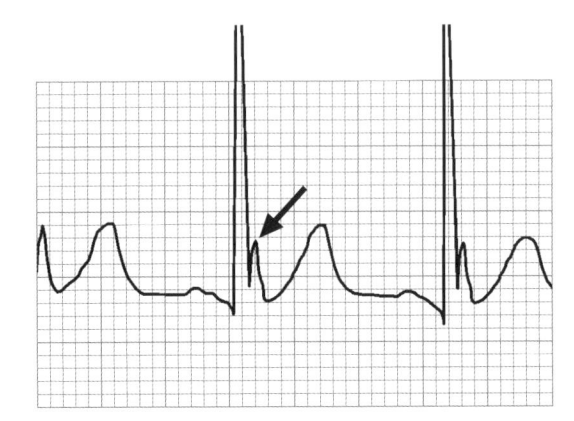

Fig. 32-1. Onda de Osborne.

O achado praticamente patognomônico de hipotermia é o aparecimento da onda J ou onda de Osborne. A onda de Osborne é reconhecida por uma elevação abrupta do ponto J, no ramo descendente da onda R, com uma volta também abrupta à linha de base (entre o final do QRS e as porções iniciais do segmento ST – sinal da corcova do camelo). A explicação para essa alteração parece estar relacionada com uma corrente rápida de saída de potássio da célula.

Variadas arritmias podem ocorrer na presença de hipotermia, sendo a fibrilação atrial (FA) com baixa resposta ventricular a mais frequentemente encontrada.

DIGITAL

Os digitálicos, em especial a digoxina, são utilizados hoje principalmente para controle de frequência cardíaca na fibrilação atrial (FA). A digoxina era utilizada com frequência no tratamento da insuficiência cardíaca (IC) com fração de ejeção reduzida, mas seu uso decresceu bastante por não ser uma droga que altere a sobrevida nesses pacientes. Continua sendo uma opção a ser acrescentada no tratamento da IC, quando dificuldade de controle dos sintomas com as drogas modificadoras de sobrevida (betabloqueador- metoprolol, carvedilol ou bisoprolol; inibidores da enzima de conversão – IECA – ou bloqueadores de receptores de angiotensina – BRA – e espironolactona).

As alterações mais frequentes e precoces relacionadas com o uso de digital ocorrem nas fases 2 e 3 do potencial de ação (segmento ST e onda T), mas também pode haver diminuição na condução AV e na velocidade de despolarização da fase 4, reduzindo assim a frequência cardíaca.

Ação Digitálica

Podemos dividir as alterações provocadas pelo digital no ECG entre aquelas que ocorrem em decorrência da ação terapêutica do digital (e que chamamos "ação digitálica – Quadro 32-2) e aquelas que ocorrem em virtude do seu efeito tóxico (e que chamamos "intoxicação digitálica" – Quadro 32-3).

Quadro 32-2. Principais Alterações Relacionadas com a Ação Digitálica

- ST: infradesnivelamento de ST em derivações com QRS predominantemente positivo
  A alteração mais característica da ação digitálica é a chamada "pá de pedreiro", que é um infradesnível do ponto J que quase não é percebido a partir da onda R anterior, seguido de uma depressão gradual do segmento ST e de um achatamento ou inversão da onda T (Fig. 32-2).
- T: amplitude diminuída, tornando-se aplanada e, às vezes, invertida
- QT: encurtamento do QT
- Intervalo PR: aumentado, raramente maior que 0,25 s
- Diminuição da frequência cardíaca
- Aumento da onda U

Obs.: 1. A "pá de pedreiro" pode ser confundida com:
A) SVE: muitas vezes é difícil diferenciar o padrão de *strain* da SVE.
B) Isquemia miocárdica: na isquemia, a depressão de ST é seguida de uma onda T invertida mais simétrica.

Quadro 32-3. Alterações no ECG na Intoxicação Digitálica

- Mais comuns: extrassístoles ventriculares
- Mais característica: taquicardia atrial paroxística com BAV de 2º grau (geralmente 2:1)

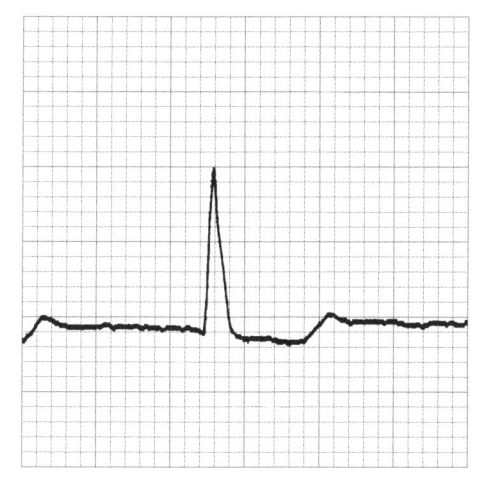

Fig. 32-2. Alteração de ST compatível com ação digitálica: infradesnível do ponto J com depressão gradual do segmento ST além de intervalo PR prolongado.

Intoxicação Digitálica

A **intoxicação digitálica** pode gerar qualquer tipo de arritmia, em especial:

1. As taquiarritmias – pelo aumento no automatismo de todas as células condutoras, que podem passar a funcionar como células marca-passo. Menos frequentemente podemos encontrar FA e *flutter*.
2. Bloqueios de condução no nódulo sinusal (principalmente em pacientes que já possuem doença do nódulo sinusal).
3. Bloqueios de condução no nódulo AV – pode ocorrer BAV de 1º grau, BAV de 2º grau e até mesmo BAV de 3º grau.

Podemos dividir as alterações relacionadas com a intoxicação digitálica entre as mais frequentes e as mais características, como vemos no Quadro 32-3.

Obs.: Existem outras alterações que, embora não tão frequentes, nem tão características, também nos fazem suspeitar da presença de intoxicação digitálica, como extrassístoles ventriculares bigeminadas, BAV de qualquer grau, taquicardia ventricular bidirecional, bradicardia acentuada, FA/*flutter* atrial com baixa resposta ventricular.

QT LONGO

As alterações no intervalo QT, em especial o prolongamento do QT (Fig. 32-3), têm implicações importantes na prática médica pela sua associação com arritmias ventriculares potencialmente fatais. O prolongamento do intervalo QT ocorre na presença de condições que atrasem a repolarização ventricular.

As principais condições que aumentam o intervalo QT são as alterações eletrolíticas e as secundárias a drogas (Quadro 32-4).

Quadro 32-4. Principais Causas de Prolongamento do QT

Distúrbios eletrolíticos

- Hipocalemia
- Hipocalcemia
- Hipomagnesemia

Drogas

- Antiarrítmicos
  - Sotalol
  - Quinidina
  - Procainamida
  - Disopiramida
  - Amiodarona
- Antidepressivos tricíclicos
  - Imipramina
  - Amitriptilina
  - Nortriptilina
- Antibióticos
  - Eritromicina
  - Quinolonas
- Outros
  - Fenotiazinas
  - Vários antifúngicos
  - Lítio
  - Tamoxifeno

CAPÍTULO 32 ▪ HIPOTERMIA, DIGITAL, QT LONGO **325**

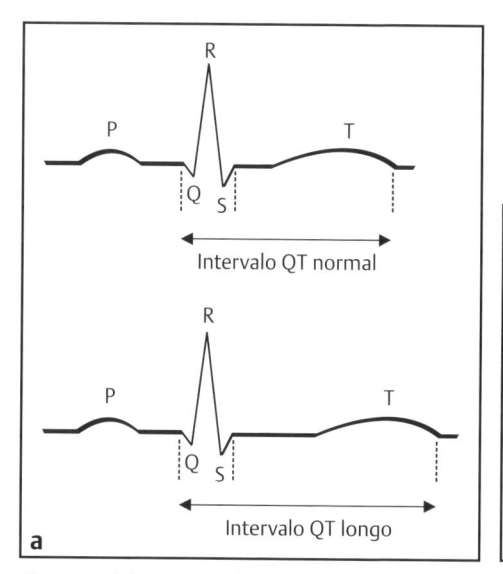

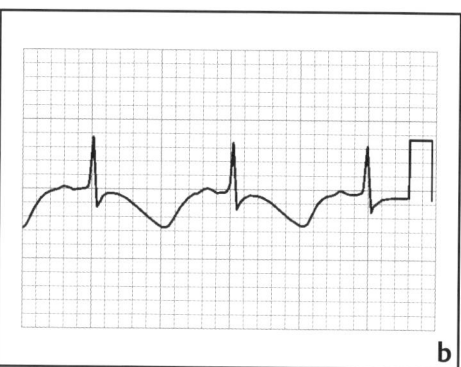

Fig. 32-3. (**a**) Esquema de QT normal e QT longo; (**b**) ECG com QT longo.

Vale a pena a realização de um ECG antes que o medicamento seja utilizado, bem como sua revisão periódica para avaliação do intervalo QT, evitando assim o aparecimento de arritmias graves. O fármaco deve ser suspenso, se ocorrer prolongamento do QT em mais de 25%.

RESUMINDO

As principais alterações que dizem respeito aos temas deste capítulo estão relacionadas abaixo:

- Hipotermia
  - Bradicardia sinusal com prolongamento de todos os intervalos e segmentos
  - Onda de Osborne
- Ação digitálica
  - Infradesnível de ST
  - Aumento de PR
- Intoxicação digitálica
  - ESV
  - Taquicardia atrial com BAV 2:1
- QT longo
  - Hipocalcemia, hipocalemia, hipomagnesemia
  - Drogas, principalmente antiarrítmicos e antidepressivos tricíclicos

VAMOS PRATICAR

1. A alteração eletrocardiográfica mais frequentemente associada à intoxicação digitálica é a presença de _____, enquanto a alteração mais específica é a _____

2. Uma das drogas abaixo NÃO está relacionada com o prolongamento do intervalo QT:
   A) Amiodarona
   B) Quinidina
   C) Espironolactona
   D) Eritromicina

3. A alteração mais característica da hipotermia no ECG é o aparecimento de:
   A) Bradicardia sinusal
   B) *Strain*
   C) Onda de Osborne
   D) Intervalo QT curto

4. São alterações associadas à ação digitálica no ECG EXCETO:
   A) Achatamento ou inversão de onda T
   B) PR curto
   C) PR longo
   D) Infradesnível de segmento ST

Respostas

1. extrassístoles ventriculares/taquicardia atrial paroxística com BAV 2:1

2. C

3. C

4. B

PERICARDITE AGUDA E DERRAME PERICÁRDICO

CAPÍTULO 33

Anne Miranda Capaccia
Maria Fernanda de Miranda Reis do Rego
Ana Luisa Rocha Mallet

PERICARDITE AGUDA

A pericardite aguda, resultante da inflamação do pericárdio, tem como manifestação clínica mais frequente a dor precordial. Essa dor tem características pleuríticas (piora com a tosse e com a inspiração) e melhora na posição sentada com o tronco inclinado para a frente. No entanto, nem sempre é tão fácil a sua diferenciação de uma dor isquêmica, principalmente em um ambiente de emergência, onde a ausculta do atrito pericárdico, presente na pericardite, pode não ser tão nítida. Além disso, a pericardite cursa com alterações no ECG que podem ser confundidas com as que ocorrem no infarto agudo do miocárdio (IAM) com supradesnível do segmento ST.

ECG na Pericardite Aguda

O ECG deve sempre ser realizado na suspeita de pericardite, e a alteração mais frequentemente encontrada é a taquicardia sinusal, enquanto a mais clássica é o supradesnível do segmento ST em todas as derivações, exceto em aVR (e raramente V1) onde há geralmente infradesnível.

Apesar de sempre pensarmos no supradesnível difuso de ST como uma alteração característica da pericardite no ECG, é importante lembramos que essas alterações ocorrem apenas em cerca de 50% dos casos de pericardite. Isso não diminui a importância do exame tanto no diagnóstico quanto na evolução do quadro.

Um aspecto importante para termos em mente é que a pericardite afeta apenas o segmento ST e não evolui com aparecimento de onda Q, como ocorre no infarto agudo do miocárdio.

Qual a particularidade do supradesnível do ST na pericardite?
Classicamente, esse supradesnível de ST tem **concavidade superior** (Fig. 33-1).

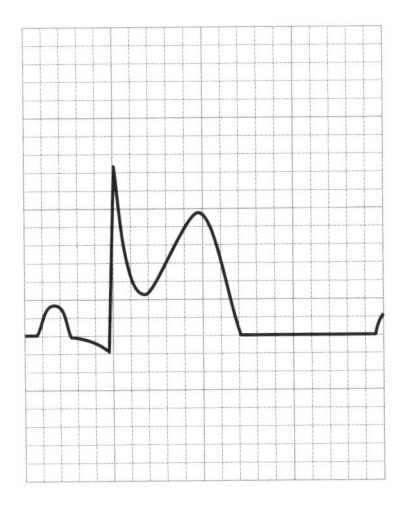

Fig. 33-1. Supradesnível de ST na pericardite com concavidade superior.

Outra alteração bastante específica no ECG da pericardite aguda é o aparecimento de um infradesnível do segmento PR, sendo, no entanto, um achado pouco sensível, ou seja, muitos casos de pericardite aguda ocorrem sem que o ECG apresente o infradesnível do segmento PR (Quadro 33-1 e Fig. 33-2).

Quadro 33-1. Alterações no ECG da Pericardite Aguda
- Alteração mais frequente: taquicardia sinusal
- Alteração mais clássica: supradesnível difuso de segmento ST
- Alteração mais específica: infradesnível de segmento PR

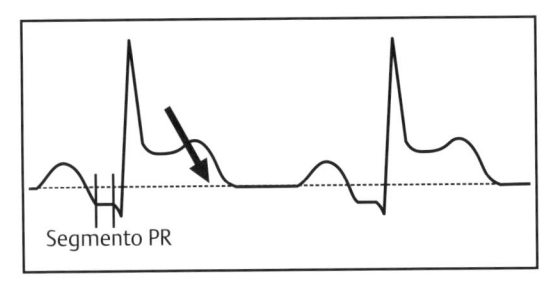

Fig. 33-2. Infradesnível do segmento PR na pericardite. A seta indica a linha de base do ECG. O segmento PR (do final da onda P ao início do QRS) está marcado.

Obs.: Algo que é clássico sobre a pericardite: a inversão da onda T na pericardite ocorre apenas APÓS o segmento ST ter voltado à linha de base enquanto, no IAM, a inversão de T precede a normalização do segmento ST. Clássico também é o fato da pericardite não evoluir com aparecimento de Q patológica

As alterações no ECG da pericardite aguda ocorrem em uma sequência cronológica (Quadro 33-2 e Fig. 33-3).

Quadro 33-2. Podemos ainda Dividir as Alterações Eletrocardiográficas Evolutivamente

Fase aguda – 1 semana	1º – supradesnível difuso do ST – e, mais raramente, infradesnível do segmento PR
Fase subaguda – 2 a 3 semanas	2º – segmento ST volta à linha de base
Fase crônica – 2 meses	3º – onda T inverte após o segmento ST ter voltado à linha de base 4º – ECG normaliza-se

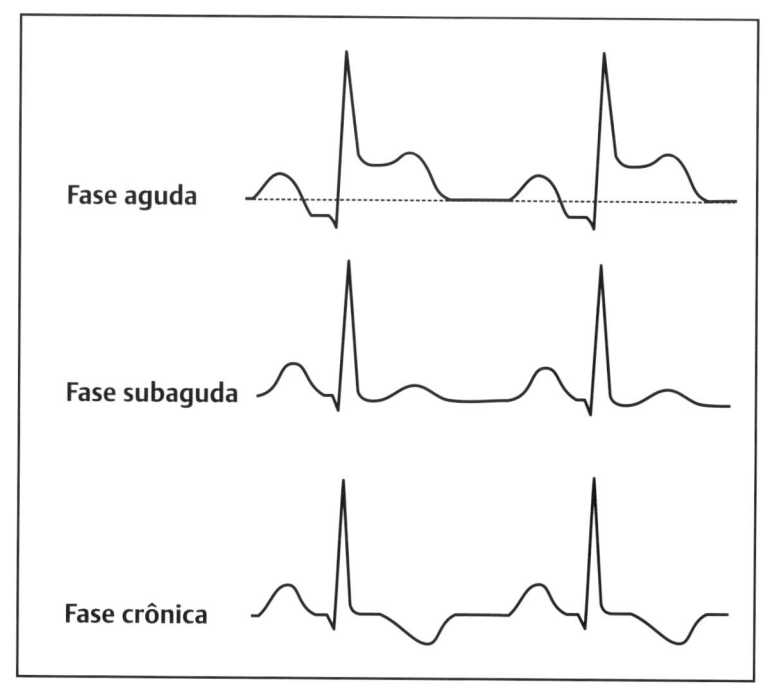

Fig. 33-3. Evolução eletrocardiográfica da pericardite. Fase aguda: supradesnível de ST e infradesnível de segmento PR; fase subaguda: segmento ST volta à linha de base e T ainda positiva; fase crônica: inversão de onda T.

Diagnóstico Diferencial

O principal diagnóstico diferencial da pericardite é com o infarto agudo do miocárdio, principalmente em uma condição de emergência em que o paciente chega queixando-se de dor torácica e o ECG traz alterações na repolarização ventricular (Quadro 33-3).

Quadro 33-3. Principais Diferenças entre Pericardite Aguda e Infarto Agudo do Miocárdio no ECG

	Pericardite	Infarto
Alteração de ST (supra de ST)	Difusa	Restrita às derivações relacionadas com a artéria comprometida
Aspecto do ST	Concavidade superior	Convexidade superior
Inversão de T	Após ST retornar à linha de base	Antes de ST retornar à linha de base
QRS	Normal	Aparece Q
Segmento PR	Pode estar infradesnivelado	

Obs.: Geralmente as alterações de ST são mais difusas porque a inflamação ocorre em todo o pericárdio. No entanto, no caso de inflamações mais localizadas, pode ficar mais difícil diferenciar dos achados de uma síndrome coronariana aguda.

Uma das principais diferenças entre as alterações decorrentes da síndrome isquêmica e as que ocorrem na pericardite é o fato das alterações de ST e T na pericardite serem geralmente difusas, envolvendo muito mais derivações que o infarto, que apresenta as alterações de ST restritas às derivações relacionadas com a artéria responsável pelo quadro agudo.

Outra importante diferença, mas que só é útil retrospectivamente, é o fato da pericardite não evoluir com onda Q no ECG, enquanto isso geralmente ocorre no IAM com supra de ST. No infarto, a presença de uma onda Q indica uma zona eletricamente inativa (lembrando que, em 75% dos infartos com supradesnível de ST, há evolução para onda Q); na pericardite isso não ocorre.

DERRAME PERICÁRDICO

A presença de líquido no saco pericárdico pode ocorrer em um grande número de situações clínicas, sendo as principais: pericardite aguda, doenças autoimunes, neoplasias, pós-radiação de mediastino, pós-IAM ou cirurgia cardíaca, no contexto da doença renal crônica e do hipotireoidismo.

O derrame pericárdico pode vir acompanhado de alterações no eletrocardiograma.

ECG no Derrame Pericárdico

Na presença de derrame pericárdico volumoso, podemos encontrar algumas alterações clássicas, embora não ocorram com muita frequência. São elas:

1. Baixa voltagem (Fig. 33-4): dizemos que um ECG tem baixa voltagem quando não encontramos nenhuma derivação no plano frontal com amplitude do QRS > 5 mm (podendo o QRS ser negativo ou positivo) e nenhuma derivação no plano horizontal com amplitude do QRS > 10 mm (podendo o QRS ser negativo ou positivo).
2. Alternância elétrica (Fig. 33-5): na presença de um derrame pericárdico volumoso, o coração pode "girar" livremente dentro do saco pericárdico (o chamado *swing heart*). Isso permite que, algumas vezes, o coração se encontre mais próximo da parede torácica, e, nesse caso, encontraremos uma amplitude maior de registro dos complexos. Na fase em que o coração estiver mais afastado da parede torácica, essas amplitudes serão menores. A alternância elétrica é essa variação das amplitudes dos complexos de batimento a batimento e que podemos reconhecer no ECG.

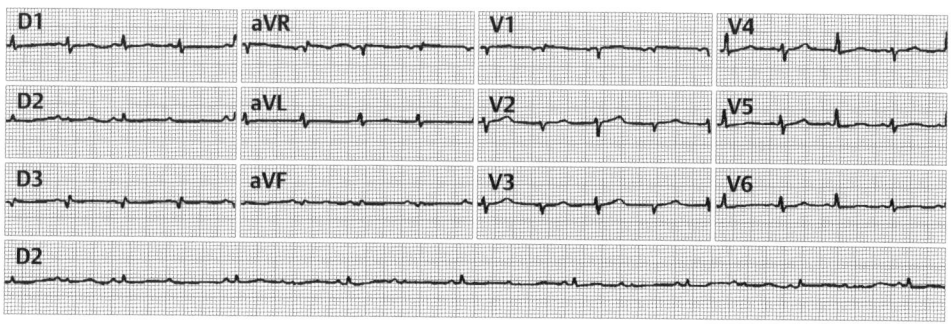

Fig. 33-4. ECG com baixa voltagem.

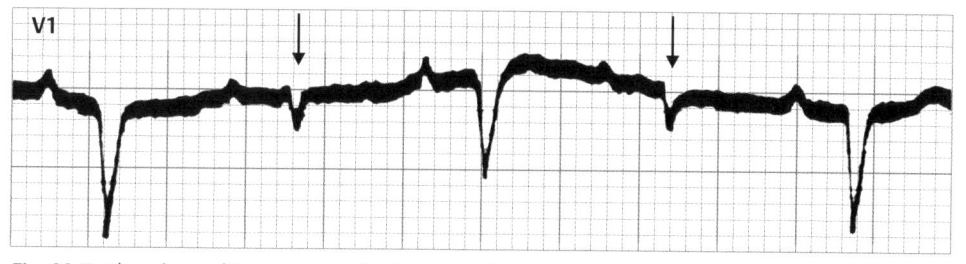

Fig. 33-5. Alternância elétrica no traçado. As setas indicam os complexos QRS de baixa amplitude.

RESUMINDO
Principais alterações no ECG da doença pericárdica:

Pericardite aguda	Derrame pericárdico
■ Taquicardia sinusal ■ Supradesnível de ST difuso com concavidade para cima ■ Infradesnível de segmento PR	■ Baixa voltagem ■ Alternância elétrica

VAMOS PRATICAR

1. Qual das alterações abaixo é considerada bastante específica para o diagnóstico de pericardite aguda pelo ECG?
   A) Supradesnível de segmento PR
   B) Infradesnível do segmento PR
   C) Supradesnível do intervalo PR
   D) Infradesnível do intervalo PR

2. Falam a favor de pericardite no diagnóstico diferencial com IAM as seguintes alterações eletrocardiográficas:
   A) Supradesnível do segmento ST localizado em parede anterior
   B) Progressão para onda Q em parede inferior
   C) Supradesnível de ST com localização difusa
   D) Taquicardia sinusal

3. A alteração eletrocardiográfica mais frequente na presença de uma pericardite aguda é:
   A) Supradesnível do segmento ST difuso com concavidade superior
   B) Supradesnível do segmento ST difuso com convexidade superior
   C) Infradesnível do segmento PR
   D) Taquicardia sinusal

Respostas
1. B
2. C
3. D

COR PULMONALE

CAPÍTULO 34

Bruna de Paula Silva
Raquel Martins Maia Costa
Elizabeth Silaid Muxfeldt

COR PULMONALE CRÔNICO

O *cor pulmonale* crônico pode ser definido como uma alteração estrutural e funcional do ventrículo direito decorrente da hipertensão arterial pulmonar causada por uma doença pulmonar difusa, sendo a mais comum delas a doença pulmonar obstrutiva crônica (DPOC), ou mesmo por uma doença intersticial difusa, sendo ambas situações que cursam com hipoxemia.

O *cor pulmonale* crônico pode apresentar alterações eletrocardiográficas que evidenciam o comprometimento das cavidades direitas (Quadro 34-1 e Fig. 34-1).

Quadro 34-1. Principais Achados Eletrocardiográficos do *Cor Pulmonale* Crônico

1. Onda P com aumento da amplitude em D2, D3 e aVF (maior que 2,5 mm) – indicando aumento de átrio direito (AD)*
2. Desvio do eixo elétrico médio (EEM) para a direita (D) no plano frontal – pode ocorrer pela presença de hipertrofia ventricular direita (HVD) ou mesmo pelos pulmões expandidos, que levariam o coração a uma posição verticalizada ou um pouco desviada para a D mesmo na ausência de HVD
3. Diminuição da progressão do R de V1 a V6 – zona de transição do QRS em V5 (necessário diferenciar de IAM anterior)
4. Baixa voltagem do QRS principalmente em precordiais esquerdas (E) – efeito da atenuação produzida pelo aumento do volume residual do ar retido nos pulmões

*Geralmente, quando há sinais de aumento de AD, há HVD concomitante, mesmo que essa não seja detectada no ECG (lembrando da baixa sensibilidade do ECG para HVD)

Alguns outros critérios podem estar presentes no ECG de um paciente com *cor pulmonale* crônico, embora menos avaliados na prática:

- Infradesnível de ST > 0,10 mV em parede inferior (D2, D3 e aVF).
- Desvio do eixo elétrico da onda de P para além de +60 graus.
- $R \leq 7$ mm em V6 ou S V4 $\geq$ R V4.

Em pacientes com DPOC, não é incomum a presença de arritmias, sendo a mais característica delas a taquicardia atrial multifocal, praticamente patognomônica de DPOC (Fig. 34-2).

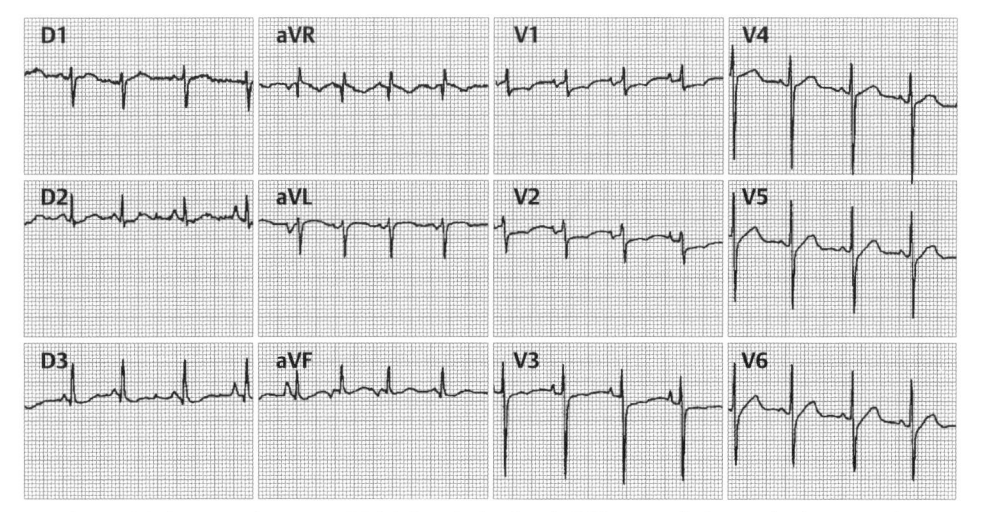

Fig. 34-1. ECG de um paciente com DPOC. Desvio do eixo do QRS para a direita, ondas S maiores de R em toda a parede anterior.

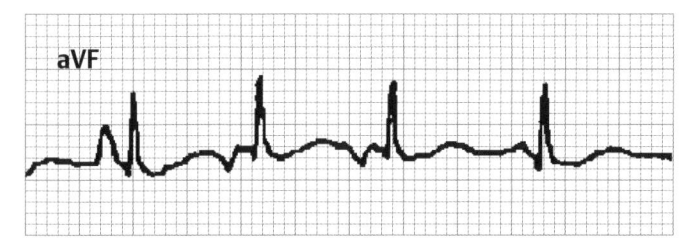

Fig. 34-2. Taquicardia atrial multifocal – 3 ou mais P de morfologias diferentes. A 1ª onda P é apiculada e positiva, a 2ª e 3ª ondas P são negativas e semelhantes entre si, a 4ª onda P é positiva com aspecto normal.

COR PULMONALE AGUDO – EMBOLIA PULMONAR

A embolia pulmonar (EP) é a principal causa associada ao *cor pulmonale* agudo e pode cursar com alterações eletrocardiográficas bastante características, embora estas não sejam as alterações mais frequentes.

Na maioria das situações de EP, encontramos alterações inespecíficas no ECG, sendo a mais frequente delas a taquicardia sinusal. Podemos encontrar ainda sinais de hipertrofia ventricular direita (HVD), bloqueio de ramo direito (BRD) e arritmias, principalmente as supraventriculares.

As alterações mais características no ECG da embolia pulmonar só ocorrem na presença de uma embolia maciça e são transitórias, durando geralmente horas; o ECG realizado um dia depois do evento agudo pode ser completamente normal.

O padrão S1Q3T3 – onda S profunda em D1 (S >1,5 mm), Q profunda de D3 e onda T invertida em D3 é o padrão considerado mais característico da EP, mas, como já comentado acima, encontrado apenas em EP maciças.

As alterações no ECG na embolia pulmonar podem ser divididas entre:

- Mais frequente: taquicardia sinusal
- Mais característica: padrão S1Q3T3 (Fig. 34-3)

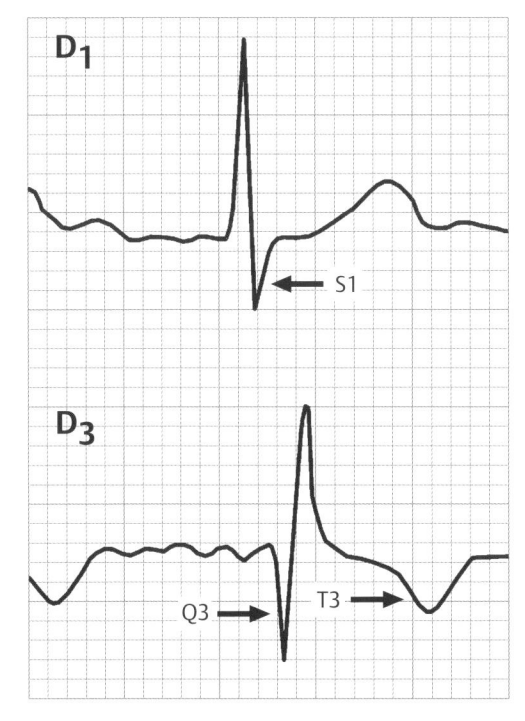

Fig. 34-3. Padrão S1Q3T3 encontrado, algumas vezes, na embolia pulmonar maciça. Não visualizamos onda P no traçado – provavelmente ECG com fibriação atrial.

Obs.: No *cor pulmonale* agudo típico, as alterações que ocorrem no plano frontal podem se confundir com IAM inferior, sendo a derivação D3 a mais envolvida (aumento de Q e T invertida em D3). Diferente do IAM, as alterações em D2 e aVF são mínimas ou inexistentes. Na EP, o tamanho da onda S pode estar aumentado em D1, indicando um desvio do EEM do QRS para a direita (D). Às vezes, encontramos elevação de ST e T invertidas em precordiais direitas (V1-V2) com aumento da S em precordiais esquerdas (V5-V6), indicando sobrecarga ventricular direita.

Importante: o ECG de EP é normal na maioria das vezes, ou, como já comentado anteriormente, apresenta somente uma taquicardia sinusal.

RESUMINDO

As alterações no ECG relacionadas com as doenças pulmonares são decorrentes de uma sobrecarga de câmaras direitas (AD e VD) secundária à hipertensão arterial pulmonar. A principal condição representante do comprometimento crônico é a DPOC, enquanto a embolia pulmonar pode levar a alterações agudas no ECG.

VAMOS PRATICAR

1. A alteração eletrocardiográfica mais frequente na embolia pulmonar é:
    A) Padrão S1Q3T3
    B) Taquicardia ventricular
    C) Taquicardia sinusal
    D) Bloqueio atrioventricular de 1º grau

2. A alteração na onda P que mais frequentemente encontramos em um paciente com DPOC com hipertensão pulmonar é:
   A) P com duração de 0,16 s
   B) Índice de Morris
   C) P com amplitude maior que 2,5 mm
   D) Desvio do eixo da onda P para a esquerda

3. Pode aparecer no ECG de um paciente com cor pulmonale que curse com sobrecarga ventricular direita:
   A) Ondas S profundas em V1 e V2
   B) Ondas R amplas em V5 e V6
   C) Ondas S profundas em V5 e V6
   D) Padrão de bloqueio de ramo esquerdo

Respostas
1. C
2. C
3. C

DOENÇAS DO SISTEMA NERVOSO CENTRAL

CAPÍTULO 35

Bruna Pedrosa
Elizabeth Silaid Muxfeldt

INTRODUÇÃO

Alterações no ECG ocorrem em cerca de 70-90% dos pacientes com acidente vascular encefálico (AVE). Os distúrbios de repolarização são as alterações mais frequentes, ocorrendo em aproximadamente 60-70% dos pacientes, inclusive com implicações prognósticas. São particularmente importantes porque aumentam a vulnerabilidade para o aparecimento de arritmias ventriculares, inclusive taquicardia ventricular (TV) e fibrilação ventricular (FV).

ALTERAÇÕES NO ECG

As alterações classicamente relacionadas com o AVE são o aparecimento de ondas T largas, positivas ou negativas ("T cerebral") com intervalo QT prolongado (Fig. 35-1). Descritas inicialmente na presença de hemorragia subaracnoide (HSA), essas alterações também podem ocorrer no AVE isquêmico ou mesmo no ataque isquêmico transitório.

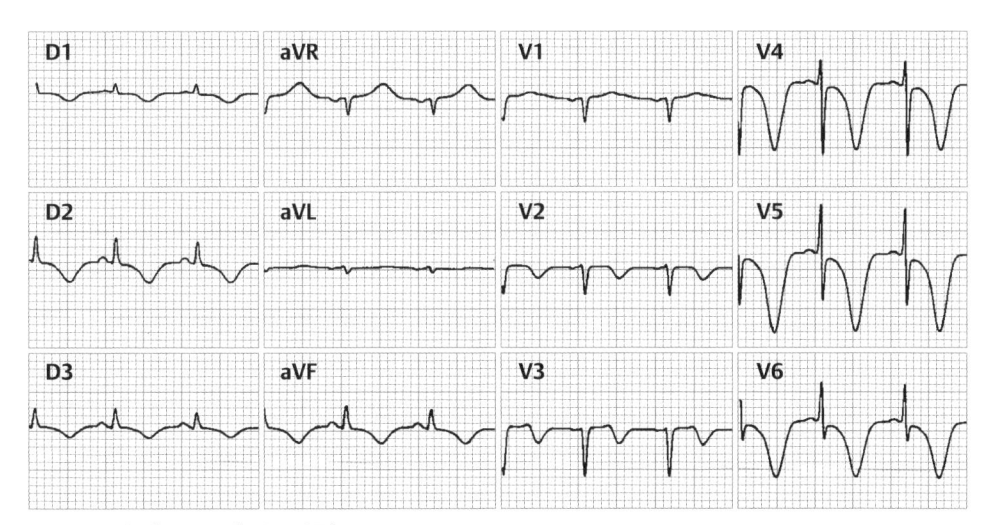

Fig. 35-1. Ondas T cerebrais e QT longo.

A maioria das alterações ocorrem independente da existência de doença arterial coronariana associada (Quadro 35-1).

Quadro 35-1. Principais Alterações no ECG de um Paciente com AVE

- Prolongamento do QT: 60 a 70% se HSA ou AVE hemorrágico e 40% se AVE isquêmico
- Anormalidades da onda T: em cerca de 15% dos pacientes. Na HSA, as ondas T cerebrais surgem em até 50% dos pacientes
- Alterações de ST: alterações não específicas de ST em cerca de 20% dos pacientes, geralmente transitórias
- Onda Q: ondas Q novas em até 10% dos pacientes ocorrendo não apenas naqueles que apresentam evento isquêmico cardíaco associado ao AVE
- Onda U: podem aparecer isoladamente ou com alterações em onda T e QT prolongado. Em até 10% dos pacientes
- Arritmias: ocorrem em 25% dos casos. Fibrilação atrial (FA) é a arritmia mais frequente (10%) embora qualquer arritmia possa ocorrer, tanto taquiarritmias quanto bradiarritmias

ENTENDENDO

Embora ainda não completamente esclarecidos, vários mecanismos parecem contribuir para as alterações encontradas, entre eles:

A) Alteração da variabilidade do ciclo circadiano durante o AVE agudo – o padrão esperado de queda da frequência cardíaca (FC) e da pressão arterial com aumento da variabilidade da FC durante o período noturno é revertido na presença do AVE. O predomínio do tônus vagal é substituído pelo predomínio da atividade simpática, o que pode ser responsável pelo aumento de mortes súbitas após AVE. Esse padrão retorna ao normal em 6 meses.

B) Hiperatividade adrenérgica durante um evento agudo do sistema nervoso central (SNC) – essa "descarga adrenérgica" poderia causar um fenômeno temporário de isquemia miocárdica e seria resultado de uma liberação de catecolaminas secundária a uma isquemia do hipotálamo.

C) Concomitância de doença aterosclerótica no coração com isquemia miocárdica verdadeira durante um evento isquêmico cerebral.

RESUMINDO

Eventos cardíacos sérios (infarto agudo do miocárdio, insuficiência cardíaca, taquicardia ventricular, fibrilação ventricular) podem ocorrer após um AVE. No entanto, alterações eletrocardiográficas podem estar presentes em pacientes com AVE independente de uma comprovação de doença cardíaca associada, sendo as principais:

1. Alterações de onda T – "T cerebral".
2. Prolongamento de QT.
3. Fibrilação atrial.

VAMOS PRATICAR

1. A onda "T cerebral" foi inicialmente descrita na presença de:
   A) AVE hemorrágico parenquimatoso
   B) Hemorragia subaracnoide
   C) AVE isquêmico
   D) Ataque isquêmico transitório

2. A arritmia sustentada mais frequentemente presente na vigência de um AVE é:
   A) Fibrilação atrial
   B) Extrassístole ventricular
   C) BAV 2:1
   D) BAV total
3. Falso ou verdadeiro:
   A) O aparecimento de alterações de infradesnível de ST na vigência de um AVE estão invariavelmente relacionadas com doença aterosclerótica obstrutiva
   B) As alterações de repolarização encontradas no AVE podem estar relacionadas com uma maior prevalência de morte súbita nesses pacientes
   C) Na presença de ondas T invertidas e profundas em um paciente no 3º dia de AVE, devemos complementar a investigação de doença coronariana com um cateterismo cardíaco
   D) As alterações eletrocardiográficas na onda T ocorrem exclusivamente na presença de hemorragia subaracnoide.

Respostas
1. B
2. A
3. F/V/F/F

Parte VIII Temas Comuns na Prática Clínica

ELETROCARDIOGRAMA NO PRÉ-OPERATÓRIO EM CIRURGIAS DE BAIXO RISCO

CAPÍTULO 36

Isabelle Mendes Rodrigues Salomão
Priscila da Silva Maia
Ana Luisa Rocha Mallet

FUNDAMENTAL

A realização de um pré-operatório é, usualmente, acompanhada de uma solicitação excessiva de exames, incluindo a requisição de ECG. Essa prática é particularmente inapropriada frente ao pré-operatório de cirurgias de baixo risco, pois **o ECG NÃO deve ser realizado de rotina em indivíduos assintomáticos submetidos a procedimentos de baixo risco**.

As recomendações gerais para realização do ECG em pré-operatório são:

- Pacientes com história e/ou anormalidades ao exame físico sugestivas de doença cardiovascular
- Pacientes com episódio recente de dor torácica isquêmica
- Paciente que irá submeter-se a uma cirurgia cardíaca
- Em geral, pacientes com mais de 40 anos que vão se submeter a uma cirurgia de alto risco

Os procedimentos cirúrgicos de baixo risco mais comuns são:

- Superficiais
- Tireoide
- Catarata
- Urológicos menores (p. ex.: ressecção transuretral de próstata)
- Ortopédicos menores (menisco)
- Dentários
- Ginecológicos menores

ENTENDENDO

Na avaliação pré-operatória de pacientes que serão submetidos a cirurgias não cardíacas, devemos determinar o risco de ocorrência de complicações com base em três pontos principais:

A) Risco inerente ao procedimento.
B) Risco relacionado ao paciente.
C) Risco determinado pelo grau de urgência da cirurgia.

Não há maiores controvérsias em relação à classificação de risco relacionada com o procedimento cirúrgico, sendo estes divididos em procedimentos de baixo, intermediário e alto riscos e que apresentam, respectivamente, chance de complicações inferior a 1%, entre 1 e 5%, e superior a 5% (Quadro 36-1).

Quadro 36-1. Classificação das Cirurgias quanto ao Risco Operatório

Baixo Risco	Risco Intermediário	Alto risco
■ Procedimentos superficiais ■ Tireoide ■ Catarata ■ Urológicos menores (p. ex., ressecção transuretral de próstata) ■ Ortopédicos menores (menisco) ■ Dentários ■ Carótida em paciente assintomático (endarterectomia ou implante de *stent*) ■ Ginecológicos menores	■ Transplante renal ■ Intraperitoneal: esplenectomia, reparação de hérnia de hiato, colecistectomia ■ Correção endovascular de aneurisma de aorta abdominal ■ Urológico ou ginecológico maior ■ Ortopédico maior (quadril, coluna) ■ Cabeça e pescoço ■ Carótida em paciente sintomático (endarterectomia ou implante de *stent*) ■ Neurológica ■ Angioplastia arterial periférica	■ Transplante pulmonar ou hepático ■ Ressecção hepática ■ Cirurgia de ducto biliar ■ Ressecção de adrenal ■ Cistectomia total ■ Esofagectomia ■ Aorta e cirurgia vascular maior ■ Reparo de víscera perfurada ■ Revascularização aberta de membros inferiores ou amputação ou tromboembolectomia ■ Pneumectomia

Quanto ao momento das cirurgias, também não há controvérsias sobre o menor risco de uma cirurgia eletiva, se comparado a uma cirurgia de urgência/emergência. Na situação de urgência/emergência, a cirurgia é geralmente realizada sem maiores investigações, pois o risco de não realizá-la suplanta o risco de aguardar uma investigação para melhor estratificação de risco do paciente.

As maiores controvérsias encontram-se no pré-operatório de um paciente que será submetido a uma cirurgia não cardíaca eletiva. A controvérsia existe desde o índice a ser utilizado para definir o risco desse paciente quanto aos exames que devem ser solicitados. O índice que tem sido mais utilizado nessas situações tem sido o índice de Lee – também chamado RCRI *(Revised Cardiac Risk Index escore)*, validado na avaliação de risco pré-operatório para ocorrência de um evento cardíaco adverso maior (infarto agudo do miocárdio [IAM], edema agudo de pulmão [EAP], morte súbita, taquicardia ventricular/fibrilação ventricular [TV/FV], bloqueio atrioventricular total [BAV-t]). O índice de Lee é particularmente atraente por utilizar apenas seis variáveis para essa avaliação de risco (Quadro 36-2) e apresentar uma boa correlação com o risco dos eventos citados acima.

Quadro 36-2. Índice de Lee e Complicações em Pós-Operatório

Índice de Lee	Risco de IAM, morte súbita, EAP, TV/FV, BAV-t
■ História de doença isquêmica ■ História de insuficiência cardíaca ■ História de doença cerebrovascular ■ Uso de insulina para diabetes ■ Creatinina > 2,0 ■ Cirurgia de alto risco	■ Se nenhum fator = 0% ■ Se 1 fator = 6% ■ Se 2 fatores = 10% ■ Se ≥ 3 fatores = 15%

Algumas indicações para a realização do ECG não estão completamente estabelecidas pelas várias diretrizes. Alguns exemplos:

A) Segundo a II Diretriz de Avaliação Perioperatória da SBC, pacientes com diabetes melito e pacientes obesos teriam indicação de realizar um ECG; já a diretriz americana não relaciona a necessidade do ECG nesses pacientes.
B) Idade: a diretriz americana não entra em detalhes em relação à idade como fator de risco; a europeia recomenda o ECG para maiores de 65 anos; a brasileira para maiores de 40 e a canadense para maiores de 45 anos, como visto no Quadro 36-3.

Há uma concordância geral de que o ECG não deva ser realizado em pacientes assintomáticos submetidos à cirurgia de baixo risco, independente da idade.

Quadro 36-3. Comparação entre Várias Diretrizes sobre Solicitação de ECG em Pré-Operatório

Diretrizes	Brasileira	Canadense	Americana	Europeia
Faixa etária recomendada	Todos os pacientes > 40 anos (IIa-C)*	Paciente > 45 anos ou com 18 a 44 anos com doença cardiovascular conhecida		> 65 anos
Recomendações gerais	Pacientes com episódio recente de dor torácica isquêmica ou considerados de alto risco; história e/ou anormalidades ao exame físico sugestivos de doença cardiovascular (I-C)*; diabetes melito (I-C)*; obesos (IIa-C)*		Pacientes com doença coronariana, arritmia cardíaca, doença arterial periférica, doença cerebrovascular ou outra doença estrutural cardíaca, exceto em cirurgias de baixo risco (IIa-C)*. Pode ser considerado em pacientes assintomáticos sem doença coronariana diagnosticada, exceto em cirurgias de baixo risco (IIb-B)*	Em pacientes com fatores de risco que farão cirurgia eletiva de baixo risco, a recomendação de ECG foi rebaixada de IIa para IIb; pacientes sem fatores de risco em cirurgias de risco intermediário
Não é recomendado	ECG de rotina para assintomáticos submetidos a cirurgias de baixo risco (III-C)*		ECG de rotina para assintomáticos submetidos a cirurgias de baixo risco (III-C)*	ECG de rotina para assintomáticos submetidos a cirurgias de baixo risco (III-C)*

*Grau de recomendação.

APROFUNDANDO

Em um famoso artigo de 2003, Smetana e Macpherson já questionavam a prática difusa de exames em pré-operatório, e nos lembram que, nos testes com variáveis contínuas, 5% de pessoas sem doença terão exames considerados "anormais" (2,5% na faixa inferior e 2,5% na faixa superior). Sendo assim, a probabilidade de existir pelo menos um exame anormal se 20 forem solicitados é de 64%, mesmo em um indivíduo sem qualquer doença.

Os autores são particularmente felizes ao discutirem as principais razões alegadas para a solicitação de exames em pré-operatório: a possibilidade de serem detectadas anormalidades que interfiram na morbimortalidade e as razões legais (cada vez mais em foco na era da medicina defensiva que vivenciamos). Mas sabemos que, numa cirurgia de baixo risco, em que a história clínica e o exame físico não detectem nenhuma condição instável, os exames complementares, mesmo que alterados, não interferem na realização da cirurgia. Então, ficamos apenas com a argumentação legal. No entanto, 30 a 60% das alterações encontradas nos exames realizados no pré-operatório são ignoradas e, em metade dessas situações, a anormalidade não é sequer anotada na ficha ou prontuário do paciente. Ou seja, caso ocorra alguma complicação, estaremos em situação ainda mais delicada e com maior chance de sermos incriminados.

Em relação mais especificamente ao eletrocardiograma, estima-se que, em 30% dos ECGs realizados em pré-operatório, encontra-se alguma anormalidade, mas que a maioria delas não é significativa a ponto de alterar o plano cirúrgico (em especial nas cirurgias de baixo risco), como alterações de sobrecarga de cavidades, bloqueios de ramo, alterações de ST-T. E a evolução pós-cirurgia não se modifica dentre os pacientes com ECG alterado e ECG normais.

Isso certamente fez com que as orientações para realização do eletrocardiograma sejam claras quanto a sua **NÃO** realização em pré-operatório de cirurgias de baixo risco em pacientes assintomáticos, sendo considerado classe III (ou seja, não recomendada) pela Sociedade Brasileira de Cardiologia, pela Sociedade Americana de Cardiologia e pela Sociedade Europeia de Cardiologia.

CORRELAÇÃO CLÍNICA

Na prática clínica, vemos uma solicitação exagerada de exames que em nada alteram a abordagem cirúrgica do paciente. Vamos apresentar alguns exemplos para reflexão e para os quais a solicitação de um ECG (e dos demais exames) não altera em nada a conduta a ser realizada.

1. Jovem de 24 anos, assintomático, será submetido a uma cirurgia de retirada de pequeno tumor em face.
2. Paciente de 80 anos, hipertenso, atendido em unidade do Sistema Único de Saúde, necessita de uma cirurgia de catarata.
3. Paciente de 70 anos, com doença de Parkinson grave que a torna totalmente dependente, quase sem se movimentar, com aneurisma de aorta ascendente de 6,5 cm, com neoplasia de pulmão diagnosticada, que tem grande prazer na leitura, tem catarata bilateral sendo decidida a realização de cirurgia.

Para todos esses três pacientes foram solicitados os mesmos exames: hemograma, ureia, creatinina, glicose, potássio, sódio, radiografia de tórax e eletrocardiograma, além de PTT e TAP. Muitas vezes, exames de sangue são realizados em um local, a radiografia em outro e o ECG em um terceiro. No caso das cirurgias de catarata, essa situação é particularmente angustiante, pois o paciente tem geralmente dificuldade de locomoção, não enxerga bem (tem catarata) e, muitas vezes, depende de outras pessoas para levá-lo aos locais de exame.

Nenhum dos três pacientes foi poupado da realização de todos os exames citados acima e de todos os incômodos que isso envolve sem qualquer mudança prática! Para nenhum deles a realização de exames alterou a conduta independente de estarmos diante de um paciente jovem e sem comorbidades ou diante de um idoso com comorbidades leves ou muito graves.

RESUMINDO
Este tema normalmente não é abordado em livros de eletrocardiograma. Como este livro pretende auxiliar no dia a dia da prática clínica, optamos por introduzi-lo, pois a solicitação de risco cirúrgico é algo muito frequente.

Não há indicação de solicitação de ECG em pacientes que serão submetidos à cirurgia de baixo risco e que estejam estáveis do ponto de vista clínico, mesmo que sejam portadores de doenças clínicas graves.

VAMOS PRATICAR
1. Qual dos pacientes abaixo deveria realizar um ECG no pré-operatório:
   A) Jovem de 18 anos, assintomático que será submetido à timpanoplastia
   B) Mulher de 46 anos, portadora de angina estável, que será submetida à colecistectomia
   C) Homem de 72 anos, assintomático, que será submetido à cirurgia para correção de catarata
   D) Criança de 8 anos, assintomática, que será submetida à amigdalectomia

2. Qual das afirmações é verdadeira sobre as alterações encontradas em ECGs realizados em pré-operatório:
   A) A maioria das alterações encontradas nesses ECGs justificam a suspensão das cirurgias
   B) Cerca de 80% dos ECGS apresentam alterações
   C) A maioria das alterações encontradas nesses ECGs não alteram a programação cirúrgica
   D) A maioria das alterações encontradas nesses ECGs mudam o prognóstico no pós-operatório

3) São critérios utilizados no Índice de Lee para predizer complicações em pós-operatório, EXCETO:
   A) Creatinina acima de 2 mg/dL
   B) Cirurgia de risco intermediário
   C) História de insuficiência cardíaca
   D) Uso de insulina para diabetes

Respostas
1. B
2. C
3. B

ELETROCARDIOGRAMA NO ATLETA

CAPÍTULO 37

Luiza Fonseca Brandão
Caíque Pinto dos Santos
Stephanie Pascoal de Miranda
Paulo Giacomazzi
Guilherme Fernandes Lambert Silva
Regina Helena Alves Fonseca

FUNDAMENTAL

O treinamento físico sistemático e rigoroso de atletas profissionais leva a alterações cardíacas funcionais e morfológicas que repercutirá em alterações eletrocardiográficas. O papel do médico é saber interpretá-las e definir quando essas alterações são simplesmente consequência do treinamento físico ou quando representam algum tipo de risco potencialmente ao indivíduo, evitando um possível afastamento de um atleta saudável ou a permissão de prática de exercício físico em uma pessoa com risco de complicações.

Os critérios de Seattle constituem uma tentativa recente de uniformização da interpretação do ECG no atleta, que permitam a distinção entre alterações fisiológicas induzidas pelo exercício, consideradas normais (Quadro 37-1), e alterações patológicas, consideradas anormais (Quadro 37-2).

Quadro 37-1. Alterações no ECG Consideradas Normais no Atleta*

1. Bradicardia sinusal (FC ≥ 30 bpm)
2. Arritmia sinusal
3. Ritmo atrial ectópico
4. Ritmo juncional
5. BAV de 1º grau
6. BAV de 2º grau Mobitz tipo I (Wenckebach)
7. Distúrbio de condução pelo ramo direito com QRS < 120 ms ("BRD incompleto")
8. Critérios de voltagem para sobrecarga ventricular esquerda (SVE) isolados
    Exceto: critérios de voltagem na presença de qualquer outro critério para SVE, como dilatação do átrio esquerdo (AE), desvio do eixo elétrico, depressão do segmento ST, inversão de onda T, ondas Q patológicas
9. Repolarização precoce: elevação do segmento ST, elevação do ponto J, ondas J
10. Elevação convexa do segmento ST (*domed*) com inversão de onda de V1 a V4 em atletas negros

*Adaptado de Critérios de Seattle e Current Diagnosis &Treatment 4th edition 2014.

Quadro 37-2. Alterações no ECG Consideradas Patológicas no Atleta*

1. Inversão de ondas T: >1 mm em 2 ou mais derivações de V2-V6, D2 e aVF ou D1 e aVL (excluídas D3, aVR e V1)
2. Depressão do segmento ST: ≥ 0,5 mm em duas ou mais derivações
3. Ondas Q patológicas: > 3 mm ou > 40 ms em duas ou mais derivações (exceto D3 e aVR)
4. Bloqueio de ramo esquerdo: > 120 ms, QRS predominantemente negativo em V1(QR ou QS), onda R monofásica em D1 e V6
5. Atraso na condução intraventricular, qualquer QRS ≥ 140 ms
6. Desvio do eixo elétrico para a esquerda: −30° a −90°
7. Dilatação do átrio esquerdo: onda P > 120 ms em D1 ou D2 com porção negativa da onda P ≥ 1 mm e duração ≥ 40 ms em V1
8. Sobrecarga ventricular direita: RV1+SV5 > 10,5 mm e desvio do eixo >120°
9. Extrassístole ventricular: ≥ 2 extrassístoles em traçado de 10 s
10. Arritmias ventriculares: pares, *triplets*, taquicardia ventricular não sustentada
11. Fibrilação ou *flutter* atrial
12. Presença de pré-excitação: presença de onda delta e intervalo PR < 120 ms
13. Alteração do segmento QT: QTc < 340 ms ou QTc > 480 ms em mulheres e > 470 ms em homens
14. Padrão de Brugada

*Adaptado de critérios de Seattle e Current Diagnosis &Treatment 4th edition 2014.

ENTENDENDO

A resposta do sistema cardiovascular ao exercício é diferente, dependendo do tipo de exercício praticado. São dois tipos de exercício: 1. exercício isotônico, em que predomina a movimentação, praticamente sem aumento do tônus muscular; e 2. exercício isométrico, em que predomina a força. A diferença da resposta a cada exercício se encontra no Quadro 37-3.

No exercício isotônico, a resposta mais importante é o aumento do consumo de oxigênio, que ocorre por meio do aumento do volume sistólico e do consequente aumento do débito cardíaco, permitindo uma diminuição da frequência cardíaca, quando o atleta

Quadro 37-3. Diferença da Resposta Fisiológica à Prática de Exercício Isotônico e Isométrico

	Exercício isotônico	Exercício isométrico
Consumo de oxigênio	↑ ↑ ↑	↑
Débito cardíaco	↑ ↑ ↑	↑
Frequência cardíaca	↑ ↑ ↑	↑ ↑
Volume sistólico	↑ ↑ ↑	−
Pressão arterial sistólica	↑	↑ ↑ ↑
Pressão arterial diastólica	↓	↑ ↑
Resistência vascular periférica	↓ ↓ ↓	−

se encontra em repouso, a bradicardia sinusal. A sobrecarga de volume a que o coração do atleta está sujeito, durante a prática de exercício isotônico, leva ao aumento da cavidade ventricular esquerda, assim como da espessura de sua parede, resultando na hipertrofia ventricular excêntrica.

A prática de exercício isométrico aumenta de forma evidente a tensão arterial sistólica e diastólica em decorrência da elevada pressão intramuscular causada pelo grande aumento do tônus muscular e, praticamente, não altera a resistência vascular periférica. Isso gera um aumento da pós-carga que é compensada com um aumento marcado da pressão intraventricular, levando à hipertrofia concêntrica.

Como todo esporte tem um componente isométrico e um componente isotônico, os atletas desenvolvem uma combinação de alterações cardíacas que englobam tanto a dilatação como o aumento da espessura da parede ventricular esquerda. A diferença na intensidade dessas alterações varia com o componente predominante em cada modalidade esportiva e com características próprias do atleta.

Além das alterações cardíacas musculares, a prática de exercício físico leva também a alterações do sistema nervoso autônomo. Há ativação do sistema nervoso simpático durante os treinamentos físicos intensivos, permitindo o aumento da frequência cardíaca e, com isso, o aumento do débito cardíaco para melhor perfusão muscular. Porém, em períodos de repouso, ocorre predominância do sistema nervoso parassimpático (vagal), que diminui os efeitos cardíacos deletérios de uma ativação prolongada do sistema nervoso simpático. Esse balanço autonômico, que é diferente em cada atleta, é responsável por achados como bradicardia de repouso, arritmia sinusal e atrasos da condução atrioventricular.

Algumas instituições nacionais, como o Comitê Olímpico Brasileiro, têm utilizado o ECG como instrumento fundamental e obrigatório nas avaliações realizadas sistematicamente em seus atletas. Esse método complementar é importante na pesquisa de cardiomiopatia hipertrófica, síndrome do QT longo, síndrome de Brugada, pré-excitação com ou sem síndrome de Wolff-Parkinson-White. Por outro lado, deve-se atentar para as características próprias da síndrome do coração do atleta, que promovem alterações eletrocardiográficas induzidas pelas adaptações fisiológicas ao treinamento.

APROFUNDANDO
Vamos tratar aqui de algumas alterações que podemos encontrar ao avaliarmos um atleta e que podem trazer dúvidas quanto à necessidade de uma investigação mais aprofundada.

Desvio de Eixo Elétrico no Eletrocardiograma do Atleta
O eixo elétrico médio (EEM) do QRS normal varia de −30 a +90, sendo considerado desvio para direita quando encontra-se entre +90 e +180 graus e, para esquerda, se entre −30 e −90 graus, como vemos na figura a seguir (Fig. 37-1), que sinaliza algumas situações responsáveis por mudanças no EEM do QRS.

Em atletas, é considerado como normal um EEM do QRS um pouco mais amplo: de −30 a +115/120 graus (Fig. 37-2).

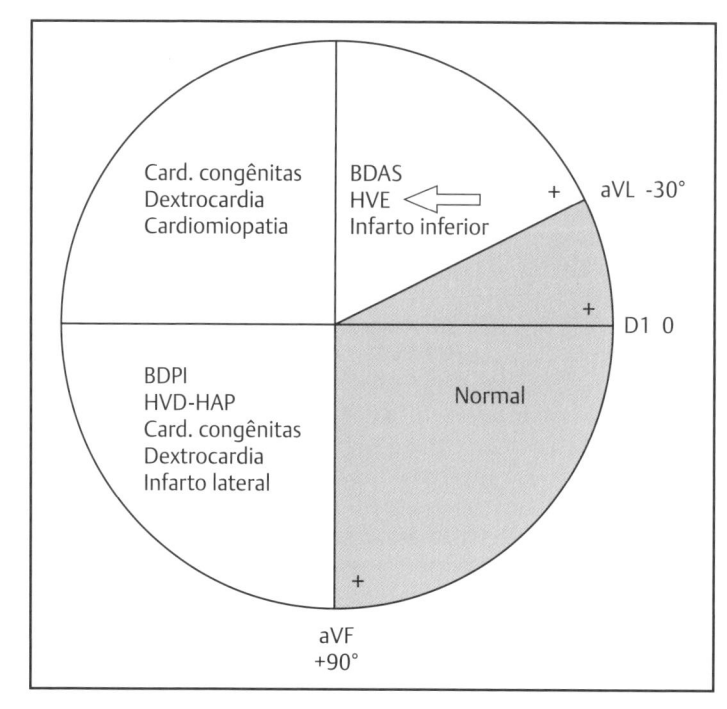

Fig. 37-1. O EEM e algumas situações que o alteram. BDPI = bloqueio divisional posteroinferior; BDAS = bloqueio divisional anterossuperior; HVD = hipertrofia ventricular direita; HAP = hipertensão arterial pulmonar; HVE = hipertrofia ventricular esquerda.

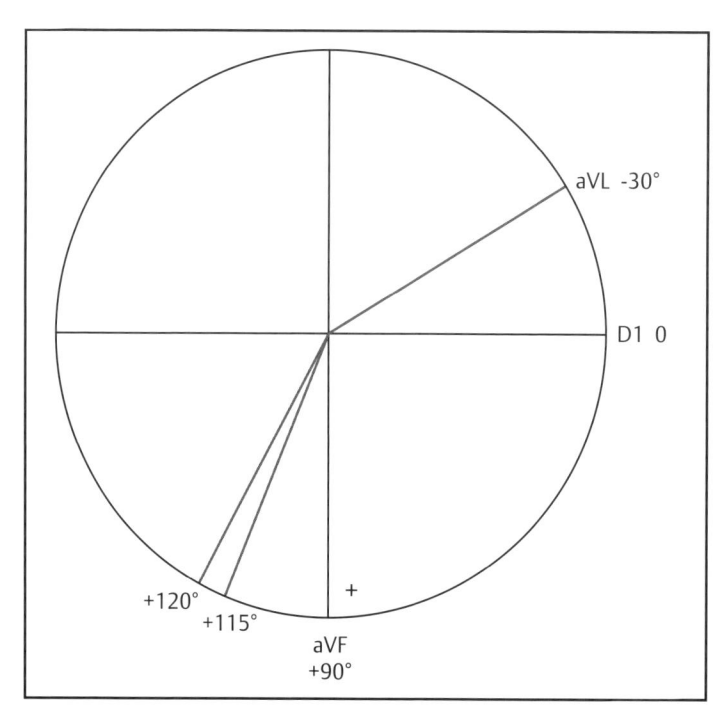

Fig. 37-2. Limites de normalidade do EEM do QRS em atletas.

Coração do Atleta × Cardiomiopatia Hipertrófica

Como já citado anteriormente, podemos encontrar um aumento ventricular esquerdo no "coração do atleta". Isso nos coloca diante da necessidade de avaliar se algumas alterações são realmente adaptações ao exercício físico vigoroso ou representam alguma condição clínica que mereça maior investigação.

A principal causa de morte súbita em atletas com idade inferior a 35 anos é a cardiomiopatia hipertrófica. Muitas vezes, necessitamos a realização de um ecocardiograma para melhor definir se as alterações estão relacionadas ao "coração do atleta" ou a uma hipertrofia não decorrente do esforço físico. Existem algumas características que nos auxiliam na diferenciação dessas duas situações, como veremos a seguir (Quadro 37-4).

Quadro 37-4. Diferenças entre o "Coração do Atleta" e a Cardiomiopatia Hipertrófica

	Coração do atleta	Cardiomiopatia hipertrófica
Aumento importante de AE*	–	+
Cavidade de VE < 4,5 cm*	–	+
Cavidade de VE > 5,5 cm*	+	–
Padrão de enchimento ventricular anormal*	–	+
Padrão assimétrico de HVE*	–	+
Espessamento de parede > 1,5 cm*	–	+
Hipertrofia diminui com descondicionamento	+	–
História familiar de cardiomiopatia hipertrófica	–	+
VO_2 máximo > 45 mL/kg/min (no teste de esforço)	+	–

*Ao ecocardiograma.

Onda Q no Atleta

Se a cardiomiopatia hipertrófica é a principal causa de morte súbita em atletas jovens (< 35 anos), a doença arterial coronariana é a principal causadora desse mesmo evento naqueles atletas com 35 anos ou mais. Por esse motivo, devemos considerar se as ondas Q eventualmente encontradas no ECG de um atleta podem estar relacionadas com alguma dessas condições. Consideramos como patológica, de uma maneira geral, onda Q com mais de 3 mm de profundidade e/ou > 30 ms de duração em pelo menos duas derivações (Fig. 37-3).

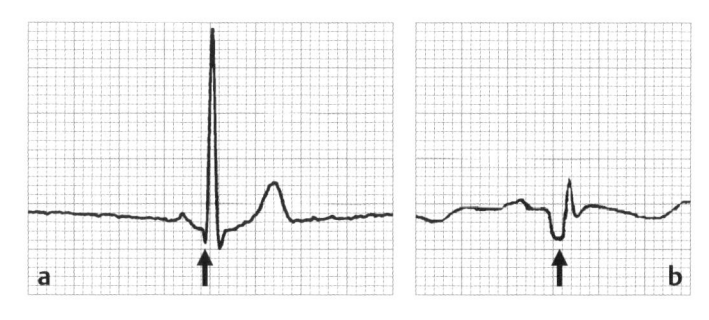

Fig. 37-3. (**a**) Onda Q normal: de pequena amplitude e estreita; (**b**) onda Q patológica: maior amplitude e maior duração.

Bradiarritmia

As bradiarritmias (frequência cardíaca menor que 50 bpm) ocorrem por alterações da frequência e/ou ritmo cardíaco. Elas podem decorrer de um processo fisiológico, como em atletas bem treinados com baixa frequência cardíaca durante o repouso, ou por resultado de uma doença cardíaca ou não cardíaca.

As bradiarritmias mais encontradas nos atletas são:

Bradicardia Sinusal

Na bradicardia sinusal, a onda P tem orientação habitual (entre +30° a +90°) e ocorre antes de cada complexo QRS, de modo que a sequência de eventos do eletrocardiograma P-QRS-T mantém-se normal. O intervalo PR encontra-se proporcionalmente aumentado, podendo estar presente o bloqueio AV de 1º grau e até o bloqueio de 2º grau Mobitz I, porque as mesmas influências vagais responsáveis pela diminuição da frequência agem ao nível do nódulo AV, podendo levar a um atraso na condução do estímulo.

À medida que a frequência diminui, o intervalo QT aumenta, mas o intervalo QTc continua normal (intervalo QTc: intervalo QT corrigido para a frequência).

A bradicardia sinusal pode ser observada em indivíduos normais, vagotônicos, sendo frequente no ECG de atletas.

Durante a prática esportiva, o débito cardíaco do atleta é superior ao do indivíduo não atleta. No entanto, em repouso, estes valores são muito semelhantes em ambos. Como visto anteriormente, o volume sistólico está geralmente aumentado no atleta. Para que o débito cardíaco em repouso seja semelhante em ambos os indivíduos, a frequência cardíaca do atleta diminui, o que se deve sobretudo às alterações do sistema nervoso autônomo. Assim, é comum a existência de atletas com bradicardia sinusal de até 25-30 bpm (Fig. 37-4).

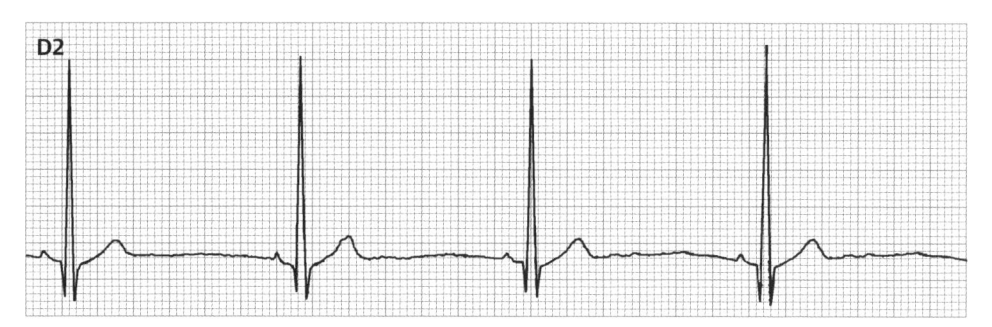

Fig. 37-4. Bradicardia sinusal em atleta que participava de maratonas.

Arritmia Sinusal

A arritmia sinusal acontece devido a um distúrbio da formação de um impulso no nódulo sinusal e, geralmente, está relacionada com a respiração: a frequência cardíaca aumenta no final da inspiração, diminuindo no final da expiração (arritmia sinusal respiratória).

No eletrocardiograma, apresenta-se com certa irregularidade na inscrição dos ciclos. A sequência é normal, porém a distância entre os ciclos varia, sendo a variação > 0,16 s entre o maior e o menor intervalo R-R, como visto na Figura 37-5.

É comum em jovens, especialmente em crianças, diminuindo na fase adulta.

A taquicardia diminui as manifestações da arritmia sinusal; a bradicardia aumenta.

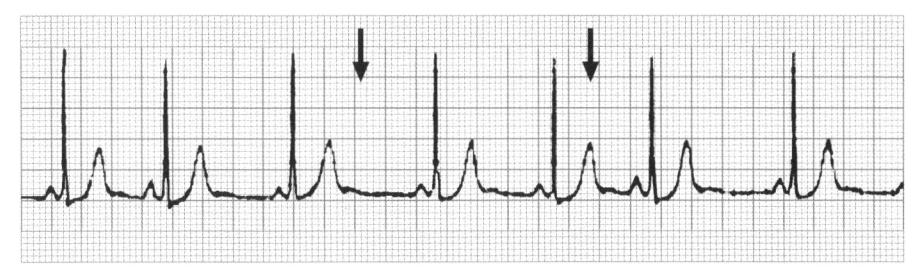

Fig. 37-5. Arritmia sinusal: sequência normal de ativação (P-QRS-T) com variação maior que 0,16 s (4 "quadradinhos") entre o maior (primeira seta) e o menor intervalo R-R (segunda seta).

A arritmia sinusal é um achado normal, não possuindo significado clínico quando isolada, podendo representar apenas uma acentuação do tônus vagal.

Distúrbio de Condução pelo Ramo Direito

Assim como na população geral, a presença de BRD isolado no atleta não tem significado prognóstico embora a presença de um alentecimento na condução ventricular, expressa na duração do QRS acima de 140 ms, mereça uma maior investigação (lembrando que, para diagnóstico de bloqueio de ramo, a duração deve ser superior a 120 ms).

Muitas vezes, encontramos no atleta um padrão eletrocardiográfico semelhante a um BRD, mas que não alcança os 120 ms. Como visto no capítulo referente aos bloqueios de ramo, preferimos utilizar, nesses casos, a nomenclatura de distúrbio de "condução pelo ramo direito" (muitos utilizam "BRD incompleto").

Independente da nomenclatura utilizada, o padrão de BRD pode se assemelhar ao encontrado na Síndrome de Brugada, residindo aí a principal preocupação diagnóstica, já que essa condição está associada à morte súbita.

À luz do eletrocardiograma, a Síndrome de Brugada também apresenta um padrão rsR', porém morfologicamente distinto do BRD (Fig. 37-6). O complexo rsR', no caso de Brugada, encontra-se associado à elevação em forma de "abóboda" do segmento ST, maior que 2 mm (0,2 mV), seguido de uma onda T negativa. Esse padrão é de caráter transitó-

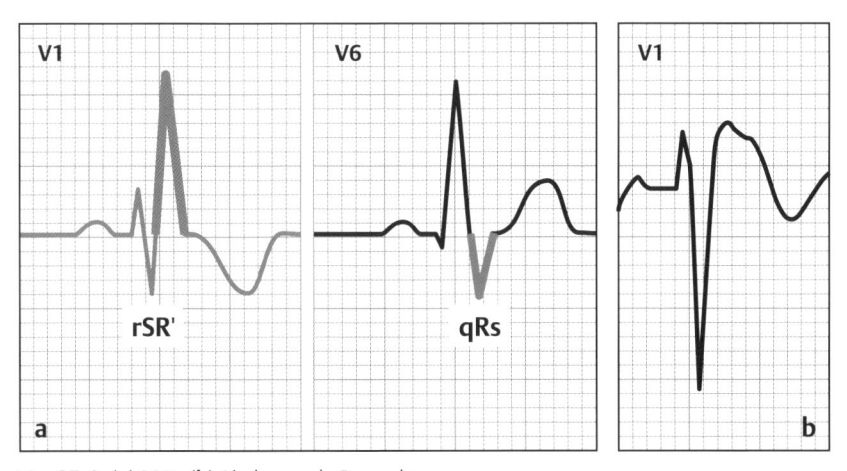

Fig. 37-6. (**a**) BRD; (**b**) Síndrome de Brugada.

rio, sendo, muitas vezes, não aparente no momento do exame. Testes utilizando drogas inibidoras de canais de sódio, tais como flecainamida e procainamida, podem suscitar o aparecimento desse padrão e permitir o diagnóstico.

Repolarização Precoce

Em 1976, o termo repolarização precoce foi utilizado pela primeira vez, sendo considerado uma alteração eletrocardiográfica benigna.

Fisiopatologia

As diferenças regionais nas propriedades eletrofisiológicas das células cardíacas estão associadas a uma proeminente fase 1 do potencial de ação das células epicárdicas. No caso de uma proeminente fase 1 nas células epicárdicas, esta corrente poderia ser detectada pelo eletrocardiograma de superfície, como uma repolarização precoce encurtando o segmento ST. Nas derivações onde predomina a onda R, como no caso das precordiais esquerdas, uma onda repolarizante precoce também positiva deve interromper a fase descendente da onda R, ocasionando o supradesnível do ponto J e segmento ST. O aumento do número de células que repolarizam no sentido epicárdio-endocárdio, por causa do início ainda mais precoce da repolarização no epicárdio, poderia gerar ondas T de maior amplitude.

Eletrocardiograma

A repolarização precoce (RP) caracteriza-se por um supradesnivelamento do ponto J, fazendo com que o final do QRS não coincida com a linha de base, gerando um segmento ST de concavidade superior e ondas T proeminentes em pelo menos duas derivações contíguas. A localização mais comum ocorre de V2 a V4 no ECG (podendo ocorrer em quaisquer derivações) (Fig. 37-7), com depressão recíproca do segmento ST em aVR.

A repolarização precoce é um dos achados mais frequentes encontrado em atletas, e considera-se que o aumento do tônus vagal seja responsável por essa alteração, já que a repolarização ventricular se normaliza durante o exercício físico.

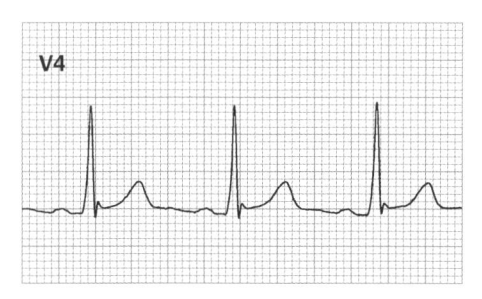

Fig. 37-7. ECG de atleta com discreto supradesnível de ST em V4.

CORRELAÇÃO CLÍNICA

O mais importante na análise do ECG de um atleta é saber se estamos diante de alterações que possam ser atribuídas ao "coração do atleta" ou se as alterações podem ser secundárias a uma condição clínica que ofereça risco à prática do exercício físico. Muitas vezes, essa diferenciação é realizada por meio apenas da história, do exame físico e do ECG. Algumas vezes necessitamos realizar outros exames.

CAPÍTULO 37 ▪ ELETROCARDIOGRAMA NO ATLETA

Vamos ressaltar, no Quadro 37-5, alguns dados que devem ser avaliados na participação de atletas de alto nível.

Quadro 37-5. Dados de História Pessoal, História Familiar e Exame Físico Importantes a Serem Avaliados em Atletas

História pessoal
1. Dor torácica
2. Síncope/pré-síncope (não visivelmente relacionadas com a síncope neurocardiogênica)
3. Dispneia desproporcional ou inexplicada
4. Conhecimento prévio de sopro cardíaco
5. HAS

História familiar
6. Morte prematura de etiologia cardíaca em parente com idade < 50 anos
7. Incapacidade por doença cardíaca em parente < 50 anos
8. História familiar conhecida de: cardiomiopatia hipertrófica, síndrome de QT longo ou outras canalopatias, síndrome de Marfan, arritmias importantes

Exame físico
9. Sopro cardíaco (incluir manobra de Valsalva)
10. Avaliar pulsos femorais para excluir coarctação de aorta
11. Avaliar estigmas de Marfan
12. Avaliar pressão arterial

Adaptado de Maron BJ et al. Circulation 2007;115:1643.

A essa avaliação clínica acrescenta-se, na maioria das vezes, a realização do ECG (lembrar, mais uma vez, que estamos falando de atletas de alta *performance*, e não à grande maioria dos participantes de atividades físicas recreativas para os quais não há necessidade de ECG, caso não haja queixa clínica).

O ECG do atleta pode apresentar inúmeras alterações, como vemos em alguns estudos listados abaixo:

- Crouse *et al.* (2009): 77 atletas de futebol americano de colegiado: 79% com anormalidades no ECG, e, destes, 15,6% apresentavam arritmia sinusal.
- Malhotra *et al.* (2015): atletas das forças armadas da Índia: 81% com alterações no ECG.
- Farahani *et al.* (2012): 239 atletas iranianos, 84% com, pelo menos, uma alteração no ECG.
- Pelliccia *et al.* (2007): 32.562 atletas praticantes de esportes diferentes e com idades variando entre 8 a 78 anos, sendo mais de 50% na faixa de 11 a 20 anos: prevalência de achados anormais no ECG foi de 11% do total (3.853). Desses 11%, os achados mais comuns foram intervalo PR alongado, repolarização precoce e distúrbio de condução pelo ramo direito, que, juntos, compunham 7% da população total de atletas (2.280).

Esses são apenas alguns exemplos que mostram que a principal questão a ser respondida não é simplesmente sobre a normalidade ou não do ECG, mas se esta anormalidade pode estar associada a uma condição que ameace a prática desportiva, necessitando a sua suspensão.

RESUMINDO
Vamos, mais uma vez, ressaltar as principais alterações no ECG que podem ser consideradas anormais no "coração do atleta" necessitando de uma maior investigação.

> 1. Inversão de ondas T > 1 mm em 2 ou mais derivações de V2-V6, D2 e aVF ou D1 e aVL (excluídas D3, aVR e V1)
> 2. Depressão do segmento ST ≥ 0,5 mm em duas ou mais derivações
> 3. Ondas Q patológicas em duas ou mais derivações (exceto D3 e aVR)
> 4. BRE (> 120 ms)
> 5. Qualquer QRS ≥ 140 ms
> 6. Eixo elétrico médio do QRS entre –30º a –90º ou além de +115/120 graus
> 7. Aumento de AE
> 8. SVD
> 9. ESV – ≥ 2 extrassístoles em traçado de 10 s
> 10. Arritmias ventriculares – pares, *triplets*, taquicardia ventricular não sustentada
> 11. Fibrilação ou *flutter* atrial
> 12. Presença de pré-excitação
> 13. QTc < 340 ms ou QTc > 480 ms em mulheres e > 470 ms em homens
> 14. Padrão de Brugada

VAMOS PRATICAR

1. Das alterações abaixo, uma delas é considerada anormal se encontrada no ECG de uma atleta:
   A) BAV de 2º grau Mobitz 1
   B) Arritmia sinusal respiratória
   C) QRS com duração de 150 ms
   D) Ritmo atrial ectópico

2. Diante de um atleta com sinais de sobrecarga ventricular esquerda, é importante o diagnóstico diferencial com cardiomiopatia hipertrófica. Qual dos achados abaixo sugere a presença dessa condição patológica e não alterações fisiológicas relacionadas com o treinamento de alto nível?
   A) Diâmetro diastólico do VE > 5,5 cm
   B) Padrão de enchimento ventricular normal
   C) Espessura de septo interventricular de 16 mm
   D) Tamanho normal de átrio esquerdo

3. A principal causa de morte súbita em atletas acima de 35 anos é a:
   A) Cardiomiopatia hipertrófica
   B) Síndrome de Brugada
   C) Doença arterial coronariana
   D) Estenose aórtica

Respostas
1. C
2. C
3. C

DIAGNÓSTICOS DIFERENCIAIS DE SUPRADESNIVELAMENTO DO SEGMENTO ST

CAPÍTULO 38

João Carlos Batista Júnior
Regina Helena Alves Fonseca

FUNDAMENTAL

Quando falamos em supradesnível (ou elevação) do segmento ST, sempre pensamos no infarto agudo do miocárdio (IAM). Natural que seja assim, já que a presença de supradesnivelamento de ST no contexto de um paciente com dor torácica fala a favor de uma oclusão coronariana por trombo e exige medidas rápidas, visando reperfusão do vaso ocluído. Quanto mais rápida é feita essa reperfusão, maior o benefício para o paciente.

No entanto, é importante lembrarmos que o IAM não é a única causa de elevação do segmento ST e vamos abordar algumas dessas condições nesse capítulo. Algumas delas já foram discutidas em outros capítulos, mas optamos por dedicar esse momento a reuni-las e analisá-las com enfoque no supradesnível do segmento ST.

As condições a seguir podem apresentar supradesnível de segmento ST:

- Variação do normal.
- Repolarização precoce.
- Sobrecarga ventricular esquerda.
- Bloqueio de ramo esquerdo.
- Pericardite.
- Hipercalemia.
- Síndrome de Brugada.
- Cardioversão elétrica.
- Angina de Prinzmettal.

Vale a pena ressaltarmos que o nível do segmento ST deve ser medido em relação à extremidade do segmento PR.

ENTENDENDO

Elevação Normal do ST, Variante do Normal e Repolarização Precoce

Existe uma certa confusão sobre o que seria considerado normal em relação ao segmento ST, o que seria considerada uma variação desse normal e o que seria um padrão de elevação de ST chamado de repolarização precoce. Vamos tentar dividir um pouco essas condições, lembrando, no entanto, que são todas elas consideradas benignas.

Elevação Normal do ST

Uma elevação de 1 a 3 mm é muito frequente em jovens do sexo masculino nas derivações precordiais de V1 a V4, principalmente V2 (até 93% em alguns estudos em jovens de 17 a 24 anos). Esse nível de supradesnível diminui com a idade (30% em homens com ≥ 76 anos). Como essa alteração é muito frequente, ela é melhor considerada como um padrão normal e não como uma variante do normal, sendo também conhecida como padrão "masculino" (Fig. 38-1).

Já nas mulheres, esse nível de supradesnível é geralmente inferior a 1 mm também de V1 a V4 (geralmente em 20% das mulheres), e não há mudança com a idade (padrão "feminino").

Quais são as características desse supradesnível normal de ST?

- Segmento ST é côncavo.
- Quanto maior a amplitude da onda R, maior o nível de supradesnível.

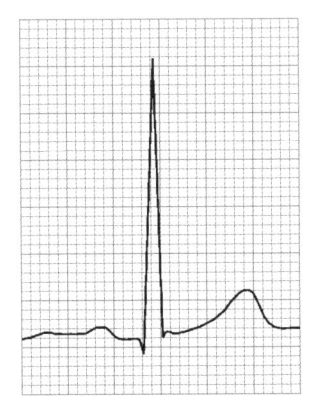

Fig. 38-1. ST considerado normal.

Variante do Normal

Em alguns jovens, o segmento ST está elevado nas derivações precordiais em combinação com uma inversão da onda T na porção terminal, sendo essa alteração considerada uma variante da normalidade (Fig. 38-2). Essa alteração pode ser consequência de um padrão de repolarização precoce com a persistência do padrão juvenil de onda T.

Muitas vezes, os achados eletrocardiográficos são tão sugestivos de IAM que é necessário que se realize um ecocardiograma para essa diferenciação, especialmente se a pessoa não tem conhecimento prévio dessa variação. Na maioria desses casos, o intervalo QT é curto, o que não acontece no IAM e na pericardite, que seriam as duas condições principais no diagnóstico diferencial.

Características do padrão "variante do normal":

- Supradesnível de ST.
- Inversão terminal da onda T.

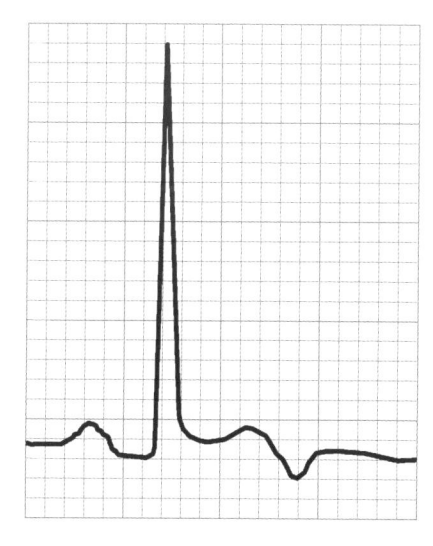

Fig. 38-2. ECG com padrão variante do normal de repolarização.

Repolarização Precoce

Esse padrão também ocorre principalmente em jovens do sexo masculino e caracteriza-se por:

- Elevação de ST mais marcada em V4, existindo geralmente um entalhe na junção do QRS com o segmento ST (conhecido como "aspecto em anzol") (Fig. 38-3).
- Segmento ST é côncavo.
- Ondas T são amplas e positivas (não são invertidas).

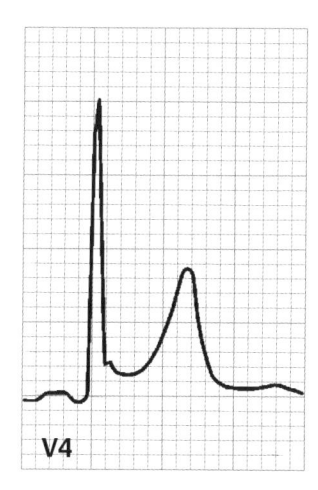

Fig. 38-3. ECG com padrão de repolarização precoce.

Podemos encontrar ainda:

1. Se a repolarização precoce envolver derivações dos membros (plano frontal), o supradesnivelamento de ST é maior em D2 que em D3 e pode haver depressão recíproca de ST em aVR, não existindo infradesnível recíproco em aVL. Isso ajuda a diferenciar de IAM inferior em que, na maioria dos casos, há maior elevação de ST em D3 que em D2 com alteração recíproca com infradesnível de ST em aVL.
2. Infradesnível associado do segmento PR quando houver repolarização precoce também do tecido atrial. Esse infradesnível é menos nítido que o encontrado na pericardite.

Infarto Agudo do Miocárdio com Supradesnível do Segmento ST

O IAM com supradesnível de ST ocorre por oclusão coronária por trombo em uma artéria epicárdica após ruptura da superfície de uma placa aterosclerótica. A oclusão duradoura acarreta morte celular e eleva os marcadores de necrose miocárdica.

As alterações no ECG do IAM com supradesnivelamento de ST (IAMCSST) possuem uma evolução clássica em três fases descritas a seguir:

1. Fase superaguda (ou hiperaguda) – geralmente a 1ª manifestação é o surgimento de uma T alta e apiculada, precedendo ou sendo concomitante ao supradesnível do segmento ST (Fig. 38-4). A onda R ainda mantém sua amplitude. Eventualmente há fusão R-ST-T formando um "aspecto em bloco". Essa fase dura minutos ou poucas horas.

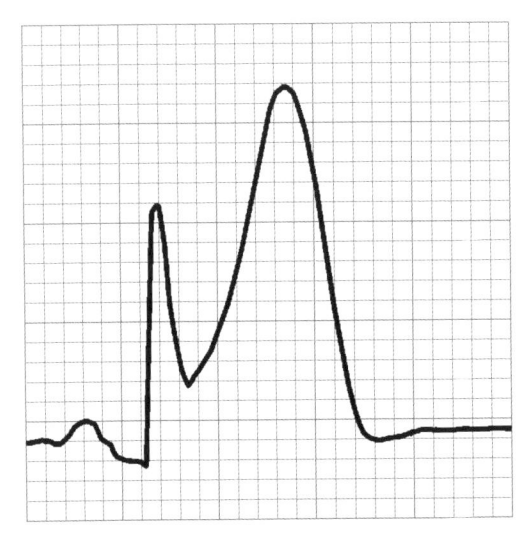

Fig. 38-4. IAM – fase superaguda: onda T apiculada concomitante ao supradesnível de ST.

2. Fase aguda (ou subaguda) – já há necrose miocárdica, logo, haverá onda Q patológica, indicando a presença de uma área eletricamente inativa e a onda R começa a diminuir de amplitude. É típico também ocorrer a inversão da onda T, seguindo um padrão de isquemia subepicárdica. Além disso, o supradesnível de ST assume uma forma convexa, voltada para cima (em "abóbada"). Nessa fase, é possível, então, identificar, no ECG, três formas de acometimento miocárdico secundárias a distúrbios perfusionais: Q (necrose), supradesnivelamento de ST (lesão) e inversão de T (isquemia) (Fig. 38-5).

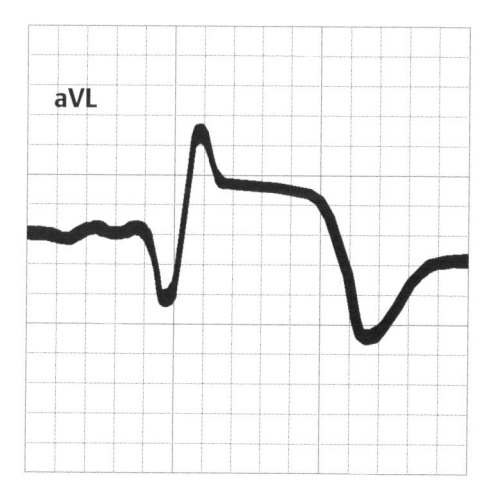

Fig. 38-5. Fase aguda do IAM sendo possível identificar o supradesnível de ST, a inversão de onda T e já começa o aparecimento de Q.

3. Fase crônica (infarto antigo) – surge após 2 a 4 semanas do evento agudo, com o segmento ST de volta à linha de base, permanecendo a Q patológica e as ondas T negativas, como uma espécie de sequela eletrocardiográfica do infarto (Fig. 38-6). Eventualmente, pode ocorrer a persistência de algum grau de supradesnível de ST e as ondas T ficam aplanadas ou mesmo voltam a positivar (essa positivação das ondas T pode ocorrer após meses ou anos).

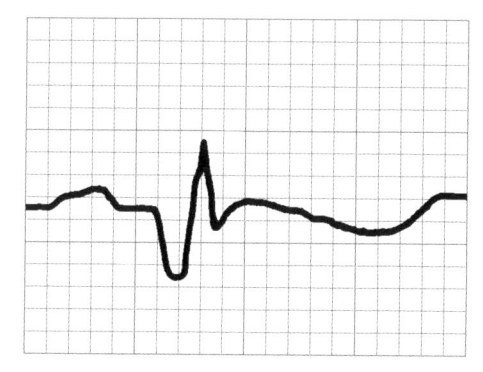

Fig. 38-6. Fase crônica do infarto: presença de Q patológica, T negativa e segmento ST volta à linha de base.

O Quadro 38-1 reúne as principais alterações do IAM com supradesnível de ST.

Quadro 38-1. Evolução Clássica do IAM com Supradesnível do Segmento ST

Fase	Duração	Aspecto	Exemplo
Superaguda	Minutos, poucas horas	■ T alta apiculada + supra ST ■ Pode haver fusão R-ST-T	
Aguda	Horas/semanas	■ Supra ST convexo ■ Diminuição R ■ T negativa ■ Começa Q	
Crônica	A partir 2-4 semanas	■ Q patológica ■ T negativa (podem voltar a ser positivas) ■ ST volta à linha de base (ocasionalmente algum supra ST)	

Hipertrofia/Sobrecarga Ventricular Esquerda

A sobrecarga ventricular esquerda (SVE) é uma das condições mais frequentemente confundidas com IAM.

São características do supradesnivelamento de ST associado à SVE (Fig. 38-7):

- Supra de ST côncavo nas precordiais direitas × convexo no IAM.
- Quanto maior a amplitude da onda R ou S, maior pode ser o supradesnível de ST.
- Pode resultar em um padrão de QS de V1 a V3 (isso porque o vetor da despolarização tem direção posterior).

Bloqueio de Ramo Esquerdo

Como vimos no capítulo de BRE, esse distúrbio de condução é seguido de uma alteração secundária na repolarização ventricular, com o vetor de repolarização sendo contrário ao vetor da despolarização (ver explicação mais detalhada no Capítulo 11) – nas derivações onde o complexo QRS é predominantemente negativo (V1 e V2), há um supradesnível de ST, podendo ser confundido com o supradesnível do IAM. Por outro lado, nas derivações com QRS predominantemente positivas no BRE (V5 e V6), o infradesnível esperado do BRE pode mascarar a presença do IAM.

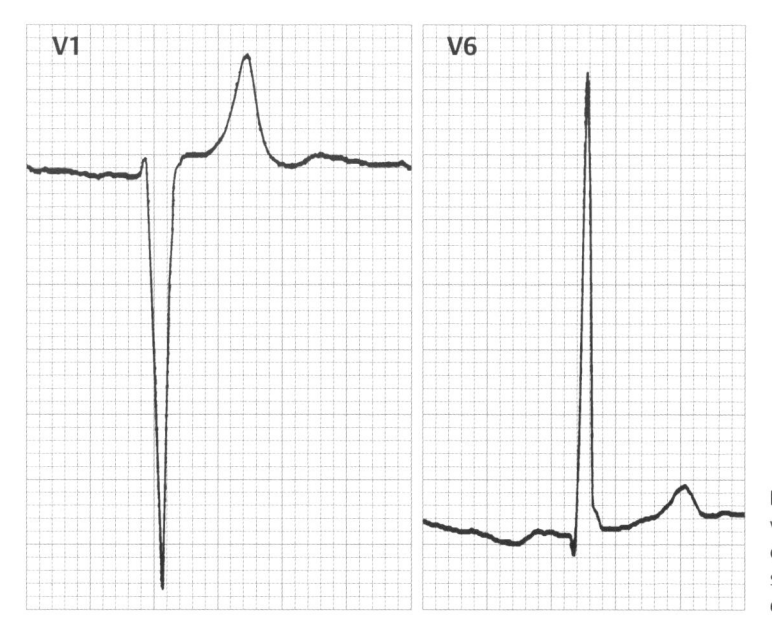

CAPÍTULO 38 ▪ DIAGNÓSTICOS DIFERENCIAIS DE SUPRADESNIVELAMENTO DO SEGMENTO ST   **365**

Fig. 38-7. Sobrecarga ventricular esquerda com discreto supradesnível de ST em V1 e V6.

As características do supradesnível de ST no BRE são:

- O supradesnível de ST tende a ser côncavo.
- O supradesnível é discordante com a direção do QRS, ou seja, há supradesnível de ST nas derivações onde o QRS é predominantemente negativo (V1 e V2) e infradesnível nas derivações onde o QRS é predominantemente positivo (V5 e V6) (Fig. 38-8).

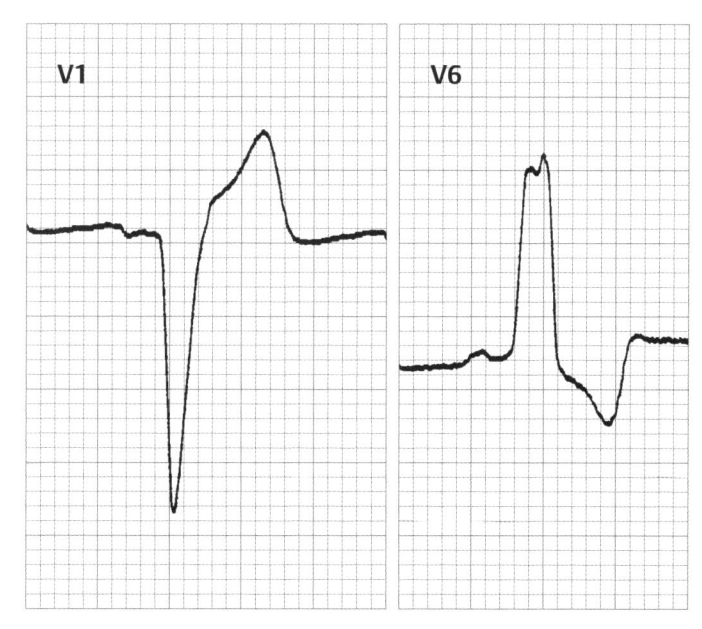

Fig. 38-8. Bloqueio de ramo esquerdo associado à supradesnível de ST em V1 e infradesnível de ST em V6.

Pericardite

As modificações eletrocardiográficas da pericardite são, na verdade, secundárias à inflamação do epicárdico, já que o pericárdio é eletricamente inativo. Por isso, causas de pericardite com pouca ou nenhuma inflamação epicárdica não apresentarão alteração no ECG, como é o caso da pericardite associada à uremia.

A evolução clássica das alterações da pericardite (e que ocorrem em menos de 50% dos casos) é a descrita no Quadro 38-2 e na Figura 38-9.

Quadro 38-2. Evolução Eletrocardiográfica Clássica na Pericardite Aguda

Fase aguda – 1 semana	1º – supradesnível difuso do ST, e, mais raramente, infradesnível do segmento PR
Fase subaguda – 2 a 3 semanas	2º – segmento ST volta à linha de base
Fase crônica – 2 meses	3º – onda T inverte após o segmento ST ter voltado à linha de base
	4º – ECG se normaliza

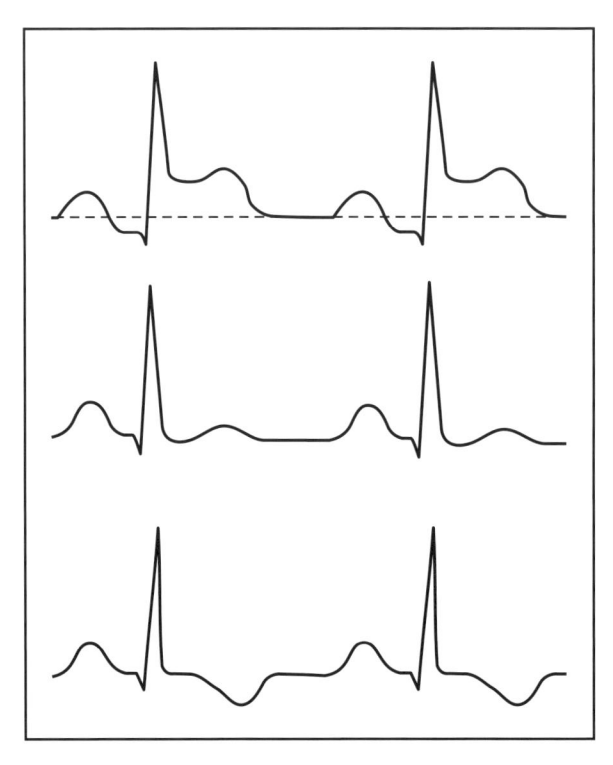

Fig. 38-9. Evolução eletrocardiográfica clássica da pericardite.

Hipercalemia ou Hiperpotassemia (Fig. 38-10)

A hipercalemia (ou hiperpotassemia) pode causar supradesnível do segmento ST, mas geralmente vem acompanhada de outras alterações eletrocardiográficas relacionadas com esse distúrbio eletrolítico como:

- Ondas T apiculadas.
- Ondas P de baixa amplitude ou mesmo seu desaparecimento.
- Alargamento do QRS.
- Supradesnível de ST tem geralmente um aspecto descendente.

A hipercalemia, quando leva ao supradesnível de ST é conhecida como padrão de pseudoinfarto ou corrente de lesão dialisável, uma vez que reverte completamente com a correção desse distúrbio após diálise.

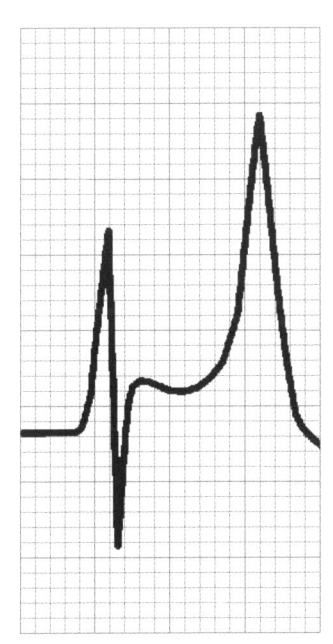

Fig. 38-10. ECG com supradesnível de ST associado à onda T apiculada – achados relacionados com a hiperpotassemia.

Síndrome de Brugada

Descrita em 1992, essa síndrome está associada à fibrilação ventricular idiopática com intervalo QT normal e tem como características ao ECG:

- Padrão de BRD em precordiais direitas (V1 e V2) com elevação de ST, seguido de uma descida rápida e onda T negativa (Fig. 38-11).
- Não se encontra S alargadas em D1, aVL e V6, como vistas no BRD.

Essa síndrome está associada a mutações nos canais de sódio, alterando o potencial de ação no epicárdio do VD, mas não no endocárdio, causando um gradiente transmural que é responsável pelo supradesnível de ST.

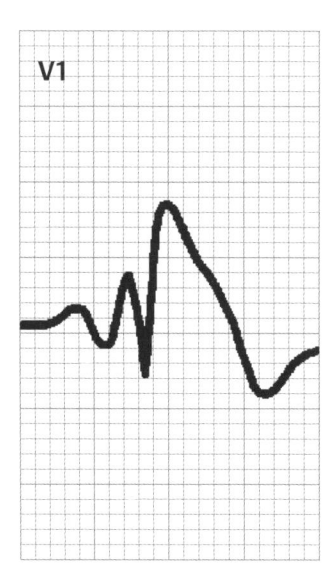

Fig. 38-11. ECG com supradesnível de ST em V1 associado à síndrome de Brugada.

O padrão de supradesnível de ST na síndrome de Brugada pode ser continuamente visto no ECG ou de forma intermitente. Agentes bloqueadores de canais de sódio, como procainamida, podem induzir o aparecimento dessa alteração no ECG nos pacientes portadores desse padrão.

Cardioversão Elétrica (CV)

O segmento ST pode se elevar de forma significativa e transitoriamente após uma CV elétrica (até mais de 10 mm). O mecanismo é desconhecido e, geralmente, há normalização do ST em 1 a 2 minutos.

Angina de Prinzmetal

Quando uma artéria epicárdica é completamente ocluída como resultado de um vasoespasmo, o segmento ST torna-se elevado nas derivações relacionadas com a área afetada, refletindo isquemia transmural. Nesta condição, chamada angina de Prinzmetal, também conhecida por angina variante ou vasoespástica, o espasmo é geralmente breve e o segmento ST retorna ao normal, sem lesão do miocárdio resultante.

As elevações do segmento ST na angina de Prinzmetal e no infarto agudo são indistinguíveis, uma vez que refletem o mesmo processo fisiopatológico: isquemia transmural por oclusão de uma artéria epicárdica por espasmo transitório na primeira condição e por trombo persistente na segunda. Na angina de Prinzmetal, geralmente não há evolução para infarto agudo do miocárdio. Seu diagnóstico acaba sendo confirmado com a reversão precoce do supradesnivelamento do segmento ST espontaneamente ou após a administração de drogas que relaxam os vasos coronarianos como nitratos e bloqueadores dos canais de cálcio. O tratamento acaba sendo o uso, por tempo indeterminado, destes fármacos.

APROFUNDANDO

Na prática clínica, um dos diagnósticos diferenciais mais importantes para o supradesnível do segmento ST é a diferenciação do IAM com BRE.

Alguns critérios têm sido propostos para a diferenciação entre IAM e BRE, sendo o mais conhecido deles os critérios de Sgarbossa, embora tanto a sensibilidade quando a especificidade não sejam ideais. São eles:

- Supradesnível de ST ≥ 5 mm em discordância com o QRS sugere IAM (embora, em cerca de 6% dos BRE, o supradesnível possa ser superior a 5 mm).
- Presença de infradesnível onde deveria haver um supradesnível de ST no BRE sugere presença de processo isquêmico (dizendo de outra forma: infradesnível de ST ≥ 1 mm em concordância com o QRS em V1 a V3).
- Supradesnível de ST ≥ 1 mm em concordância com o QRS sugere IAM.

CORRELAÇÃO CLÍNICA

Como pericardite e infarto agudo do miocárdio são duas condições que ocorrem com dor torácica, essa diferenciação é importante no atendimento desses pacientes que podem se apresentar com supradesnível de ST.

Alguns dados que podem auxiliar nesse diagnóstico diferencial:

A) Tipo de dor: na pericardite, a dor é do tipo "pleurítica" (piora com a inspiração) e melhora na posição sentada. No IAM, a dor não apresenta essas características, sendo geralmente em aperto.
B) Morfologia do supradesnível de ST: côncavo na pericardite, convexo no IAM. E, raramente, na pericardite, o supradesnível é maior que 5 mm.
C) Distribuição eletrocardiográfica do supradesnível de ST: difuso na pericardite (exceto V1 e aVR), envolvendo mais de um território vascular, enquanto no IAM encontra-se limitado à parede acometida, relacionada com um território vascular.
D) Evolução do supradesnível de ST: não há evolução para Q na pericardite, enquanto o mais frequente é a evolução para Q no IAM com supradesnível de ST.
E) Imagem em espelho: na pericardite, somente aVR e V1 podem apresentar infradesnível de ST, enquanto, no IAM, há infradesnível de ST recíproco nas paredes opostas àquelas com supradesnível (p. ex.: supradesnível de D3 é acompanhado de infradesnível em aVL no IAM inferior).
F) Inversão da T: na pericardite, só ocorre inversão de T após o segmento ST voltar à linha de base. No IAM, a negativação de T pode ocorrer antes do ST voltar à linha de base ou simultaneamente.
G) Infradesnível de segmento PR pode ocorrer na pericardite, sendo um dos achados mais específicos para pericardite, porém não sensível. Não ocorre geralmente no IAM (embora possa ser encontrado no ECG de infartos atriais).

RESUMINDO

O Quadro 38-3 resume as principais características do diagnóstico diferencial de supradesnível de ST.

Quadro 38-3. Principais Condições Associadas a Supradesnível de Segmento ST

Normal (padrão masculino)	Supra de ST côncavo com 1-3 mm nas precordiais (V2 mais comum), ocorrendo em 90% dos homens jovens	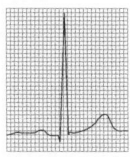
Variante do normal	■ Supra ST em precordiais, uma inversão de T na porção terminal ■ Alteração pode ser consequência de um padrão de repolarização precoce com a persistência do padrão juvenil de onda T	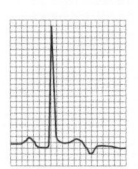
Repolarização precoce	Supra de ST côncavo nas precordiais (principalmente em V4) com entalhe no ponto J (aspecto em anzol), e ondas T altas e positivas	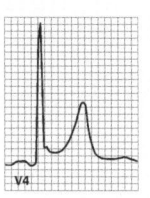
Sobrecarga de VE	Supra de ST côncavo e presença de outros achados de sobrecarga esquerda	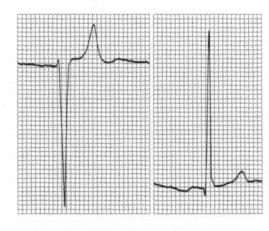
BRE	QRS alargado com onda T e segmento ST em direção oposta ao QRS: 1. Derivações direitas (V1 a V3): supra de ST côncavo e QRS negativo 2. Derivações esquerdas (V5 e V6): infra de ST com QRS positivo (R puro)	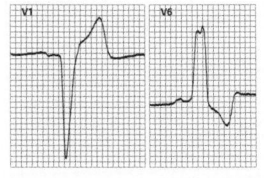
Pericardite aguda	■ Supra de ST côncavo e difuso: sem imagem em espelho e sem respeitar território coronariano (exceto V1 e AVR). ■ Infradesnível do segmento PR	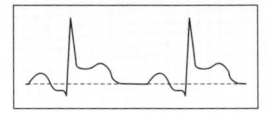

CAPÍTULO 38 ▪ DIAGNÓSTICOS DIFERENCIAIS DE SUPRADESNIVELAMENTO DO SEGMENTO ST 371

Quadro 38-3. Principais Condições Associadas a Supradesnível de Segmento ST *(Cont.)*

Hipercalemia	Ondas T altas e apiculadas (em tenda); achatamento ou ausência da onda P; alargamento do QRS; ST geralmente com aspecto descendente; pode surgir supra de ST muitas vezes indistinguível do IAM	
Síndrome de Brugada	V1 e V2 com rSR' (semelhante ao BRD) e supra de ST de aspecto descendente (semelhante à hiperpotassemia)	
IAM	Supra de ST de aspecto ascendente, platô ou abóbada (convexo); imagem em espelho	

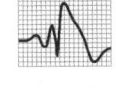

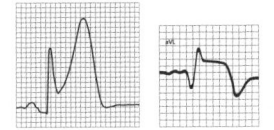

VAMOS PRATICAR

1. Em relação ao supradesnível de ST que ocorre na pericardite, podemos afirmar que:
    A) Ocorre especificamente em determinadas derivações já que o acometimento do pericárdio é geralmente localizado
    B) O supradesnível tem um aspecto convexo sendo difícil diferenciar do IAM
    C) Pode vir acompanhado de supradesnível do segmento PR
    D) A inversão da onda T ocorre posteriormente à normalização do segmento ST

2. Em relação ao BRE e o supradesnível de ST podemos afirmar que:
    A) O supradesnível ocorre nas derivações em que o QRS é predominantemente positivo
    B) O infradesnível ocorre nas derivações em que o QRS é predominantemente negativo
    C) O supradesnível ocorre nas derivações em que o QRS é predominantemente negativo
    D) O supradesnível ou o infradesnível não tem relação com a positividade ou a negatividade do QRS

3. Relacione o tipo de supradesnível de ST com sua causa mais provável:
   A) IAM
   B) BRE
   C) Normal
   D) Pericardite

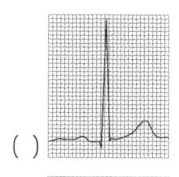

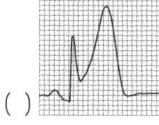

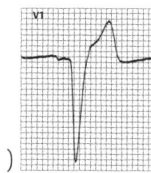

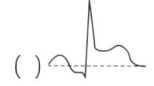

   ( )

   ( )

   ( )

   ( )

Respostas
   1. D
   2. C
   3. C/A/B/D

Parte IX Finalizando

ORGANIZANDO O APRENDIZADO

Ana Luisa Rocha Mallet
Elizabeth Silaid Muxfeldt

Nesse capítulo, faremos uma breve revisão do passo a passo que devemos seguir na análise de um eletrocardiograma (ECG), lembrando que seguir uma rotina de observação nos dará maior segurança na avaliação do exame.

ROTINA DE ANÁLISE DO EXAME
Identificação
Nome do paciente e data (e idealmente também o horário) de realização do exame.

Padrão de Realização do ECG
- Padrão de velocidade (eixo horizontal): mais usado – 25 mm/s (outros: 12,5 mm/s e 50 mm/s).
  Importante para calcularmos a frequência cardíaca (no padrão habitual, se o ritmo é regular, dividimos 1.500 pelo número de "quadradinhos" entre dois complexos QRS consecutivos para chegarmos à frequência cardíaca [FC]) (Fig. 39-1).
- Padrão de amplitude (eixo vertical): mais usado – padrão N (em que cada 10 "quadradinhos" valem 1 mV). Outros possíveis: N/2 (quando as amplitudes dos complexos são muito grandes e artificialmente os registramos com metade do valor) e 2N (quando as amplitudes dos complexos são muito pequenas e artificialmente os registramos com o dobro do valor). Importante para analisarmos as amplitudes dos eventos: Se, no padrão N, a onda R do complexo QRS ocupa 10 "quadradinhos", a amplitude do R é de 10 mm. Se, em um exame registrado em 2N, a onda R ocupa 12 "quadradinhos", a amplitude real da onda R é de 6 mm (pois artificialmente registramos o ECG com o dobro da amplitude). Por outro lado, se uma

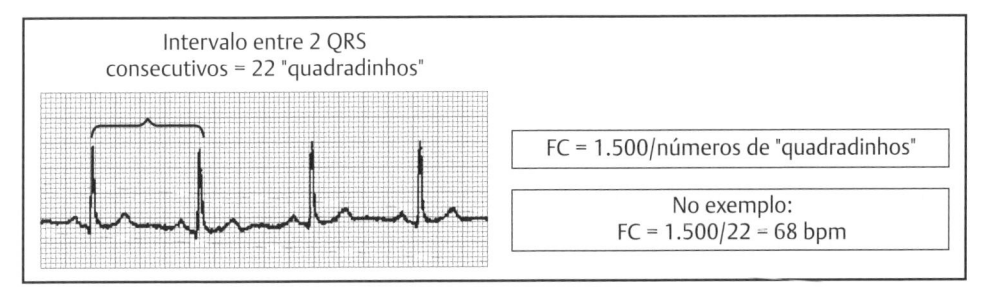

Fig. 39-1. Intervalo entre 2 QRS consecutivos = 22 "quadradinhos", logo, FC = 1.500/22 = 68 bpm.

onda R registrada em padrão N/2 ocupa 20 "quadradinhos", sua amplitude na realidade é de 40 mm (pois, artificialmente, fizemos o registro do ECG pela metade da amplitude).

Avaliação do Ritmo

Existe uma onda P antes de cada QRS do ECG? Se sim, estamos diante de um ritmo atrial. Se a onda P é positiva nas derivações D1 e D2, então esse é um ritmo sinusal. Caso exista onda P, mas ela não seja positiva em D1 e D2, estamos frente a um ritmo atrial, porém não originado no nódulo sinusal.

Determinação da Frequência Cardíaca

- Se menos de 50 bpm = bradicardia.
- Se mais de 100 bpm = taquicardia.

Se bradiarritmia, precisamos definir se estamos diante de uma bradicardia sinusal ou de um bloqueio atrioventricular (ver adiante) ou, menos frequentemente, um bloqueio sinoatrial.

Se taquicardia, a principal diferenciação será entre uma taquicardia com QRS largo ou uma taquicardia com QRS estreito, pois:

- Taquicardia com QRS estreito = taquicardia supraventricular (TSV) (Fig. 39-2).
  Nesse caso, importante definir se:
  A) Ritmo irregularmente irregular sem onda P = favorecendo diagnóstico de fibrilação atrial (FA) (Fig. 39-3).
  B) Ritmo regular e presença de onda F = *flutter* atrial (às vezes pode ser irregular) (Fig. 39-4).
  C) Ritmo regular e diferentes localizações de onda P ou onda P não detectável = estamos diante de uma TSV, e a localização da onda P pode ajudar a definir o mecanismo dessa TSV = via anômala? Dupla via nodal?

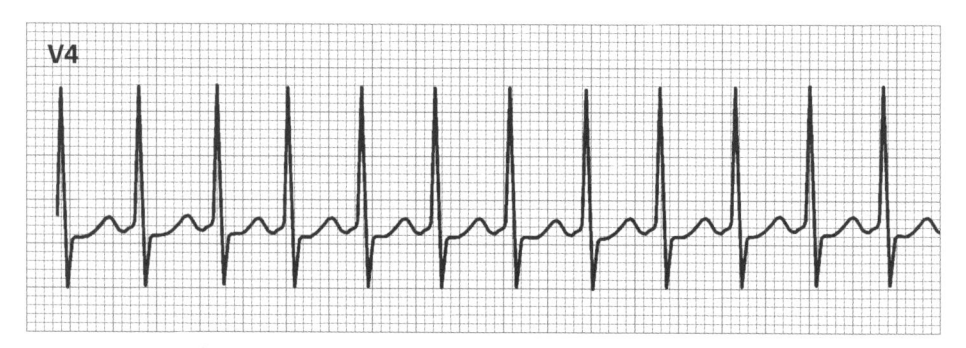

Fig. 39-2. Taquicardia (FC > 100 bpm) com complexos QRS estreitos = TSV.

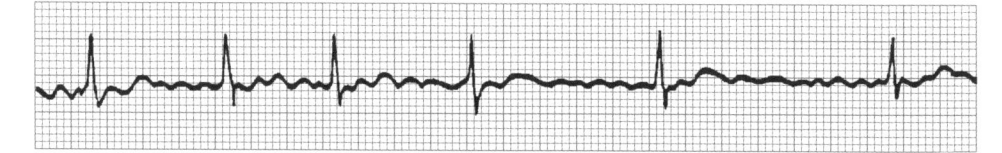

Fig. 39-3. Ritmo cardíaco irregularmente irregular sem onda P = fibrilação atrial.

CAPÍTULO 39 • ORGANIZANDO O APRENDIZADO **377**

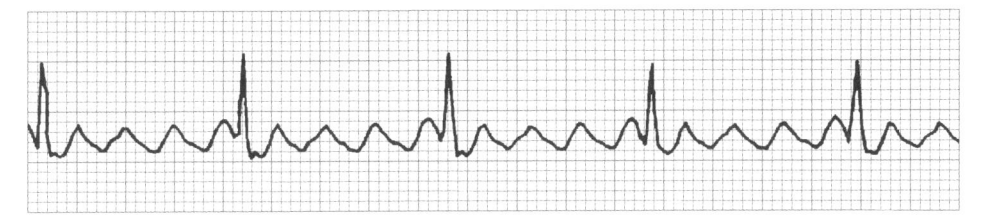

Fig. 39-4. Ritmo regular com ondas F = *flutter* atrial.

- Taquicardia com QRS largo = taquicardia ventricular (TV) em 80 % dos casos ou TSV com aberrância (20% dos casos) (Fig. 39-5).

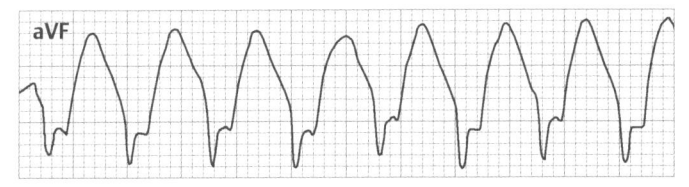

Fig. 39-5. Taquicardia com QRS largo.

Analisamos Agora a Onda P Quanto à Amplitude e Duração
Geralmente as melhores derivações para a análise da onda P são D2 e V1 (Fig. 39-6).

- Se aumento da duração de P (≥ 0,12 s) ou índice de Morris em V1= sobrecarga atrial esquerda (SAE).
- Se aumento da amplitude de P (> 2,5 mm) = sobrecarga atrial direita (SAD).

	D2	V1	
Onda P Normal			A onda P normal tem duração inferior a 0,12 s (3 "quadradinhos") com morfologia em V1 com a fase positiva e negativa pequenas e de amplitude semelhante
Sobrecarga de AE			Na SAE, a duração de P é igual ou maior que 0,12 s, sua morfologia pode apresentar um entalhe e a fase negativa em V1 ultrapassa 0,04 s (1 "quadradinho") que é o chamado índice de Morris
Sobrecarga de AD			Na SAD, a amplitude de P é maior que 2,5 mm (2 "quadradinhos" e meio)

Fig. 39-6. Onda P normal e comportamento nas sobrecargas atriais.

Avaliação do Intervalo PR = se Curto (< 0,12 s), Normal (0,12 a 0,20 s) ou Prolongado (> 0,20 s)

- Se curto, há evidência de pré-excitação ventricular, observada pela presença de onda delta no início do QRS?
- Se prolongado, toda onda P se segue um QRS?
  A) Se sim = bloqueio atrioventricular (BAV) de 1º grau.
  B) Se não, analisar relação entre onda P e complexos QRS:
    • Aumento progressivo do PR até que uma onda P não conduz = BAV 2º grau tipo I.
    • Se intervalos PR iguais com falha ocasional de condução para ventrículo = BAV 2º grau tipo II.
    • Se nenhuma P conduz havendo dissociação AV = BAV total.

Análise do QRS = Eixo Elétrico Médio, Duração e Morfologia

- Eixo elétrico médio (EEM): a partir de D1 e aVF, conseguimos determinar em que quadrante encontra-se o EEM do QRS (Fig. 39-7 e Quadro 39-1).

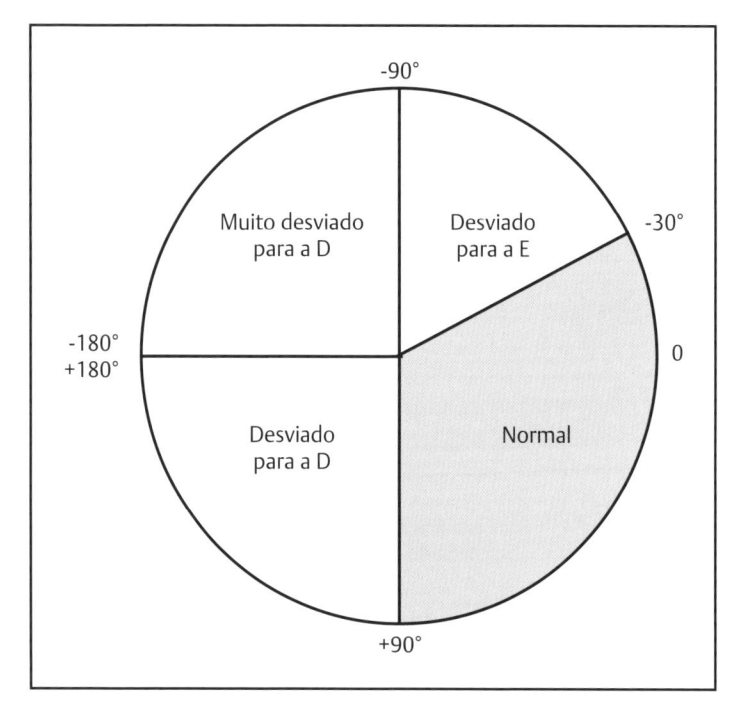

Fig. 39-7. Eixo elétrico médio normal do QRS entre −30 e +90 graus.

CAPÍTULO 39 ■ ORGANIZANDO O APRENDIZADO **379**

Quadro 39-1. Utilizando D1 e aVF para Determinar EEM

D1 positivo aVF positivo	EEM entre 0 e +90°	Normal
D1 negativo aVF positivo	EEM entre +90 e +180°	Desviado para direita (exceto atletas: pode chegar a 115-120°)
D1 negativo aVF negativo	EEM entre –90 e –180°	Desvio extremo para direita (associado a cardiopatias congênitas com HAP e SVD)
D1 positivo aVF negativo	EEM entre 0 e –90° ■ D2 positivo ⟶ ■ D2 negativo ⟶	■ EEM entre 0 e –30° (normal) ■ EEM desviado para esquerda (bloqueio divisional anterossuperior)

HAP = hipertensão arterial pulmonar; SVD = sobrecarga ventricular direita.

- Duração do QRS: se QRS > 120 ms, estamos diante de um bloqueio de ramo. Com V1 e V6 podemos definir se padrão de bloqueio de ramo esquerdo (BRE) ou bloqueio de ramo direito (BRD) (Fig. 39-8).

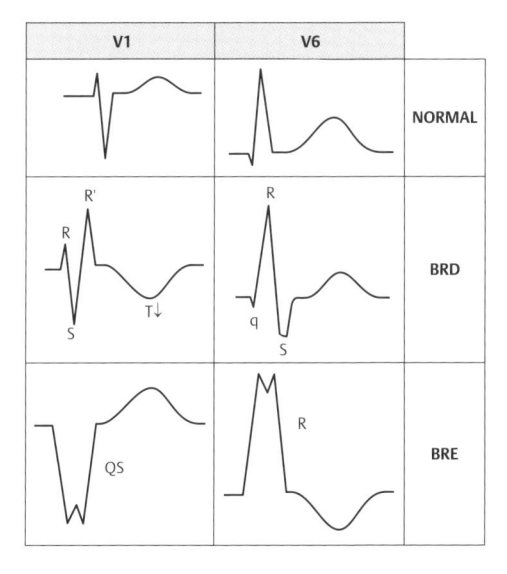

Fig. 39-8. Morfologia do QRS e padrão de bloqueio de ramo.

- Morfologia de QRS:
  A) Existem critérios para sobrecarga ventricular esquerda (SVE) ou SVD utilizando principalmente V1/V2 e V5/V6?
    • Se Sokolow > 35 mm (S de V1 + R de V5 ou V6) = SVE (Fig. 39-9).
    • Caso Sokolow < 35 mm, avaliar critério de Cornell (R de aVL + S de V3):
      ♦ Se Cornell > 28 mm em homens e > 20 mm em mulheres = SVE.
      ♦ Se aumento de positividade em precordiais direitas e aumento de S em V5/V6 = possível SVD.
  B) Existe Q patológica em pelo menos duas derivações? Se sim, definir a parede acometida.

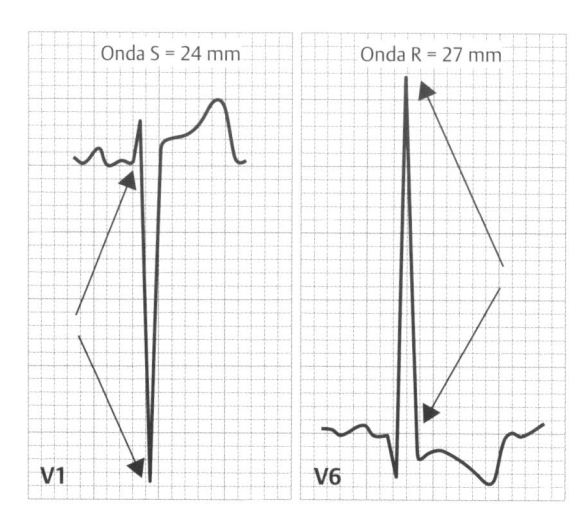

Fig. 39-9. Índice de Sokolow-Lyon = 51 mm (S de V1 – 24 mm + R de V6 – 27 mm).

Análise do Segmento ST: Existe Infradesnível ou Supradesnível de ST?
- Se infradesnível: avaliar principais causas – isquemia? Padrão de *strain* relacionado com a sobrecarga ventricular? Uso de drogas, principalmente ação digitálica?
- Se supradesnível de ST: avaliar principais causas – infarto agudo? BRE? SVE? Repolarização precoce? Pericardite? Causas menos frequentes? (Fig. 39-10).

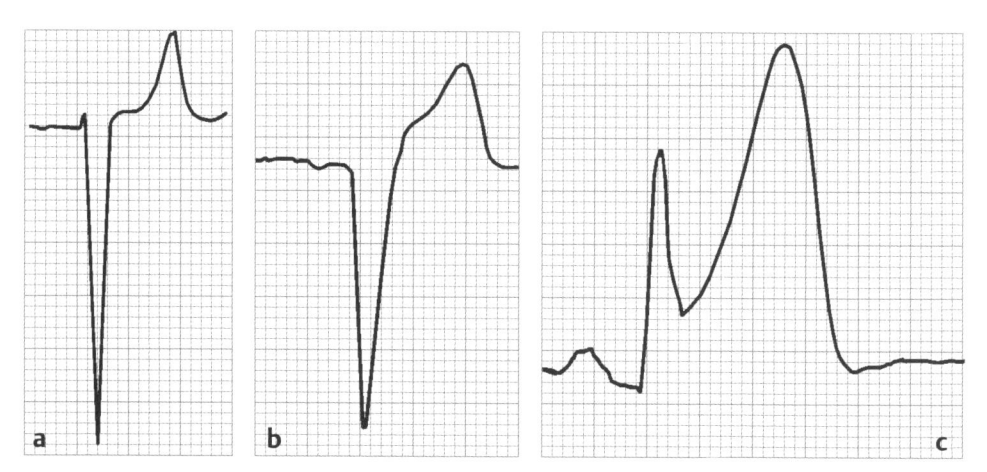

Fig. 39-10. (a) SVE. (b) BRE. (c) IAM.

Análise do Intervalo QT: QT Curto, Normal ou Longo? Lembrar de Corrigir o Intervalo para a Frequência Cardíaca
- Se QT longo: associação com distúrbio eletrolítico? Drogas?

Essa é uma sugestão de análise resumida e sistematizada do ECG que, certamente, nos ajudará a concluir a análise da grande maioria dos exames.

EXERCÍCIOS

Elizabeth Silaid Muxfeldt
Ana Luisa Rocha Mallet

QUESTÕES DE 1 A 8
Análise de casos.

1. **Paciente, 46 anos, em exame admissional.**

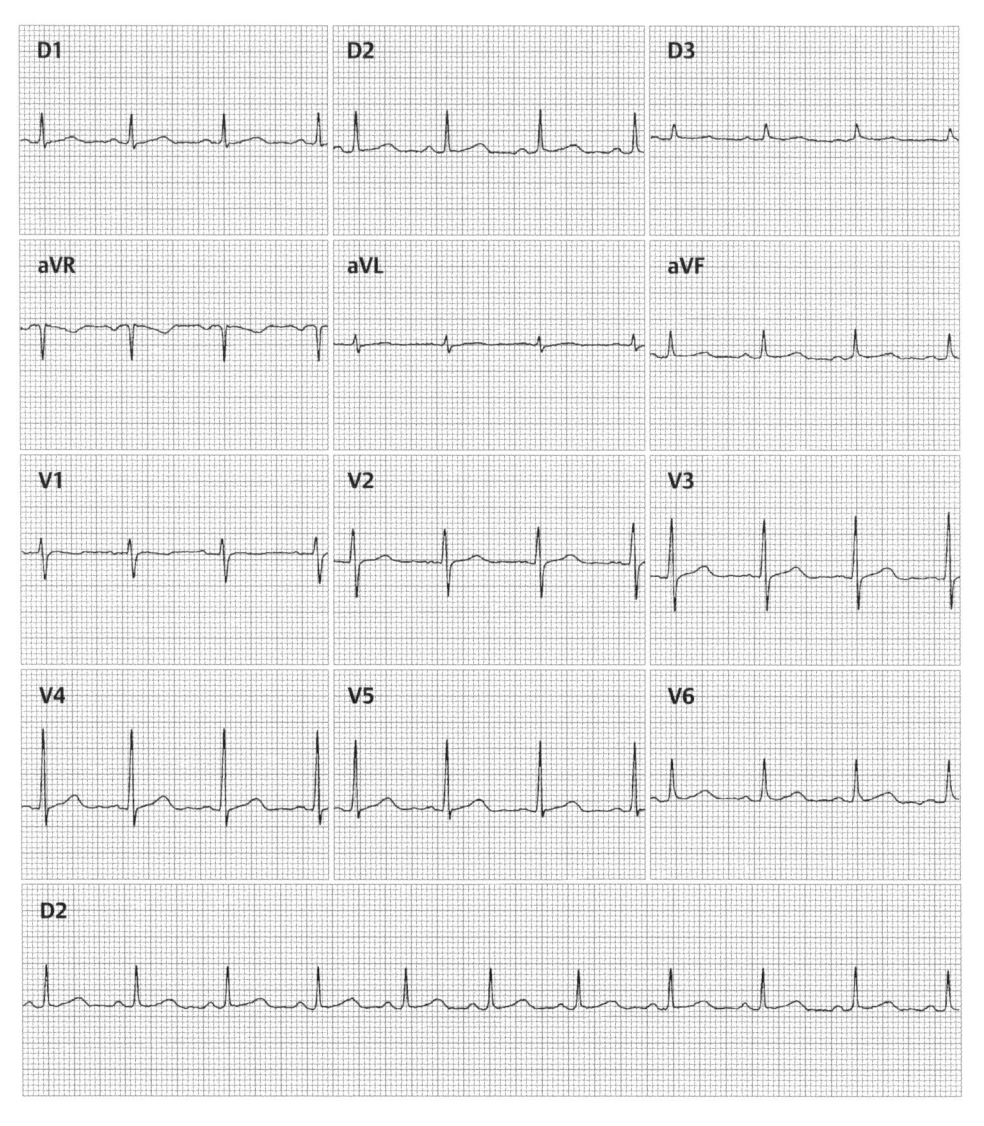

Laudo descritivo: Ritmo sinusal; FC = 88 bpm; intervalo PR = 0,16 s; EEM do QRS entre +30 e +60 graus (como aVL está praticamente isodifásico, o EEM está quase perpendicular ao aVL e como D2 está positivo, o EEM deve estar quase a + 60 graus); onda P normal; complexo QRS estreito com morfologia normal; segmento ST e onda T normais; QT normal (0,36 s).
Conclusão: ECG normal.

2. Paciente, 56 anos, diabético, assintomático.

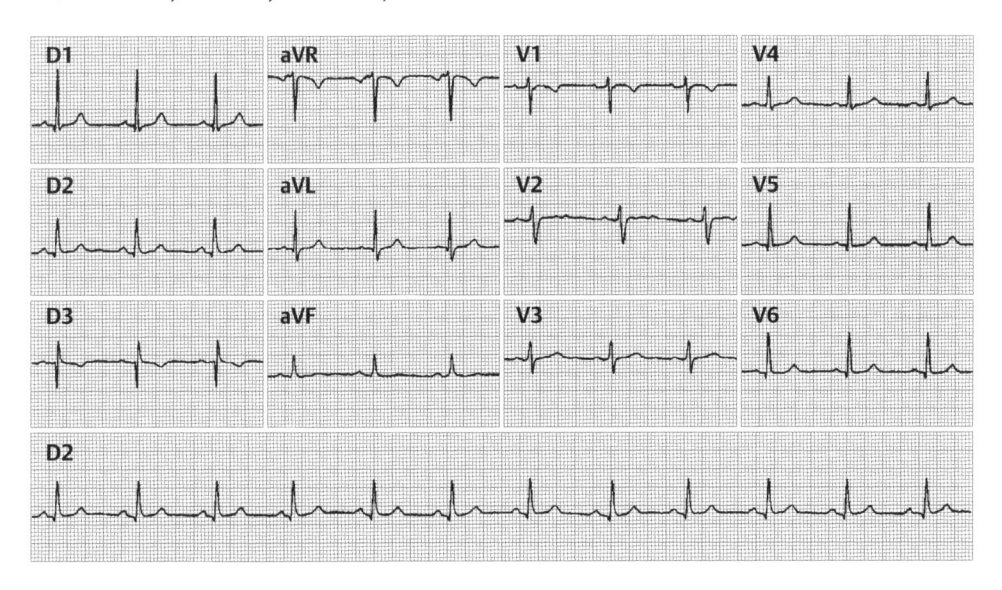

Laudo descritivo: Ritmo sinusal; FC = 71 bpm; intervalo PR = 0,16 s; EEM do QRS entre 0 e + 30 graus; onda P normal; complexo QRS estreito com morfologia normal; segmento ST e onda T normais; QT normal (0,36 s).

Conclusão: ECG normal.

3. **Mulher, 44 anos, hipertensão arterial severa.**

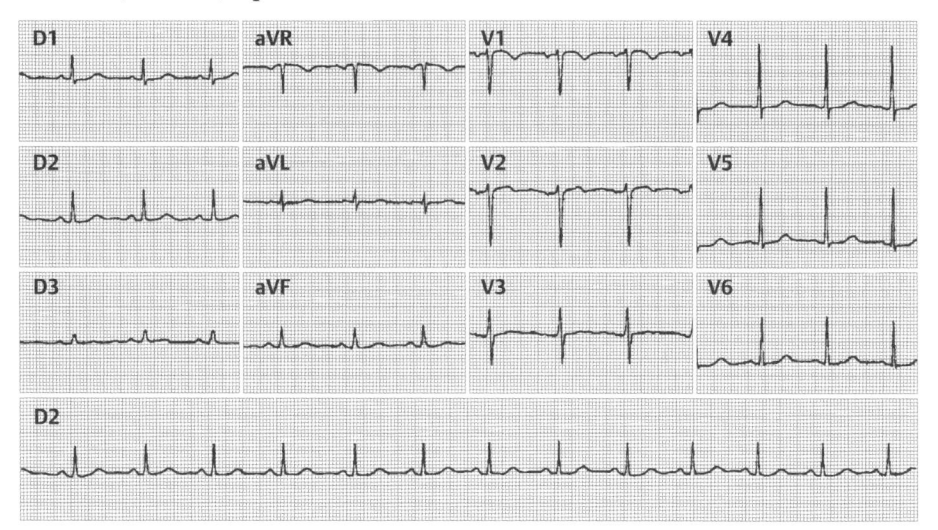

Laudo descritivo: Ritmo sinusal; FC = 75 bpm; intervalo PR = 0,16 s; EEM do QRS entre +30 e +60 graus; onda P normal; complexo QRS estreito com morfologia normal; segmento ST e onda T normais; QT normal (0,40 s).

Conclusão: ECG normal.

4. **Mulher, 40 anos, pré-operatório de colescistectomia.**

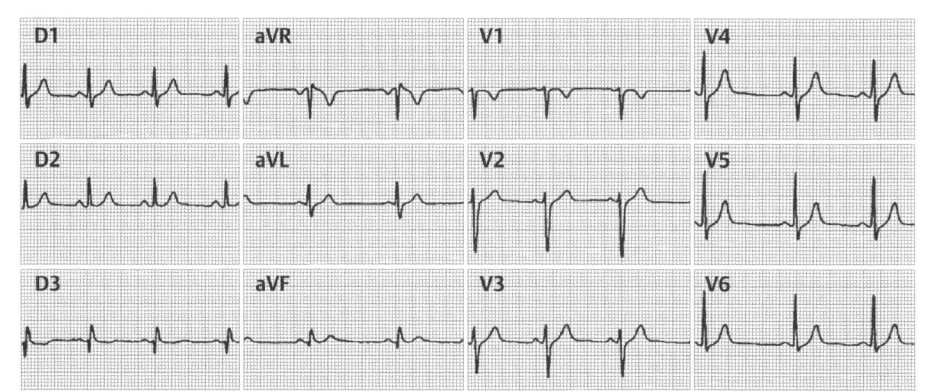

Laudo descritivo: Ritmo sinusal; FC = 68 bpm; (note que se calcularmos a frequência cardíaca pelo D1 encontraríamos 75 bpm – 1.500/20 "quadradinhos" – e se calcularmos pelo aVF teríamos 60 bpm – 1.500/25 "quadradinhos". Precisaríamos de um traçado mais longo para definir com maior precisão, mas provavelmente essa pequena variação pode estar relacionada com a respiração e não tem significado clínico – arritmia sinusal respiratória); intervalo PR = 0,14 s; EEM do QRS próximo a +30 graus (complexo QRS praticamente isoelétrico em D3); onda P normal; complexo QRS estreito com morfologia normal; segmento ST e onda T normais; QT normal (0,32 s).

Conclusão: ECG normal.

5. Paciente, 84 anos, com estenose aórtica e dispneia.

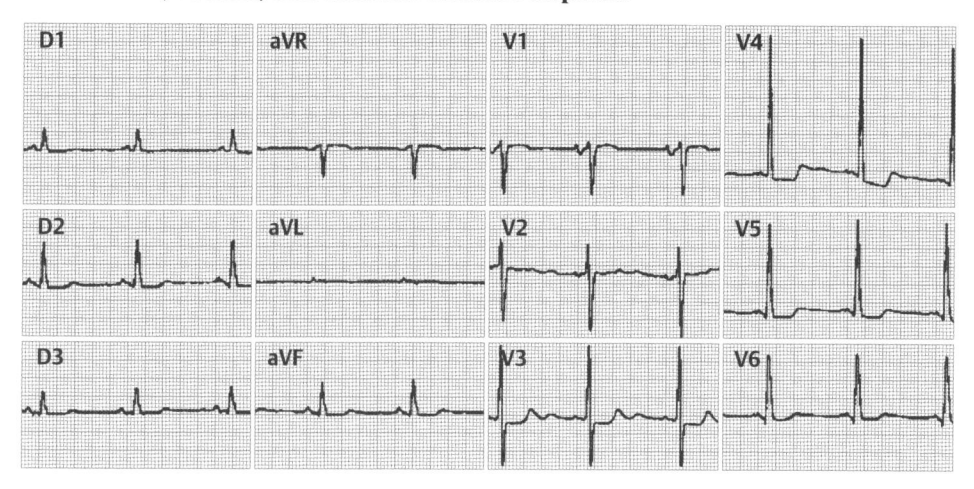

Laudo descritivo: Ritmo sinusal; FC = 62 bpm; intervalo PR = 0,16 s; EEM do QRS próximo a +60 graus (complexo QRS praticamente isoelétrico em aVL); onda P com fase negativa em V1 aumentada (índice de Morris – aumento de átrio esquerdo); complexo QRS estreito com aumento de amplitude* e segmento ST com discreto infradesnível de V3 a V6 e T normal – sugerindo padrão de *strain*; QT normal (0,40 s).
*Sokolow = 36 (S de V1 = 12 + R de V5 = 24)
Conclusão: ECG com sobrecarga atrial esquerda e sobrecarga ventricular esquerda.

6. Paciente 68 anos, fumante importante e com diagnóstico de DPOC.

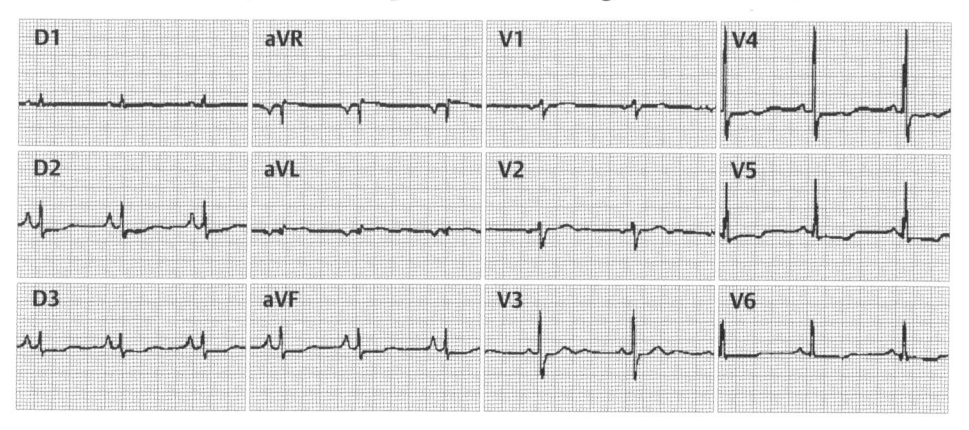

Laudo descritivo: Ritmo sinusal; FC = 65 bpm; intervalo PR = 0,16 s; EEM do QRS próximo a +60 graus (complexo QRS isoelétrico em aVL); onda P apiculada com aumento de amplitude (indicando aumento de átrio direito); complexo QRS estreito com morfologia normal; segmento ST retificado com onda T discretamente negativa de V4 a V6; QT normal (0,40 s).
Conclusão: ECG com aumento de átrio direito e alteração inespecífica da repolarização ventricular anterolateral.

7. Paciente, 65 anos, hipertensa.

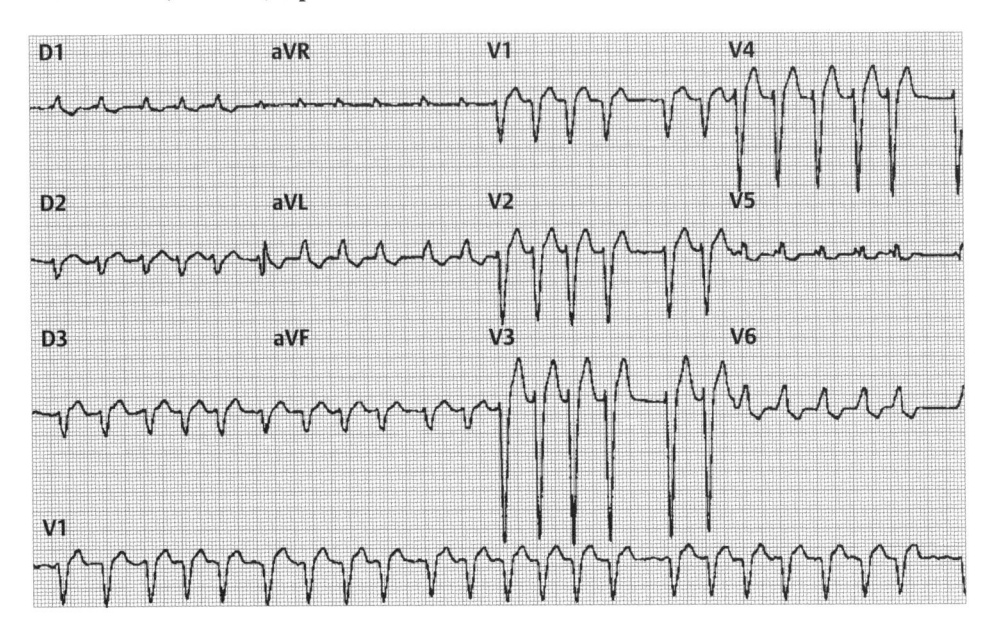

Laudo descritivo: Ritmo irregular; sem onda P; FC = 140 bpm*; EEM do QRS entre –60 graus e –90 graus (desviado para a esquerda); complexo QRS alargado com alteração secundária de ST-T contrária ao QRS (QRS negativo em V1 com supradesnível de ST e T positiva – QRS positivo em V5 com infradesnível de ST e T negativa) com padrão de bloqueio de ramo esquerdo.

Conclusão: ECG com fibrilação atrial com alta resposta ventricular (FC = 140 bpm) e bloqueio de ramo esquerdo. Provável BDAS associado pelo desvio importante para a esquerda.

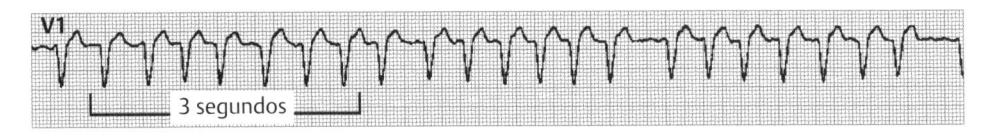

*Obs.: Como o ritmo está irregular, uma forma mais precisa de calcularmos a FC é contar quantos complexos QRS há em 3 segundos. Nesse caso, se há 7 complexos QRS em 3 segundos, em 60 segundos teremos 140 bpm (por um regra de três simples: em 3 segundos encontramos 7 QRS, então em 60 segundos teremos 7 × 20 – se multiplicamos 3 segundos por 20 para chegarmos em 60 segundos, precisamos também multiplicar 7 por 20).

8. **Homem, 47 anos, dor torácica + dispneia + síncope, atendido em unidade de emergência. Familiar apresentou ECG prévio do paciente que era normal.**

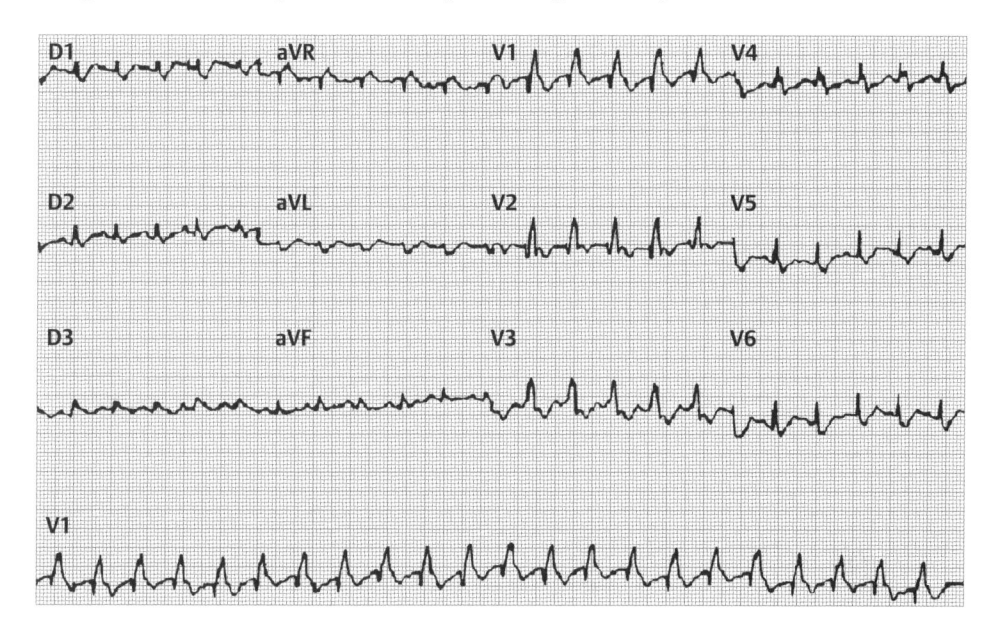

Laudo descritivo: Ritmo sinusal; FC = 125 bpm; intervalo PR = 0,16 s; EEM do QRS entre +90 e +120 graus (complexo QRS predominantemente negativo em D1 e positivo em aVF, o que colocaria o EEM entre +90 e +180 graus, ou seja, desviado para a direita. Se quisermos ser ainda mais precisos, precisamos olhar as derivações que não passam por esse quadrante, que são D2 e aVR. Como o complexo QRS está positivo em D2, sabemos que o EEM se encontra entre +90 e +150 graus. Olhando aVR, onde o QRS é negativo, podemos definir que o EEM está entre +90 e +120 graus); onda P normal (está bem visualizada em D2, D3 e aVF); complexo QRS alargado com morfologia rsR'em precordiais direitas e S alargado em precordiais esquerdas – compatível com bloqueio de ramo direito. Observar também o padrão s1q3t3, padrão classicamente descrito na embolia pulmonar.

Conclusão: ECG com taquicardia sinusal e bloqueio de ramo direito.
Levando em consideração o quadro clínico do paciente, a hipótese de embolia pulmonar maciça é a primeira a ser pensada.

QUESTÕES DE 9 A 12
Correlacione os Traçados abaixo com o Quadro Clínico Descrito (Todos com Velocidade de 25 mm/s e Padrão de Amplitude = N).

9. Homem de 58 anos em hemodiálise de longa data – fraqueza muscular.
10. Mulher de 22 anos com queixa de vômitos incoercíveis.
11. Mulher de 23 anos com história de palpitação.
12. Mulher de 41 anos com lipotimia e visão turva.

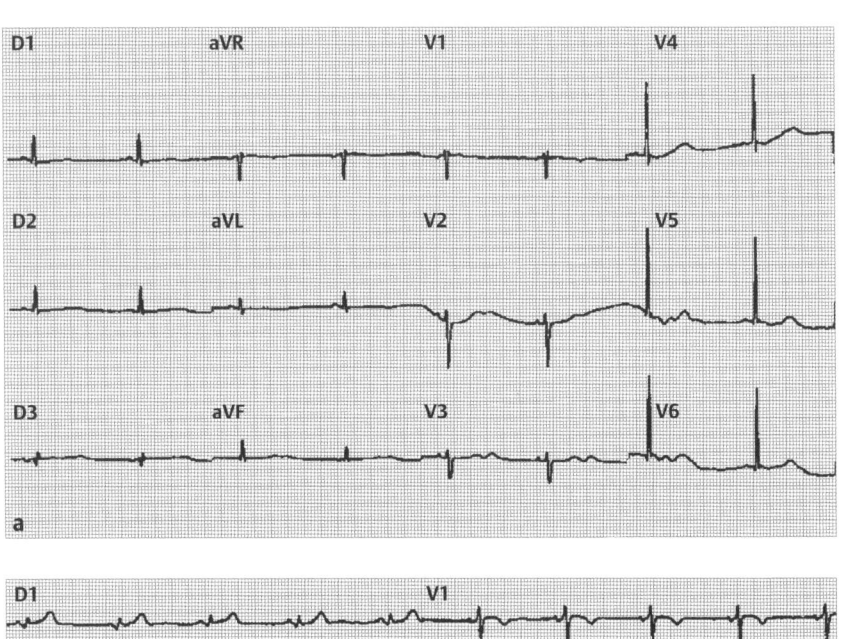

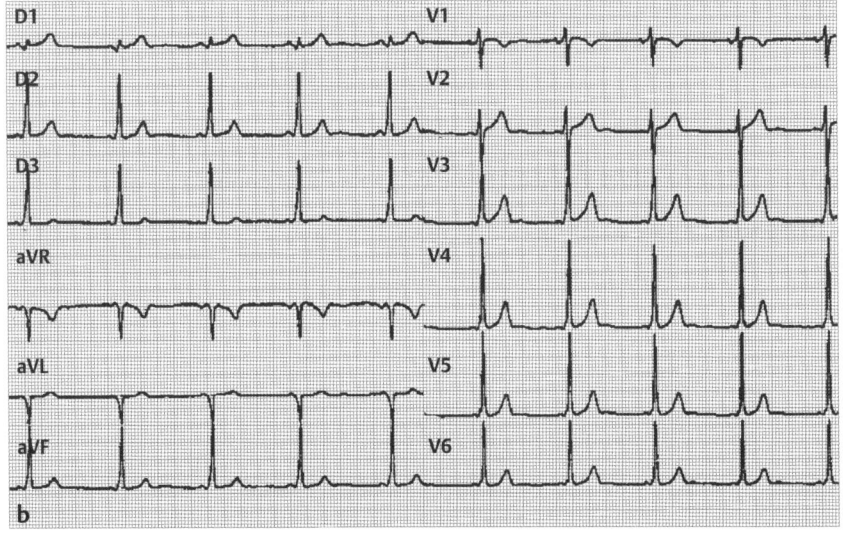

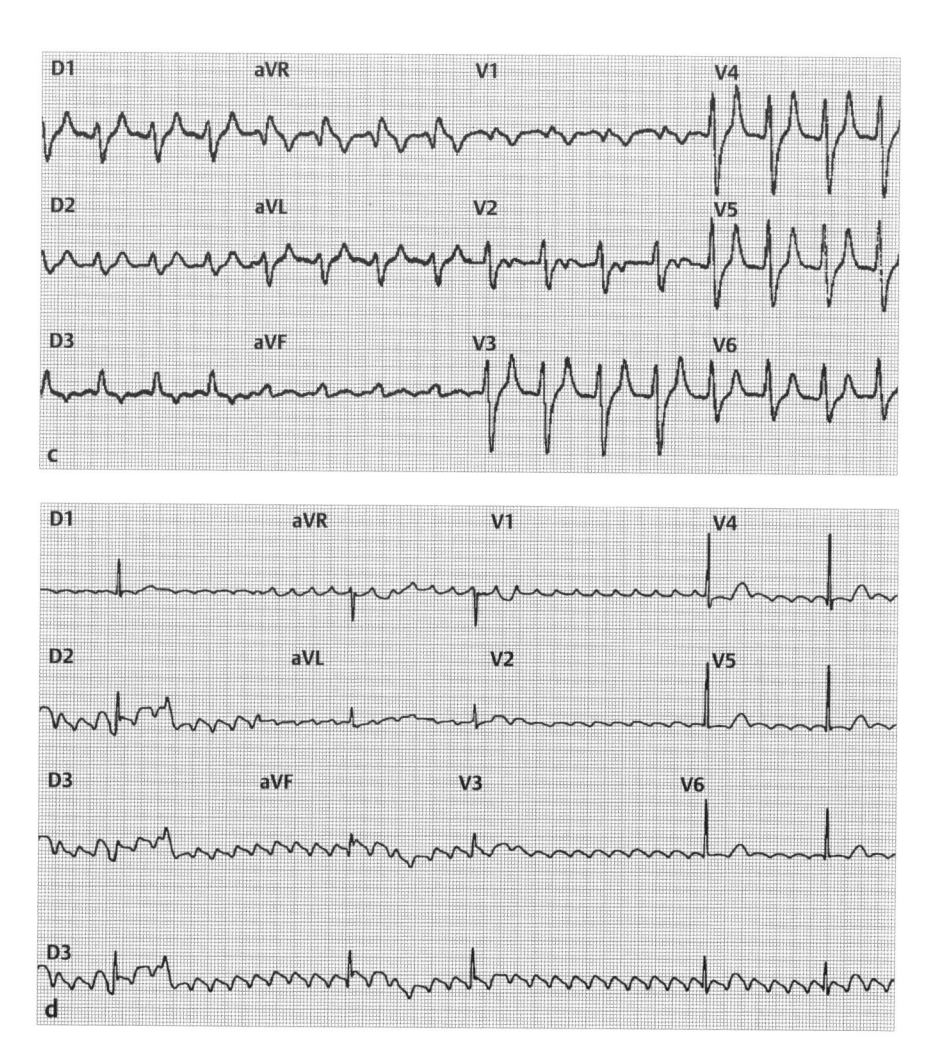

Respostas

9. c – Hipercalemia: ondas T apiculadas, P pequena e alargamento do QRS.

10. a – Hipocalemia: onda T ausente ou achatada, ondas U.

11. b – Wolff-Parkinson White: PR curto com onda delta (melhor visualizada em V5 e V6).

12. d – *Flutter* atrial com baixa resposta ventricular: pausa de quase 3 segundos.

QUESTÕES DE 13 A 16
Correlacione os Traçados Abaixo com o Quadro Clínico Descrito (Todos com Velocidade de 25 mm/s e Padrão de Amplitude = N).

13. Homem de 79 anos com dor precordial há 3 horas.
14. Mulher de 30 anos, "sente o coração bater" várias vezes ao dia.
15. Homem de 70 anos, com IAM prévio, deu entrada na emergência com sinais de baixo débito cardíaco.
16. Mulher de 35 anos volta a queixar-se de palpitações e tonteiras nos últimos dias – submetida à ablação de arritmia há 4 anos.

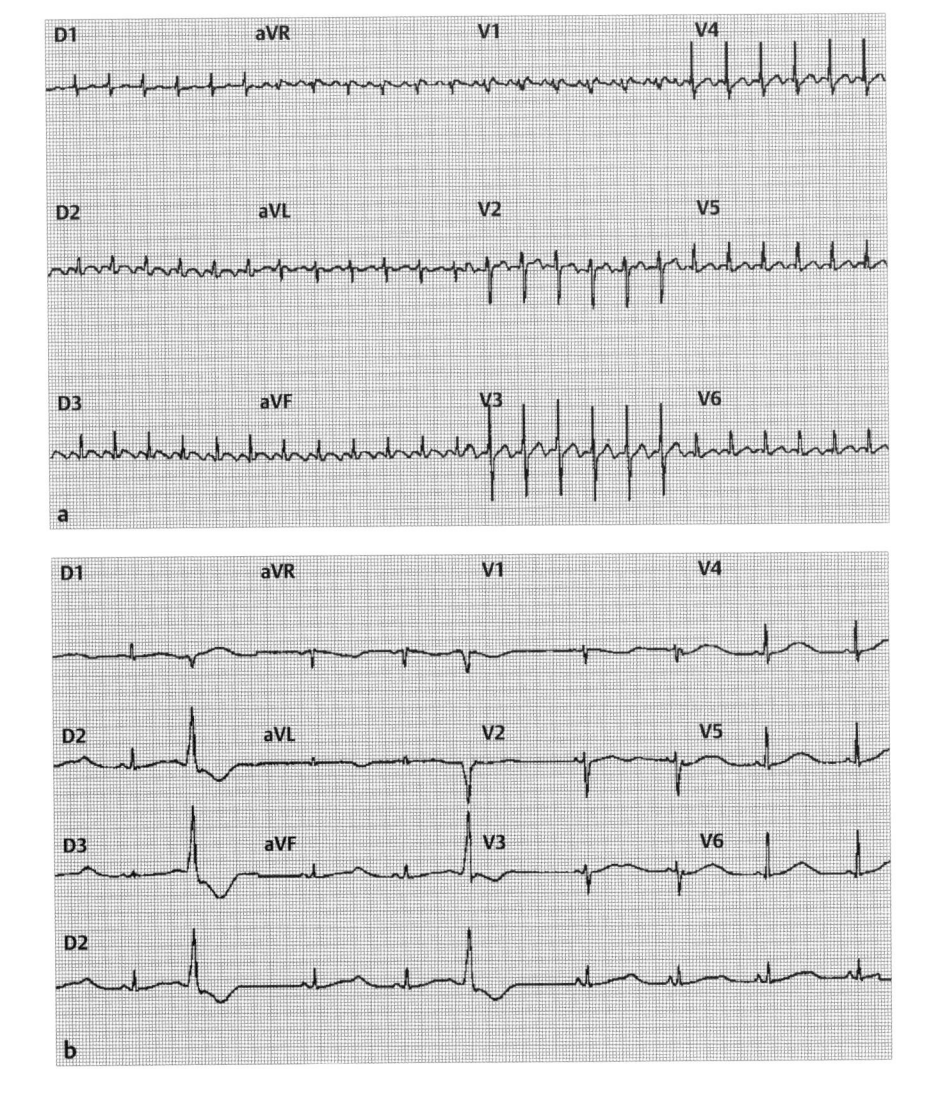

EXERCÍCIOS

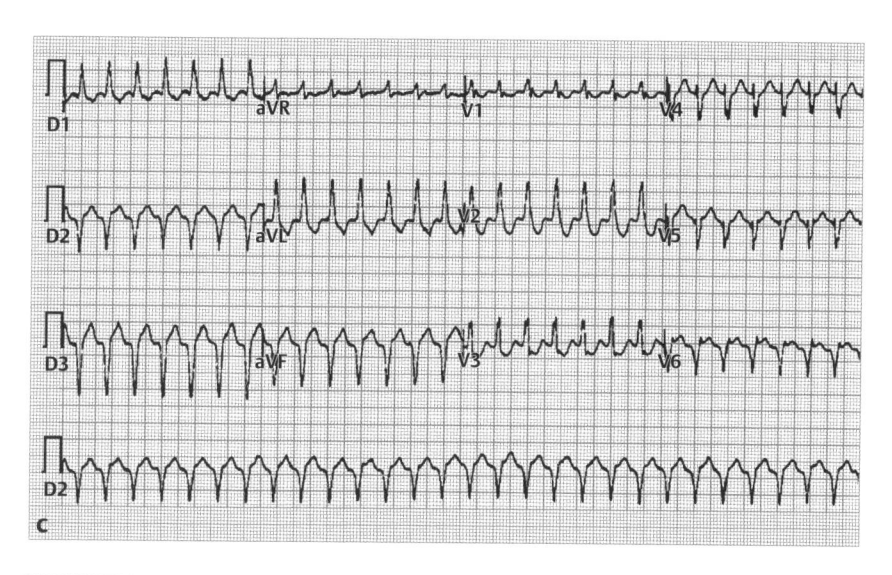

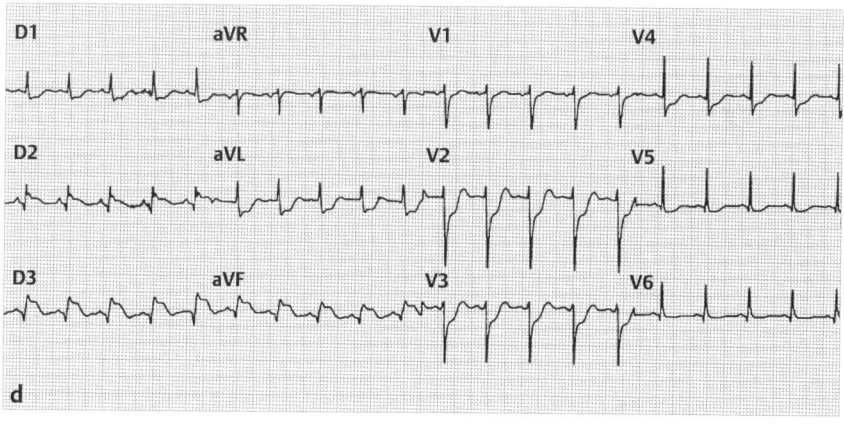

Respostas

13. d – IAM inferior: supradesnível de ST em D2, D3 e aVF. Além disso, há infradesnível de V2 a V4 e D1 e aVL.

14. b – Extrassístoles ventriculares frequentes.

15. c – Taquicardia com QRS largo: taquicardia ventricular (principalmente com o passado de IAM do paciente aumentando a chance de TV pela presença de áreas de necrose).

16. a – Taquicardia com QRS estreito: no caso, pode-se notar ondas F, logo, *flutter* atrial com condução 2:1.

17 Um paciente diabético, com queixa de dor torácica atípica é submetido a um teste de esforço (TE) em esteira. Seu eletrocardiograma de repouso é normal. Abaixo, apresentamos o traçado de exame após 2 minutos de exercício.

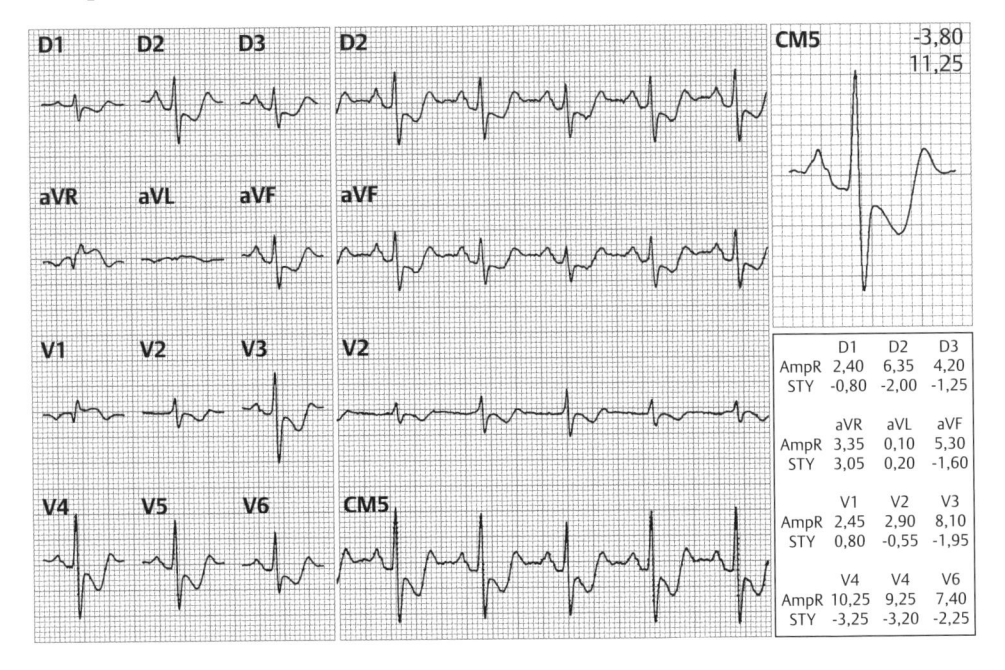

	D1	D2	D3
AmpR	2,40	6,35	4,20
STY	-0,80	-2,00	-1,25

	aVR	aVL	aVF
AmpR	3,35	0,10	5,30
STY	3,05	0,20	-1,60

	V1	V2	V3
AmpR	2,45	2,90	8,10
STY	0,80	-0,55	-1,95

	V4	V4	V6
AmpR	10,25	9,25	7,40
STY	-3,25	-3,20	-2,25

O que encontramos nesse TE e o que ele nos informa?

Resposta: Há um infradesnível significativo de ST de aspecto descendente que ocorreu logo no início do esforço, ou seja, com baixa carga de exercício. Esse achado indica uma probabilidade muito alta de lesões coronarianas graves, sendo o paciente geralmente encaminhado para investigação invasiva com coronariografia.

18. O Holter de uma jovem de 18 anos com queixas de palpitações apresentou um período de arritmia, como mostrado no traçado abaixo. Durante o exame, a jovem apresentou queixa de palpitação quando seu ECG estava normal, e, na vigência das alterações, não apresentou qualquer sintomatologia. O que podemos observar no Holter e como devemos abordar esse achado?

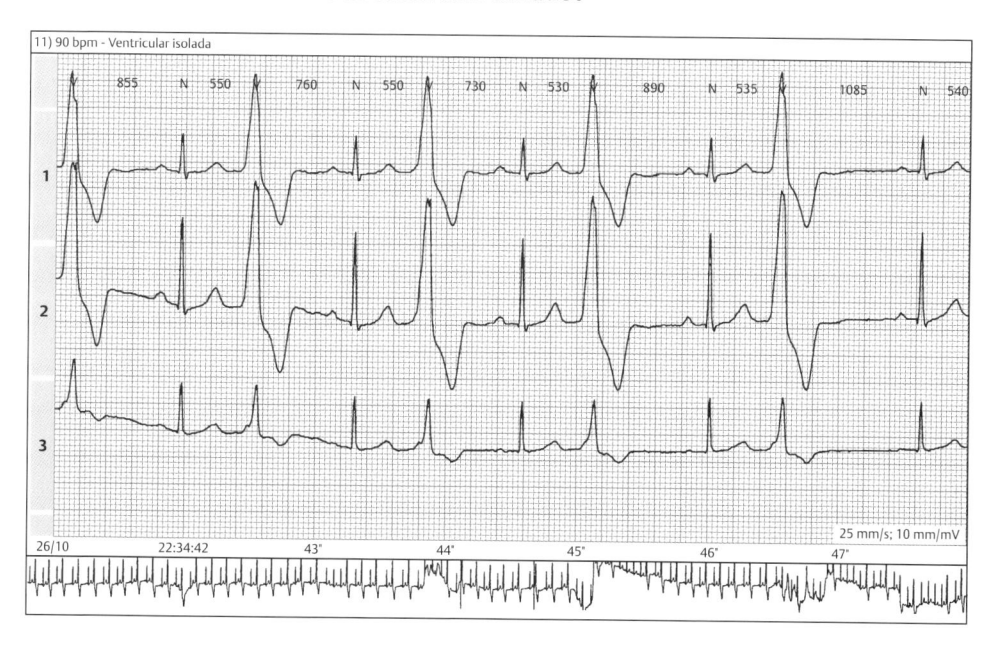

Resposta: O traçado mostra extrassístoles ventriculares (ESV) unifocais com bigeminismo.

- ES = batimentos precoces; ESV ventriculares pois alargadas e muito diferentes do batimento normal.
- Unifocal = como os batimentos têm o mesmo aspecto em uma mesma derivação, isso sugere que estejam sendo iniciados no mesmo foco.
- Bigeminadas = em relação ao tempo, as ES ocorrem sempre após um batimento normal.

Como a paciente não apresentou sintomatologia relacionada com as ESV e sim durante o ECG normal, suas queixas, a princípio, não têm relação com a arritmia detectada e não deve ser instituído nenhum tratamento específico para a arritmia.

QUESTÕES DE 19 A 22

Quatro atletas de um famoso clube de futebol foram realizar ECG para serem liberados para o campeonato brasileiro. Analisando os quatro ECGs, diga se há alguma alteração e se eles seriam liberados para a competição.

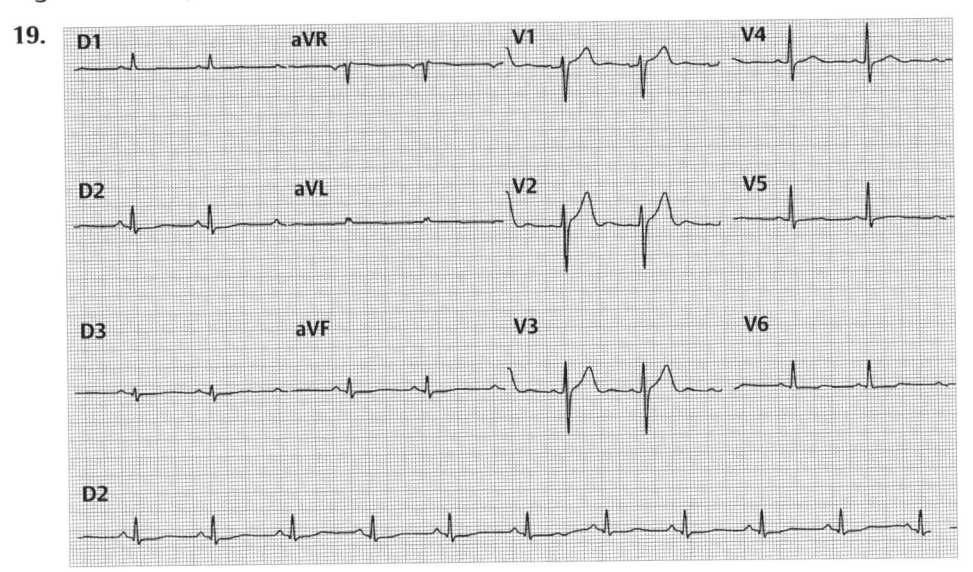

19.

Resposta: ECG normal. Ritmo sinusal, FC de 68 bpm; EEM do QRS a +30 graus (isodifásico em D3), intervalos PR e QT normais; onda P e QRS com morfologia e duração normais; segmento ST com discreto supradesnivelamento de ST de V1 a V3 (achado normal em homens jovens).

Pode ser liberado para competição.

20.

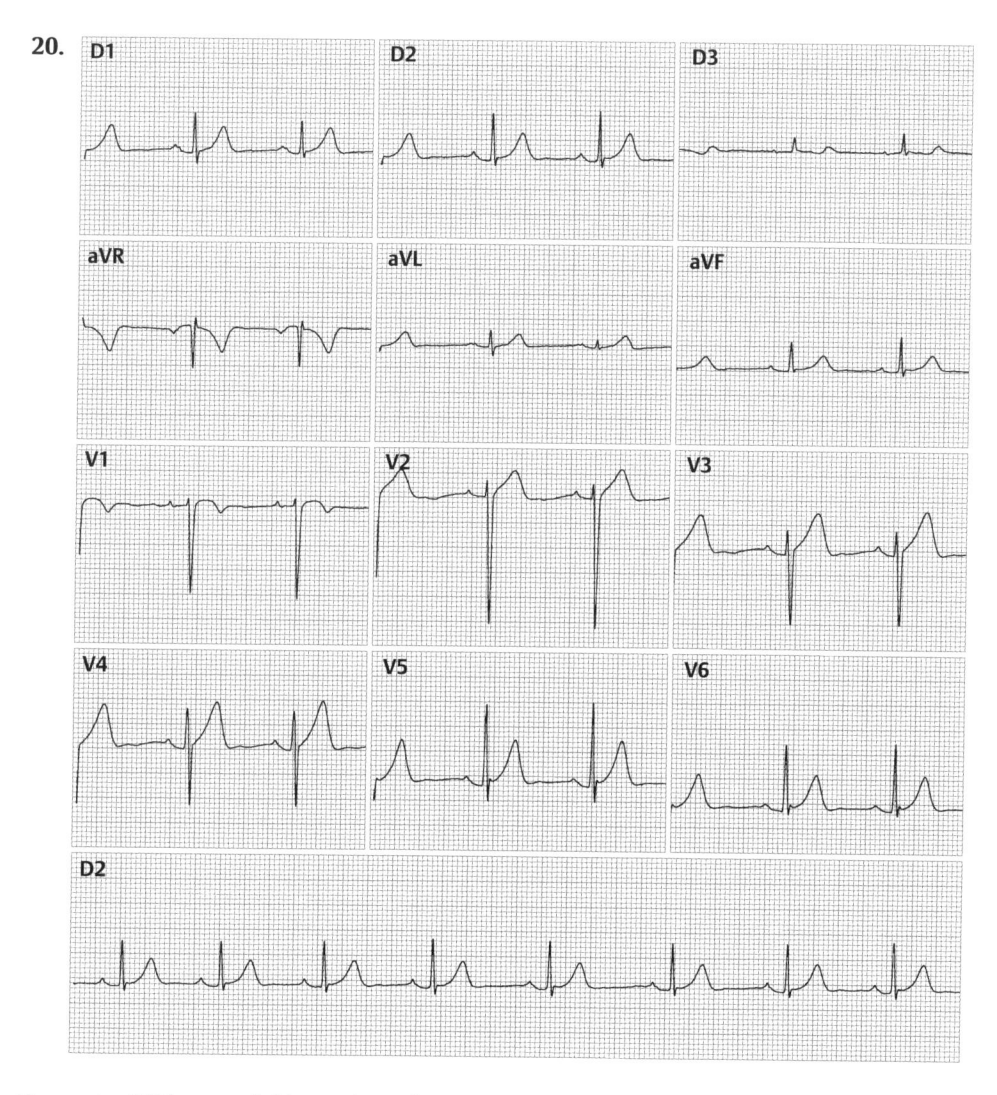

Resposta: ECG normal. Ritmo sinusal, FC de 68 bpm; EEM entre +30 e +60 graus; intervalos PR e QT normais; onda P e QRS com morfologia e duração normais; segmento ST com discreto supradesnivelamento de ST de V4 a V5 (sugestivo de repolarização precoce, achado frequente em homens jovens).

Pode ser liberado para competição.

21.

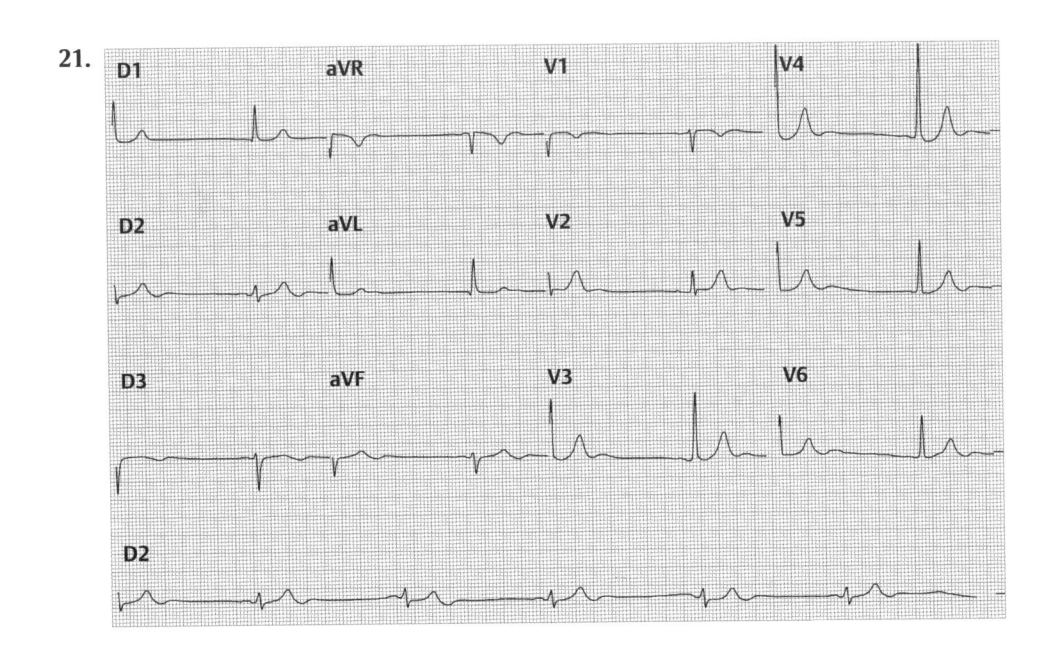

Resposta: ECG com bradicardia sinusal. Ritmo sinusal, FC de 37 bpm; EEM entre 0 e −30 graus; intervalos PR e QT normais; onda P e QRS com morfologia e duração normais, presença de onda U de aspecto normal.

Pode ser liberado para competição.

Obs.: No caso desse atleta, foi solicitado que ele fizesse um esforço físico curto (uma rápida corrida) e sua frequência cardíaca chegou a 100 bpm, em ritmo sinusal, denotando uma boa reserva cronotrópica.

22.

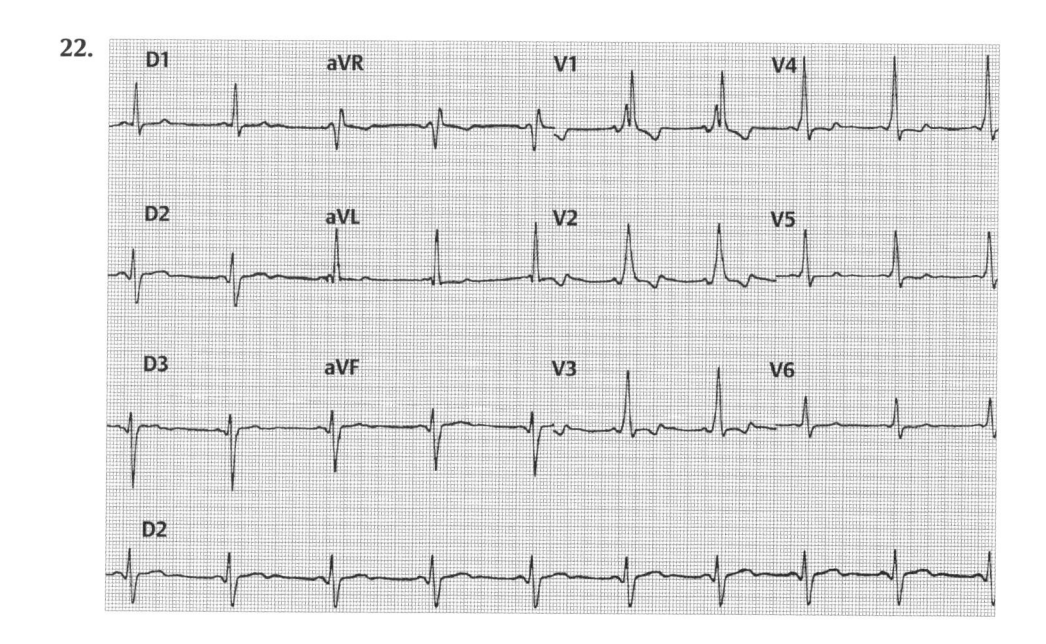

Resposta: ECG com ritmo sinusal com PR curto e presença de onda delta (bem nítida em V4) com QRS alargado. FC de 56 bpm.

Esse atleta deve ser encaminhado para uma investigação cardiológica antes de ser liberado para a atividade física. Dependendo da história prévia, da sintomatologia, poderá ser encaminhado inclusive a um estudo eletrofisiológico e mesmo ablação da via acessória.

23. Um paciente com insuficiência cardíaca apresenta o ECG abaixo. Que alterações são observadas?

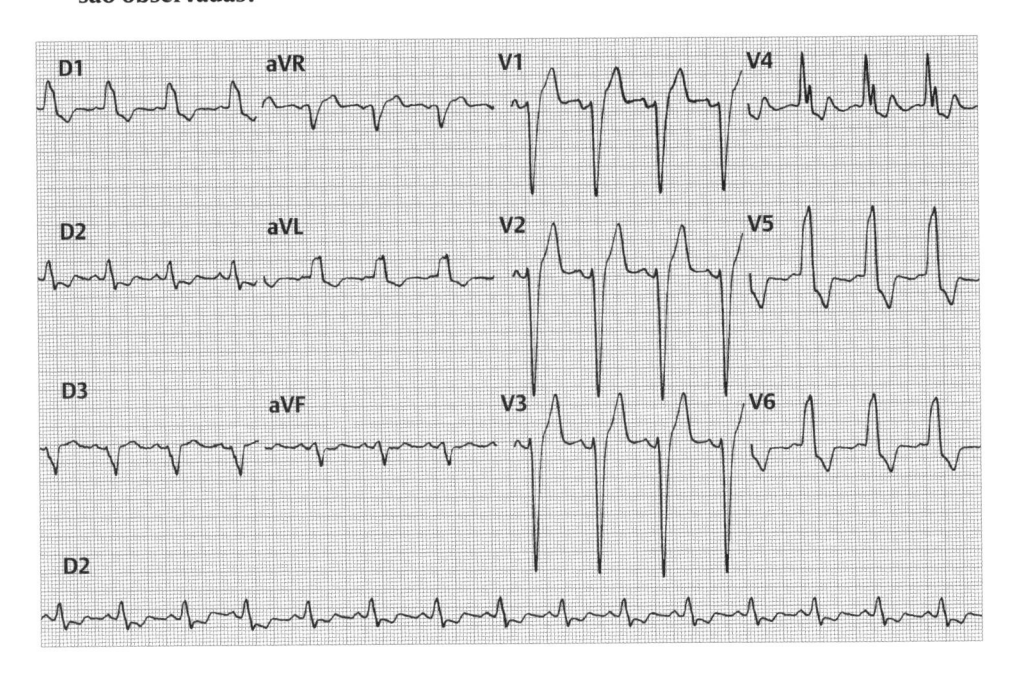

Resposta: Ritmo sinusal, FC = 88 bpm, EEM entre 0 e –30 graus, aumento de AE pelo índice de Morris em V1, QRS alargado com padrão de BRE.

QUESTÕES DE 24 A 27
Correlacione as alterações de ritmo dos ECG abaixo com os diagnósticos:

24. Fibrilação atrial (FA).

25. *Flutter* atrial com condução variável.

26. Bigeminismo atrial.

27. Taquicardia supraventricular (TSV).

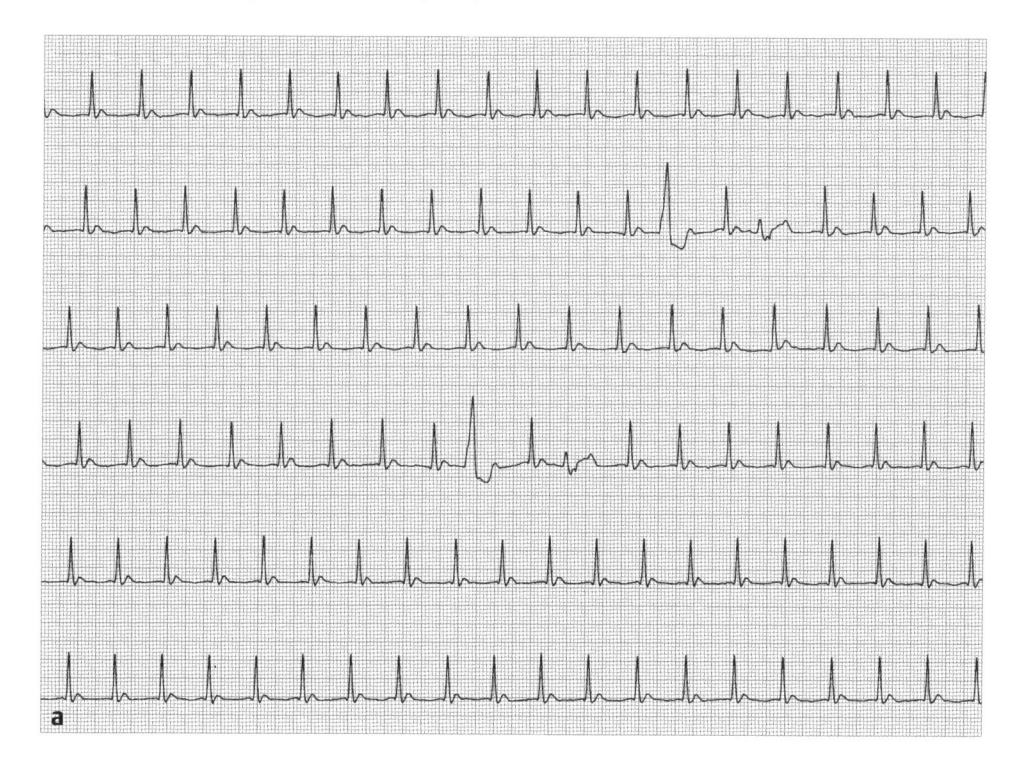

PARTE IX ▪ FINALIZANDO

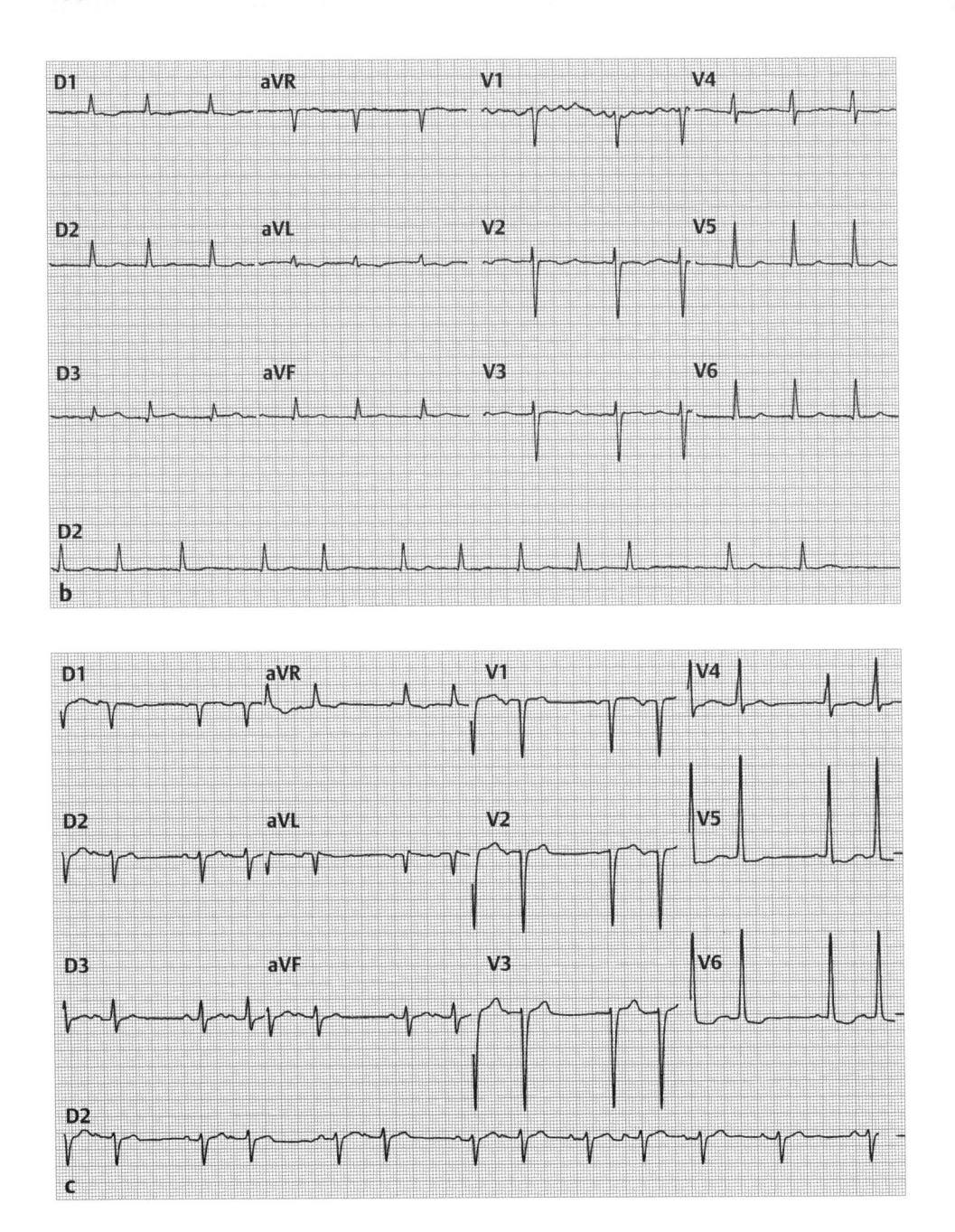

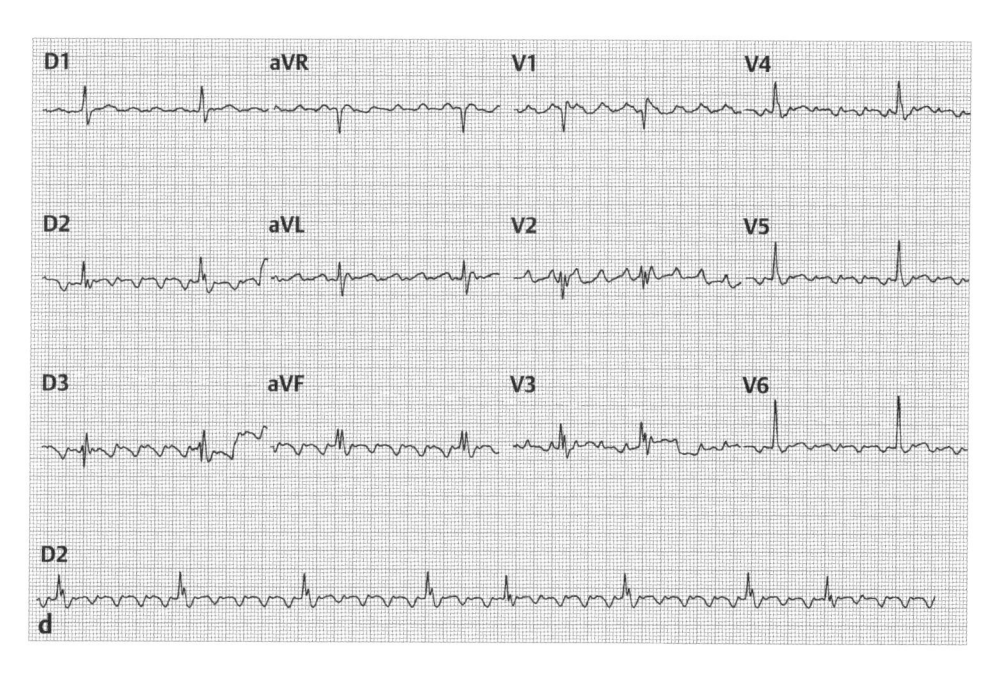

Respostas

24. b
25. d
26. c
27. a

No ECG A, encontramos uma taquicardia com QRS estreito e, nesse caso, com uma particularidade, podemos identificar uma onda P sempre após o QRS (TSV); no ECG B, o ritmo é irregular não havendo onda P (FA); na letra C, encontramos uma extrassístole ocorrendo a cada batimento sinusal normal (bigeminismo) e essa ES é sempre precedida de uma onda P diferente da onda P do ritmo sinusal (ES atrial); na letra D, encontramos ondas F nítidas: às vezes, a condução é de 6:1 e, outras vezes, é de 4:1 (condução AV variável).

QUESTÕES DE 28 A 30
O que encontramos no ECG?

28. Paciente de 48 anos com infarto prévio.

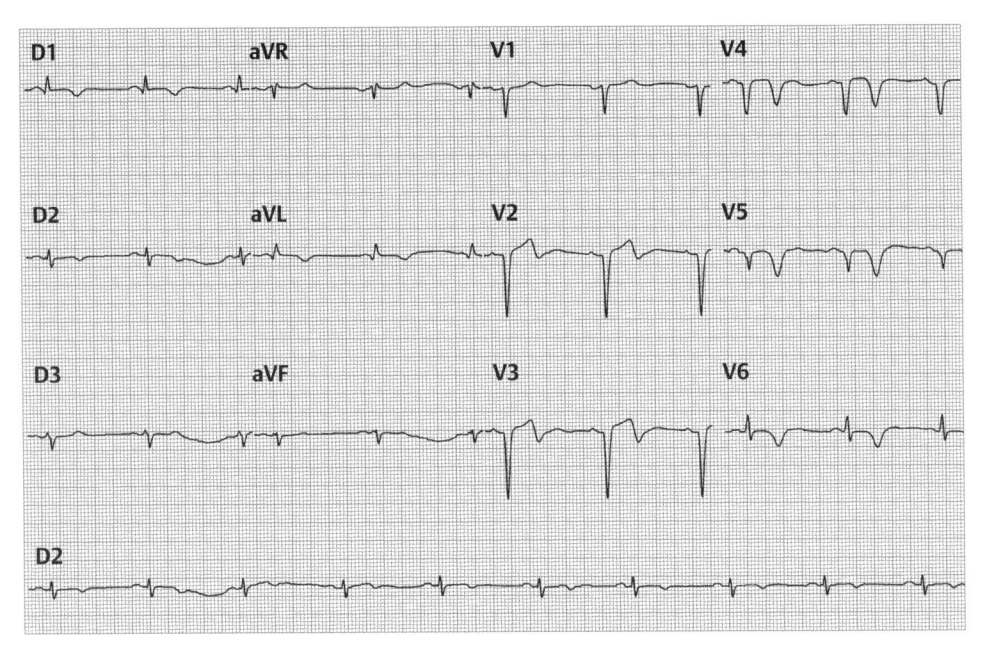

Resposta: Ritmo sinusal, FC de 58 bpm, EEM a –30 graus (QRS isodifásico em D2), intervalos PR e QT normais, onda P com questionável sobrecarga de AE, pois duração limítrofe (0,12 s) e índice de Morris também questionável; QRS estreito, porém com morfologia de QS de V1 a V5 com discreto supradesnível de V2 e V3 e T negativas profundas de V4 a V6 (padrão evolutivo do IAM).

Conclusão: Questionável sobrecarga atrial esquerda e infarto prévio de parede anterior.

29. Paciente é atendido com dor torácica de início há 6 horas.

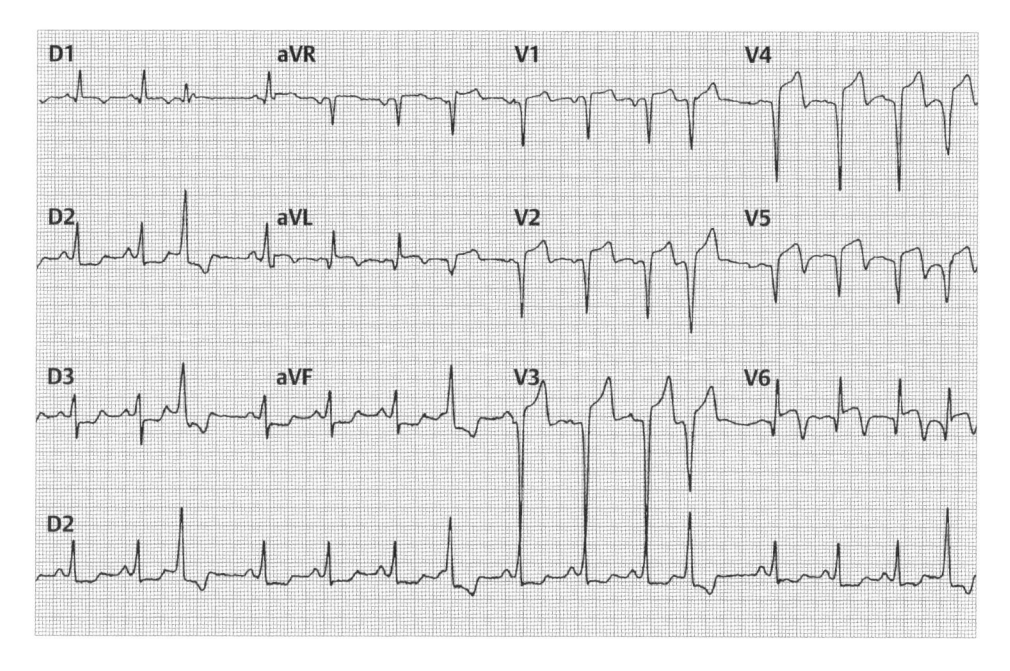

Resposta: Ritmo sinusal com várias ES ventriculares e supradesnível de ST de V1 a V6 e em D1 e aVL, indicando um infarto agudo do miocárdio de parede anterior extensa. Além disso, já encontramos QS de V1 a V5 e Q patológica também em V6 e aVL. Esse aparecimento de onda Q pode já representar evolução do IAM com necrose na região. Outra possibilidade é a ocorrência de uma novo IAM em paciente que já tenha apresentado um infarto prévio.

30. Paciente é atendido com dor torácica de início há 3 horas.

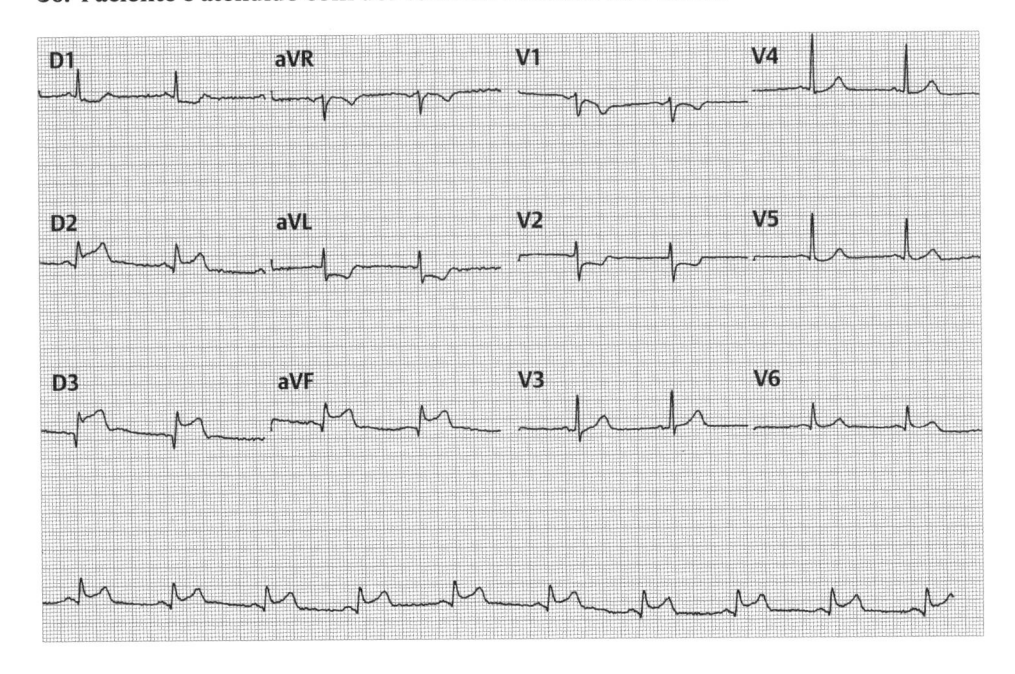

Resposta: Ritmo sinusal com supradesnível de ST em D2, D3 e aVF = infarto agudo do miocárdio de parede inferior. Há ainda discreto infradesnível de V1 e V2 que pode representar isquemia nessa região ou um supradesnível em espelho em parede posterior/lateral.

QUESTÕES DE 31 A 40
Alguns Desafios.

31. Que observamos nesse ECG? Caso o paciente apresente dor torácica, o que pode mudar na conduta?

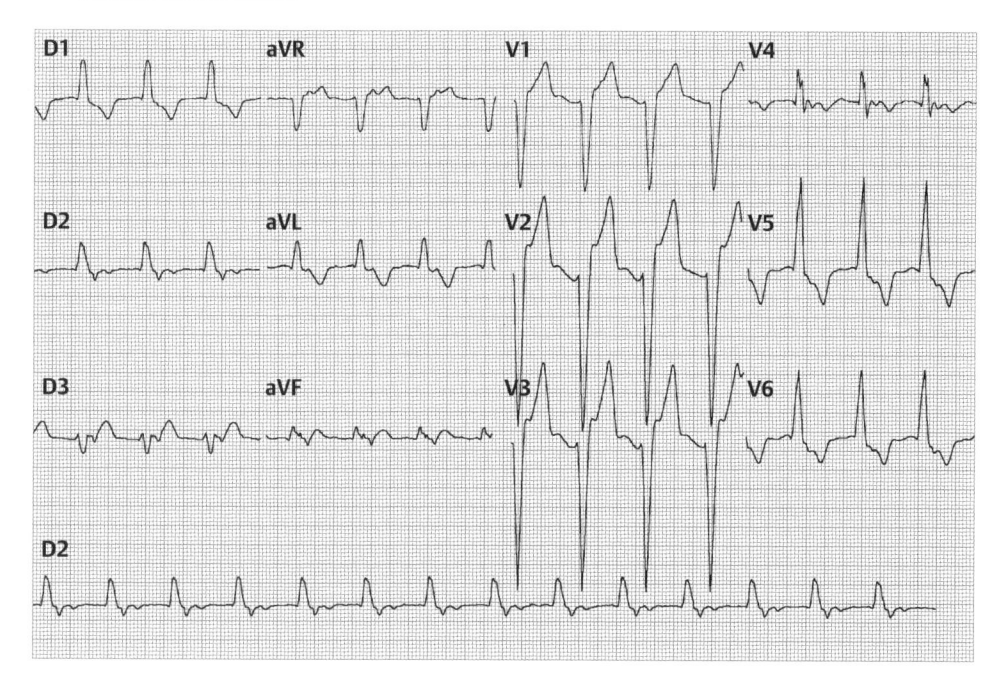

Resposta: ECG com ritmo regular, QRS largo com padrão de BRE e significativo supradesnível de segmento ST, que pode ser secundário apenas ao BRE. Porém, também pode representar isquemia miocárdica associada na presença de dor torácica. Sendo assim, uma das indicações de reperfusão é a presença de BRE novo com dor torácica. Como é muito difícil numa situação de emergência sabermos se o BRE é novo ou não, o que pode ajudar são os critérios de Sgarbossa, embora não sejam definitivos. Ou seja, fala a favor de IAM na presença de BRE: 1) elevação do segmento ST ≥ 1 mm em concordância com o complexo QRS (supradesnível do ST com QRS positivo); 2) depressão do segmento ST > 1 mm em concordância com o complexo QRS em V1, V2, V3 (infradesnível do ST com QRS negativo); 3) elevação do segmento ST > 5 mm em discordância com o complexo QRS (supradesnível do ST com QRS negativo). O supra e infradesnivelamento do ST concordantes demonstraram maior especificidade.

32. Que observamos nesse ECG?

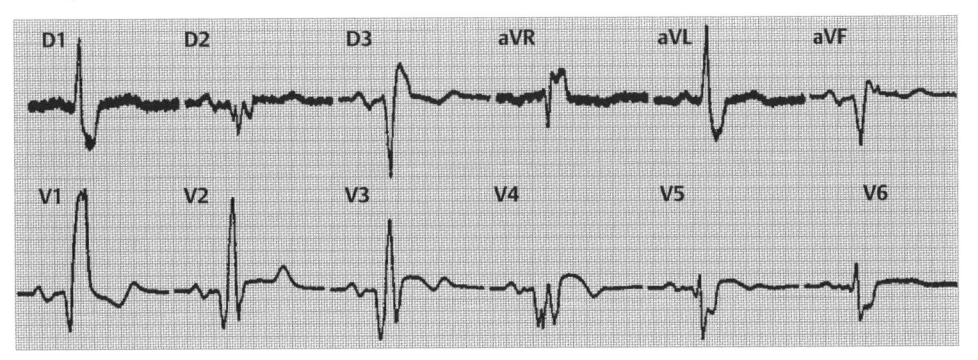

Resposta: Ritmo sinusal com padrão de necrose prévia em parede inferior (D2, D3 e aVF) também anterior (com Q patológica de V1 a V4 e diminuição importante de R em V5 e V6). Além disso, há alargamento do QRS com padrão de BRD. Notar que, em V1 e V2, não encontramos o vetor inicial do QRS indicando a necrose na presença de BRD. A presença da Q patológica bastante alargada em V3 e V4 confirma a necrose na região. Essa zona extensa de necrose pode indicar dois infartos prévios, um anterior (oclusão da artéria coronária descendente anterior – ACDA) e outro inferior, por oclusão da artéria coronária direita. Uma outra possibilidade é a oclusão de uma ACDA bastante longa que cruze a ponta do VE e, assim, possa ter repercussão elétrica também em parede inferior.

33. Que distúrbio de ritmo observamos no ECG abaixo?

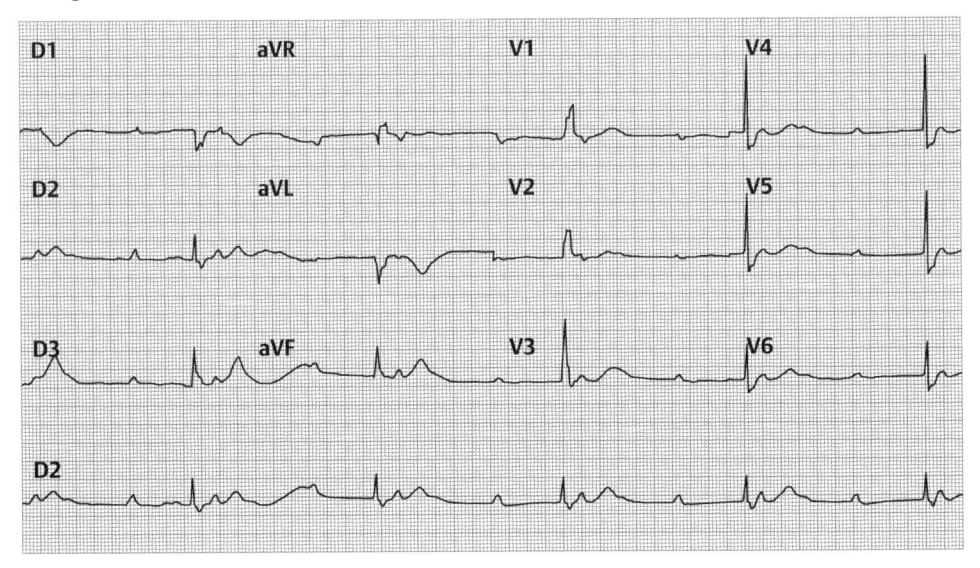

Resposta: Bloqueio AV total. Observar dissociação atrioventricular com frequência atrial bem mais elevada que a frequência ventricular. Lembrar que, apesar do complexo QRS ter uma conformação de BRD, não podemos falar em bloqueio de ramo na presença de uma BAVt, pois não há condução pelo nódulo AV.

34. O que observamos nos três traçados a seguir?

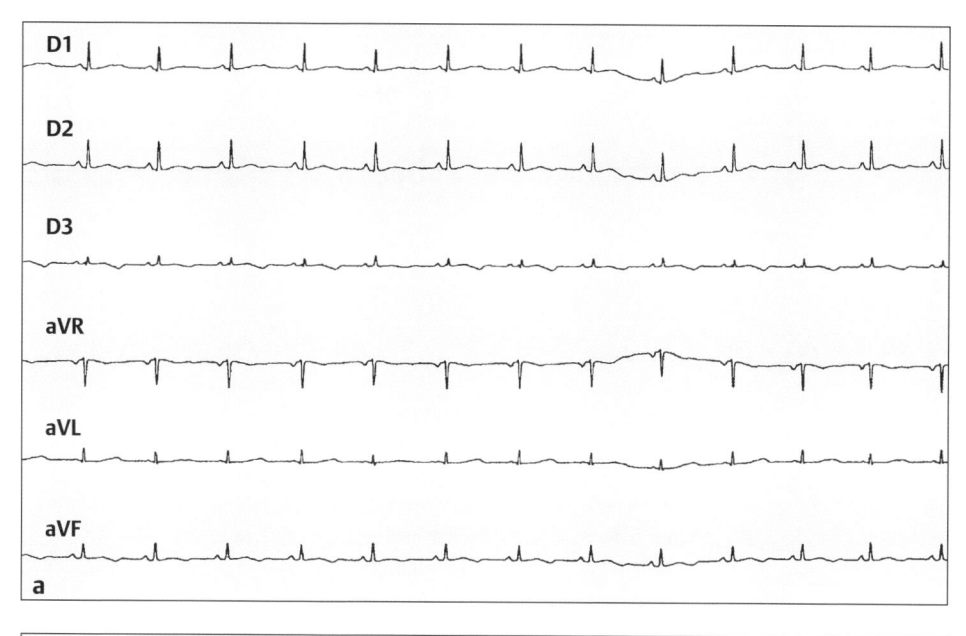

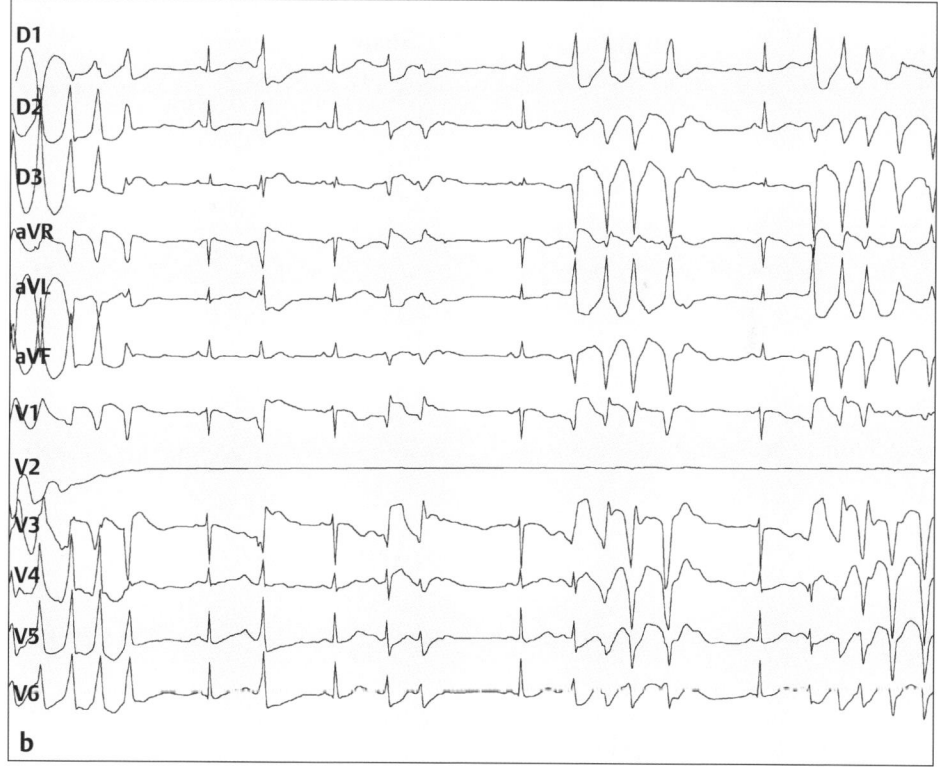

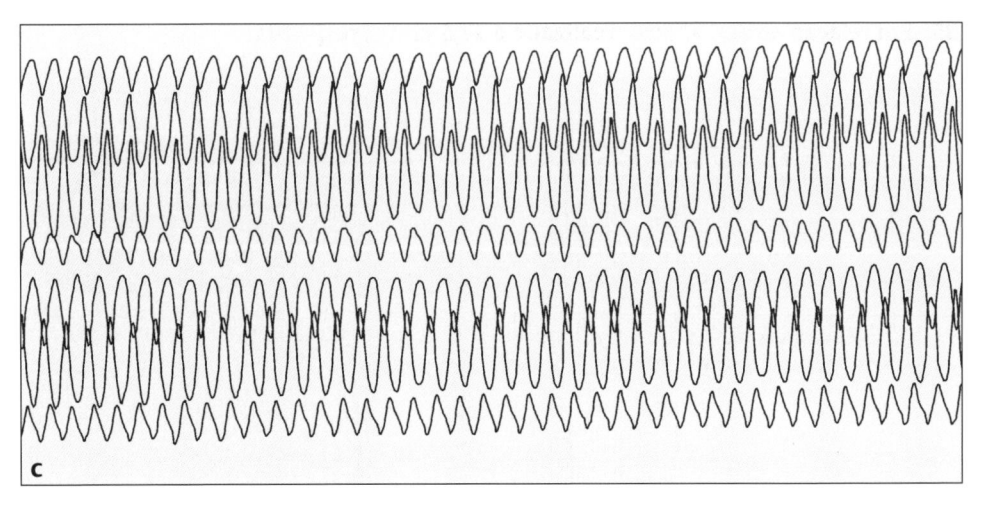

No primeiro traçado, encontramos um QT bastante longo; no segundo, episódios de TV que evoluem no terceiro traçado para um *flutter* ventricular. No caso dessa paciente, a alteração foi secundária à hipocalemia.

35. Em relação ao ECG abaixo, realizado a 12,5 mm/s, responda:

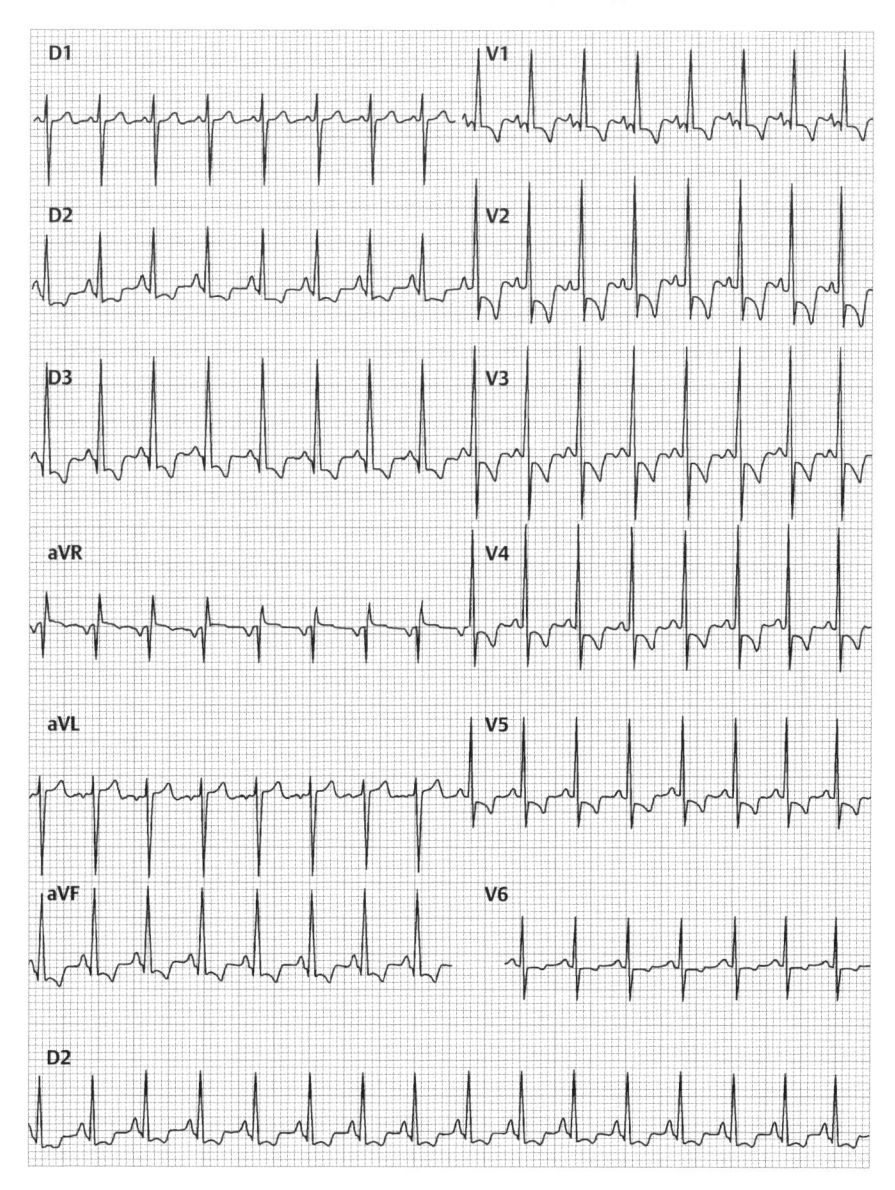

A) Frequência cardíaca
B) Eixo elétrico médio do QRS
C) Ritmo
D) Que câmara está aumentada?

Respostas

A) FC de aproximadamente 100 bpm (repare que o exame foi realizado com velocidade de 12,5 mm/s; logo, a FC, nesse caso, é calculada dividindo-se 750 pelo nº de quadradinhos).
B) EEM desviado para a direita (entre + 90 e + 120 graus)
C) Sinusal
D) VD (aumento de R em precordiais direitas e de S em precordiais esquerdas). Apesar de não podermos garantir o aumento de AD, pois a onda P não tem amplitude aumentada, sua morfologia apiculada em D2 sugere essa possibilidade.

36. Que alterações encontramos nesse ECG?

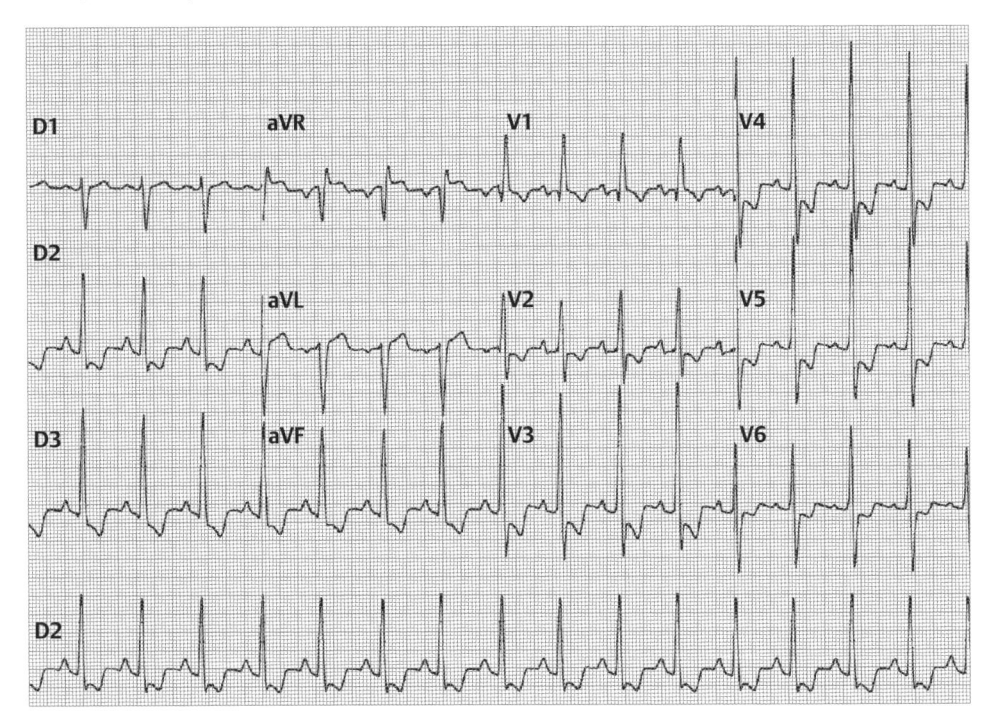

Ritmo sinusal com desvio de EEM para a direita (EEM entre +90 e +120 graus), aumento de átrio direito (onda P pontiaguda e com amplitude aumentada), aumento importante das ondas R em precordiais direitas e de S em precordiais esquerdas compatíveis com hipertrofia ventricular direita (HVD). Há infradesnível de ST com padrão de *strain* em parede inferior e de V2 a V6, nesse paciente, secundário à HVD. Há discreto alargamento do QRS (que pode ocorrer nas hipertrofias), mas não atingindo 120 ms, para pensarmos em bloqueio de ramo direito. Todas as alterações são decorrentes de uma HVD significativa secundária a uma hipertensão pulmonar primária com pressões muito elevadas em leito arterial pulmonar.

37. **Que alterações encontramos nesse ECG? Cite duas lesões valvares que poderiam estar associadas a essas alterações.**

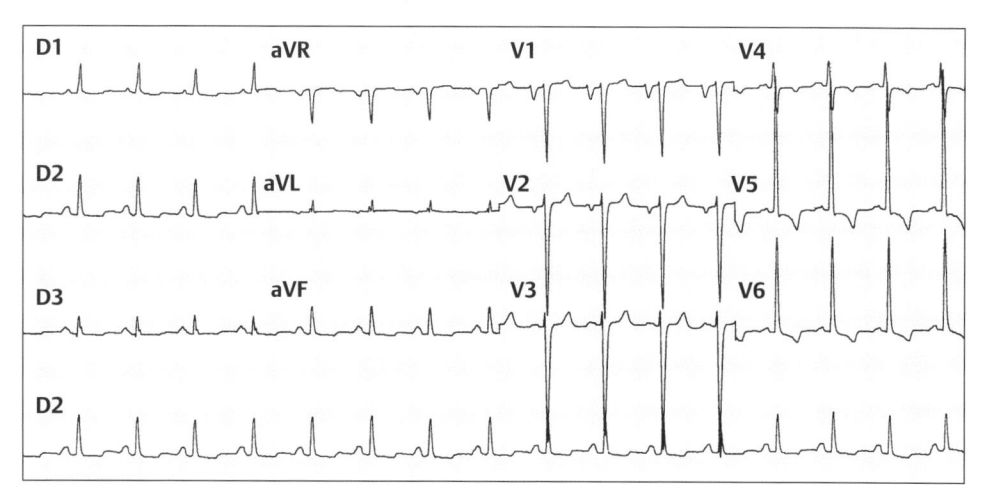

Importante aumento esquerdo pelo índice de Morris e sobrecarga ventricular esquerda com padrão de *strain*. Insuficiência mitral (IM) e estenose aórtica (EAo), sendo a IM mais provável em decorrência do aumento muito importante do AE.

38. **Paciente com infarto com supradesnível de ST é atendido em unidade de emergência, e, após receber tratamento com trombolítico, houve melhora importante da dor e o traçado apresentou a alteração abaixo. Que alteração é essa e o que ela representa?**

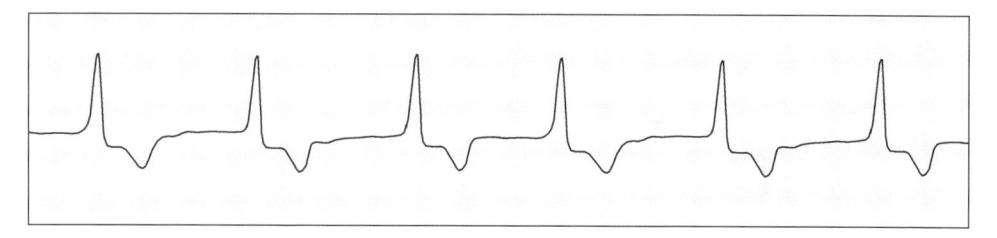

O traçado apresenta um ritmo ventricular (QRS alargado sem onda P) e com frequência baixa – o chamado ritmo idioventricular, ritmo encontrado muitas vezes durante o processo de reperfusão miocárdica, que deve ter acontecido, nesse caso, após a utilização de trombolítico na vigência de um IAM com supradesnível de ST. É uma alteração benigna não necesssitando tratamento específico.

39. Os dois traçados abaixo foram obtidos de um mesmo paciente com a diferença de poucos minutos. Identifique as diferenças entre os dois traçados e pense em duas situações que poderiam estar associada a elas.

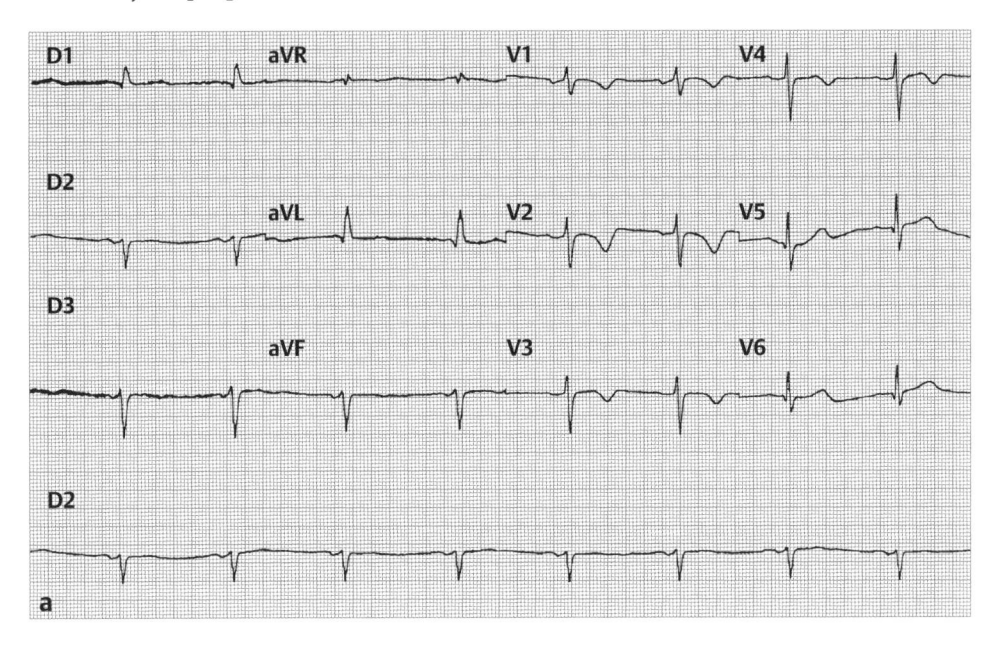

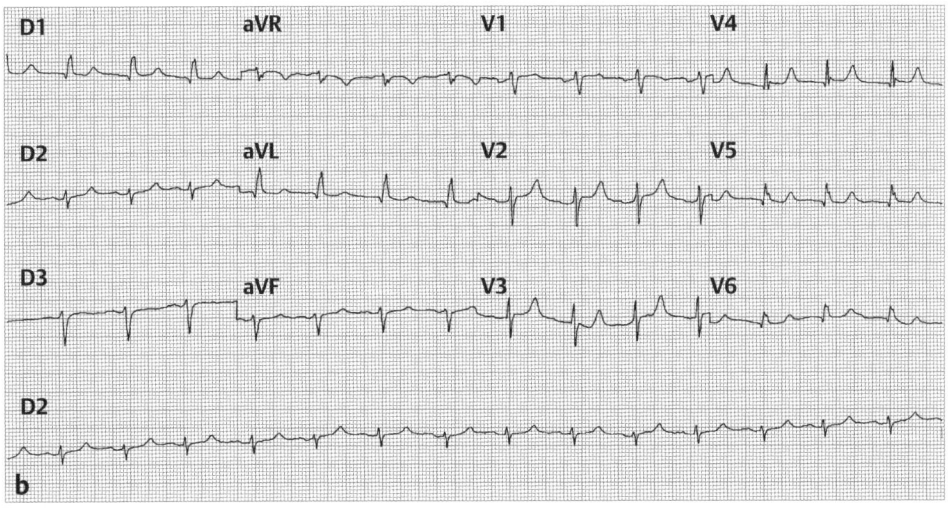

O primeiro ECG tem uma bradicardia sinusal com uma onda T negativa praticamente simétrica de V1 a V4, com um QT prolongado (QT = 560 ms; QTc = 483) que poderia estar relacionado com um processo isquêmico, com o uso de drogas (p. ex: antiarrítmicos que prolongam QT) ou hipocalemia. No segundo ECG, após correção do distúrbio primário, a frequência cardíaca eleva-se, o intervalo QT normaliza-se e a onda T torna-se positiva.

40. Que alterações você consegue identificar no ECG abaixo?

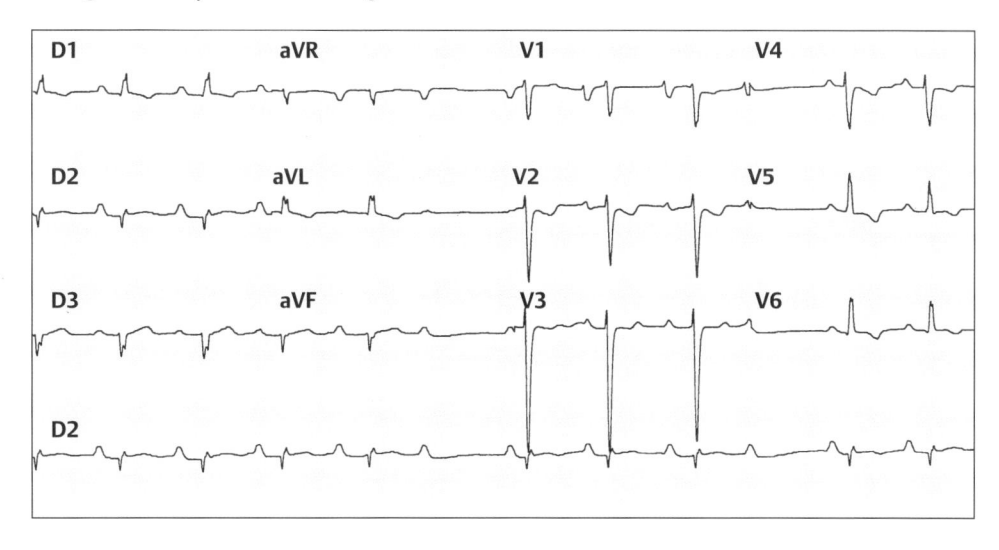

Há um claro aumento do átrio esquerdo (o índice de Morris está muito fácil de identificar), bem como um aumento do PR também claro em todas as derivações. Analisando o D2 longo, notamos que a 5ª onda P não conduz, ou seja, não é seguida de um QRS. Analisando os intervalos PR, percebemos que há um aumento progressivo do intervalo PR até que uma onda P não conduza, ou seja, estamos diante de uma bloqueio atrioventricular de 2º grau, do tipo Mobitz I. O aumento dos intervalos PR fica mais nítido quando comparamos o primeiro PR que conduz com o último PR que conduz: nesse caso, se compararmos o intervalo PR da 6ª onda P com o intervalo PR da 8ª onda P, fica bem nítido o aumento. E a próxima onda P que conduz, a 10ª P do traçado, tem um intervalo PR igual ao intervalo PR que se segue à 6ª onda P. Nesse ECG, notamos ainda um EEM do QRS desviado para a esquerda com um padrão de QRS em derivações D2, D3 e aVF que pode indicar um infarto prévio de parede inferior ou um bloqueio divisional anterossuperior (ou ambos – muitas vezes é difícil diferenciar, sendo importante a história clínica do paciente). Nesse ECG há ainda alteração da repolarização ventricular em parede anterior além de D1 e aVL, podendo representar uma isquemia nessa região ou uma alteração secundária ao uso de drogas, por exemplo (mais uma vez a importância da história clínica).

TÉCNICA PARA REALIZAÇÃO DO ELETROCARDIOGRAMA

ANEXO

Rosângela de Almeida Castro Amorim
Christina Klippel
Lucia Pezzi

MATERIAL
- Álcool a 70%.
- Gel condutor e papel-toalha.
- Eletrocardiógrafo com papel para registro.
- Eletrodos adesivos descartáveis ou perinhas de látex com base metálica para fixação dos eletrodos.

COMPONENTES DO ELETROCARDIÓGRAFO
- Eletrodos.
- Botão filtro – facilita a entrada da carga elétrica sem interferência.
- Botões N, 2N, N/2 – relativos à amplitude da onda elétrica. Normalmente é selecionada a amplitude Normal (N).
- Botão de velocidade (12,5; 25 ou 50 mm/s) – relativo à velocidade de rotação do papel no equipamento. Velocidade normal = 25 mm/s.
- Modo de condução – automático, manual, de acordo com o ritmo ou externo. Selecionar o modo automático.
- Botão "papel" – relativo à introdução do papel no equipamento.
- Botão pausa.
- Botão de conexão do equipamento a uma impressora.
- Botão "segue" – botão para iniciar o exame.
- Placa com desenho indicativo do posicionamento correto dos eletrodos sobre o tórax do paciente, para registro das derivações periféricas e precordiais.

PREPARO DO PACIENTE
- Realize a higienização das mãos com água e sabão ou solução de álcool a 70%.
- Apresente-se ao paciente e confira seu nome, de acordo com a pulseira de identificação.
- Oriente o paciente sobre o procedimento a ser realizado, obtendo seu consentimento informado.
- Solicite ao paciente para retirar quaisquer adornos metálicos.
- Posicione o paciente em decúbito dorsal, em posição supina ou semi-Fowler.

- Realize o exame, sempre que possível, do lado esquerdo do paciente, para melhor manuseio.

TÉCNICA
1. Ligue o aparelho.
2. Exponha o tórax do paciente, com privacidade.
3. Aplique os eletrodos descartáveis adesivos na face interna das pernas direita e esquerda e nas faces internas dos terços médios dos antebraços direito e esquerdo.
4. Conecte os cabos eletrodos às derivações periféricas.
5. Aplique os eletrodos descartáveis adesivos ou as "perinhas" sobre a região precordial do paciente, observando as referências anatômicas.
6. Conecte os cabos eletrodos às derivações precordiais.
7. Inicie o exame.
8. Observe atentamente o paciente, durante todo o exame.

CUIDADOS PÓS-PROCEDIMENTO
- Identifique o exame com a etiqueta do prontuário do paciente.
- Retire os eletrodos e despreze-os em local apropriado.
- Remova o gel condutor da pele do paciente, com papel-toalha, e, se necessário, ajude-o a se vestir novamente.

CUIDADOS DE MANUTENÇÃO E MEDIDAS DE SEGURANÇA NA UTILIZAÇÃO DO ELETROCARDIÓGRAFO

Antes de cada utilização, inspecionar o equipamento, visualmente, as derivações e os eletrodos à procura de sinas de dano mecânico. Ao detectar danos ou funções prejudicadas que possam afetar negativamente a segurança do paciente ou do usuário, não usar o equipamento antes que tenha sido avaliado e reparado por equipe apropriada.

Ao iniciar a monitorização de um parâmetro fisiológico, observar todas as informações e cuidados sobre operação e aplicação dos acessórios, pois o uso incorreto destes poderá causar danos ao paciente, como queimaduras e/ou choque elétrico.

- Mantenha o equipamento sempre em ambiente seco, protegido da incidência de raios solares e sobre uma superfície plana, evitando locais onde possa ocorrer derramamento de líquidos sobre ele.
- Mantenha o equipamento e seus acessórios sempre limpos e em bom estado de conservação.
- Não utilize o equipamento se o mesmo estiver molhado, com excesso de umidade, apresentando danos externos ou houver suspeita de queda.
- Nenhuma tensão mecânica deve ser aplicada a qualquer um dos cabos do equipamento, principalmente aqueles ligados ao paciente.
- Não guarde o equipamento e seus acessórios sob temperaturas superiores a 55°C ou inferiores a –10°C.
- Em geral, os eletrocardiógrafos possuem filtros de proteção que eliminam os riscos de segurança, quando utilizado simultaneamente com marca-passos cardíacos ou outros estimuladores elétricos.

- Instale o equipamento sempre em locais onde a instalação elétrica satisfaça as condições recomendadas: tomada elétrica com aterramento e conexão do equipamento no mesmo circuito elétrico em que se encontram os demais equipamentos utilizados no paciente.
- Para a utilização segura de equipamentos eletromédicos, é recomendado que as instalações elétricas da instituição atendam à norma brasileira NBR 13534 – Instalações Elétricas em Estabelecimentos Assistenciais de Saúde/Requisitos para Segurança, a qual estabelece condições mínimas de segurança e eficiência para a instalação elétrica em serviços de saúde.
- Por motivos de segurança e confiabilidade, os dispositivos eletromédicos requerem manutenções regulares preventivas. Recomenda-se a execução de inspeções técnicas anuais. As inspeções técnicas incluem:
  - Checagem dos parâmetros relativos à segurança do equipamento.
  - Análise da *performance* do equipamento.
  - Avaliação e mensuração da resistência do condutor aterrado sem fusível e da corrente de fuga equivalente, de acordo com as determinações locais.

PROCEDIMENTO DE LIMPEZA E DESINFECÇÃO DAS SUPERFÍCIES EXTERNAS DO ELETROCARDIÓGRAFO E SEUS ACESSÓRIOS

O equipamento deverá estar desconectado da rede elétrica antes de sua limpeza e desinfecção.

- Limpe a superfície do instrumento com um pano umedecido em solução de limpeza padronizada pela instituição.
- Atente para o uso de panos de limpeza que não soltem películas (fiapos).
- No caso do aparelho dispor de monitor, a limpeza deste deverá ser realizada com pano macio, umedecido com desinfetante que não contenha álcool, pelo risco de danificação. Realize limpeza suave para evitar arranhaduras na tela.
- No caso do aparelho dispor de teclado, atente para a limpeza ao redor das teclas ou controles, no intuito de remover partículas sólidas.
- Nunca esterilize ou mergulhe o equipamento e seus acessórios em líquidos. Para a limpeza e desinfecção dos cabos e eletrodos, é necessária a consulta das instruções fornecidas pelo fabricante do aparelho, visto que peculiaridades frequentemente ocorrem.
- Atente para a limpeza e desinfecção do gabinete ou carrinho que transporta o aparelho. Este utensílio poderá ser responsável pela transmissão cruzada de germes. Assim como na superfície do dispositivo, utilize pano umedecido em solução de limpeza padronizada pela instituição.

BIBLIOGRAFIA

American Heart Association. A new terminology for left ventricular walls and location of myocardial infarcts that present Q wave based on the standard of cardiac magnetic ressonance imaging: a statement for healthcare professionals from a committee appointed by the American Heart Association. A new terminology for left ventricular walls and location of myocardial infarcts that present Q wave based on the standard of cardiac magnetic ressonance imaging: a statement for healthcare professionals from a committee appointed by the International Society for Holter and Noninvasive Electrocardiography 2006; 114:1755-60.

Carneiro, EF. O eletrocardiograma - 10 anos depois. 1. ed. Rio de Janeiro: Livraria Editora Enéas Ferreira Carneiro LTDA; 1997.

Cino JM, Pujadas S, Carreres F, Cygankiewicz I, Ieta R, Noguero M et al. Utility of contrast-enhanced cardiovascular magnetic resonance (CE-CMR) to assess how likely is an infarct to produce a typical ECG Pattern. J Cardiovasc Magn Reson 2006;8(2):335-44.

Bayés de Luna A, Rovai D, Pons Liado G, Gorgels A, Carreras F, Goldwasser D, Kim RJ. The end of electrocardiographic dogma: a prominent R wave in V1 is caused by a lateral not posterior myocardial infarction- new evidence based on contrast-enhanced cardiac magnetic resonance-electrocardiogram correlation. Eur Heart J 2015;36: 959-64.

Bayés de Luna A, Cino JM, Pujadas S, Cygankiewicz I, Carreras F, Garcia-Moll X et al. Concordance of electrocardiographic patterns and healed myocardial infarction location detected by cardiovascular magnetic resonance. Am J Cardiol 2006;97(4):443-51.

Bayés de Luna A. Clinical Electrocardiography. 4th ed. Reino Unido: Blackwell Scientific Publications; 2010.

Deccache W. ECG de bolso. 2. ed. Rio de Janeiro: Revinter; 2007.

Deccache W. Eletrocardiograma - Revisado e facilitado. 1. ed. Rio de Janeiro: Revinter; 2006.

Eduardo A (org), Atiê J, Maciel W. O Eletrocardiograma e a clínica. 1. ed. Rio de Janeiro: Diagraphic; 2004.

Goldwasser,GP. Eletrocardiograma orientado para o clínico, 3. ed. Rio de Janeiro: Edel; 2009.

Hallake J. Eletrocardiografia. 4. ed. Rio de Janeiro: Editora Rubio LTDA; 2012.

Hampton JR. ECG na prática. 4. ed. Rio de Janeiro: Revinter; 2007.

Jeffrey A, Morrow D. Acute myocardial infarction. The N Engl J Med 2017:2053-64.

Knotts RJ, Wilson JM, Kim E, Huang HD, Birnbaum Y. Diffuse ST depression with ST elevation in aVR: is this pattern specific for global ischemia due to left main coronary artery disease? J Electrocardiol 2013;46: 240-8.

Moon JC; De Arenaza DP, Elkington AG, Taneja AK, John AsSet al. The pathologic basis of Q-wave and non–Q-wave myocardial infarction: a cardiovascular magnetic resonance study. J Am Coll Cardiol 2004;44(3):554-60.

Morgera T, Alberti E, Silvestri F, Pandullo C, Della Mea MT, Camerini F. Right precordial ST and QRS changes in the diagnosis of right ventricular infarction. Am Heart J 1984;108(1):13-8.

Nesto RW, Kowalchuk GJ. The ischemic cascade: temporal sequence of hemodynamic: electrocardiographic and symptomatic expressions of ischemia. Am J Cardiol 1987;59(7):23C-30C.

Neven K, Cruns H, Gorgels A. Atrial infarction: a neglected electrocardiographic sign with important clinical implications. J Cardiovasc Electrophysiol 2003;14:306-8.

Pfeiffer MET. Eletrocardiograma in Araújo e Silva AE, Liberal EF, Vasconcelos MM: Cardiologia Pediátrica - SOPERJ. Rio de Janeiro: Gen - Guanabara Koogan; 2012.

Sanches PCR, Moffa PJ. Eletrocardiograma - uma abordagem didática. 1. ed. São Paulo: Roca LTDA; 2010.

Schamroth L. The 12 lead electrocardiogram. London: Blackwell Scientific Publications;1989.

Schamroth, L.The Electrocardiology of coronary artery disease. 1th ed. London: Blackwell Scientific Publications; 1975.

Sgarbossa EB, Pinski SL, Barbagelata A, Underwood DA, Gates KB, Topol EJ et al. Electrocardiographic diagnosis of evolving acute myocardial infarction in the presence of left bundle branch block. The N Engl J Med 1996;334(8):481-7.

Sociedade Brasileira de Cardiologia. III Diretrizes sobre análise e emissão de laudos eletrocardiográficos. Arq Bras Cardiol 2016;106(4 supl 1):1-23.

Thygesen K, Alpert JS, Jaffe AS, et al. Fourth Universal Definition of Myocardial Infarction (2018) – ESC/ACC/AHA/WHF. Am Coll Cardiol 2018 Aug.

Wagner GS, Macfarlane P, Wellens H, Josephson Mark, Gorgels A, Mirvis DM et al. Recommendations for the standardization and interpretation of the electrocardiogram. J Am Coll Cardiol 2009;53(11):1003-11.

Wagner GS. Marriott´s practical electrocardiography. 9th ed. Baltimore: Williams & Wilkins;1994.

Wang K, Asinger RW, Marriot HJ. ST-segment elevation in condition other than acute myocardial infarction. N Engl J Med 2003;349(22):2128-35.

Zipes DP, Libby P, Bonow RO, Mann DL, Tomaselli GF, Braunwauld E.11th ed. Braunwauld´s Heart Disease. Philadelphia: Elsevier; 2018.

ÍNDICE REMISSIVO

Entradas acompanhadas por um *f* ou *q* em itálico indicam figuras e quadros, respectivamente.

A
Ação
   digitálica, 323
      alteração compatível com, 323*f*
      de ST, 323*f*
      alterações relacionadas, 323*q*
         principais, 323*q*
ACD (Artéria Coronária Direita), 3
ACDA (Artéria Coronária Descendente Anterior), 3
ACE (Artéria Coronária Esquerda), 3
ACX (Artéria Coronária Circunflexa), 3
AD (Átrio Direito), 3
   aumento de, 73*f*
   despolarização do, 71*f*
Adulto
   ECG normal no, 57-64
      complexo QRS, 60
      FC, 57
      intervalo PR, 58
      onda P, 58
      onda T, 61
      ritmo, 57
      segmento ST, 61
      vamos praticar, 63
AE (Átrio Esquerdo), 3
   despolarização do, 71*f*
   foco ectópico em, 182*f*
Alteração(ões)
   da morfologia da onda P, 75
      congenitale, 76, 77*f*
      mitrale, 75
      pulmonale, 76, 77*f*
   de ST, 323*f*
      compatível com ação digitálica, 323*f*
   eletrocardiográficas, 121*f*, 268, 329*q*
      BRE, 121*f*
      dividir as, 329*q*
         evolutivamente, 329*q*
      no IAM, 268
      da onda T, 268
      infradesnivelamento
         do segmento ST, 268
      supradesnivelamento
         do segmento ST, 268
   na amplitude do QRS, 90
      causas de, 90
      não relacionadas à SVE, 90
   na hipercalemia, 313*f*
   na hipocalemia, 313*f*
   no complexo QRS, 74
      sobrecargas atriais e, 74
   no ECG, 323*q*, 328*q*, 349*q*
      na intoxicação digitálica, 323*q*, 349
      na pericardite aguda, 328*q*
      no atleta, 349*q*
         normais, 349*q*
         patológicas, 350*q*
   no TE, 277, 282*q*
      de ritmo, 282*q*
         correlação clínica de, 282*q*
      que sugerem isquemia, 277
   no traçado eletrocardiográfico, 162
      do *flutter atrial*, 162
   relacionadas, 116*f*, 321*q*
      a ação digitálica, 323*q*
      a hiponatremia, 321*q*
      ao BRE, 116*f*
Amplitude
   de realização do ECG, 17
      padrão de, 17
   na SVE, 85
      critérios de aumento de, 85
      despolarização ventricular, 85
         vetor 1 da, 85
         vetor 2 da, 86
         vetor 3 da, 87
      repolarização ventricular, 88

no ECG, 18*f*
  avaliando a, 18*f*
  valores para cálculo de, 17*f*
Anatomia Cardíaca
  revisando, 3-8
    histologia, 5
    resumindo, 7
    vamos praticar, 7
    vascularização, 3
Angina
  de Prinzmetal, 368
Anomalia
  de Ebstein, 304, 305*f*
Aorta
  coarctação de, 295, 300
Aprendizado
  organizando o, 375-380
    análise do exame, 375
      rotina de, 375
Arritmia(s), 147-248
  BAV, 225-235
  bradiarritmia, 209-214
    bradicardia sinusal, 209-214
    pausa/parada sinusal, 209-214
  BSA, 215-223
  ES, 153-160
  FA, 161-173
  flutter atrial, 161-173
  Holter, 237-240
    registro ambulatorial do ECG, 237-240
  MP, 241-248
    noções básicas, 241-248
  pré-excitação, 197-201
  sinusal, 354, 355*f*
  supraventriculares, 182*q*
    principais, 182*q*
      mecanismos relacionados às, 182*q*
  TSV, 175-187, 203-207
    e TV, 203-207
      diferenciação entre, 203-207
  TV, 189-196
  visão geral, 149-151
    conceitos importantes, 149
    nossa divisão, 150
    rotina de avaliação, 150
  WPW, 197-201
Ativação
  atrial, 69*f*
    representação vetorial da, 69*f*
  ventricular, 120*f*, 198*f*
    por via anômala, 198*f*
    sequência de, 120*f*
      no BRE, 120*f*

Atividade
  cardíaca, 26*q*
    registro elétrico e, 26*q*
    relação entre, 26*q*
  elétrica, 9*f*, 25*f*
    do coração, 9*f*, 25*f*
    registro da, 9*f*, 25*f*
Atleta
  dados a serem avaliados, 357*q*
    de história, 357*q*
      familiar, 357*q*
      pessoal, 357*q*
  ECG no, 349-358
    alterações no, 349*q*, 350*q*
      normais, 349*q*
      patológicas, 350*q*
    aprofundando, 351
      bradiarritmia, 354
      coração do atleta, 353
        versus cardiomiopatia hipertrófica, 353
      desvio de eixo, 351
      distúrbios de condução, 355
        pelo ramo direito, 355
      onda Q, 353
      RP, 356
    correlação clínica, 356
    entendendo, 350
    fundamental, 349
    prática de exercício, 350*q*
      resposta fisiológica à, 350*q*
    resumindo, 358
    vamos praticar, 358
  exames físicos, 357*f*
    importantes, 357*f*
Atresia
  de tricúspide, 304, 305*f*
AV (Atrioventricular)
  nódulo, 5
AVE (Acidente Vascular Encefálico), 337
  alterações no ECG, 338*q*

B
Batimento
  sinusal, 221*f*
    ausência de, 221*f*
BAV (Bloqueio Atrioventricular), 3, 225-235
  aprofundando, 230
    avançado, 232
    de 1º grau, 230
    de 2º grau, 230, 231
      Mobitz I, 230
      Mobitz II, 226*f*, 228
      2:1, 231
    de 3º grau, 226*f*, 229

de alto grau, 232
  fenômeno de Wenchebach, 230
correlação clínica, 232
  observação, 233
entendendo, 226
  de 1º grau, 226*f*, 227
  de 2º grau, 226*f*, 227
    Mobitz I, 226*f*, 227, 228*f*
    Mobitz II, 226*f*, 228
  de 3º grau, 226*f*, 229
fundamental, 225
resumindo, 234
vamos praticar, 234
BDAS (Bloqueio Divisional Anterossuperior), 139
  BRD e, 136*f*
  e EEM, 352*f*
BDPI (Bloqueio Divisional Posteroinferior), 139
  e EEM, 352*f*
Bigeminismo
  supraventricular, 155*f*
  ventricular, 156*f*
Bloqueio de Ramo
  IAM na presença de, 272
    e BRD, 272
    e BRE, 272
Bomba
  de sódio-potássio, 33*f*
  na despolarização da célula, 33*f*
Bradiarritmia
  arritmia sinusal, 354
  bradicardia sinusal, 209-214, 354
    aprofundando, 212
    entendendo, 211
    fundamental, 210
    resumindo, 213
    vamos praticar, 213
  classificação, 209, 210*f*
  pausa/parada sinusal, 209-214
    aprofundando, 212
    entendendo, 211
    fundamental, 210
    resumindo, 213
    vamos praticar, 213
Bradicardia
  sinusal, 209-214, 221*f*, 354
    aprofundando, 212
    em atleta, 354*f*
      de maratona, 354*f*
    entendendo, 211
    fundamental, 210
    resumindo, 213
    traçado com, 211*f*
    vamos praticar, 213

BRD (Bloqueio de Ramo Direito), 127-137, 334, 355*f*
  aprofundando, 134
    amplitude do segundo vetor, 134
    deflexão intrinsecoide, 134
    graus de bloqueio, 135
    intervalo PR, 134
    no plano frontal, 134
    onda P, 134
  correlação clínica, 135
  da condução, 128*f*
  diagnóstico de, 127*q*
  divisionais, 139-146
    aprofundando, 143
      BDAS, 143
    correlação clínica, 144
    entendendo, 141
      BDAS, 141
    fundamental, 140
    resumindo, 145
    vamos praticar, 146
  doença de, 145*f*
    ECG com, 145*f*
  e BDAS, 136*f*
  ECG com, 134*f*
  entendendo, 128
    despolarização normal, 129
      sequência de, 129*f*
    repolarização ventricular, 134
    sequência de despolarização, 130
      na presença de, 130
  fundamental, 127
  IAM e, 272
  resumindo, 136
  vamos praticar, 137
BRE (Bloqueio de Ramo Esquerdo), 113-126, 364, 380*f*
  alterações, 116*f*, 121*f*
    eletrocardiográficas, 121*f*
    relacionadas ao, 116*f*
  aprofundando, 122
    bloqueio, 122, 123
      frequência-dependente, 123
      graus de, 123
      no plano frontal, 122
    deflexão intrinsecoide, 122
    diagnóstico diferencial, 123
    e SVE, 123
    intervalo PR, 123
    local do bloqueio, 122
    ramos bloqueados, 123
  associado, 365*f*
    à infradesnível de ST, 365*f*
    à supradesnível de ST, 365*f*

ativação ventricular no, 120*f*
  sequência de, 120*f*
correlação clínica, 124
ECG com, 118*f*
entendendo, 118
  despolarização ventricular no, 120
    etapas da, 120
    vetores da, 120
  repolarização ventricular no, 120
    etapas da, 120
    vetores da, 120
fasciculares, 139-146
  aprofundando, 143
    BDPI, 144
    correlação clínica, 144
    entendendo, 141
    BDPI, 142
    fundamental, 140
    resumindo, 145
    vamos praticar, 146
fundamental, 116
IAM e, 272
repolarização no, 122*f*
reumindo, 124
sistema de condução, 115
vamos praticar, 125
Brugada
  síndrome de, 355*f*, 367, 368*f*
BSA (Bloqueios Sinoatriais), 215-223
  aprofundando, 216
    de 1º grau, 216
    de 2º grau, 216, 218
      Mobitz I, 217
      Mobitz II, 217, 218*f*
    de 3º grau, 218
    condução sinoatrial, 215*q*
  correlação clínca, 219
    doença do NSA, 219
    ECG na, 220
  entendendo, 216
  fundamental, 215
  resumindo, 223
  vamos praticar, 223

C

Cálcio
  ECG nos distúrbios do, 314
    hipercalcemia, 314
    hipocalcemia, 314
Câmara(s)
  cardíacas, 4*f*
Cardiomiopatia
  hipertrófica, 353
    coração do atleta *versus*, 353

Cardiopatia(s)
  complexas, 295
CC (Cardiopatias Congênitas)
  com hiperfluxo pulmonar, 295
    evolução de, 295
    arterial, 295
  mais frequentes, 295-307
    ECG nas, 295-307
    aprofundando, 301
    fundamental, 295
    resumindo, 307
    um pouco sobre, 296
    vamos praticar, 307
Célula(s)
  ação dentro da, 33*f*
    potencial de, 33*f*
  cardíacas, 5
    grupo de, 5
  miocárdica, 32*f*
    despolarização da, 33*f*
      processo de, 33*f*
    em repouso, 32*f*
      polaridade da, 32*f*
    se repolarizando, 34*f*
CIA (Comunicação Interatrial), 295, 296
  ECG de, 297*f*
Cirurgia(s)
  de baixo risco, 343-347
    ECG no pré-operatório em, 343-347
      aprofundando, 345
      classificação das cirurgias, 344*q*
      complicações em pós-operatório, 344*q*
      correlação clínica, 346
      diretrizes sobre solicitação de, 345*q*
      entendendo, 343
      fundamental, 343
      índice de Lee, 344*q*
      resumindo, 347
      vamos praticar, 347
CIV (Comunicação Interventricular), 295, 297, 298*f*
  ampla, 298*f*, 302*f*
    lactente com, 298*f*
    tetralogia de Fallot com, 302*f*
Coarctação
  de aorta, 295, 300
Complexo
  QRS, 9, 36*f*, 60, 74
    alterações no, 74
      sobrecargas atriais e, 74
    componentes do, 10*f*
      nomenclatura dos, 11*f*
    despolarização, 36*f*

ÍNDICE REMISSIVO

entendendo, 10
estreito, 60*f*
Complicação(ões)
  em pós-operatório, 344*q*
  índice de Lee e, 344*q*
Condução Intraventricular
  distúrbios da, 111-146
    BRD, 127-137, 139-146
      divisionais, 139-146
    BRE, 113-126
      fasciculares, 139-146
Condução
  sinoatrial, 215*q*
Cor pulmonale, 333-336
  agudo, 334
    EP, 334
  crônico, 333
    achados eletrocardiográficos do, 333*q*
  resumindo, 335
  vamos praticar, 335
Coração
  do atleta, 353
    versus cardiomiopatia hipertrófica, 353
  sistema especializado do, 114*f*
  de condução, 114*f*
Cornell
  índice de, 84
    cálculo do, 84*f*
    produto de, 84
Criança
  ECG na, 285-307
    com dextrocardia, 293*f*
    critérios para caracterização, 293*q*
    nas CC, 295-307
      mais frequentes, 295-307
    o que o clínico deve saber, 287-294
      aprofundando, 291
        dextrocardia, 291
      entendendo, 290
      evolução, 288*f*
      fundamental, 287
      resumindo, 293
      vamos praticar, 294
CV (Cardioversão Elétrica), 368

D

DAC (Doença Arterial Coronariana), 3
Deflexão
  intrinsecoide, 135*f*
    alargada em V1, 135*f*
Derivação(ões)
  básicas, 18
    registro adequado nas 12, 18
  direitas, 29*f*

do ECG, 26, 37-55
  e posicionamento dos eletrodos, 26
  eletrocardiográfica, 37
    do plano frontal, 37
    do plano horizontal, 40
  do plano frontal, 27*f*, 28*f*
    bipolares, 27*f*
    unipolares, 28*f*
  posteriores, 29*f*
  precordiais, 28*f*, 119*f*
    ECG normal nas, 119*f*
Derrame
  pericárdico 327-332
    ECG no, 331
    resumindo, 332
    vamos praticar, 332
Despolarização, 32
  atrial, 69*f*, 70*f*
    normal, 69*f*
      vetores de, 69*f*
    vista do plano, 70*f*
      frontal, 70*f*
      horizontal, 70*f*
  complexo QRS, 36*f*
  da célula, 33*f*
    bomba de sódio-potássio na, 33*f*
    miocárdica, 33*f*
    processo de, 33*f*
  início no endocárdio, 35*f*
  normal, 129
    dos ventrículos, 129*f*
      sequência de, 129*f*
    no BRD, 129
  padrão normal de, 117*f*
    vetores, 85*f*, 87*f*, 119*f*
      1, 85
      2, 86
      3, 87
      representação dos, 87*f*
  ventricular, 85, 117*f*, 119*f*, 120, 130*f*-133*f*
    no BRD, 132*f*, 133*f*
      final da, 132*f*
      vetor da, 130*f*, 131*f*
    no BRE, 120
      etapas da, 120
      vetores da, 120
  vetor da, 34*f*, 35*f*
Dextrocardia
  ECG com, 104*f*, 291, 293*f*
    na criança, 291, 293*f*
Digital, 321-326
  ação digitálica, 323
    alterações relacionadas, 323*q*
      principais, 323*q*

intoxicação digitálica, 323q
   alterações no ECG, 323q
   resumindo, 325
   vamos praticar, 326
Disfunção
   do MP, 245
      oversensing, 245f
      perda de captura, 246f
      undersensing, 245f
Distúrbio(s)
   da condução, 111-146, 355
      intraventricular, 111-146
         BRD, 127-137, 139-146
            divisionais, 139-146
            fasciculares, 139-146
         BRE, 113-126
      pelo ramo direito, 355
   eletrolíticos, 311-319
      entendendo, 315
         hiperpotassemia, 317
         hipopotassemia, 317
         potencial de ação, 316
      fundamental, 311
         cálcio, 314
         potássio, 311
      resumindo, 318
         hipercalcemia, 318
         hiperpotassemia, 318
         hipocalcemia, 318
         hipopotassemia, 318
      vamos praticar, 319
Doença(s)
   do NSA, 219, 222f
      com síndrome bradi-taqui, 222f
      ECG na, 220
   do SNC, 337-339
      alterações no ECG, 337
      entendendo, 338
      resumindo, 338
      vamos praticar, 338
   isquêmica, 249-283
      IAM, 267-273
      isquemia, 251-265
      lesão, 251-265
      necrose, 251-265
      TE, 275-283
DPOC (Doença Pulmonar Obstrutiva Crônica), 333
   ECG na, 334f

E

Ebstein
   anomalia de, 304, 305f
ECG (Eletrocardiograma)
   com baixa voltagem, 106f
      no plano frontal, 106f
      e sinais de SVD, 106f
   com BRD, 134f
   com BRE, 118f
   com desvio do EEM, 107f
      para a direita, 107f
   com dextrocardia, 104f
   com espícula, 242f
      atrial, 242f
      ventricular, 242f
   com padrão s1q3t3, 106f
   com ritmo sinusal, 101f
      com aumento do AE, 101f
         pelo índice de Morris, 101f
   de BDAS, 140f
   derivações do, 26
      e posicionamento dos eletrodos, 26
   em outras condições, 309-339
      cor pulmonale, 333-336
      derrame pericárdico 327-332
      digital, 321-326
      distúrbios eletrolíticos, 311-319
      doenças do SNC, 337-339
      hipotermia, 321-326
      pericardite aguda, 327-332
      QT longo, 321-326
   fundamentos do, 1-64
      derivações, 37-55
         do plano frontal, 37
         do plano horizontal, 40
      EEM, 37-55
         aprofundando, 47
         correlação clínica, 47
         resumindo, 52
         vamos praticar, 54
      entendendo a nomenclatura, 9-14
         complexo QRS, 10
         fundamental, 9
         intervalos avaliados, 12
         onda P, 10
         resumindo, 12
         segmentos avaliados, 12
         vamos praticar, 13
      normal no adulto, 57-64
         complexo QRS, 60
         FC, 57
         intervalo PR, 58
         onda P, 58
         onda T, 61
         ritmo, 57
         segmento ST, 61
         vamos praticar, 63

o que avaliar primeiro, 15-23
  aprofundando, 18
  entendendo, 16
  fundamental, 15
  resumindo, 21
  vamos praticar, 22
registrando, 25-30
  entendendo, 26
  fundamental, 25
  resumindo, 29
  vamos praticar, 30
revisando, 3-8
  anatomia cardíaca, 3-8
  fisiologia cardíaca, 3-8
vetores, 31-36
  descomplicando os, 31-36
na criança, 285-307
  com dextrocardia, 293*f*
  critérios para caracterização, 292*q*
  nas CC, 295-307
    mais frequentes, 295-307
  o que o clínico deve saber, 287-294
    aprofundando, 291
      dextrocardia, 291
    entendendo, 290
    evolução, 288*f*
    fundamental, 287
    resumindo, 293
    vamos praticar, 294
na doença do NSA, 220
no atleta, 349-358
  alterações, 349*q*, 350*q*
    normais, 349*q*
    patológicas, 350*q*
  aprofundando, 351
    bradiarritmia, 354
    coração do atleta, 353
      versus cardiomiopatia hipertrófica, 353
    desvio de eixo, 351
    distúrbios de condução, 355
      pelo ramo direito, 355
    onda Q, 353
    RP, 356
  correlação clínica, 356
  entendendo, 350
  fundamental, 349
  prática de exercício, 350*q*
    resposta fisiológica à, 350*q*
  resumindo, 358
  vamos praticar, 358
no pré-operatório, 343-347
  em cirurgias de baixo risco, 343-347
    aprofundando, 345

classificação das cirurgias, 344*q*
complicações em pós-operatório, 344*q*
correlação clínica, 346
diretrizes sobre solicitação, 345*q*
entendendo, 343
fundamental, 343
índice de Lee, 344*q*
resumindo, 347
vamos praticar, 347
normal, 100*f*, 117*f*, 287
  com QRS estreito, 117*f*
    e padrão normal de despolarização ventricular, 117*f*
  na criança, 287
    achados, 287
  nas derivações precordiais, 119*f*
padrão de realização do, 375
realização do, 16
  padrão de amplitude de, 17
  velocidade de, 16
registro ambulatorial do, 237-240
  Holter, 237-240
EEM (Eixo Elétrico Médio), 37-55, 333
  aprofundando, 47
  correlação clínica, 47
  desvio do, 98*f*, 101*f*, 107*f*, 351
    no ECG do atleta, 351
    para a direita, 98*f*, 101*f*, 107*f*
      ECG com, 107*f*
      SVD com, 101*f*
  determinação do, 41*f*, 46, 379*q*
  do QRS, 43*f*, 352*f*, 378*f*
    limites de normalidade do, 352*f*
    normal, 378*f*
  e situações que o alteram, 352*f*
  ECG com, 42*f*, 44*f*, 48*f*
  resumindo, 52
  situação especial, 50
  vamos praticar, 54
Efeito
  recíproco, 260
    imagem em espelho, 260
Einthoven
  triângulo de 38*f*
Eixo
  desvio de, 89, 351
    no ECG do atleta, 351
  elétrico, 78
    da onda P, 78
    desvios do, 78
  frontal, 39*f*
    derivações bipolares do, 39*f*
      sistema triaxial com, 39*f*

triaxial, 39*f*
   adição ao, 39*f*
      das derivações unipolares, 39*f*
Eletrodo(s)
   descartáveis, 27*f*
   posicionamento dos, 26
      derivações do ECG e, 26
Eletrofisiologia
   celular, 31
      despolarização, 32
      repolarização, 34
      repouso, 31
Endocárdio
   despolarização no, 35*f*
      início da, 35*f*
EP (Estenose Pulmonar), 295, 306
   cor pulmonale agudo, 334
   maciça, 335*f*
      padrão S1Q3T3 encontrado, 335*f*
   severa, 306*f*
   tetralogia de Fallot com, 302*f*
ES (Extrassístoles), 153-160
   aprofundando, 156
   correlação clínica, 159
   de diferentes morfologias, 159*f*
   entendendo, 154
   fundamental, 153
   multifocais, 159*f*
   pareadas, 155*f*
   resumindo, 159
   vamos praticar, 160
ESA (Extrassístoles Atriais), 237
Escore
   CHA$_2$DS$_2$VASc, 171*q*
ESSV (Extrassístoles Supraventriculares), 153
   batimento precoce, 153*f*
   e ESV, 158*f*
      diferenciação entre, 158*f*
   e pausa compensatória, 55*f*
Estenose
   aórtica, 92*f*, 295, 300
      congênita, 300
      grave, 92*f*
         ECG de, 92*f*
      valvar, 301*f*
ESV (Extrassístoles Ventriculares), 153237
   batimento precoce, 154*f*
   ESSV e, 158*f*
      diferenciação entre, 158*f*
Exame
   rotina de análise do, 375
      avaliação do ritmo, 376
      FC, 376
         determinação da, 376

      identificação, 375
      intervalo, 378, 380
         PR, 378
         QT, 378
      onda P, 377
         amplitude, 377
         duração, 377
      padrão de realização do ECG, 375
      QRS, 378
         duração, 378
         EEM, 378
         morfologia, 378
      segmento ST, 380
         infradesnível de ST, 380
         supradesnível de ST, 380
Exercício(s), 381-413
   prática de, 350*q*
      resposta fisiológica à, 350*q*
         isométrico, 350*q*
         isotônico, 350*q*

F

FA (Fibrilação Atrial), 161-173, 376*f*
   aprofundando, 170
      com ritmo regular, 170
   com frequência ventricular, 168*f*, 169*f*
      baixa, 169*f*
      elevada, 168*f*
   com ondas f, 167*f*
      finas, 167*f*
      grossas, 167*f*
   correlação clínica, 170
      tratamento, 171
   critérios eletrocardiográficos, 166*q*
   entendendo, 166
      calcular FC na, 169
   fundamental, 166
   intervalos RR, 166*f*
      irregulares, 166*f*
   microrreentradas responsáveis pela, 167*f*
   onda P, 166*f*
      ausência de, 166*f*
   resumindo, 172
   vamos praticar, 172
Fallot
   tetralogia de, 301
      com CIV ampla, 302*f*
      com estenose pulmonar, 302*f*
      ECG de criança com, 302*f*
FBI (*Fast Broad and Irregular*), 199*f*
FC (Frequência Cardíaca), 19*f*, 57, 210
   cálculo da, 16*f*
   determinação da, 376
      taquicardia, 376, 377

ÍNDICE REMISSIVO

Feixe
   de His, 139*f*
   e suas divisões, 139*f*
Fenômeno
   de Wenchebach, 230
Finalizando, 373-413
   aprendizado, 375-380
      organizando o, 375-380
      exercícios, 381-413
Fisiologia Cardíaca
   revisando, 3-8
      ciclo cardíaco, 7
      resumindo, 7
      vamos praticar, 7
Flutter Atrial, 161-173, 377*f*
   4:1, 162*f*
   aprofundando, 164
      quando suspeitar, 164
   condução do estímulo no, 164*f*
      tipos de, 164*f*
   correlação clínica, 170
      tratamento, 171
   critérios eletrocardiográficos, 161*q*
   ECG com traçado de, 163*f*
   entendendo, 162
      traçado eletrocardiográfico, 162
         alterações no, 162
      esquema representando o, 163*f*
   fundamental, 161
   mecanismo de reentrada no, 165*f*
   resumindo, 172
   vamos praticar, 172
Flutter Ventricular, 193
Foco ectópico
   em AE, 182*f*
FV (Fibrilação Ventricular), 194, 337

G

Grande(s) Vaso(s), 4*f*
   transposição dos, 303, 304*f*
      corrigida, 303, 304*f*

H

HAP (Hipertensão Arterial Pulmonar)
   e EEM, 352*f*
Hipercalcemia, 318
   ECG na, 314
Hipercalemia, 367
   alterações eletrocardiográficas na, 312*f*
   ECG na, 311
Hiperfluxo
   pulmonar, 295
      CC com, 295
         arterial, 295
         evolução de, 295

Hiperpotassemia, 318, 367
   ECG na, 311
Hipocalcemia, 318
   ECG na, 314
Hipocalemia
   alterações eletrocardiográficas na, 313*f*
   ECG na, 313
Hipopotassemia, 318
   ECG na, 313
Hipotermia, 321-326
   alterações relacionadas, 321*q*
      principais, 321*q*
   resumindo, 325
   vamos praticar, 326
His
   feixe de, 139*f*
   e suas divisões, 139*f*
Holter
   aprofundando, 238
   entendendo, 237
   fundamental, 237
   registro ambulatorial do ECG, 237-240
   resumindo, 239
   vamos praticar, 239
HSA (Hemorragia Subaracnoide), 337
HVD (Hipertrofia Ventricular Direita), 333, 334
   e EEM, 352*f*
HVE (Hipertrofia Ventricular Esquerda), 364
   e EEM, 352*f*

I

IAM (Infarto Agudo do Miocárdio), 267-273, 327, 359, 380*f*
   alterações eletrocardiográficas, 268
      da onda T, 268
         infradesnivelamento, 268
            do segmento ST, 268
         supradesnivelamento, 268
            do segmento ST, 268
   atrial, 272
   diagnóstico, 267
   e suas paredes, 269
      anterior, 270
      de VD, 271
      inferior, 269
      lateral, 270
   fase, 362*f*, 363*f*
      aguda, 363*f*
      crônica, 363*f*
      superaguda, 362*f*
   leito coronariano, 267
      vascularização do, 267
   na presença de bloqueio de ramo, 272
      e BRD, 272
      e BRE, 272

vamos praticar, 272
IAMCSST (Infarto Agudo do Miocárdio com Supradisnível do Segmento ST), 362
   evolução clássica do, 364q
IC (Insuficiência Cardíaca), 300
Imagem
   em espelho, 260
      efeito recíproco, 260
Impulso
   elétrico, 6f, 216f
      transmissão do, 6f, 216f
         unidirecional, 6f, 216f
Índice
   de Cornell, 84
      cálculo do, 84f
   de Lee, 344q
      e complicações em pós-operatório, 344q
   de Macruz, 77
   de Morris, 71, 72f
   de Sokolow-Lyon, 83, 380f
Infarto
   atrial, 272
Infradesnível
   de ST, 268q
      definição do, 268q
Injúria
   subendocárdica, 258
      ECG de, 258f
   subepicárdica, 256, 257f, 260f
   transmural, 256, 257f, 260f
   vamos praticar, 264
Insuficiência(s)
   mitral, 93f
      ECG de, 93f
   valvares, 295
Intervalo(s)
   avaliados no ECG, 11f, 12
   PR, 58, 59f, 134, 378
      avaliação do, 378
      BRD e, 134
      normal, 59f
   QT, 62, 380
      análise do, 380
Intoxicação
   digitálica, 323q
      alterações no ECG, 323q
Isquemia, 251-265
   alterações que sugerem, 277
      no TE, 277
   subendocárdica, 252
      ECG da, 253f
   subepicárdica, 254

J

Janela
   elétrica, 261f
   de Wilson, 261f

L

Lee
   índice de, 344q
      e complicações em pós-operatório, 344q
Leito
   coronariano, 267
   vascularização do, 267
Lesão, 251-265
   corrente de, 256
      injúria, 256
      subendocárdica, 258
      subepicárdica, 256, 257f
      transmural, 256, 257f
   vamos praticar, 264

M

Macruz
   índice de, 77
Manobra Vagal
   realização de, 165f
Morris
   índice de, 71, 72f
MP (Marca-Passos)
   aprofundando, 244
      disfunção, 245
         ressincronizadores, 246
   biventriculares, 246
   entendendo, 243
   fundamental, 241
   noções básicas, 241-248
   nomenclatura dos, 243q
   principais tipos de, 244q
   resumindo, 239
   vamos praticar, 239

N

NAV (Nódulo Atrioventricular), 228
Necrose, 251-265
   áreas de, 264f
   do septo, 263f
   miocárdica, 261
   subendocárdica, 262f, 263
   transmural, 262f
   vamos praticar, 264
NSA (Nódulo Sinusal), 210
   disfunção do, 220q
      etiologias da, 220q
   doença do, 219, 222f
      com síndrome bradi-taqui, 222f
   ECG na, 220

O

Onda
  U, 62
  de Osborne, 322*f*
  Q, 353
    no atleta, 353
  F, 377*f*
    ritmo regular com, 377*f*
  P, 9, 58, 59*f*, 67*f*, 68*f*, 70, 73*f*, 75, 78, 134, 376*f*
    alterações da morfologia da, 75
      congenitale, 76, 77*f*
      mitrale, 75
      pulmonale, 76, 77*f*
    amplitude da, 73*f*, 377
      aumento da, 73*f*
    aumento da duração da, 70
      na SAE, 70
    BRD e, 134
    eixo elétrico da, 78
      desvios do, 78
    entendendo, 10
    normal, 59*f*, 67*f*, 377*f*
      sobrecargas associadas, 67*f*
    ritmo cardíaco sem, 376*f*
      irregular, 376*f*
  T, 9, 10*f*, 36*f*, 61, 337*f*
    aspecto normal da, 61*f*
    cerebral, 337
    onda U após, 10*f*
    repolarização, 36*f*
Osborne
  onda de, 322*f*

P

Parada
  sinusal, 209-214, 221*f*
    aprofundando, 212
    entendendo, 211
    fundamental, 210
    resumindo, 213
    traçado com, 211*f*
    vamos praticar, 213
Parede(s)
  do VE, 271*q*
    e derivações no ECG, 271*q*
      relação entre as, 271*q*
  IAM e suas, 269
    anterior, 270
    de VD, 271
    inferior, 269
    lateral, 270
Pausa
  sinusal, 209-214, 221*f*
    aprofundando, 212
    entendendo, 211
    fundamental, 210
    resumindo, 213
    traçado com, 211*f*
    vamos praticar, 213
PCA (Persistência do Canal Arterial), 295, 299
  ECG de, 299*f*
Peñaloza-Tranchesi
  sinal de, 75*f*
Pericardite, 366
  aguda, 327-332, 366*f*
    diagnóstico diferencial, 330
    ECG na, 327, 328*q*
      alterações no, 328*q*
    evolução eletrocardiográfica da, 336*q*
      clássica, 336*q*
    resumindo, 332
    vamos praticar, 332
  evolução da, 329*f*
    eletrocardiográfica, 329*f*
  infradesnível na, 328*f*
    do segmento PR, 328*f*
  SCA e, 330
    principais diferenças entre, 330*q*
      no ECG, 330*q*
  supradesnível na, 328*f*
    de ST, 328*f*
      com concavidade superior, 328*f*
Plano Frontal
  BRD no, 134
  derivações do, 37, 40*f*
    bipolares, 38*q*
      sistema triaxial, 39*f*
      sistema hexa-axial com, 40*f*
    unipolares, 39*q*
      adição ao eixo triaxial, 39*f*
  despolarização atrial, 70*f*
  ECG com baixa voltagem no, 106*f*
    e sinais de SVD, 106*f*
Plano Horizontal
  derivações do, 40
  despolarização atrial, 70*f*
Polaridade
  da célula miocárdica, 32*f*
    em repouso, 32*f*
Potássio
  ECG nos distúrbios do, 311, 313
    hipercalemia, 311
    hiperpotassemia, 311
    hipocalemia, 313
    hipopotassemia, 313
Potencial de Ação
  na célula, 33*f*, 213*f*
    marca-passo, 213*f*

miocárdica, 213f
  de resposta rápida, 213f
Potencial
  intracavitário, 261f
  registro do, 261f
Prática Clínica
  temas comuns na, 341-372
    no atleta, 349-358
    no pré-operatório, 343-347
      em cirurgias de baixo risco, 343-347
    supradesnivelamento do segmento ST, 359-372
      diagnósticos diferencias de, 359-372
Pré-Excitação
  ventricular, 197-201
    aprofundando, 198
    correlação clínica, 199
    entendendo, 198
    fundamental, 197
    resumindo, 200
    vamos praticar, 200
Prinzmetal
  angina de, 368
Produto
  de Cornell, 84

Q
QRS
  amplitude do, 90
    causas de alterações na, 90
      não relacionadas à SVE, 90
  análise do, 378
    duração, 378
    EEM, 378
    morfologia, 378
  complexo, 9, 36f, 60, 74
    alterações no, 74
      sobrecargas atriais e, 74
    componentes do, 10f
      nomenclatura dos, 11f
    despolarização, 36f
    entendendo, 10
    estreito, 60
  consecutivos, 375f
    intervalo entre, 375f
QT
  corrigido, 62f
    cálculo do, 62f
  curto, 314f
  longo, 321-326, 337f
    ECG com, 325f
    esquema de, 325f
    prolongamento do, 324q
      principais causas, 324q
  resumindo, 325
  vamos praticar, 326
  normal, 314f
    esquema de, 325f
  prolongado, 314f

R
Registro
  adequado, 18
    nas 12 derivações básicas, 18
  de atividade elétrica, 9f, 25f
    do coração, 9f, 25f
    gráfico, 25f
  do ECG, 9f
    esquema do, 9f
  elétrico, 26q
    e atividade cardíaca, 26q
    relação entre, 26q
Repolarização
  onda T, 36f
  ventricular, 88, 120, 134
    no BRD, 134
    no BRE, 120
      etapas da, 120
      vetores da, 120
  vetor da, 35f
Repouso, 31
  célula miocárdica em, 32f
  polaridade da, 32f
Ressincronizador(es), 247f
  biventriculares, 246
Risco Operatório
  classificação quanto ao, 344q
  das cirurgias, 344q
Ritmo
  avaliação do, 376
  cardíaco, 376f
    irregular, 376f
      sem onda P, 376f
    regular, 377f
      com ondas F, 377f
  idioventricular, 194
RIVA (Ritmo Idioventricular Acelerado), 194f
RP (Repolarização Precoce), 359, 361
  ECG, 356, 361f
    de atleta, 356f
      com supradisnível de ST, 356f
  fisiopatologia, 356

S
SAD (Sobrecarga de Átrio Direito), 72, 77
  em V1, 73f
SAE (Sobrecarga de Átrio Esquerdo), 77k
  índice de Morris, 71

onda P, 70
    aumento da duração da, 70
SCA (Síndrome Coronariana Aguda), 251, 267
    e pericardite, 330*q*
    no ECG, 330*q*
    principais diferenças entre, 330*q*
Segmento(s)
    avaliados no ECG, 11*f*, 12
    PR, 59*f*
    ST, 61, 268, 359-372, 380
        análise do, 380
            infradesnível, 380
            supradesnível, 380
        com infradesnivelamento, 61
        com supradesnivelamento, 61
        infradesnivelamento do, 268
        normal, 61*f*
        supradesnivelamento do, 268, 359-372
            diagnósticos diferencias de, 359-372
Sinal
    de Peñaloza-Tranchesi, 75*f*
Síndrome
    bradi-taqui, 222
        diagnóstico, 222
        doença do NSA com, 222*f*
        manifestação clínica, 222
        tratamento, 222
    de Brugada, 355*f*, 367, 368*f*
Sistema
    de condução, 5, 6*f*, 113*f*, 114*f*, 115
        especializado, 113*f*
            do coração, 114*f*
    hexa-axial, 40*f*
        com as 6 derivações, 40*f*
            do plano frontal, 40*f*
    triaxial, 39*f*
        com derivações bipolares, 39*f*
        do eixo frontal, 39*f*
SNC (Sistema Nervoso Central)
    doenças do, 337-339
        alterações no ECG, 337
        entendendo, 338
        resumindo, 338
        vamos praticar, 338
Sobrecarga(s), 65-
    atriais, 67-81
        aprofundando, 74
            critérios adicionais, 74
        biatrial, 74
        critérios diagnósticos para, 70
            reforçando os, 70
        entendendo, 68
        fundamental, 67
        resumindo, 78

        vamos praticar, 79
        vetores de despolarização atrial e, 69*f*
    sistólica, 89
        vs. Sobrecarga diastólica, 89
    SVD, 97-109
        aprofundando, 102
        correlação clínica, 105
        entendendo, 99
        fundamental, 97
        resumindo, 108
        vamos praticar, 108
    SVE, 83-96
        aprofundando, 88
        correlação clínica, 91
        entendendo, 85
        fundamental, 83
        resumindo, 93
        vamos praticar, 94
Sokolow-Lyon
    índice de, 83, 380*f*
ST
    elevação normal do, 359, 360*f*
        RP, 359
        variante, 359, 360*f*, 361*f*
            ECG com, 361*f*
    supradisnível de, 356*f*
        ECG de atleta com, 356*f*
        discreto, 354*f*
Strain, 85
Supradesnível
    de ST, 268*q*
        definição do, 268*q*
Supradesnivelamento
    do segmento ST, 359-372
        diagnósticos diferencias de, 359-372
            aprofundando, 369
            correlação clínica, 369
            entendendo, 359
            fundamental, 359
            resumindo, 370
            vamos praticar, 371
SVD (Sobrecarga Ventricular Direita), 97-109
    aprofundando, 102
    com desvio do EEM, 101*f*, 102*f*
        para a direita, 101*f*, 102*f*
    correlação clínica, 105
        principais causas de, 105*q*
    entendendo, 99
    fundamental, 97
    resumindo, 108
    sinais de, 106*f*
        ECG com baixa voltagem e, 106*f*
            no plano frontal, 106*f*

vamos praticar, 108
SVE (Sobrecarga Ventricular
  Esquerda), 83-96, 364, 380f
  aprofundando, 88
    amplitude do QRS, 90
      alterações não relacionadas à, 90
    desvio de eixo, 89
    diagnósticos difíceis, 91
    padrões atípicos, 91
    sobrecarga sistólica, 89
      vs sobrecarga distólica, 89
  com supradesnível de ST, 365f
  correlação clínica, 91
  entendendo, 85
    critérios, 85
      de aumento de amplitude, 85
    strain, 85
  fundamental, 83
    índice, 83
      de Cornell, 84
      de Sokolow-Lyon, 83
    produto de Cornell, 84
  por estenose aórtica, 92f
    grave, 92f
    ECG de, 92f
  por insuficiência mitral, 93f
    ECG de, 93f
  resumindo, 93
  vamos praticar, 94

T

TA (Taquicardia Atrial), 183f
  ectópica, 176f
  multifocal, 334f
Taquicardia
  com QRS, 376, 377
    estreito, 376
    largo, 377
  regular, 179f
    com QRS estreito, 179f
      ECG com, 179f
TE (Teste de Esforço), 275-283
  alterações de ritmo no, 282q
    correlação clínica de, 282q
  aprofundando, 281
  entendendo, 280
  fundamental, 275
    alterações, 277
      que sugerem isquemia, 277
    análise do ECG, 276
    como é feito, 279
    complicações maiores, 279
    interrupção do exame, 280
    indicação de, 280
  resumindo, 282

vamos praticar, 283
Tema(s) Comum(ns)
  na prática clínica, 341-372
    no atleta, 349-358
    no pré-operatório, 343-347
      em cirurgias de
        baixo risco, 343-347
    supradesnivelamento do
      segmento ST, 359-372
    diagnósticos
      diferenciais de, 359-372
Tetralogia
  de Fallot, 301
    com CIV ampla, 302f
    com estenose pulmonar, 302f
    ECG de criança com, 302f
TJNP (Taquicardia Juncional
  Não Paroxística), 181, 184
Torsades de Pointes, 192, 193f
Transmissão
  unidirecional, 216f
    do impulso elétrico, 216f
Transposição
  dos grandes vasos, 303, 304f
    corrigida, 303, 304f
Triângulo
  de Einthoven, 38f
Tricúspide
  atresia de, 304, 305f
Trigeminismo, 156f
Tronco
  comum, 303
    arterial, 303f
Truncus Arteriosus, 303
TSV (Taquicardias
  Supraventriculares), 175-187, 376f
  aprofundando, 181
  AV nodal, 178
  avaliação da etiologia, 185f
    algoritmo para, 185f
  com FC, 177f
  correlação clínica, 186
  de forma paroxística, 175
  e TV, 203-207
    diferenciação entre, 203-207
      algoritmo de Brugada para, 204f
    aprofundando, 205
    entendendo, 203
    fundamental, 203
    resumindo, 205
    vamos praticar, 206
  ECG de, 177f

entendendo, 176
    TA, 176
        focal, 176
        multifocal, 176
    TJNP, 181
fundamental, 175
macrorreentrada, 180
mecanismo mais comum de, 181*f*
microrreentrada, 178
por reentrada, 178
    AV, 178
    em via acessória, 180
    nodal, 178*f*
principais, 176*q*
resumindo, 186
vamos praticar, 186
TV (Taquicardias Ventriculares), 189-196, 337
    aprofundando, 191
        bidirecional, 192
        flutter ventricular, 193
        FV, 194
        lenta, 194
        ritmo idioventricular, 194
        Torsades de Pointes, 192
        TVP, 191
    correlação clínica, 195
    entendendo, 190
    fundamental, 189
    no ECG, 189*q*
    resumindo, 196
    tratamento da, 195*f*
    TSV e, 203-207
        diferenciação entre, 203-207
            algoritmo de Brugada para, 204*f*
            aprofundando, 205
            entendendo, 203
            fundamental, 203
            resumindo, 205
            vamos praticar, 206
    vamos praticar, 196
TVM (Taquicardia Ventricular Monomórfica), 190
TVP (Taquicardia Ventricular Polimórfica), 190, 191
TVS (Taquicardia Ventricular Sustentada), 189

V

Valva(s), 4*f*
Vascularização
    cardíaca, 3
    do leito coronariano, 267
    miocárdica, 5*f*
VD (Ventrículo Direito), 3, 267
    IAM de, 271
VE (Ventrículo Esquerdo), 3, 267
    paredes do, 271*q*
        e derivações no ECG, 271*q*
        relação entre as, 271*q*
Vetor(es)
    de despolarização atrial, 69*f*
        normal, 69*f*
        e sobrecargas atriais, 69*f*
    descomplicando os, 31-36
        da despolarização, 34*f*, 35*f*
        da repolarização, 35*f*
        eletrofisiologia celular, 31
            despolarização, 32
            repolarização, 34
            repouso, 31
        resumindo, 36
        vamos praticar, 36
    e representação, 51*f*
        relação entre, 51*f*
    no BRE, 120
        da despolarização ventricular, 120
        da repolarização ventricular, 120

W

Wenchebach
    fenômeno de, 230
Wilson
    janela elétrica de, 261*f*
WPW (Síndrome de Wolf-Parkinson-White), 197-201
    aprofundando, 198
    ativação ventricular no, 197*f*
    correlação clínica, 199
    entendendo, 198
    fundamental, 197
    resumindo, 200
    vamos praticar, 200